放射線生物学	1
放射線物理学	2
医用工学	3
放射化学	4
放射線計測学	5
診療画像技術学	6
核医学検査技術学	7
放射線治療技術学	8
医用画像情報学	9
放射線安全管理学	10
基礎医学大要 まとめ	

診療放射線技師
ポケット・レビュー帳

3rd edition

編集
福士政広
東京都立大学 健康福祉学部 放射線学科 教授

MEDICAL VIEW

本書では，厳密な指示・副作用・投薬スケジュール等について記載されていますが，これらは変更される可能性があります．本書で言及されている薬品については，製品に添付されている製造者による情報を十分にご参照ください．

Pocket Review Book for Radiological Technologists, 3rd edition
(ISBN 978-4-7583-1726-9 C3047)

Editor : Masahiro Fukushi

2008. 11.10　1st ed
2012. 12. 1　2nd ed
2017. 3.31　3rd ed

©MEDICAL VIEW, 2017
Printed and Bound in Japan

Medical View Co., Ltd.
2-30 Ichigayahonmuracho, Shinjyukuku, Tokyo, 162-0845, Japan
E-mail　ed@medicalview.co.jp

編集の序(3rd)

　本書は2008年に刊行して初版から8年余りが経ちました。おかげさまで読者の皆様から幅広くご好評をいただいております。この間，「診療放射線技師　国家試験出題基準」(ガイドライン)が改正されました。また，診療放射線技師の業務拡大などもありました。本書は国家試験対策を主眼に置く書籍であるため，新ガイドライン(平成32年版)に準拠した内容に変更する必要性がありました。また，この間に読者の皆様からの意見を受けた内容への刷新などを盛り込んだ改訂と致しました。

　『診療放射線技師　ポケット・レビュー帳　3rd edition』は，2nd同様に囲み記事「Point」の数量および内容の増補，文字サイズを大きく変更し見やすく，写真の入替やイラストの修正など最新のものへ差し替えたことにより見やすさと分かりやすさを追求致しました。

　ただし，『診療放射線技師　ブルー・ノート　基礎編』『イエロー・ノート　臨床編』で培われたコンセプトは一貫しており，読者にとって一貫した内容が網羅され，違和感のない編集に心掛けました。また，日々進歩する診療放射線技術に関しても，読者の要望に応えるよう最大限の努力を致しました。

　本書の不備な点については，読者の皆様のご教示をお願いできれば幸甚であります。

　発刊に当たり，本書の編集にご協力いただいたメジカルビュー社の皆様に感謝致します。

平成29年2月

福士政広

編集の序(初版)

　2003年7月に『診療放射線技師ブルー／イエロー・ノート』，2006年7月に『診療放射線技師ブルー／イエロー・ノート　2nd edition』が刊行され，初版から5年余りが経ちました。『診療放射線技師ブルー／イエロー・ノート』は，診療放射線技師国家試験出題基準に沿った編集がなされ，診療放射線技師を志す学生のみならず，既に臨床現場で働く診療放射線技師や医療技術者にも高い評価をいただきました。これらの多くの読者から『ポケットサイズのブルー／イエロー・ノートがあれば』という強い要望があり，本書『診療放射線技師ポケット・レビュー帳』の編集に至った次第です。

　しかし，本書は単なる『ブルー／イエロー・ノート』の縮小版ではなく，多くの新たな執筆者による力作であり，『ポケット・レビュー帳』ならではの内容構成とし，斬新な趣が感じられると思います。ただし，執筆者が替わっても『ブルー／イエロー・ノート』で培われたコンセプトは一貫しており，読者にとって一貫した内容が網羅され，違和感のない編集に心掛けました。また，日々進歩する診療放射線技術に関しても，読者の要望に応えるよう最大限の努力を致しました。

　本書の不備な点については，読者の皆様のご教示をお願いできれば幸甚であります。

　発刊に当たり，本書の編集にご協力いただいたメジカルビュー社の伊藤　彩氏に感謝致します。

平成20年10月

福士政広

編集の序(2nd)

　本書は2008年に刊行して初版から4年余りが経ちました。おかげさまで読者の皆様から幅広くご好評をいただいております。この間，「診療放射線技師　国家試験出題基準」(ガイドライン)が改正されました。本書は国家試験対策を主眼に置く書籍であるため，新ガイドラインに準拠した内容に変更する必要性がありました。また，診療放射線技師養成校学生へのアンケート結果を受けた内容への刷新などを盛り込んだ改訂と致しました。

　『診療放射線技師　ポケット・レビュー帳　2nd edition』は，Check Pointの数量および内容の増補，文字サイズを大きく変更し見やすく，従来の関連用語一覧を廃止して本文中に記載し重複を避け，写真の入替やイラストの修正など最新のものへ差し替えたことにより見やすさと分かりやすさを追求致しました。

　ただし，『診療放射線技師　ブルー・ノート　基礎編』『イエロー・ノート　臨床編』で培われたコンセプトは一貫しており，読者にとって一貫した内容が網羅され，違和感のない編集に心掛けました。また，日々進歩する診療放射線技術に関しても，読者の要望に応えるよう最大限の努力を致しました。

　本書の不備な点については，読者の皆様のご教示をお願いできれば幸甚であります。

　発刊に当たり，本書の編集にご協力いただいたメジカルビュー社の皆様に感謝致します。

平成24年11月

福士政広

執筆者一覧

編集

福士政広
首都大学東京健康福祉学部放射線学科教授

執筆者（掲載順）

野口実穂
国立研究開発法人量子科学技術研究開発機構
量子ビーム科学研究部門
高崎量子応用研究所東海量子ビーム応用研究センター

加藤　洋
首都大学東京健康福祉学部放射線学科教授

門間正彦
茨城県立医療大学保健医療学部
放射線技術科学科教授

久保直樹
北海道大学本部
安全衛生本部放射線障害防止系特任准教授

細田正洋
弘前大学大学院保健学研究科
保健学専攻放射線技術科学領域講師

中谷儀一郎
日本医療科学大学保健医療学部
診療放射線学科教授

北間正崇
北海道科学大学保健医療学部
診療放射線学科教授

竹内文也
旭川医科大学教育研究推進センター准教授

杉森博行
北海道大学大学院
保健科学研究院医用生体理工学分野講師

小笠原克彦
北海道大学大学院保健科学研究院
健康科学分野教授

長島宏幸
群馬県立県民健康科学大学診療放射線学部
診療放射線学科准教授

菊池明泰
北海道科学大学保健医療学部
診療放射線学科准教授

福士政広
首都大学東京健康福祉学部放射線学科教授

佐々木浩二
群馬県立県民健康科学大学診療放射線学部
診療放射線学科教授

渡部晴之
群馬県立県民健康科学大学診療放射線学部
診療放射線学科准教授

佐藤　斉
茨城県立医療大学保健医療学部
放射線技術科学科教授

井上一雅
首都大学東京健康福祉学部
放射線学科准教授

本書の使い方

ここを CHECK!

各項目の内容の重要なポイントが簡潔にまとめられています。まずはそれぞれの学習内容をここで簡単に確認しましょう。各項目の解説ページをチェックしたら、さっそく学習開始！

赤文字の重要語句

各項目の重要語句を赤文字で表記しています。試験前などのちょっとした時間にも、付属の暗記用赤シートで隠しながら簡単にキーポイントをおさらいすることができます！

詳細な解説

各項目を学習する際の用語とその解説を簡潔にまとめました。
図表も使い、視覚的にポイントを理解できるようにしています。

Point と MEMO

「Point」で各項目の学習をすすめるうえでのコツや、ほかの科目との関連、「MEMO」で各項目の予備知識や、臨床にも直結する豆知識を解説しています。勉強の合間の気分転換に、通学時間などちょっとした時間にも知識を蓄えましょう。

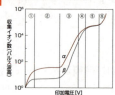

カラー口絵

【4章 放射化学】
(p.146)

図1　ラットの腫瘍モデルにおけるオートラジオグラム

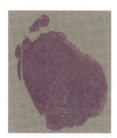
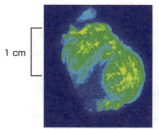

a　腫瘍のスライスを染色した写真　　b　^{14}C-メチオニンによるオートラジオグラム

【6章 診療画像技術学】
(p.193)

図1　眼底画像

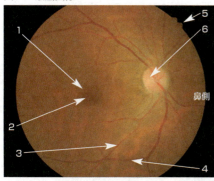

1：黄斑部　　4：網膜静脈
2：中心窩　　5：上下マーカ
3：網膜動脈　6：視神経乳頭

(長島宏幸 著, 福士政広 編：診療放射線技師イエロー・ノート 3rd edition, メジカルビュー社, 2012.より引用)

(p.205)

図6　錐体を目的とした3つの撮影法の入射方向

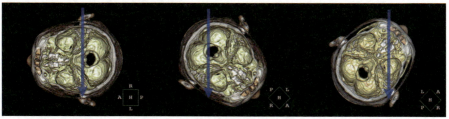

シュラー法　　　　ステンバース法　　　　マイヤー法

シュラー法は錐体に対し真側面に入射する。ステンバース法は錐体に対し垂直に入射する。マイヤー法は錐体に対し平行に入射する。

【7章 核医学検査技術学】
(p.274)

図2　99mTc-ECDによる脳血流シンチグラフィ

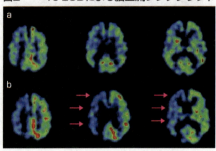

a　安静時
b　Diamox負荷時
矢印（→）で著明な血流低下が認められる。

(p.276)

図1　ブルズアイ表示

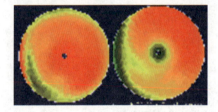

図2　99mTc-MIBIによる心筋血流

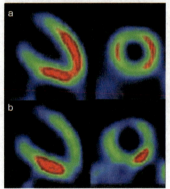

a　安静時　b　負荷時
負荷時では血流の低下が認められる。

CONTENTS

本書の特徴・使い方………………………………………………… vi

第1章 放射線生物学 ……………… 野口実穂 1

Check 1
放射線の種類と細胞への作用 ……………………… 2
- 1-1 直接作用と間接作用 ………………… 4
- 1-2 細胞周期と放射線感受性，細胞死 …… 5
- 1-3 放射線損傷からの回復 ……………… 7
- 1-4 標的理論と線量-生存率曲線, LQモデル ……………………………………… 8
- 1-5 放射線によるDNA損傷と修復，突然変異 ………………………………………… 9

Check 2
ベルゴニー・トリボンドーの法則と臓器(組織)の放射線感受性 ……………………………… 10
- 2-1 造血組織・生殖腺の放射線障害と血球の変化 ………………………… 12
- 2-2 消化管・皮膚・眼の放射線障害 …… 13
- 2-3 全身被ばくによる急性障害 ………… 14
- 2-4 晩期障害 ……………………………… 15
- 2-5 内部被ばく …………………………… 16

Check 3
確定的影響と確率的影響 …………………… 17
- 3-1 確定的影響と確率的影響 …………… 18
- 3-2 放射線による発癌と遺伝的影響 …… 19
- 3-3 胎内被ばく …………………………… 20

Check 4
放射線治療領域の放射線生物学 …………… 21
- 4-1 放射線感受性の修飾 ………………… 23
- 4-2 温熱療法 ……………………………… 24
- 4-3 腫瘍に対する放射線治療 …………… 25
- 4-4 粒子線治療 …………………………… 27

第2章 放射線物理学 ……………… 加藤 洋 29

Check 1
原子物理と放射線 …………………………… 30
- 1-1 放射線の定義，分類，物理量 ……… 32

- 1-2 核の安定性 …………………………… 33
- 1-3 原子物理の基礎① 量子力学とは …… 35
- 1-4 原子物理の基礎② 量子数とは ……… 37

Check 2
放射線の発生と放射性壊変 ………………… 39
- 2-1 X線の発生 …………………………… 41
- 2-2 荷電粒子加速装置(直線加速器) …… 43
- 2-3 荷電粒子加速装置(円形加速器) …… 44
- 2-4 中性子源 ……………………………… 45
- 2-5 放射性壊変① 壊変形式 ……………… 46
- 2-6 放射性壊変② 放射能，放射平衡 …… 48

Check 3
物質との相互作用 …………………………… 50
- 3-1 光子と物質との相互作用① ………… 52
- 3-2 光子と物質との相互作用② ………… 53
- 3-3 光子と物質との相互作用③ ………… 54
- 3-4 荷電粒子線と物質との相互作用① … 56
- 3-5 荷電粒子線と物質との相互作用② … 57
- 3-6 中性子線と物質との相互作用 ……… 59

Check 4
超音波と核磁気共鳴 ………………………… 60
- 4-1 超音波① ……………………………… 62
- 4-2 超音波② ……………………………… 63
- 4-3 X線CT ………………………………… 64
- 4-4 核磁気共鳴 …………………………… 65

第3章 医用工学 ……………… 門間正彦 67

Check 1
静電気と電流の磁気作用 …………………… 68
- 1-1 電荷と電界および静電容量 ………… 70
- 1-2 電流による磁界の発生とローレンツ力 ……………………………………… 72
- 1-3 電磁誘導 ……………………………… 74

Check 2
直流回路 ……………………………………… 76
- 2-1 オームの法則と抵抗回路の接続 …… 78

- 2-2 ブリッジ接続と平衡条件，キルヒホッフの法則 …… 80
- 2-3 電源の内部抵抗と電力 …… 82
- 2-4 過渡現象 …… 84

Check 3
交流回路 …… 86
- 3-1 正弦波交流の発生 …… 89
- 3-2 正弦波交流の性質と複素数表示 …… 91
- 3-3 共振回路 …… 93
- 3-4 交流回路の電力 …… 95
- 3-5 三相交流回路 …… 96
- 3-6 変圧器と整流回路 …… 98
- 3-7 電磁気現象と生体 …… 100

Check 4
電子回路 …… 101
- 4-1 半導体とダイオード …… 104
- 4-2 トランジスタと特殊半導体素子 …… 106
- 4-3 波形整形回路とマルチバイブレータ …… 109
- 4-4 オペアンプ …… 111
- 4-5 論理回路 …… 114
- 4-6 AD変換，DA変換 …… 116

第4章　放射化学　久保直樹　119

Check 1
放射性核種の性質および生成 …… 120
- 1-1 元素と核種 …… 123
- 1-2 放射能と放射性核種 …… 124
- 1-3 半減期 …… 125
- 1-4 過渡平衡と永続平衡 …… 127
- 1-5 放射性核種の生成 …… 129
- 1-6 ジェネレータ …… 131

Check 2
放射性核種の分離，化学分析，基礎研究への応用 …… 133
- 2-1 担体と沈殿と比放射能 …… 136
- 2-2 共沈法以外の放射性核種の分離法 …… 137
- 2-3 化学分析への応用 …… 140
- 2-4 標識化合物の作製 …… 142
- 2-5 標識化合物と純度の測定と保存法 …… 144
- 2-6 トレーサを用いた基礎研究および応用 …… 146

第5章　放射線計測学　細田正洋・中谷儀一郎　147

Check 1
気体・固体の電離を利用した検出器 …… 148
- 1-1 印加電圧と収集イオン数の関係と作動領域の関係 …… 150
- 1-2 電離箱線量計 …… 151
- 1-3 空洞電離箱 …… 153
- 1-4 比例計数管 …… 154
- 1-5 GM計数管 …… 155
- 1-6 半導体検出器 …… 156

Check 2
発光現象，化学作用などを利用した検出器 …… 157
- 2-1 シンチレーション検出器 …… 159
- 2-2 熱ルミネセンス線量計 …… 160
- 2-3 ガラス線量計，光刺激ルミネセンス線量計 …… 161
- 2-4 化学線量計とフィルム線量計 …… 163

Check 3
エネルギー，放射能，中性子および吸収線量測定 …… 164
- 3-1 X線，γ線およびα線・β線のエネルギー（スペクトル）測定 …… 166
- 3-2 放射能の絶対測定と相対測定 …… 168
- 3-3 中性子の測定 …… 169
- 3-4 吸収線量の測定，高エネルギーX線・電子線の測定および標準偏差 …… 171

第6章　診療画像技術学　173

Check 1
診断用X線装置　北間正崇・竹内文也　174
- 1-1 診断用X線装置 …… 177
- 1-2 X線管の特性 …… 179
- 1-3 許容負荷 …… 180
- 1-4 X線高電圧装置 …… 182

Check 2
撮影システム・超音波検査　杉森博行・小笠原克彦　186
- 2-1 イメージインテンシファイア(I.I.) …… 188
- 2-2 撮像装置・TVモニタ・自動露出機構 …… 189
- 2-3 グリッド …… 190
- 2-4 各種X線装置 …… 192
- 2-5 CR装置・フラットパネルディテクタ・DSA装置 …… 194

- 2-6 超音波検査装置 …………………… 196
- 2-7 超音波検査 ………………………… 197

Check 3

X線撮影 ………………… 杉森博行・長島宏幸 198
- 3-1 X線の性質，写真効果，被ばく低減 …………………………………… 202
- 3-2 頭部のX線撮影 …………………… 203
- 3-3 脊椎のX線撮影 …………………… 206
- 3-4 体幹部のX線撮影 ………………… 209
- 3-5 上肢のX線撮影 …………………… 212
- 3-6 下肢のX線撮影 …………………… 215
- 3-7 その他のX線撮影 ………………… 218

Check 4

X線CT ………………………………… 杉森博行 219
- 4-1 X線CTの画像再構成 ……………… 221
- 4-2 超高速CT，ヘリカル(らせん)CT，マルチスライスCT,3次元表示 … 223
- 4-3 頭部のCT検査 …………………… 225
- 4-4 体幹部のCT検査 ………………… 227
- 4-5 その他のX線CT検査 …………… 229

Check 5

MRI ……………………………………… 杉森博行 231
- 5-1 MRIの構成 ………………………… 233
- 5-2 MRIの撮像原理 …………………… 234
- 5-3 MRIの撮像法 ……………………… 236
- 5-4 脳・脊髄のMRI検査 ……………… 237
- 5-5 体幹部のMRI検査 ………………… 238
- 5-6 その他のMRI検査 ………………… 239

Check 6

造影検査 ………………………………… 菊池明泰 241
- 6-1 造影剤とは ………………………… 243
- 6-2 血管造影 …………………………… 244
- 6-3 泌尿器造影・子宮卵管造影 ……… 247
- 6-4 上部消化管・注腸造影 …………… 249
- 6-5 胆道系造影・その他の造影検査 …… 252
- 6-6 治療的応用 ………………………… 254

第7章 核医学検査技術学 …… 福士政広 257

Check 1

核医学検査の心得 ……………………………… 258
- 1-1 核医学検査の技師の役割 ………… 259
- 1-2 医療リスクマネジメント ………… 260
- 1-3 放射性物質の安全取扱 …………… 261

Check 2

放射性医薬品 …………………………………… 262
- 2-1 放射性医薬品の種類 ……………… 264

- 2-2 ジェネレータ ……………………… 266
- 2-3 標識法・品質管理 ………………… 267
- 2-4 集積機序 …………………………… 268
- 2-5 副作用 ……………………………… 269
- 2-6 内用療法 …………………………… 270

Check 3

核医学検査の臨床 ……………………………… 271
- 3-1 脳神経系 …………………………… 274
- 3-2 循環器系 …………………………… 276
- 3-3 骨・腫瘍・炎症 …………………… 277
- 3-4 その他のシンチグラフィ ………… 280
- 3-5 機能検査の原理 …………………… 282
- 3-6 各種機能検査 ……………………… 283
- 3-7 in vitro検査 ……………………… 285

Check 4

ガンマカメラ …………………………………… 286
- 4-1 ガンマカメラ装置の構成 ………… 288
- 4-2 ガンマカメラによるデータ収集と画像処理 …………………………………… 291
- 4-3 シンチグラフィの動態解析 ……… 292
- 4-4 ガンマカメラ装置のQA・QC …… 293

Check 5

PET(Positron Emission Computed Tomography) ………………………………………………… 295
- 5-1 PET装置と概要 …………………… 297
- 5-2 PETによるデータ収集と画像処理 … 299
- 5-3 PET装置のQA・QC ……………… 301
- 5-4 PETとSPECTの比較 …………… 303

第8章 放射線治療技術学 …… 佐々木浩二 305

Check 1

放射線治療学 …………………………………… 306
- 1-1 正常組織と腫瘍の放射線感受性 …… 310
- 1-2 放射線治療の目的と集学的治療 …… 311
- 1-3 放射線治療計画の流れ，時間的線量配分 …………………………………………… 314
- 1-4 生物学的等価線量と放射線感受性 … 315
- 1-5 各臓器腫瘍の放射線治療① ……… 316
- 1-6 各臓器腫瘍の放射線治療② ……… 317
- 1-7 医療における診療放射線技師の役割と義務 …………………………………………… 319

Check 2

放射線治療機器 ………………………………… 320
- 2-1 コバルト遠隔照射装置 …………… 322
- 2-2 電子直線加速器 …………………… 323
- 2-3 円形加速器① ……………………… 325

xi

- 2-4 円形加速器②，原子炉 ………… 326
- 2-5 定位放射線治療装置，治療計画装置 … 327
- 2-6 照射位置の確認，補助具，品質管理
  ………………………………… 329

Check 3
吸収線量の評価 ………………………… 331
- 3-1 X線出力と補正係数 …………… 333
- 3-2 深部線量関数と出力係数 ……… 335
- 3-3 モニターユニットおよび吸収線量の計算
  ………………………………… 337
- 3-4 吸収線量の計算 ………………… 339

Check 4
照射術式 ………………………………… 340
- 4-1 標的体積と線量評価点 ………… 341
- 4-2 照射法 …………………………… 344
- 4-3 放射線の特徴と分布 …………… 345
- 4-4 粒子線治療の特徴 ……………… 346
- 4-5 密封小線源治療 ………………… 348
- 4-6 核医学治療と退出基準，その他の治療法
  ………………………………… 349

第9章 医用画像情報学 ……… 渡部晴之 351

Check 1
X線画像の生成と画質の評価 ………… 352
- 1-1 アナログ画像の生成
  （増感紙フィルムシステム）……… 355
- 1-2 写真濃度と特性曲線 …………… 357
- 1-3 デジタル画像の生成 …………… 359
- 1-4 鮮鋭度（解像特性）の評価 ……… 360
- 1-5 粒状性（ノイズ特性）の評価 …… 361
- 1-6 視覚的画質評価法 ……………… 362

Check 2
デジタル画像処理と医療情報 ………… 364
- 2-1 画像の明るさやコントラストを変える処理
  （階調処理）……………………… 366
- 2-2 空間領域におけるフィルタ処理
  （空間フィルタリング）………… 367
- 2-3 周波数領域におけるフィルタ処理
  （空間周波数フィルタリング）… 369
- 2-4 デジタルX線画像でよく利用される
  画像処理法 ……………………… 370
- 2-5 診断支援のための画像データの高次利用
  ………………………………… 372
- 2-6 放射線部門に関連する医療情報システム
  ………………………………… 373

第10章 放射線安全管理学 …… 佐藤 斉 375

Check 1
防護の基本概念と諸量 ………………… 376
- 1-1 放射線防護に用いる諸量と被ばくの分類
  ………………………………… 381

Check 2
法的規制 ………………………………… 384
- 2-1 医用放射線関連の法的規制 …… 392

Check 3
作業・施設・環境の管理 ……………… 395
- 3-1 作業管理・廃棄管理 …………… 397

付録 基礎医学大要 まとめ … 井上一雅 403

索引 ………………………………………… 419

第1章　放射線生物学

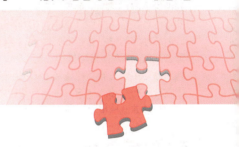

第1章 放射線生物学
1 放射線の種類と細胞への作用

野口実穂

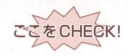

✓ Check 1-1 ☞ 直接作用と間接作用

● 放射線の生体への作用は「直接作用」と「間接作用」に分類される。「高LET放射線」では直接作用が主体であり、「低LET放射線」では間接作用の寄与が大きい。間接作用は放射線と水との作用により生じた「・OH(ヒドロキシラジカル)」による影響が主である。

✓ Check 1-2 ☞ 細胞周期と放射線感受性，細胞死

● 放射線照射による障害はDNAに起きた損傷が修復できなかった場合に起こる。損傷の修復は細胞が細胞周期のどの時期にいるかにより大きく左右され，放射線感受性も変化する。しかし，高LET放射線の作用は細胞周期には依存しない。

● 放射線が照射されると細胞は分裂遅延を起こし，増殖が一時的に遅れる。細胞は分裂遅延の間にDNA損傷の修復を行うが，失敗した細胞は増殖死にいたる場合が多い。放射線治療で用いられる線量域での細胞死の多くは増殖死であり，主に盛んに分裂している細胞にみられる。一方，主に分裂能力の低い細胞や大線量の照射では間期死が生じる。リンパ球は低線量でも「間期死」となり，「アポトーシス」を生じる。

✓ Check 1-3 ☞ 放射線損傷からの回復

● 放射線照射でできた損傷は治すことのできない「致死損傷」と治すことのできる「回復性損傷(亜致死損傷と潜在的致死損傷)」に分類できる。回復性損傷の回復をそれぞれ，「亜致死損傷からの回復(SLD回復)」，「潜在的致死損傷からの回復(PLD回復)」と呼ぶ。SLD回復は分割照射の際の回復と考えられており，どちらの修復も放射線治療を理解するうえで重要である。

✓ Check 1-4 ☞ 標的理論と線量-生存率曲線，LQモデル

● 放射線と細胞死との関係を線量と効果の関係として量子的に説明したものが「標的理論」である。「1標的1ヒットモデル」，「多標的1ヒットモデル」などがあり，線量生存率曲線で表す。「LQモデル」は放射線による細胞死を線量に比例する要素と線量の二乗に比例する要素からなるとして，線量との関係を説明した直線2次モデルのことである。

✓ Check 1-5 ☞ 放射線によるDNA損傷と修復，突然変異

●細胞はさまざまなDNA損傷に対して修復システムをもっている。細胞死にいたらずとも，DNA損傷の修復が不完全な場合に突然変異を生じる。突然変異は生じた細胞の種類により「体細胞突然変異」と「生殖細胞突然変異」とに分けられ，生殖細胞突然変異は遺伝的影響の原因となる。また，突然変異を「点（遺伝子）突然変異」と「染色体異常」に分類することもできる。

図1 放射線の種類と細胞への作用

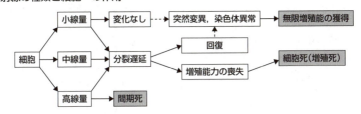

1-1 直接作用と間接作用

用語解説

直接作用
放射線が直接標的分子(DNA)を「電離」あるいは「励起」すること。
- 高LET放射線で多い。

間接作用
放射線が標的以外の分子(主に「水」)を電離あるいは励起し、その結果生じたラジカルが2次的に標的分子(DNA)に作用すること。
- 低LET放射線で多い。

間接作用

- ・OH(ヒドロキシラジカル)の作用が主体。
- 哺乳動物細胞の場合、直接作用と間接作用の割合は「直接:間接＝1:2程度」

①**酸素効果**：酸素存在下で照射すると、低酸素下での照射よりも放射線感受性が高くなること。低LET放射線では酸素存在下で放射線感受性が2.5〜3倍に上昇する(酸素増感比：OER)。高LET放射線では酸素効果は小さい。

②**保護効果**：ラジカルを除去して放射線の効果を軽減する作用のこと。このような働きをする物質を「ラジカルスカベンジャー(放射線防護剤)」という。放射線防護剤はラジカルを介する間接作用を抑制するため、間接作用の寄与が小さい高LET放射線では防護剤の効果は少ない。

③**温度効果**：低温または凍結状態で照射すると細胞の放射線感受性が低下すること。低温または凍結状態では水ラジカルの拡散が妨げられるためである。

④**希釈効果**：溶液あるいは酵素水溶液を照射した場合、希釈したとき、すなわち濃度が低いときのほうが溶質分子の変化の割合が大きくなること。

図1 直接作用と間接作用

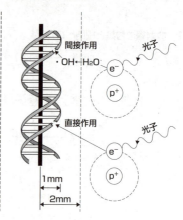

(Eric J.Hall: Radiobiology for the Radiologist 第5版, 2000. より改変引用)

Point

SH基やS-S結合をもつ化合物は酸化還元能をもち、ラジカルを捕捉する(保護効果)。代表的な化合物としてグルタチオン(GSH)やシステイン、システアミン、シスタミンなどがある。また、酸素存在下ではラジカルスカベンジャーと酸素が競合しており、ラジカルスカベンジャーよりも酸素のほうが早く標的分子と反応して損傷を固定する。そのため、酸素下では損傷が多く生じ、細胞は無酸素化よりも放射線感受性が高くなる(酸素効果)。

MEMO

細胞の構成成分はほぼ80%水であるため、生体に電離放射線が照射されると水の放射線分解が起こり、ラジカル(・OH, H・)や水和電子ができる。X線およびγ線照射による水の放射線分解で生成された・OHのG値(放射線化学収率：100eVの吸収エネルギー当たりに変化する分子の数)はpHが4〜9で2.8である。G値は放射線の線質や溶液のpHにより変わる。

1-2 細胞周期と放射線感受性，細胞死

用語解説

細胞周期
細胞が分裂してから再び分裂を行うまでの過程で1回の分裂増殖の周期。
- M期（分裂期）→G_1期（DNA合成準備期）→S期（DNA合成期）→G_2期（分裂準備期）→M期

分裂遅延
細胞周期の進行が阻害されて，増殖が一時的に遅れること。
- 増殖中の細胞が放射線を照射された場合に，細胞死や突然変異よりももっと早い時期にみられる現象。

増殖死（分裂死）
照射後すぐに死なず，何回か細胞分裂を行った後に死ぬ現象。
- 分裂は数回行われるが，細胞内に異常が蓄積していくため，結局は分裂を行うことができなくなり，死にいたる。

間期死
照射後一度も分裂せずに死ぬ現象。

細胞周期

- 細胞の中にはG_1期の途中で細胞周期からはずれて<u>休止期（G_0期）</u>に入るものもある。G_0期の細胞は分化を終了して分裂をしていない細胞や増殖を一時的に停止している細胞で，肝細胞や神経細胞などがある。
- M期以外の周期を「間期」と呼ぶ。
- 高LET放射線の感受性は細胞周期への依存が少ない。

分裂遅延

- G_2期からM期への進行が妨げられる現象は「<u>G_2ブロック</u>」と呼ばれる。これはS期で生じた損傷をM期に入る前に治すためである。
- G_1期からS期への進行が妨げられる現象を「G_1アレスト」という。
- 細胞周期の進行を停止させるこれらの監視機構を「細胞周期チェックポイント」という。

図1 細胞周期と放射線感受性

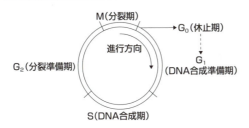

放射線感受性は
G_1前期 ⇒ 低感受性
G_1後期〜S前期 ⇒ 高感受性
S後期 ⇒ 低感受性
G_2後期〜M期 ⇒ 高感受性
（M期は最も高感受性）
G_0期 ⇒ 低感受性

増殖死(分裂死)
- 放射線治療でみられる細胞死はほとんど増殖死である。
- 主に盛んに分裂をしている細胞でみられる。
- 核の分裂に細胞質の分裂が伴わず，巨大細胞が形成されることがある。

間期死
- 低線量(0.1Gy程度)の照射で起きる。リンパ球の死→アポトーシス
- 大線量(数10〜数100Gy)の照射で起きる。神経細胞，筋肉細胞などの死→全身照射後の中枢神経死に相当

Point

アポトーシスとネクローシス

「アポトーシス」とはあらかじめプログラムされている細胞死である。核が凝縮して細胞は縮み，DNAも細かく切断される。生体は放射線などにより損傷を受けた細胞をアポトーシスにより積極的に除去して，発癌や奇形発生などを防いでいると考えられている。

一方，「ネクローシス(壊死)」は受動的な細胞死で，細胞は徐々に膨張して壊れていく。両者は形態的にも生化学的にもまったく異なる死である。

1-3 放射線損傷からの回復

- 放射線照射でできた傷は「治すことのできない致死損傷」と「治すことのできる回復性損傷(亜致死損傷と潜在的致死損傷)」に分けられる。

亜致死損傷からの回復
- 照射後の時間経過とともに回復するような損傷を「亜致死損傷(SLD)」といい、このような回復現象を「亜致死損傷からの回復(SLD回復)」という。
- 分割照射では照射と照射の間にSLD回復が起きるため、正常組織の障害を軽減できる。
- 低線量率照射ではSLD回復が起こり、生物効果が小さくなる。
- SLD回復は増殖細胞(細胞分裂を行っている細胞)でみられる現象である。
- SLD回復は細胞の種類によりその程度が異なる。
- SLD回復は2〜3時間程度で完了する。
- 高LET放射線ではSLD回復が小さい(生存率曲線の肩が小さく、直線に近づく)。

潜在的致死損傷からの回復
- 照射後の生存環境によって回復するような損傷を「潜在的致死損傷(PLD)」といい、このような回復現象を「潜在的致死損傷からの回復(PLD回復)」という。
- 一般に、低酸素、低栄養、低pH状態のときに起こりうる。
- PLD回復は照射後数時間で最大になる。
- PLD回復は休止期(G_0期)にある細胞や低酸素細胞でよくみられる。
- 潜在的致死損傷からの回復は1回照射後に認められる。
- 高LET放射線ではPLD回復が小さい。

図1 放射線損傷からの回復

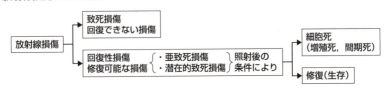

Point
放射線治療と温熱処理を併用すると放射線損傷の回復を抑制することができる。分割照射で生じるSLD回復は温熱処理により抑制され、PLD回復が起こりやすい低酸素・低栄養・低pH状態下は温熱感受性が高く、放射線によるPLD回復は抑制される。

1-4 標的理論と線量-生存率曲線，LQモデル

用語解説

標的理論
放射線が細胞内の標的にヒットすると細胞死が起こるという考え方。

LQモデル
放射線による細胞死の主な原因であるDNAの二本鎖切断や不安定型染色体異常と線量との関係を説明するための直線2次モデルのこと。

標的理論

- 1標的1ヒットモデル
  → 細胞内に標的が1個しか存在せず，その標的が1ヒットを受けると細胞死が起こる。
- 多標的1ヒットモデル
  → 細胞内に複数個（n個）の標的があり，n個すべてが1ヒットを受けると細胞死が起こる。
- 生存率Sは

$$S = 1 - (1 - e^{(-\frac{D}{D_0})})^n \quad (Dは線量)$$

① D_0（平均致死線量）：生存率曲線の直線部において生存率を37％まで減少させるために必要な線量で，生存率曲線の直線部分の傾斜の度合いを表す。哺乳動物細胞では1～2Gy。

② n（外挿値）：生存率曲線の直線部分を外挿したときのY軸との交点。ターゲット数に相当し，哺乳動物細胞では2前後。

③ D_q（類闘線量）：生存率曲線の直線部分を外挿した直線と生存率＝1の直線が交わる点の線量→その曲線の肩の幅の大きさで，照射後の回復能力（SLD回復）を表す。

LQモデル

- 1本の放射線で染色体の2カ所が切断される確率は線量に比例：αD
- 2本の放射線で染色体の2カ所が切断される確率は線量の2乗に比例：βD^2
- 実際の染色体切断の頻度：$\alpha D + \beta D^2$
- 細胞の生存率はこのような異常が起こらない確率に相当し，生存率Sは

$$S = e^{-(\alpha D + \beta D^2)}$$

- 損傷の回復に関係するのはβD^2
- $\alpha D = \beta D^2$のとき$D = \alpha/\beta$となり，αによる効果とβによる効果が等しくなる。
- 早期反応性組織（増殖の速い組織）や腫瘍組織：α/β値は10Gy程度
- 非分裂性・後期反応性組織（脳，脊髄，肝など）：α/β値は1～3Gy程度

図1 標的理論と線量-生存率曲線

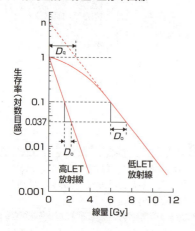

図2 LQモデルと線量-生存率曲線

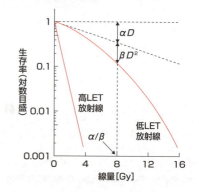

1-5 放射線によるDNA損傷と修復，突然変異

用語解説

DNA損傷
DNAにできた傷で，塩基損傷，塩基の脱離，DNA鎖切断（一本鎖切断，二本鎖切断），架橋形成などのこと。

突然変異
DNAの遺伝情報が変化して親細胞と異なった遺伝情報をもつこと。

DNA損傷

- DNA損傷は紫外線，化学物質など電離放射線以外のものでも形成される。
- 細胞内では自然状態でも細胞内代謝などによりDNA損傷が生じている。
- 生物にはDNA損傷を効率よく修復するさまざまな機構が備わっている。
  ① **塩基除去修復**：損傷を受けた塩基だけを除去する。
  ② **ヌクレオチド除去修復**：損傷塩基だけでなくその周辺の広い領域を除去する。
  ③ **二本鎖切断修復**：切断末端同士を直接再結合する「非相同末端再結合」と相同の鎖を利用してDNA合成を行う「相同組換え修復」の2種類がある。
  ④ **ミスマッチ修復**：DNA複製後の塩基誤対合を修復する。
- これらの修復機構でも修復できない，あるいは誤って修復した場合，細胞死や突然変異の原因となる。

突然変異

- 突然変異は自然発生で生じるが，放射線，化学物質，ウイルスなどによっても生じ，<u>放射線により生じた突然変異と他の原因で生じたものと区別できない。</u>
- 体細胞突然変異は子孫に伝わらないが発癌などさまざまな障害を生じることがある。
- 生殖細胞突然変異は子孫に伝わる
  →遺伝的影響
- 突然変異は点（遺伝子）突然変異（DNAの塩基配列の変化）と染色体異常（本数の異常と構造変化）とに分けられる。
- 染色体異常は照射を受けた周期により「染色体型異常」と「染色分体型異常」に分類される。
  ① **染色体型異常**：G_0またはG_1期に照射されたとき
  ② **染色分体型異常**：G_2またはM期に照射されたとき
- 染色体型異常は不安定型異常と安定型異常に分類される。
  ① **不安定型異常**：環状染色体や二動原体染色体などで，照射後時間とともに減少する（正常な分裂ができず死ぬ）。
  ② **安定型異常**：転座，欠失，逆位など正常染色体と判別がつきにくく，長期にわたって安定して存在する。
- 染色体異常は染色体構造をとるM期の細胞でのみ観察できる（光学顕微鏡下でも可能）。
- 染色体異常の頻度から被ばく線量の推定ができる。

図1　安定型異常

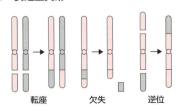

転座　　欠失　　逆位

図2　不安定型異常

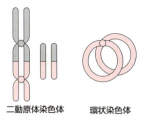

二動原体染色体　　環状染色体

第1章 放射線生物学

2 ベルゴニー・トリボンドーの法則と臓器（組織）の放射線感受性

野口実穂

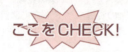

✓ Check2-1　☞ 造血組織・生殖腺の放射線障害と血球の変化

- 造血組織は放射線感受性が高い。リンパ球は最も感受性が高く，間期死，特にアポトーシスを起こしやすい。リンパ球や白血球が減少すると感染しやすくなり，血小板が減少すると出血しやすい。血球の放射線感受性は，「リンパ球＞好中球＞血小板＞赤血球」の順に低くなる。
- 生殖腺も放射線感受性が高い組織である。生殖腺は男性では精巣，女性では卵巣である。精巣では精原細胞が精子へと分化・成熟し，放射線感受性は精原細胞が最も高く，精子は中程度の感受性である。卵巣でも卵原細胞が卵子へと分化・成熟するが，放射線感受性は分裂を始めた卵母細胞が最も高い。

✓ Check2-2　☞ 消化管・皮膚・眼の放射線障害

- 消化管の内側は粘膜上皮で覆われており，粘膜上皮は絶えず分裂して新しい組織に生まれ変わっているため放射線感受性が高い。小腸粘膜の絨毛の基底部に「腺窩（クリプト）細胞」と呼ばれる幹細胞があり，放射線感受性が高い。腺窩細胞の分裂が回復しないと粘膜が露出して水分の漏出や出血が起き，死にいたる（腸管死）。
- 皮膚は人体が被ばくすると最初に放射線を受ける組織である。最も早く現れる反応は毛細血管拡張による紅斑である。皮膚の放射線障害は被ばく線量が大きくなるほど損傷も強くなり，火傷と同様に障害度が分類されている。
- 水晶体は細胞分裂が活発であり放射線感受性が高い。水晶体上皮細胞が被ばくすると，障害を受けて脱落した上皮細胞が水晶体の前にとどまるので水晶体が濁る（白内障）。

✓ Check2-3　☞ 全身被ばくによる急性障害

- 個体が大量の放射線を急性照射されると個体は死亡する。被ばくを受けた個体の50％が30日以内に死亡する線量を「半数致死線量」といい，「$LD_{50(30)}$」で表す。ヒトの場合は「$LD_{50(60)}$」を用い，「約4Gy」である。線量の増加とともに死にいたる時間が短くなる。「1〜2Gy」の被ばくを受けた際には「放射線宿酔」と呼ばれる，悪心，頭痛，全身倦怠などの症状が被ばく直後ないし数時間後に現れる。「2〜5Gy」以上の被ばくでは骨髄の障害により感染や出血を引き起こし，重篤な場合は死にいたる。「5〜15Gy」以上の被ばくでは腸管，特に小腸粘膜の腺窩細胞の障害により感染，脱水，下血により死亡する。50Gy以上の被ばくでは脳・血管系の障害により数時間から数日で死亡する。

✓ Check2-4　☞ 晩期障害

●放射線被ばくによる障害には被ばく直後から数十日以内に現れる「早期障害」と，被ばくにより急性症状が現れても回復した場合や早期障害が現れない程度の少ない線量を被ばくした場合に，数カ月から数年，数十年の潜伏期間を経て現れる「晩期障害」がある．晩期障害には，白内障，再生不良性貧血，腎硬化・腎不全，骨折，肺線維症，放射線脊髄症，組織萎縮，組織狭窄，組織壊死，潰瘍形成，発癌などがある．

✓ Check2-5　☞ 内部被ばく

●放射性核種が体内に入って被ばくすることを「内部被ばく」という．内部被ばくは外部被ばくと異なり，α線やβ線など飛程の短い放射線による被ばくが問題となる．放射性核種の体内での分布は放射性核種の種類や化学形によって異なる．放射性核種は核種固有の物理的半減期と生物学的半減期をもっており，この両方の作用を考慮し，体内において実際に放射能が半分になる期間を「有効半減期」として定義している．

図1　ベルゴニー・トリボンドーの法則と臓器（組織）の放射線感受性

ベルゴニー・トリボンドーの法則
①細胞分裂頻度の高いものほど放射線感受性が高い．
②将来行う細胞分裂回数が多いものほど放射線感受性が高い．
③形態的にも機能的にも未分化であるほど放射線感受性が高い．

表1　組織の違いによる放射線感受性

放射線感受性	組織
最も高い	造血組織（骨髄，脾臓，胸腺，リンパ節），生殖腺（精巣，卵巣）
高い	小腸，水晶体，皮膚，咽頭口腔，毛細血管
中程度	肺，腎臓，肝臓，精子
低い	大血管，内分泌腺（下垂体・甲状腺・副腎・膵臓）
最も低い	骨，筋肉，神経，脂肪組織，結合組織

2-1 造血組織・生殖腺の放射線障害と血球の変化

造血組織の放射線障害
- ●造血組織（骨髄，リンパ節，脾臓，胸腺）は放射線感受性が高い。
- 骨髄は血球産生の場である。リンパ球は骨髄でもつくられるが大部分は脾臓，胸腺，リンパ節でつくられる。骨髄が被ばくすると幹細胞の分裂が阻害されるので，すべての血球に影響が現れる。
- <u>血球ではリンパ球の放射線感受性が最も高い。</u>
- ①リンパ球：0.25Gy以上で照射数時間後から減少する。「間期死（アポトーシス）」を起こしやすい。
- ②好中球：照射後1～3日は骨髄から循環血液中への放出が起こるため増加するが，その後減少して3～4日で最低値となる。好中球は白血球の40～70%を占めるため，好中球の減少は白血球数の変化として反映される。白血球やリンパ球の減少は感染の原因となる。
- ③血小板：照射後3～5日で減少し，10日前後で最低値となる。減少すると出血しやすくなる。
- ④赤血球：白血球や血小板に比べて放射線感受性は低い。

図1　照射後の末梢血液中の血球数の変化

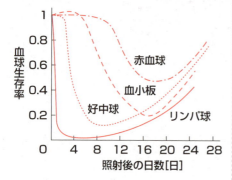

(Eric J.Hall: Radiobiology for the Radiologist 第5版, 2000. より改変引用)

生殖腺の放射線障害
- ●放射線感受性が高く，<u>不妊および遺伝的影響もあり得る。</u>
- ①精巣
- 精巣では「精原細胞→第1次精母細胞→第2次精母細胞→精細胞→精子」と分化・成熟する。
- 放射線感受性は，「精原細胞＞精母細胞＞精細胞＞精子」の順に低くなる。
- 0.15Gy程度の被ばくにより2～3カ月後に精子数が減少し，一時的な不妊となる。
- 線量の増加とともに一時的な不妊の期間が長くなる。
- 8～10Gyの被ばくで永久不妊となる。
- ②卵巣
- 卵巣では「卵原細胞→第1次卵母細胞→成熟卵母細胞→第2次卵母細胞→卵子」と分化・成熟する（卵原細胞から第1次卵母細胞への分化は胎児期に完了する）。
- 放射線感受性は，「第2次卵母細胞＞成熟卵母細胞＞卵子」の順に低くなる。
- 1.5Gy程度の被ばくで一時的な不妊になる。

Point
ベルゴニー・トリボンドーの法則
①細胞分裂頻度の高いものほど放射線感受性が高い。
②将来行う細胞分裂回数が多いものほど放射線感受性が高い。
③形態的にも機能的にも未分化であるほど放射線感受性が高い。

2-2 消化管・皮膚・眼の放射線障害

消化管の放射線障害
●消化管の内側は粘膜上皮で覆われているため，消化管は一般的に感受性が高い。

①口腔・咽頭・食道
- 細胞再生系であり，粘膜の基底層に幹細胞がある。
- 急性照射により，発赤，浮腫，粘膜炎，出血，潰瘍，壊死などの症状が現れる。
- 粘液分泌障害により乾燥が生じる。
- 唾液腺の障害を伴うことも多く，口腔乾燥を生じる。

②小腸
- 細胞再生系であり放射線感受性が高い。
- 腺窩（クリプト）には<u>幹細胞</u>（<u>腺窩細胞</u>）があり，特に放射線感受性が高い。
- 10Gy以上被ばくすると腺窩細胞の分裂が停止し，数日後に症状が現れる。
- 放射線治療で腹部を照射すると，2週間目くらいから放射線腸炎を生じる。症状は主に下痢である。放射線治療期間が終了すれば回復する。
- 腺窩細胞の分裂が回復しないと粘膜が露出して水分の漏出や出血が起き，感染，脱水，下血が起きる。

③胃・大腸
- 胃と大腸は同程度の放射線感受性をもつ。

皮膚の放射線障害
●<u>毛細血管拡張による紅斑（発赤）は最も早く現れる症状である。</u>
- 皮膚は表皮と真皮，皮下組織からなり，表皮基底層の表皮細胞や皮脂腺は放射線感受性が高い。
- 汗腺や分化の進んだ顆粒細胞，角質層は放射線感受性が低い。

眼の放射線障害
●水晶体は細胞分裂が活発であり放射線感受性が高い。
- 水晶体上皮細胞が被ばくすると，障害を受けて脱落した上皮細胞が水晶体の前にとどまるので水晶体が濁る（<u>白内障</u>）。
- 水晶体混濁の閾値は0.5Gyである。
- 白内障の閾値は5.0Gyである。
- 急性障害として角膜炎，結膜炎などがみられる。
- 白内障の潜伏期間は2〜3年であり晩発障害である。
- 線量の増大とともに潜伏期間は短くなり，進行も速くなる。
- 放射線による白内障は他の原因による白内障と区別できない。

表1 放射線による皮膚障害

線量	潜伏期	皮膚変化
2Gy	数時間	発赤（一時的紅斑）
2〜6Gy	3週間	発赤（一時的紅斑）⇒脱毛，軽度の色素沈着
6〜20Gy	2週間	腫脹，紅斑（主紅斑），脱毛（永久脱毛）⇒乾性皮膚炎
20〜25Gy	1週間	紅斑・腫脹⇒水疱・びらん⇒湿性皮膚炎⇒（晩期障害）0.5〜1年後に毛細血管拡張⇒潰瘍
30Gy以上	3〜5日	深赤色の紅斑・水疱・びらん⇒激しい疼痛⇒（晩期障害）難治性潰瘍

2-3 全身被ばくによる急性障害

用語解説

LD₅₀₍₃₀₎（半数致死線量）
「被ばくを受けた個体の50％が30日以内に死亡する線量」で，死因は「骨髄死」である。ヒトの場合は「LD₅₀₍₆₀₎」を用い，<u>約4Gy</u>である。

LD₅₀₍₃₀₎（半数致死線量）
① **1〜2Gyの被ばく**
- <u>放射線宿酔</u>（悪心，頭痛，倦怠感など二日酔いに似た症状）が現れる。
- 被ばく直後〜数時間後に現れ，数時間から数日続く。
- 線量が高いと早く症状が現れ，長期間続く。

② **骨髄死（2〜5Gy以上）**
- 骨髄の障害によって造血幹細胞が分裂不能となり，その結果として起きるリンパ球や白血球（免疫を担う）減少と血小板（血液凝固を担う）減少により<u>感染</u>と<u>出血</u>が起こり，死にいたる。
- 生存期間は数週間〜2カ月である。

- 線量が高くなると一時的に胃腸障害を伴う。
- 線量が高くなると生存期間が短くなる。

③ **腸管死（5〜15Gy以上）**
- 腺窩細胞（幹細胞）が破壊されて分裂が停止することにより粘膜が露出して水分の漏出や出血が起き，感染，<u>脱水</u>，<u>下血</u>が引き起こされる。
- 被ばくした線量が増加しても生存期間はほぼ一定（平均10日）である（<u>線量不依存域</u>）。
- 幹細胞である腺窩細胞は，死んでも分化した機能細胞が生存しており，一定期間は生存する。
- この線量領域では骨髄への影響も大きいが，小腸への影響のほうが早く出現する。

④ **中枢神経死（50Gy以上）**
- 高線量の被ばくにより脳・血管系の障害により数時間から数日で死亡する。
- 線量が大きくなるほど生存期間は短い。

図1 全身被ばく後の平均生存期間と被ばく線量

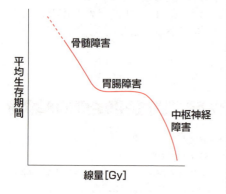

表1 全身被ばくによる障害

被ばく線量[Gy]	障害様式	発症時期
数百〜1000以上	分子死	瞬時〜数時間
50以上	中枢神経障害型（中枢神経死）	数時間〜数日
5〜15	胃腸障害型（腸管死）	1〜2週間（平均10日）
2〜5	造血障害（骨髄死）	数週間〜2カ月

2-4 晩期障害

用語解説

晩期障害
放射線被ばく後，数カ月から数年，数十年の潜伏期間を経て発現する障害のこと。

早期障害
被ばく直後から数十日以内に生じる障害のこと。

晩期障害

- 急性症状が現れても回復した場合や早期障害が現れない程度の少ない線量を被ばくした場合，潜伏期間後に障害が現れてくる。
- 白内障，再生不良性貧血，腎硬化・腎不全，骨折，肺線維症，放射線脊髄症，組織萎縮，組織狭窄，組織壊死，潰瘍形成，発癌などがある。
- 再生不良性貧血は骨髄が被ばくを受けたことによる造血幹細胞の障害であり，その結果すべての血球が減少するため，白血球減少による感染，血小板減少による出血，赤血球減少による貧血などの症状が現れる。
- 肺の放射線障害では被ばく1～3カ月後に早期障害の放射線肺炎，被ばく3～6カ月後に晩期障害の肺線維症がある。
- 寿命短縮（加齢促進）も晩期障害であるが，ヒトでは確認されていない。

早期障害

- 一般には「90日以内に現れる障害」を「早期障害」ということが多い。
- 放射線宿酔（悪心・嘔吐，全身倦怠など），末梢血変化，口内炎，皮膚紅斑，脱毛，下痢，放射線肺炎など。
- 放射線治療中にみられる障害として，放射線宿酔，リンパ球減少，白血球減少，口内炎，脱毛，皮膚紅斑，下痢，頻尿（膀胱炎）がある。

2-5　内部被ばく

用語解説

内部被ばく
放射性同位元素が体内に入って被ばくすること。

内部被ばく

- 内部被ばくは主に「α線とβ線による障害」である。特にα線は飛程が短いため影響が大きい。
- 外部被ばくで問題となるγ線は内部被ばくへの影響は少ない。
- 摂取経路は吸入，経口，経皮である。
- 体内に取り込まれると一般に排泄しにくいため，少量であっても長期間の被ばくを受ける。
- 核種によって特定の臓器に集まりやすい（「器官親和性」がある）。
- 同一核種でも物理的，化学的性状により集まる臓器が異なる。

- 被ばく線量は各種の半減期および体内の代謝，排泄の程度によって決まる。
- 体内における放射能が半分になる期間を「有効半減期（T_{eff}）」といい，以下の式で表される。

$$\frac{1}{T_{eff}} = \frac{1}{T_p} + \frac{1}{T_b}$$

体内に入った核種は物理的半減期（T_p：放射性壊変によって放射能が半分になるまでの時間），生物学的半減期（T_b：身体の代謝[排泄など]により体内量が半減するまでの時間）の両作用により減少していく。

- α，β線放出核種で胃に集積する核種はほとんどなく，胃は集積臓器になりにくい。

表1　核種の集積部位

集積器官	放射性核種
骨	^{32}P, ^{45}Ca, ^{90}Sr, ^{226}Ra, ^{232}Th, ^{239}Pu
全身（体液）	^{3}H, ^{24}Na
全身（筋）	^{40}K, ^{137}Cs
甲状腺	^{125}I, ^{131}I
肺	^{222}Rn, ^{239}Pu
肝臓	^{72}Ga, ^{109}Cd, ^{232}Th
腎臓	^{198}Au, ^{203}Hg, ^{238}U
脾臓	^{59}Fe（骨髄など） ^{210}Po（肝などの細網内皮系）

Point

核医学検査に利用される核種はできるだけ物理的，生物学的半減期が短く，体外計測にはα線，β線を放出しない核種が用いられる。現在はγ線のみを放出する核種やポジトロン放出核種が使用されている。内部被ばくの原因核種は飛程の短いα線またはβ線を放出する核種であり，核医学検査に使用されるγ線およびポジトロン放出核種は内部被ばくの原因とはならない。

MEMO

① 生物学的半減期は核種の種類によって大きく異なり，また同一核種であっても年齢や環境によって異なる場合がある。^{90}Srは体内でCaと置き換わって骨に蓄積しやすく，生物学的半減期は30年〜50年である。^{131}I，および^{137}Csの生物学的半減期は成人では80日前後であるが，乳児では10日前後と短くなる。

② 1920〜1940年代にかけて，造影剤としてトロトラスト（$^{232}ThO_2$）が用いられ，肝癌や胆管癌，血管内皮腫が多発した。^{232}Thはα線を放出し，肝臓や脾臓，骨髄などに蓄積する。半減期も長く，高い発癌性のため1950年代以降，使用が禁止されている。

第1章 放射線生物学
3 確定的影響と確率的影響

野口実穂

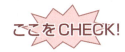

✓ Check3-1　☞ 確定的影響と確率的影響

- 放射線被ばくによる障害には「確定的影響」と「確率的影響」とに分けられる。確定的影響は放射線の線量が閾値を超えると障害が発生し，障害の重篤度，障害の発現頻度ともに線量の増加に従って高くなる。確率的影響は閾値が存在せず，少ない線量でも線量の増加とともに影響の発現頻度が増加する。しかし，重篤度は線量に依存しない。確率的影響は発癌と遺伝的影響のみである。

✓ Check3-2　☞ 放射線による発癌と遺伝的影響

- 放射線誘発癌は確率的影響であり，発生の閾値はなく，被ばく後数年の潜伏期間を経て発現する。放射線誘発癌として，放射性トリウムを含む造影剤（トロトラスト）を投与した患者から発生した肝臓癌などが知られている。放射線誘発癌の潜伏期間は白血病とそれ以外の癌とで異なる。白血病は他の固形癌よりも潜伏期間が短く，被ばく後10年以内に発症するが，固形癌は10年以上の潜伏期間をもち，癌年齢に達した時期に発生率は急激に増加する。
- 遺伝的影響は生殖腺に被ばくした場合のみ可能性があり，生殖細胞の被ばくにより被ばくした人の子孫に影響が現れる。放射線による人の遺伝的影響は現在まで観察されていないが，マウスなどの実験動物では確認されている。

✓ Check3-3　☞ 胎内被ばく

- 胎内被ばくの影響は，子宮内発生段階のどの時期で被ばくを受けたかによって大きく異なる。受精～9日までの着床前期では胚に異常がなければ正常に発育する。受精後2～8週の器官形成期に被ばくすると奇形発生の可能性が高く，新生児死亡も起きる。受精後8週～出生までの胎児期では知能障害，成長障害，精神発育遅延が起こる。胎児期の初期を除いて奇形発生の可能性はほとんどない。発癌，遺伝的影響はすべての期間で起こりうる。

図1　放射線障害の分類

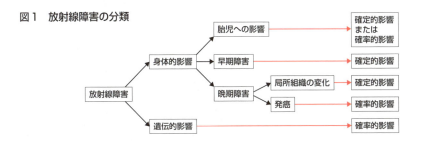

3-1 確定的影響と確率的影響

用語解説

確定的影響
線量が閾値を超えると障害が発現する放射線影響のこと。
- 閾値とは，放射線の影響が現れる最小線量である。

確率的影響
閾値が存在せず，少ない線量でも線量の増加とともに影響の発現頻度が増加する放射線影響のこと。

確定的影響
- 障害の程度(重篤度)は閾値を超えると線量が増えるに従って悪化し，線量依存性がある。
- 発現頻度は閾値を超えると急激に増加する(シグモイド曲線型増加)。
- 確定的影響は遺伝的影響と発癌を除くすべての身体的影響である。

確率的影響
- 重症度は線量の増減に無関係であり，線量依存的ではない。
- 発現頻度は線量が増えるにつれて増加し，線量依存性である。
- 確率的影響には，発癌と遺伝的影響のみが含まれる。

LNT仮説(閾値なし直線仮説)
- 低線量域(100〜200mGy未満)では確率的影響と線量との間に閾値はなく，そのリスクは直線的に増加するという考え方。

放射線防護の目的
①正味の利益が得られる行為を適切に行うための防護基準をつくる。
②確定的影響の発生を防止する。
③確率的影響の誘発を最小限まで減少させる。

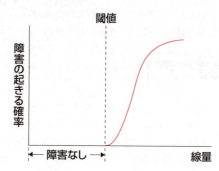

図1 確定的影響

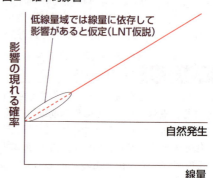

図2 確率的影響

Point

ICRP(国際放射線防護委員会)では放射線防護の主要な目的を確率的影響においている。これは確定的影響が被ばく線量を閾値以下に制限することにより，確実に(つまり確定的に)放射線障害を防ぐことができるのに対し，確率的影響は閾値がなく，発生確率が線量に対して直線的に増加するためである。

3-2 放射線による発癌と遺伝的影響

放射線誘発癌
- 発生の閾値はなく(確率的影響)，被ばく後数年の潜伏期間を経て発現する。
- 放射線誘発癌も他の放射線障害と同様に，他の原因で起こる癌と区別できない。
- 放射線誘発癌の潜伏期間は白血病とそれ以外の癌とで異なる。

①白血病
- 被ばく後2～3年経てから増加し始め，7～8年でピークとなり，それ以後は減少する。
- 潜伏期間は線量依存性があり，被ばくした線量が高いほど潜伏期間が短くなる。
- 被ばく時の年齢が低いほど潜伏期間は短くなる。

②白血病以外の癌
- 発現頻度は被ばくしてから一般に10年以上経過してから増加し，好発年齢に達してから特に高くなる。
- 被ばくした線量によらず，好発年齢になってから発症してくる場合が多く，被ばく時の年齢が若いほど潜伏期間は長くなる。

放射線被ばくによる遺伝的影響
- 生殖細胞の被ばくにより被ばくした人の子孫に影響が現れる。
- 放射線により生殖細胞の遺伝子に突然変異が起こり，その突然変異が子孫に伝わり遺伝性疾患の増加につながる。
- 生殖細胞以外(体細胞)の被ばくでは遺伝的影響が起こらない。
- 放射線により誘発された遺伝的影響は他の原因で起こる遺伝的影響と区別できない。
- 放射線による人の遺伝的影響は現在まで観察されていないが，マウスなどの実験動物では確認されている。
- 人の遺伝的リスクの定量化は「直接法」と「倍加線量法(間接法)」とがある。
- 人の倍加線量は「約1Gy」とされている。
- 倍加線量の値が大きいほど突然変異は起こりにくい。

1 放射線生物学

MEMO

放射線誘発癌の発生経路は以下の3つの経路が考えられる。
①放射線が変異原として働き，これにより生じた突然変異が癌化するもの。
②被ばくした組織に慢性的炎症状態が続いて活性酸素が生み出され，長期にわたり突然変異頻度が上昇し，二次的に作られた突然変異が癌化するもの。
③被ばくした細胞では遺伝的不安定性(急性障害を乗り越えて生き残った細胞が細胞分裂を複数回経たのちに子孫細胞に遺伝的影響が生じる現象)が誘発され，長期にわたって突然変異頻度が上昇し，二次的に作られた突然変異が癌化するもの。
白血病の標的である骨髄細胞は放射線感受性が非常に高く，①の経路に相当する。そのため，白血病は固形腫瘍に比べて潜伏期間が短くなる。

Point

放射線発癌のリスク

発癌の発生は確率的であり被ばくにより生じた発癌を特定することは難しい。そのため，放射線による発癌かどうかは被ばく集団を調査し，癌の発生頻度と対照集団(例えば，被ばくしていない集団)での発生頻度を比較する疫学的手法を用い，被ばく集団の個人に発癌が生じる頻度(確率)をリスクとして推定している。放射線発癌のリスクには絶対リスク，相対リスクという2つの表し方がある。

①**絶対リスク**：被ばく集団と対照集団の発癌件数の絶対数の差。つまり単位人数当たり，単位線量当たりで被ばく集団は対照集団より癌の発生率が何件多いか，という表し方。

②**相対リスク**：被ばく集団と対照集団の癌発生率の比。つまり，単位線量当たりで被ばく集団の癌発生率は対照集団の何倍か，という表し方。

3-3 胎内被ばく

子宮内発生段階
●着床前期(受精〜9日)，器官形成期(受精後2〜8週)，胎児期(受精後8週〜出生)に分けられる。

胎内被ばくの影響
①**着床前期**(受精〜9日：受精から着床まで)
- この時期に被ばくすると比較的低い線量で胚は死ぬ(流産)が，死なない場合は障害をもたず正常に発育する。

②**器官形成期**(受精後2〜8週)
- この時期に被ばくを受けると奇形発生の可能性が大きい。また，重症な場合は新生児死亡(死産)も起きる。
- 奇形発生頻度の多い部位は，脳や眼球，心臓，四肢(骨格)である。

③**胎児期**(受精後8週〜出生)
- 知能障害，成長障害，精神発達遅滞などが起こる。また，胎児期の初期(受精後8〜15週)に被ばくした場合には小頭症の可能性があるが，それ以降はほとんどない。

図1　被ばく時期と胎児の障害

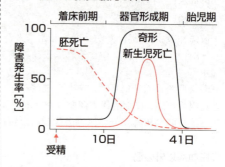

(Eric J.Hall: Radiobiology for the Radiologist 第5版，2000．より改変引用)

表1　胎内被ばくの閾値

影響の種類		閾値	問題となる被ばく時期
確定的影響	胚死亡	0.1Gy	着床前期
	奇形	0.1Gy	受精後2〜8週
	発育異常	0.1Gy	受精後8週〜出生
	精神発達遅滞	0.12〜0.2Gy	受精後8〜25週
確率的影響	小児癌の誘発	なし	すべての時期
	遺伝的影響	閾値なし	すべての時期

Point
妊娠可能年齢女性のX線検査
妊娠可能年齢の女性のX線検査は妊娠している可能性の低い時期である月経開始から10日以内に行う。

第1章 放射線生物学
4 放射線治療領域の放射線生物学

野口実穂

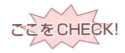

✓ Check4-1 ☞ 放射線感受性の修飾

- 放射線の生物に対する作用は同一線量の照射であっても放射線のLETにより大きく異なる。そこで，線質の異なる放射線の生物学的効果を比較するために，「生物学的効果比（RBE）」が用いられる。RBEは一般に250kVのX線を基準放射線として用いる。RBEは線量生存率曲線より算出することができるが，照射条件や対象とする生物現象により値が変化する。
- 酸素存在下では低酸素下より細胞の放射線感受性が大きくなり，その生存率が小さくなる。酸素の有無による細胞，あるいは組織の放射線増感効果の割合を「酸素増感比（OER）」という。低LET放射線のOERは2.5～3程度であり，酸素の存在で放射線効果が変化する。一方，高LET放射線の放射線効果は酸素の存在による大きな変化はなく，OERは「1」に近づく。

✓ Check4-2 ☞ 温熱療法

- 温熱療法では患部を電磁波で42.5℃～43℃に加温する。温熱処理は放射線抵抗性を示すS後期，低酸素・低pHで感受性が高く，温熱処理と放射線治療の併用は相乗効果が期待できる。また，温熱処理は放射線のSLD回復やPLD回復を抑制する。42.5℃以上の加温では2回目の加温で温熱耐性が出現し，温熱感受性が低下する。

✓ Check4-3 ☞ 腫瘍に対する放射線治療

- 腫瘍に対する放射線感受性は一般に扁平上皮癌は腺癌よりも高く，低分化型腫瘍は高分化型腫瘍に比べて高い。
- X線による放射線治療は分割照射が行われている。これは，正常組織の晩期障害を少なくするためである。特に，多分割照射では晩期障害を低減できる。
- 放射線に対する正常組織の反応には「早期障害」と「晩期障害」があり，口腔粘膜や皮膚のような増殖の速い組織は早期障害が現れやすい「早期反応型組織」である。一方，脊髄，脳のように増殖の遅いあるいは増殖していない組織は晩期障害が現れやすい「後期反応型組織」である。
- 放射線治療を行ううえでの細胞および組織の放射線に対する重要な4つの反応として，①回復，②再酸素化，③再分布，④再生の「4R」がある。
- 放射線治療による腫瘍の治癒性は腫瘍の放射線感受性だけでなく，腫瘍周囲の正常組織の感受性にも依存しており，治療可能比（腫瘍周囲の正常組織の耐容線量と腫瘍治癒線量の比）として表す。

✓ Check4-4　☞ 粒子線治療

●癌治療に現在，用いられている粒子線は「<u>炭素線</u>」と「<u>陽子線</u>」である。両者はある深さで「ブラッグピーク」と呼ばれる高線量域を形成する。ブラッグピーク以深では線量が付与されないため，<u>正常組織への被ばくを軽減する</u>ことができる。両者のRBEは異なり，炭素線のRBEは高いが，低LET放射線である陽子線はX線と同様1程度である。<u>重イオン線</u>の1つである炭素線は「<u>高LET放射線</u>」であり，線量分布やRBE以外にもOERが小さい，放射線損傷からの回復が小さいなどの利点があるが，高い照射制御が要求される。

表1　放射線のLETの違いによる細胞への作用

	低LET放射線 （X，γ，β，電子，陽子線）	高LET放射線 （α，C，Ne，Ar，速中性子線）
放射線の作用	間接作用主体	直接作用主体
RBE	1前後	高い　　C：2.5〜3 速中性子：3〜4
OER	2.5〜3	1に近づく
SLDR	大きい	小さい
PLDR	大きい	小さい
細胞周期依存性	大きい	小さい
増感剤の影響	大きい	小さい
生存率曲線の形状	肩のある曲線	肩のない（小さい）曲線

> **MEMO**
> **バイスタンダー効果**
> バイスタンダー効果とは，放射線を照射された細胞の近く（bystander）に存在する照射されていない細胞が，アポトーシスや突然変異誘発などの放射線応答を起こす現象である。これはギャップジャンクションと呼ばれる細胞間情報伝達や，放射線照射を受けた細胞が分泌する生理活性物質などが照射を受けてない細胞に作用することによって起きると考えられている。バイスタンダー効果は極低線量の宇宙放射線（粒子線）による被ばくなど低線量/低線量率放射線照射による生物影響を考えるうえで非常に重要な現象である。

4-1 放射線感受性の修飾

用語解説

生物学的効果比（relative biological effectiveness：RBE）
基準となる放射線と他の放射線との生物効果を比較するための値であり，以下の式で表される。

$$RBE = \frac{ある生物効果を起こすのに必要な基準放射線の吸収線量}{同じ生物効果を起こすのに必要な問題となる放射線の吸収線量}$$

酸素増感比（oxygen enhancement ratio：OER）
酸素の有無による細胞や組織の放射線増感効果の割合のことで，以下の式で表される。

$$OER = \frac{低酸素状態（hypoxic）で照射したとき同じ効果を得るための線量}{十分酸素がある状態で照射したとき（oxic）ある効果を得るための線量}$$

生物学的効果比（relative biological effectiveness：RBE）

- 放射線の生物作用は放射線の線質によって異なるため，この違いをRBEで表す。
- 基準放射線には250kVのX線もしくは^{60}Coのγ線を用いる。
- RBEは線量，線量率，照射条件などの物理的要因，細胞や組織の種類，観測対象とする生物現象などの生物的要因によって変化する。
- X線や電子線，陽子線などの低LET放射線のRBEは1前後である。
- LETが100keV/μmを超えるとRBEは減少していく。

酸素増感比（oxygen enhancement ratio：OER）

- 酸素存在下では無酸素または低酸素下より細胞の放射線感受性が高くなる。
- X，γ線などの低LET放射線のOERは「2.5～3.0」である。
- 高LET放射線は酸素の影響をあまり受けないためOERは小さく，LETの増加に伴いOER＝1に近づく。
- 細胞の放射線感受性は酸素分圧が0～30mmHgまでは増加するが，それ以上では変わらない。

図1 RBEとLETの関係

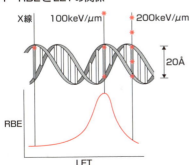

(Eric J.Hall: Radiobiology for the Radiologist 第5版, 2000. より改変引用)

Point

放射線増感剤

放射線の効果を高める薬剤として，化学療法で抗癌剤として用いられている薬剤を放射線増感剤として使用している場合が多い。5-FUやシスプラチン，ゲムシタビン，ヒドロキシウレアなどがある。また，低酸素細胞増感剤としてはニトロイミダゾールやニトロトリアゾール系化合物があり，これらは電子親和性が高く，低酸素細胞に選択的に取り込まれる。なかでも「ミソニダゾール」は有名であるが，神経毒性が高く，臨床での使用は困難であった。

4-2 温熱療法

用語解説

温熱療法
癌細胞が正常細胞に比べて熱に弱いという性質を利用し，患部を加熱することにより癌を治療する方法のこと。

温熱療法

- 加温法は「局所加温」と「全身加温」に大別される。局所加温はさらに「外部加温法」と「内部加温法（腔内加温，組織内加温）」に分けられる。
- 外部加温では電磁波（10MHzのRF波または915～2,450MHzのマイクロ波）で，患部を <u>42.5℃～43℃</u> に加温する。
- 放射線治療との併用の場合，一般に週1～2回，放射線照射前あるいは後30分以内に開始し，1回50～60分間行う。
- 温熱処理回数は一般に4～6回程度である（併用する放射線治療の回数による）。

温熱療法の生物学的効果

- 加熱温度が42.5℃を超えると急激に細胞生存率が低下し，効果が上がる。
- 蛋白質の変性などにより短時間で細胞の崩壊が起こり，細胞分裂せずに死ぬ（間期死）。
- <u>S後期で最も温熱感受性が高い</u>。
- G_1期は温熱感受性が低い。
- <u>低酸素状態や低pH状態で温熱感受性が高い</u>。

温熱療法と放射線治療の併用

- 放射線抵抗性を示す低酸素状態やS期は温熱感受性が高いため，両者の併用療法は相補的な利点がある。
- 低pH，低酸素状態に対し温熱感受性が高く，放射線照射後に起こる <u>PLD回復を抑制</u>できる。
- 分割照射の合間に温熱処理を行うと放射線照射後の <u>SLD回復が抑制</u>される。
- 照射する放射線の線量は温熱と併用した場合と併用しない場合とで違いはなく，同一である。

温熱療法の問題点

① <u>深部の病巣ほど加温し難い</u>。
- 電磁波は脂肪組織で吸収されるため。
- 血流によって熱が運び去られるため。

② <u>温熱耐性が出現する</u>。
- 2回目の加熱では耐性が出現するため，温熱感受性が低下する。
- 1回目の加温温度が高いほど温熱耐性は強くなる。
- 42.5℃以上の加温では2～3時間後に温熱耐性が出現する。減衰には時間がかかる。
- 42.5℃以下の加温では加温中に温熱耐性が誘導される。

Point

温熱処理により細胞内にはHSP（ヒートショック蛋白質：Heat Shock Protain）という蛋白質が増加する。HSPは熱により変性した蛋白質の再生やアポトーシス抑制という機能をもち，HSPの増加により温熱耐性が出現する。

4-3 腫瘍に対する放射線治療

用語解説

分割照射
正常組織の障害を減らすための治療法。

早期反応型組織
照射後早期に障害が現れる組織のこと。

後期反応型組織
照射後時間が経過してから障害が現れる組織のこと。

治療可能比
正常組織の耐容線量（tissue tolerance dose：TTD）と腫瘍制御に必要な線量（tumor lethal dose：TLD）の比のことで，以下の式で表される。

$$治療可能比 = \frac{正常組織の耐容線量(TTD)}{腫瘍治癒線量(TLD)}$$

①放射線感受性を左右する腫瘍の性質・特徴
- 扁平上皮癌は腺癌に比べて放射線感受性が高い。
- 低分化型腫瘍は高分化型腫瘍に比べて放射線感受性が高い。
- 有酸素細胞は低酸素細胞に比べ放射線感受性が高い。
- 血流状態が悪いと放射線感受性が低くなる。
- 大きい腫瘍ほど無酸素細胞や休止細胞（G_0）が多くなり放射線感受性が低い。

②腫瘍の放射線感受性
- 高感受性：白血病，精上皮腫（セミノーマ），網膜芽細胞腫，神経芽細胞腫，ウィルムス腫瘍，ホジキン病・悪性リンパ腫
- 中程度の感受性：扁平上皮癌（皮膚・頭頸部・子宮頸部・膀胱など）
- 低感受性：悪性黒色腫，神経膠腫（グリオーマ），腎癌，胃癌，骨肉腫

分割照射
- 腫瘍組織のほうが正常組織よりも照射による損傷の回復が悪いため，分割回数を増すことによって，正常組織と腫瘍組織の障害の差を広げることができる。
- 一般には1日1回照射で週5日照射，1回線量は2Gy，治療期間は6週間，合計線量は60Gyで照射を行う。
- 多分割照射（分割回数を多くして，1回線量を少なくする）により，晩期障害を減らすことができる。

早期反応型組織
- 口腔粘膜，骨髄，腸管，皮膚のような増殖の速い組織は早期反応型組織である。
- 1回当たりの線量を小さくして分割回数を増すと障害を受けやすい。
- $α/β$値が大きい。
- 腫瘍細胞は早期反応型組織の$α/β$値に近い値をとる。

後期反応型組織
- 脊髄，脳，腎臓，肝臓，肺のように増殖の遅いあるいは増殖していない組織は後期反応型組織である。
- 1回当たりの線量を小さくして分割回数を増すとこれらの晩期障害を抑えられる。
- $α/β$値が小さい。

「4R」
- 放射線治療を行ううえでの細胞および組織の放射線に対する重要な4つの反応のこと。

①回復（Recovery）：亜致死損傷からの回復（SLD回復）と潜在致死損傷からの回復（PLD回復）が含まれる。一般に腫瘍細胞

のほうが正常細胞よりも回復しにくい。

② **再酸素化（Reoxygenation）**：腫瘍内の低酸素細胞が有酸素細胞に変わることを「再酸素化」という。照射により有酸素細胞が死ぬと低酸素細胞の外側部分が血管に近づき酸素が供給されて有酸素細胞になる。次の照射でこれがくり返されることにより，腫瘍が縮小する。

③ **再分布（Redistribution）または同調**：照射によって細胞周期の分布に変化が生じ，部分的な同調が起きてくる。

- 照射により感受性の高い周期にある細胞が死ぬ⇒感受性の低い周期にあった細胞が生存している細胞の大部分を占めるようになり，部分的な同調が起こる。

④ **再生（Regeneration）または再増殖（Repopulation）**：照射により細胞が死ぬと，正常組織でも腫瘍組織でも死んで脱落した細胞の量を補うため増殖が起きる。

- 一般的に正常組織は腫瘍組織よりも早く再増殖が始まり，その速度も速い。

治療可能比

● 治療可能比が「1」より小さい場合は，放射線治療で治癒させることが難しい。

図2　治療可能比

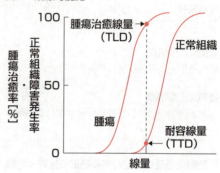

図1　腫瘍内低酸素細胞の再酸素化

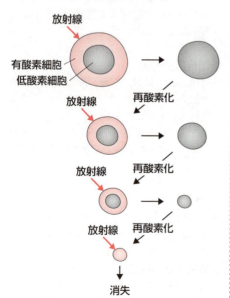

4-4 粒子線治療

用語解説

高LET放射線
単位距離当たりのエネルギー付与が大きい放射線で，α線，速中性子線，π中間子線，重イオン線などがある。

重粒子線
重粒子とは，一般には「電子に比べて重い」ということで，陽子以上の重さの粒子をいう。さらに，重粒子は重イオン(原子番号が「2以上」)と軽イオン(陽子やヘリウム)に分けられる。

高LET放射線

- RBEが大きいため，生物効果が大きい。
- OERが小さく，値は「1」に近づく(X線は2.5～3)。
- SLD回復(亜致死損傷からの回復)が小さい。
- PLD回復(潜在的致死損傷からの回復)が小さい。
- 細胞周期による放射線感受性の差が小さい。
- 直接作用が主体である。
- 線量率効果が小さい。
- 増感剤・防護剤の影響が小さい。
- DNA損傷修復が小さいことから，生存率曲線は肩のない直線に近づく。

重粒子線

①重イオン線

- 実験などを含め現在，利用されている重イオン線は，炭素，ネオン，アルゴン，シリコン，鉄線などがあるが，治療に用いられているのは「炭素線」のみである。
- ある深さで「ブラッグピーク」と呼ばれる高線量域を形成する。
- 入射部付近でのRBEは低いが，ブラッグピーク部では急激にRBEが上昇する。
- 線量の集中性が高い。

②陽子線

- 陽子線は低LET放射線であり，X線やγ線と同程度の生物効果を示す。
- 深部線量分布はX線やγ線と異なり，ブラッグピークを形成するため線量集中性が高い。
- RBEは入射部，ブラッグピーク部ともほとんど変わらず「1」程度であり，X線と同等である。

図1 各種放射線の深部線量分布

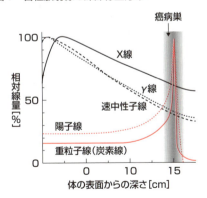

(放射線医学総合研究所)

Point
速中性子線は高LET放射線であるが，深部線量分布は他の高LET放射線である重イオン線と異なりブラッグピークをもたず，線量集中性の制御が非常に難しい。そのため現在は日本国内での治療への利用は行われていない。しかし，熱中性子を利用した中性子捕捉療法は日本国内で行われている。これは腫瘍内に取り込ませた^{10}B化合物に熱中性子を照射し，でてきたLi原子核とα線により腫瘍細胞を破壊する治療法であり，腫瘍細胞のみを選択的に死滅させることができる。

第2章　放射線物理学

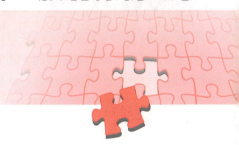

第2章 放射線物理学
1 原子物理と放射線

加藤 洋

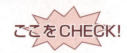

✓ Check 1-1 ☞ 放射線の定義, 分類, 物理量

- <u>放射線とは</u>診療放射線技師法で「(1)アルファ線及びベータ線, (2)ガンマ線, (3)100万電子ボルト以上のエネルギーを有する電子線, (4)エックス線, (5)その他政令で定める電磁波又は粒子線」と定められているが, 広義ではすべての電磁波も含む。
- 放射線のエネルギーや運動量などは古典力学(ニュートン力学)のみでは記述できず, 特殊相対論的力学を駆使する必要がある。

✓ Check 1-2 ☞ 核の安定性

- <u>原子核</u>は陽子と中性子で構成され, 総称してそれらを核子という。陽子数と中性子数で規定される一つ一つの原子核を核種といい, それらの数から, <u>同位体</u>, <u>同重体</u>, <u>同中性子体</u>, <u>同余体</u>と分類され, 同位体同士でもエネルギー準位や原子配列の違いから, <u>核異性体</u>・<u>同素体</u>と分類される。

✓ Check 1-3 ☞ 原子物理の基礎① 量子力学とは

- <u>ボーア</u>はラザフォードによる原子核の発見後直ちに「前期量子論」と呼ばれる力学により<u>ボーアの水素原子模型</u>を提案した。角運動量 $h/2\pi$ の整数倍の軌道に電子が制約されていると仮定すると, 当時知られていた水素スペクトルの波長と一致する。
- <u>ド・ブロイ</u>は電子のような粒子も波動性を有することを提唱し, 軌道の円周は λ の整数倍と仮定するとボーアの量子条件が直接導かれることを指摘した。<u>粒子が波動性を有する</u>という考えは近代物理学の発展に大いなる重要性をもっていた。

✓ Check 1-4 ☞ 原子物理の基礎② 量子数とは

- <u>軌道電子の物理的状態</u>は軌道電子に対するシュレディンガーの波動方程式の解で与えられ, <u>主量子数</u>, <u>方位量子数</u>, <u>磁気量子数</u>により決まる。

表1　放射線固有の特性による分類

分類		放射線
電磁放射線		長波・中波・短波・マイクロ波・遠赤外線・赤外線・可視光線・紫外線・X線・γ線など
粒子放射線	荷電粒子線	α線・β線・電子線・陽子線・$\pi^{\pm}$中間子線・重イオン線など
	非荷電粒子線	π^0中間子線，中性子線など

表2　電離能力による分類

分類		放射線
非電離放射線		紫外線，可視光，赤外線など
電離放射線	直接電離放射線	荷電粒子線（α線・β線・電子線・陽子線・$\pi^{\pm}$中間子線など）自分自身による電離が主
	間接電離放射線	非荷電粒子線（X線，γ線，中性子線など）2次的に放出される粒子（電子など）による電離が主

表3　人名と主な業績

人名	主な業績	年代	(関連掲載ページ)
レントゲン Röentgen	X線の発見	1895	(41)
ゼーマン Zeeman	磁場でのスペクトルの分裂	1896	(37)
ベクレル Becquerel	放射能の発見	1896	(49)
トムソン Tomson	電子の発見	1897	(53)
バルマー Balmer	水素原子スペクトル	1897	(35)
キューリー夫妻 Curie	ラジウム，ポロニウムの発見	1898	(47)
ラザフォード Rutherford	α線，β線の発見	1899	(49)
プランク Planck	量子仮説	1900	(35)
アインシュタイン Einstein	光量子仮説，特殊相対論	1905	(35)
ブラッグ Bragg WH	ブラッグ曲線	1904-07	(59)
ラザフォード Rutherford	荷電粒子の散乱公式	1909	(35)
ブラッグ Bragg WL	X線回折	1912	(53)
ボーア Bohr	水素原子モデル（前期量子論）	1913	(35)
モーズレイ Moseley	特性X線と原子番号の関係	1913	(41)
クーリッジ Coolidge	クーリッジ管の発明	1913	(41)
シュタルク Stark	電場でのスペクトルの分裂	1913	(37)
コンプトン Compton	コンプトン効果	1922	(53)
パウリ Pauli	排他律	1924	(37)
ド・ブロイ de Broglie	物質波	1924	(35)
シュレディンガー Schrödinger	波動方程式	1926	(30)
ハイゼンベルグ Heizenberg	不確定性原理	1927	(37)
クライン Klein-仁科	コンプトン散乱断面積	1922	
チェレンコフ Cherenkov	チェレンコフ光	1937	(58)
チャドウィック Chadwick	中性子の発見	1932	(60)
パーセル Purcell，ブロッホ Bloch	核磁気共鳴	1946	(66)
ワイルド Wild，和賀井	超音波パルスエコー法	1950	(64)

1-1 放射線の定義，分類，物理量

放射線
- 電磁波や高速粒子線のこと。
- 放射線固有の特性による分類
  p.31 表1を参照
- 電離能力による分類
  表2を参照

放射線のエネルギー
- 古典力学と異なる。
- 光子のエネルギーEと運動量p

$$E = h\nu = \frac{hc}{\lambda}, \quad \nu = \frac{c}{\lambda}$$

$$p = \frac{h\nu}{c}$$

h：プランク定数（6.626×10^{-34} Js）
ν：振動数，λ：波長，c：光速度

- 高速粒子の質量m，運動量p，全エネルギーE，運動エネルギーK

$$m = \frac{m_0}{\sqrt{1-(v/c)^2}} = \frac{m_0}{\sqrt{1-\beta^2}}$$

$$P = \frac{m_0 v}{\sqrt{1-\beta^2}}$$

$$E = \frac{m_0 c^2}{\sqrt{1-\beta^2}}$$
$$= m_0 c^2 + \underline{\frac{1}{2} m_0 v^2} + \frac{3}{8} m_0 v^2 \beta^2 + \cdots$$

$$K = E - m_0 c^2$$
$$= \underline{\frac{1}{2} m_0 v^2} + \frac{3}{8} m_0 v^2 \beta^2 + \frac{5}{16} m_0 v^2 \beta^4 + \cdots$$

※下線部はニュートン力学での運動エネルギー（$v \ll c \rightarrow \beta \cong 0$）
m_0：粒子静止質量，v：粒子速度
$\beta = v/c$

- エネルギーの単位
  $1\ \text{eV} = 1.602 \times 10^{-19}\ \text{J} = 3.827 \times 10^{-20}\ \text{cal}$

放射線の量と単位
① 粒子数N
② 放射エネルギーR [J]
③ フラックス$\dot{N} = dN/dt$ [s^{-1}]
④ エネルギーフラックス$\dot{R} = dR/dt$ [W]
⑤ フルエンス$\phi = dN/da$ [m^{-2}]
⑥ エネルギーフルエンス$\psi = dR/da$ [J/m]
⑦ フルエンス率$\dot{\phi} = d\phi/dt$ [m$^{-2} \cdot$ s^{-1}]
⑧ エネルギーフルエンス率$\dot{\psi} = d\psi/dt$ [W/m]
（da：球の断面積）

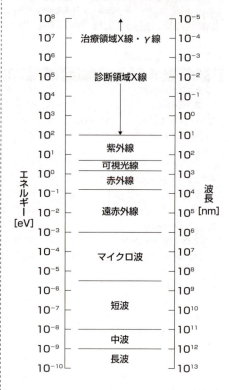

図1　電磁波のエネルギーまたは波長領域

1-2 核の安定性

原子，原子核の構造・分類

- 原子の大きさ：$1〜5 \times 10^{-10}$ m
  原子核の半径 R[m]：$1〜10 \times 10^{-15}$ m

$$R = 1.2 \times 10^{-15} A^{1/3}$$
A：質量数

- 物質の階層構造
  分子 → 原子 → 原子核 → 核子 → 素粒子 → … という階層に分けられる。

```
素粒子 ┬ ハドロン族 ┬ バリオン族
       │           │ (陽子, 中性子など)
       │           └ 中間子
       │             ($\pi$, K, $\eta$など)
       ├ レプトン族(電子，ニュートリノなど)
       └ ゲージ粒子(光子など)
```

注)ハドロン族はクォークとグルオンの結合状態

表1 レプトンとクォークの性質

	粒子	世代	電荷	質量
レプトン	ν_e(電子ニュートリノ)	1	0	<5.1 eV
	e^-(電子)		-1	0.511 MeV
	ν_μ(ミューニュートリノ)	2	0	<0.27 MeV
	μ^-(ミュー)		-1	105.7 MeV
	ν_τ(タウニュートリノ)	3	0	<31 MeV
	τ^-(タウ)		-1	177.1 MeV
クォーク	u(アップ)	1	+2/3	2〜8 MeV
	d(ダウン)		-1/3	5〜15 MeV
	s(ストレンジ)	2	+2/3	100〜300 MeV
	c(チャーム)		-1/3	1.0〜1.6 MeV
	b(ボトム)	3	+2/3	4.1〜4.5 MeV
	t(トップ)		-1/3	176±8±10 MeV

表2 核子，中間子の性質

	粒子	電荷	構成	スピン	質量	平均寿命[s]
核子	p	1	uud	1/2	938 MeV	
	n	0	udd	1/2	940 MeV	887
中間子	π^-	-1	$u\bar{d}$	0	140 MeV	2.6×10^{-8}
	π^+	1	$d\bar{u}$	0	140 MeV	2.6×10^{-8}
	π^0	0	uu, dd	0	135 MeV	8.4×10^{-17}
	η	0	uu, dd	1	547 MeV	5.5×10^{-19}
	K^+	1	$u\bar{s}$	0	494 MeV	1.2×10^{-8}

- 分類(質量数A，原子番号Z，中性子数N)
  ① 同位体：$Z_1 = Z_2$, $N_1 \neq N_2$
      …^{1}H と ^{2}H，^{12}C と ^{13}C など
  ② 同重体：$A_1 = A_2$, $Z_1 \neq Z_2$
      …^{14}C と ^{14}N，^{204}Hg と ^{204}Pb など
  ③ 同中性子体：$N_1 = N_2$, $Z_1 \neq Z_2$, $A_1 \neq A_2$
      …^{12}C と ^{13}N，^{105}Rh と ^{106}Pd など
  ④ 核異性体：$Z_1 = Z_2$, $N_1 = N_2$，同じ核種で原子核のエネルギー状態が異なる
      …^{81m}Kr と ^{81}Kr，^{99m}Tc と ^{99}Tc など
  ⑤ 同余体：$N_1 - Z_1 = N_2 - Z_2$, $Z_1 \neq Z_2$
      …^{60}Co と ^{62}Ni など
  ⑥ 同素体：同じ元素で原子配列が異なる元素 …ダイヤモンドと黒鉛など

核の安定性

- 核力：核子間での強い相互作用に基づく力で，到達距離は短い。
- 質量欠損Δm，比質量欠損$\Delta m/A$

$$\Delta m = (m_p Z + m_e Z + m_n N) - M(Z, N)$$

m_p：陽子の質量，m_e：電子の質量，
m_n：中性子の質量，Z：原子番号，
N：中性子数，$M(Z, N)$：原子の質量
A：質量数，結合エネルギー：Δmc^2

- 質量偏差Δ，比質量偏差Δ/A

$$\Delta = W - A$$
W：原子の質量[u]

- 核の安定(図1)
  ① $A > 30$で核子1個当たりの結合エネルギーはほぼ8 MeV
  ② ^{56}Feが一番安定で，約8.8 MeV
  ③ 原子同様に，原子核にも魔法数が存在。陽子数または中性子数が2, 8, 20, 28, 50, 82, 126の核種は付近の核種に比べ安定。

- 原子質量単位(amuまたはu)
  ^{12}C原子を12 uとする質量単位
  1 u = 1.66×10^{-27} kg = 931.5 MeV

- Weizsäcker-Betheの質量公式

$$M(Z, N) = ZM_p + NM_n - B(Z, N)/c^2$$
$$B(Z, N) = a_v A - a_s A^{2/3} - a_c \frac{Z^2}{A^{1/3}} - a_a \frac{(Z-N)^2}{A} + \delta(Z, N)$$

第1項：体積効果，第2項：表面効果，第3項：電荷効果，第4項：非対称効果，
第5項：奇偶効果
$B(Z, N) = \Delta mc^2$：結合エネルギー，a：定数，A：質量数

図1 核子当たりの結合エネルギー

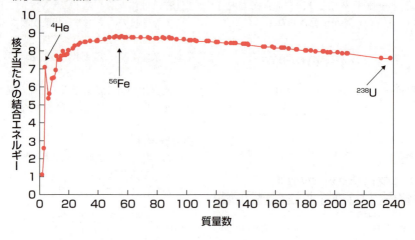

1-3 原子物理の基礎① 量子力学とは

量子力学
● 微視的な系を取り扱う。

Planckの量子仮説（黒体輻射）

- 振動数 ν をもつ調和振動子の放射エネルギー ε は $h\nu$ を単位とする不連続な量の放出・吸収だけが許される。

$$\varepsilon = nh\nu \quad (n=1, 2, \cdots)$$

Bohrの水素原子モデル

- 仮定①　ボーアの量子条件

$L = m_e rv$ の軌道電子の軌道角運動量を満たす半径 r の円軌道だけが安定（m_e：電子質量）

$$L = n\frac{h}{2\pi} = n\hbar \quad (n=1, 2, 3, \cdots)$$

エネルギー準位 E_n

$$E_n = -\frac{m_e e^4}{8\varepsilon_0^2 h^2} \cdot \frac{1}{n^2}$$

ε_0：誘電率 $(8.854 \times 10^{-11} \text{F/m})$

n 番目の軌道半径 r_n

$$r_n = \frac{\varepsilon_0 h^2}{\pi m_e e^2} \cdot n^2 = a_B \cdot n^2$$

ボーア半径 a_B

$$a_B = \frac{\varepsilon_0 h^2}{\pi m_e e^2} = 5.29 \times 10^{-11} \text{m}$$

$n=1$：基底状態，$n \geq 2$：励起状態
$n=\infty$：電離（電離エネルギー：13.6 eV）

- 仮定②　定常状態
ボーアの量子条件を満たす軌道上を運動している限り光を放出しない。

- 仮定③　光の放出・吸収
光の放出・吸収は，ある定常状態 E_i から他の定常状態 E_j へ遷移する場合に限られ，

$$|E_i - E_j| = h\nu$$

のエネルギーをもつ振動数 ν の光子（または光量子）を放出。

- 水素原子から放出されるスペクトル系列の説明に成功。

$$\frac{1}{\lambda} = R_H \left(\frac{1}{m^2} - \frac{1}{n^2}\right)$$

m, n：自然数で $m < n$
R_H：Rydberg定数 $(1.097 \times 10^7 \text{m}^{-1})$
$m=1$：Lyman系列（紫外部）
$m=2$：Balmer系列（可視部）
$m=3$：Paschen系列（赤外部）
$m=4$：Brackett系列（赤外部）
$m=5$：Pfund系列（赤外部）

Einsteinの光量子仮説

- プランクの量子仮説に示唆されてアインシュタインが光の粒子性を説明するために導入した概念。

de Broglie波（物質波）

① $$\lambda = \frac{h}{mv} = \frac{h}{p}$$

m：粒子質量，v：速度，p：運動量

② 電子が電圧 V で加速されたとき獲得する運動エネルギー E とド・ブロイ波長 λ は，

$$E = \frac{P^2}{2m_e} \Rightarrow p = \sqrt{2m_e eV}$$
$$\lambda = \frac{h}{P} = \frac{h}{\sqrt{2m_e eV}}$$

図1　水素原子の軌道遷移，エネルギー準位，スペクトル系列

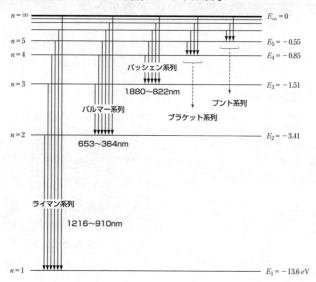

1-4 原子物理の基礎② 量子数とは

量子数
- 量子力学系のエネルギー状態を指定する数の組のこと。

Heisenbergの不確定性原理
- 位置Δxと運動量Δpを同時に測定することはできず、不確定性を伴う。

$$\Delta x \cdot \Delta p \geq \frac{h}{2\pi} = \hbar, \quad \Delta E \cdot \Delta t \geq \hbar$$

軌道電子
- 以下の量子数で決まる。

① 主量子数　$n = 1, 2, 3, 4, 5, \cdots$
　原子内の電子の軌道関数を区別する量子数の1つで、通常は自然数nで表す。
　主量子数nの軌道に入りうる電子数:$2n^2$

② 方位量子数　$l = 0, 1, 2, \cdots, n-1$
　軌道角運動量の大きさを表す量子数。主量子数をnとすれば、$l \leq n-1$で、$l = 0, 1, 2, 3, 4, 5\cdots$。分光学ではs, p, d, f, g, h, …と表すことが多い。
　軌道角運動量の大きさL

$$L = |\vec{L}| = \sqrt{l(l+1)}\,\hbar$$

③ 磁気量子数　$m = 0, \pm 1, \cdots, \pm l$
　軌道角運動量のz成分$Lz = mh$から$\vec{L}$の向きは、$(2l+1)$通りのとびとびの向き(方向量子数)。
　磁気量子数は角運動量ベクトルが磁場にあるときに関係している。磁場がなければ同じエネルギーをもつが(縮退している)、磁場があれば分裂する。これがZeeman効果である(電場ではStark効果)。

④ スピン磁気量子数　$m_s = \pm \frac{1}{2}$

- 電子は固有のスピン角運動量をもち、この量子状態を決める量子数として、スピン磁気量子数m_sがある。
- スピン角運動量$\vec{S}$のz成分$Sz = \pm 1/(2h)$で、このときのm_sの最大値を「スピン量子数」と呼び、電子は$[\frac{1}{2}]$である。

$$S = |\vec{S}| = \sqrt{s(s+1)}\,\hbar = \sqrt{\frac{1}{2}\left(\frac{1}{2}+1\right)}\,\hbar = \frac{\sqrt{3}}{2}\,\hbar$$

注)軌道電子の(全)角運動量$\vec{J}$は、

$$\vec{J} = \vec{L} + \vec{S} \Rightarrow |\vec{J}| = \sqrt{j(j+1)}\,\hbar$$

jは全角運動量量子数(内部量子数)

$$|l-s| \leq j \leq l+s$$

(全)角運動量のz成分

$$J_z = m_j \hbar, \quad |m_j| \leq j$$

軌道の殻構造
- 主量子数nに対応
　$n = 1, 2, 3, 4, \cdots \rightarrow$ K殻, L殻, M殻, N殻, …
- エネルギー準位は方位量子数l、全角運動量量子数jにも依存。
　$E_n \rightarrow E_{n,l,j}$(副殻構造)
- 副殻でエネルギー準位の低い順にⅠ、Ⅱ、Ⅲ、…

パウリの排他律
① 半整数スピン粒子は同じ量子状態には1個のみ存在できる。
　電子、陽子、中性子など:フェルミ粒子
② 整数スピン粒子は同じ量子状態に何個でも存在できる。
　光子など:ボーズ粒子

許容遷移と禁制遷移

- 角運動量保存則より遷移確率が大きい遷移を"許容遷移"，非常に小さい遷移を"禁制遷移"という。選択則は方位量子数 l および磁気量子数 m の差である Δl，Δm で表され，許容遷移に対する選択則は，
  $\Delta l = \pm 1$
  $\Delta m = 0,\ \pm 1$
  例えば外部磁場が存在するとき $E(n,l,m)$ の方位量子数 $l=2$ から $l=1$ に遷移すると，
  $E(n,2,2) \to E'(n',1,1)$
  $E(n,2,1) \to E'(n',1,1), E'(n',1,0)$
  $E(n,2,0) \to E'(n',1,1), E'(n',1,0), E'(n',1,-1)$
  $E(n,2,-1) \to E'(n',1,0), E'(n',1,-1)$
  $E(n,2,-2) \to E'(n',1,-1)$
  の許容遷移が許され，図1のように9本のスペクトル線が生じる(エネルギー的には3本である)。

図1　外部磁場 $\vec{H}$ によるエネルギー準位の分裂と許容遷移(正常ゼーマン効果)

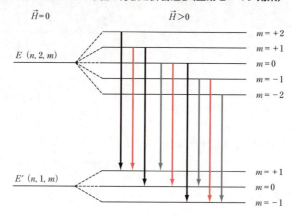

第2章 放射線物理学
2 放射線の発生と放射性壊変

加藤 洋

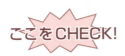
ここをCHECK!

✓ Check2-1 ☞ X線の発生

- X線は，加速された電子と物質との相互作用で発生し，制動X線と特性X線が観測される。特性X線はターゲットの原子番号と振動数（または波長）でモーズレイの法則が成り立っている。
- クルークス管はX線の出力不足とガス圧変化によるX線放出の不安定さがある。現在，放射線医学に使用されているX線管はその問題を解決したクーリッジ管が使用されている。
- 電子をターゲットに衝突させて発生するX線で，連続スペクトル強度分布はクラマースの式で，管電圧と最短波長の関係はデュエン-ハントの式で表される。全強度は管電圧の2乗に比例し，発生効率は管電圧100 kV，Wターゲットで約0.8％程度である。

✓ Check2-2, 3, 4 ☞ 荷電粒子加速装置（直線加速器）／荷電粒子加速装置（円形加速器）／中性子源

- 放射線治療に使用されている線形加速器やマイクロトロン加速器などは，高周波電場によって電子を加速し，金属ターゲットに衝突させることによって高エネルギー，高出力のX線を得ている。
- 電子をターゲットに衝突させることなく，シンクロトロン軌道放射により強度の極めて大きいX線束を得ることもできる。
- 中性子源は，放射性同位元素から放出されるα線・γ線をベリリウムなどに衝突させる方法や，自発核分裂核種が利用されるが，強度の面から加速器や原子炉が主に用いられている。

✓ Check2-5, 6 ☞ 放射性壊変　①壊変形式／②放射能，放射平衡

- 放射能とは，自発的に放射線を放出する能力のある物質，あるいは放射性核種の壊変数をいう。放射能は核種ごとの壊変定数・半減期で減衰する。
- 系列壊変（逐次壊変）の場合，"親核種の半減期＞娘核種の半減期"であるとき，半減期の違いで過渡平衡あるいは永続平衡となる。
- 壊変形式にはα壊変・β壊変・核分裂があり，β壊変はβ$^+$壊変と軌道電子捕獲とに分類される。また，核の壊変ではないが，核が励起状態のときγ線などを放出し基底状態に遷移するγ放射がある。

表1 加速器の種類および特徴

加速器名	種別	加速粒子	励磁方法	加速高周波	ビーム
コッククロフト	高電圧	電子〜重粒子	−	−	連続
バン・デ・グラーフ	高電圧	電子〜重粒子	−	−	連続
直線加速器	線形加速	電子〜重粒子	−	固定	パルス
ベータトロン	円形加速	電子	交流励磁	−	パルス
マイクロトロン	円形加速	電子,陽子	直流励磁	固定	連続
サイクロトロン	円形加速	陽子〜重粒子	直流励磁	固定	連続
シンクロサイクロトロン	円形加速	陽子〜重粒子	直流励磁	変調	パルス
シンクロトロン	円形加速	電子〜重粒子	交流励磁	変調,固定(電子)	パルス

表2 放射性壊変形式と変位律および放出放射線

壊変形式	原子番号	質量数	放出放射線(放出の可能性がある放射線)
α壊変	−2	−4	α線,(γ線,内部転換電子,特性X線,オージェ電子)
β^-壊変	+1	0	β^-線,(γ線,内部転換電子,特性X線,オージェ電子)
β^+壊変	−1	0	β^+線,0.511MeV消滅線,(γ線,内部転換電子,特性X線,オージェ電子)
軌道電子捕獲	−1	0	特性X線(内部転換電子,オージェ電子)
核異性体転移	0	0	γ線(内部転換電子,特性X線,オージェ電子)

表3 放射性壊変に関わる競合

競合過程	依存性
β^+壊変 − 軌道電子捕獲	親核−娘核=ΔE, β^+の割合R_+, ECの割合R_{EC} → $(R_+/R_{EC}) \propto (Z/\Delta E)^3$
γ線放射 − 内部転換電子	内部転換はZの3乗に比例し,核から放出されるエネルギーが小さいほど増加
特性X線 − オージェ電子	K殻蛍光収率は原子番号が大きくなるに従い増加

図1 K殻蛍光収率の原子番号依存性

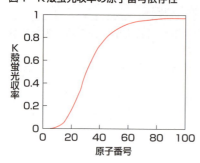

図2 壊変図の例

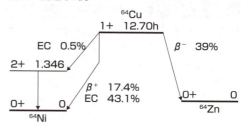

2-1　X線の発生

特性X線
- 軌道電子の遷移に伴い放出される。
- 特性X線のエネルギー

$$h\nu = E_i - E_j$$
E_i, E_j：遷移の前後でのエネルギー準位

- Moseley の法則

$$\sqrt{\nu} = D(Z - \sigma)$$
ν：振動数，D, σ：定数

- 特性X線の表記法
  ① K殻特性X線：K軌道への遷移
  ② L殻特性X線：L軌道への遷移
  ③ K_α 線：L軌道→K軌道
  ④ K_β 線：MあるいはN軌道→K軌道
  ⑤ α, β, γ の添字は実験的に決定

表1　Mo，Rh，Wの主な特性X線

記号	遷移	Mo	Rh	W
$K_{\alpha 1}$	K-L$_3$	17.48	20.2	59.32
$K_{\alpha 2}$	K-L$_2$	17.37	20.1	57.98
$K_{\alpha 3}$	K-L$_1$			57.43
$K_{\beta 1}$	K-M$_3$	19.61	22.7	67.24
$K_{\beta 2}$	K-N$_2$N$_3$	19.97	22.7	69.07
$K_{\beta 3}$	K-M$_2$	19.59	23.2	66.95
$L_{\alpha 1}$	L$_3$-M$_5$	2.29	2.70	8.40
$L_{\alpha 2}$	L$_3$-M$_4$	2.29	2.70	8.34
$L_{\beta 1}$	L$_2$-M$_4$	2.40	2.84	9.67
$L_{\beta 2}$	L$_3$-N$_4$M$_5$	2.52	3.00	9.96

Auger効果
- 特性X線を放出しないで軌道電子にエネルギーを与えて軌道電子を放出する現象のこと。

X線の発生（初期）
- Crookes管
① 10^{-3} mmHg 程度のガス管球
② 出力が小さく不安定

- Coolidge管
① 開発当時は 10^{-6} mmHg 程度の管球
② 現在，放射線医学に使用されている
③ フィラメントからの熱電子放出→高電圧で加速→ターゲットに衝突→X線の発生（制動，特性X線）
④ X線の強さ（管電流）とエネルギー（管電圧）が調節可能

X線のエネルギー分布（クーリッジ管）
- 特性X線：電離・励起により発生。
- 制動X線
① ターゲット核などのクーロン場による加速度運動により制動（阻止）X線が放出される。
② 連続スペクトル
③ 強度分布：クラマースの式など
④ Duane-Hunt の式
　管電圧 V[kV] と最短波長 λ_{min}[nm]

$$\lambda_{min} = \frac{ch}{eV} = \frac{1.24}{V}$$

⑤制動X線の全強度 I

$$I = kiZV^2$$
- i：管電流
- Z：ターゲットの原子番号
- V：管電圧[kV]
- k：比例定数（タングステンのとき，1.1×10^{-6}）

⑥制動X線の発生効率 ε

$$\varepsilon = \frac{X線の全エネルギー}{供給されたエネルギー} = \frac{kiZV^2}{iV} = kZV$$

図1　X線管からのX線のスペクトル

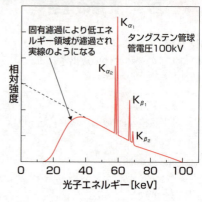

2-2 荷電粒子加速装置（直線加速器）

高圧変圧器
①自己整流　②単相半波整流，全波整流
③三相6ピーク，12ピーク　④定電圧
⑤インバータ式　⑥コンデンサ式

Cockcroft-Walton加速器
- 整流器とコンデンサを多段に組み合わせて高電圧を得る（図1）。
- n段で$2nV_0$の電位差が生じる
- 初段コンデンサの耐圧はV_0で以降は$2V_0$以上，整流器の耐圧は$2V_0$以上必要。
- 加速エネルギー：2～4 MeV
- ビーム電流：数mA

図1　コッククロフト・ウォルトンの構造

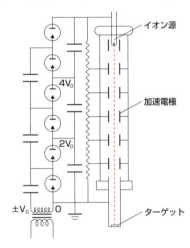

Van de Graaff 加速器
- 絶縁ベルトを回転させ高圧端子に荷電粒子を運ぶことによって高圧を得る（図2）。
- 電極の静電容量C，蓄積電荷Qとすると，電極電位Vは$V = Q/C$。
- エネルギー幅が狭く，極めて安定。
- 加速エネルギー：数MeV
- ビーム電流：100 μA程度

図2　バン・デ・グラーフの構造

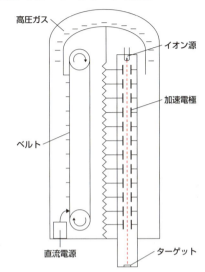

直線加速器
- マイクロ波の進行波あるいは定在波で荷電粒子を直線的に加速（図3）。
- 進行波型（電子），定在波型（重荷電粒子）
- 加速エネルギー：数十GeV（進行波型），200 MeV（定在波型）

図3　直線加速器の構造

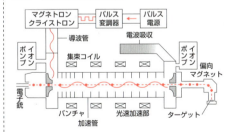

2-3 荷電粒子加速装置（円形加速器）

ベータトロン
- 交流磁場で電子を円軌道上で加速し、軌道は一定半径（図1）。
- 加速磁場の時間変化率 $\Delta\phi$ を軌道磁場の時間変化率 ΔB の2倍にすれば軌道半径 r は一定（ベータトロン条件）。

$$\Delta\phi = 2\pi r^2 \Delta B$$

- 電子のみ加速できる。
- 加速エネルギー：100 MeV 程度。

図1　ベータトロンの構造

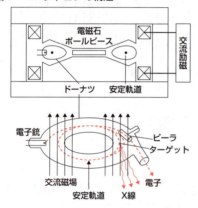

マイクロトロン
- 磁場を用いて電子を円軌道上で回転させ、加速空洞内でマイクロ波電場を用いて荷電粒子を加速（図2）。
- 電子エネルギーの増加とともに周期が大きくなる。
- 電子の周回周期は高周波電場の周期の整数倍である必要がある。
- 加速エネルギー：5～50 MeV

図2　マイクロトロンの構造

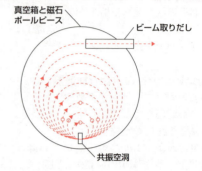

サイクロトロン（図3）
- 磁場を用い荷電粒子を円軌道上に回転させ、固定高周波電場を与えてエネルギーを高くする。
- エネルギー上昇につれ軌道半径が大きくなる。
- 電子は加速できない（相対論的質量増加のため）。
- サイクロトロン周波数 f_c

$$f_c = \frac{1}{T} = \frac{qB}{2\pi m}$$

荷電粒子の電荷：q、質量：m、磁場：B、周期：T

- 周期時間は荷電粒子の速度（エネルギー）に無関係。
- ディ電極間隙で加速。
- 加速エネルギー：約 20 MeV（陽子）

図3　サイクロトロンの構造

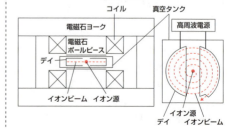

シンクロサイクロトロン（FMサイクロトロン），AVFサイクロトロン

- 粒子速度の増大と共に高周波加速電圧の周波数を減じ，同期を取るようにしたサイクロトロンがシンクロサイクロトロン。
- 加速エネルギー：約250 MeV（陽子）
- 直流磁場の中心より外側に向かって磁場を徐々に強くし，同期を取るようにしたサイクロトロンがAVFサイクロトロン。
- 加速エネルギー：約60 MeV（陽子）

シンクロトロン（図4）

- 増大する磁場を用いて荷電粒子を円軌道上で回転させ，その途中で高周波電場をかけてエネルギーを増大させる。
- 電子シンクロトロンと陽子シンクロトロンがある。
- 電子を円軌道上で加速するためシンクロトロン放射（SOR）が生じる（10 eV〜100 keVの幅広い大出力X線が得られる）。

図4　シンクロトロンの構造

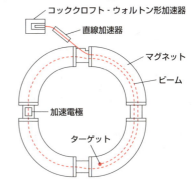

2-4 中性子源

中性子

放射性同位元素の利用

① ^{226}Raなどから放出されるα粒子，γ線をBeに照射。
　（α,n）反応，（γ,n）反応を利用
② ^{252}Cfなどの自発核分裂を利用。

加速器の利用

- 生成核の放射化は望ましくないので，ターゲットには低原子番号の物質が使用される。
- 放出中性子エネルギーは放出角度に依存。

原子炉

- ウランやプルトニウムを中性子により核分裂連鎖反応を生じさせ，臨界状態に保たせる。
- 発生中性子：平均約2 MeV
- 減速材：グラファイト，水，重水，ベリリウム
- 制御棒：ホウ素，カドミウムなど
- 原子炉は毎秒1 W当たり約$6×10^{10}$個の中性子が発生。
- 癌に対して熱中性子捕獲療法（^{10}B + n → ^{7}Li + ^{4}He）が行われている。

表1　核反応による中性子線源

核反応	Q値[MeV]
^{2}H(d,n)^{3}He	3.27
^{3}H(d,n)^{4}He	17.6
^{3}H(p,n)^{3}He	−0.764
^{7}Li(p,n)^{7}Be	−1.65
^{12}C(d,n)^{13}Ne	−0.281

表2　原子炉の分類

エネルギー	核分裂物質	転換炉
熱中性子炉	天然ウラン（コールダホール型）	増殖炉
中速中性子炉	濃縮ウラン（加圧水型，沸騰水型）	高速増殖炉
高速中性子炉	ウラン塩溶液（均質型）	

2-5 放射性壊変① 壊変形式

α壊変

- $^A_Z X \to {^{A-4}_{Z-2}} Y$

- **トンネル効果**(図1): Gamow(ガモフ)など
  粒子の運動エネルギーがポテンシャル障壁より小さい場合でも，粒子はある確率で障壁を突き抜ける現象。量子力学における現象の1つで古典論では不可能。

  重い核のクーロン障壁：約20 MeV
  α粒子のエネルギー：約4〜9 MeV

- **Geiger-Nuttall(ガイガー・ヌッタル)の法則**
  壊変定数λとα線の飛程Rとの関係

  $\log \lambda = A + B \log R$

  A，B：各壊変系列に固有な定数
  エネルギーが大きい(飛程の長い)→寿命が短い(壊変定数が大きい)

- **壊変エネルギー Q**

  $Q = \Delta M c^2$
  $\approx [M(Z, N) - \{M(Z-2, N-2) + M'(2, 2)\}] c^2$

  M：中性原子の質量
  M'：原子核の質量
  E_α：α粒子のエネルギー
  壊変条件：$Q > 0$

- **E_α と Q の関係**

  $\dfrac{E_\alpha}{Q} = \dfrac{1}{1 + M_\alpha / M_D} \approx 1 - \dfrac{M_\alpha}{M_D}$

  M_α，M_D：α粒子，娘核の質量

図1 原子核のクーロン障壁

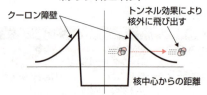

β壊変(図2, 3)

- β^- 壊変　$^A_Z X \to {^A_{Z+1}} Y + e^- + \bar{\nu}$

①壊変条件

$M(Z, N) - M(Z+1, N-1) > 0$

②β^- 線，反ニュートリノは連続スペクトル

- β^+ 壊変　$^A_Z X \to {^A_{Z-1}} Y + e^+ + \nu$

①壊変条件(m_e：電子の静止質量)

$M(Z, N) - M(Z-1, N+1) > 2m_e$

②β^+ 線，ニュートリノは連続スペクトル
③ECと競合

- 軌道電子捕獲(EC)　$^A_Z X \to {^A_{Z-1}} Y + \nu$

①壊変条件

$M(Z, N) - M(Z-1, N+1) > E_b/c^2$

(E_b：軌道電子の結合エネルギー)

②K殻軌道電子が最も捕獲されやすい。
③特性X線またはオージェ電子の放出。
④ $2m_e > M(Z, N) - M(Z-1, N+1) > E_b/c^2$

ではECのみ起こる。

図2 崩壊

a　β^- 崩壊(中性子過剰核)

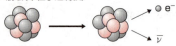

b　β^+ 崩壊(中性子不足核)

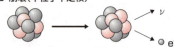

c　電子捕獲(中性子不足核)

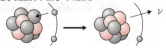

図3 β粒子のエネルギースペクトル

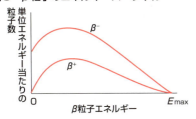

形状のみで，$β^-$が$β^+$より強度が強いことを意味しない

γ放射

- 通常のα壊変，β壊変した娘核種の余分なエネルギーを，γ線を放出して低いエネルギー準位に遷移。
- γ線を放出する代わりに内部転換(IC)電子を放出することがある。
- 内部転換電子のエネルギーはγ線のエネルギーに軌道電子の結合エネルギーを差し引いたもの(単一エネルギー)。
- 内部転換電子数$λ_e$，γ線放出数$λ_γ$とすると$λ_e/λ_γ$を内部転換係数という。
- 内部転換は原子番号Zのほぼ3乗に比例。
- 放出エネルギーが小さいほど大きくなる。
- 核に近い軌道電子ほど内部転換を起こす確率が大きい。
- 空位になった軌道に上位軌道からの遷移で特性X線あるいはオージェ電子が放出。
- 核異性体転移(IT)
- 核の励起状態が準安定状態にあるとき，直ちに遷移せず，一定の半減期で基底状態に遷移する。

核分裂

- 自発核分裂：^{252}Cfなど
- 核反応による核分裂
  ^{235}U + n → ^{95}Mo + ^{139}La + 2n + 200 MeV
  ^{235}Uでは，質量数が約95と140ぐらいに分裂する割合が高い。割合を「核分裂収率」という(図4)。

図4 ^{235}U熱中性子，14MeV誘起核分裂収率

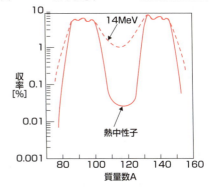

主な系列壊変

① 自然の系列(地球上に存在)
  ウラン系列($4n+2$系列)
    ^{238}U → … → ^{206}Pb(α壊変8回，β壊変6回)
  アクチニウム系列($4n+3$系列)
    ^{235}U → … → ^{207}Pb(α壊変7回，β壊変4回)
  トリウム系列($4n$系列)
    ^{232}Th → … → ^{208}Pb(α壊変6回，β壊変4回)
② 人工の系列(地球上にほとんど存在しない)
  ネプツニウム系列($4n+1$系列)
    ^{237}Np → … → ^{205}Tl(α壊変8回，β壊変4回)

2-6 放射性壊変② 放射能，放射平衡

放射能
●自発的に放射線を放出する能力のあるもの，または単位時間当たりの壊変数のこと。
- 放射能 $A(t)\,[\text{Bq, s}^{-1}]$

$$A(t) = \lambda N(t)$$

λ：壊変（崩壊）定数 $[\text{s}^{-1}]$

- 半減期 $T_{1/2}\,[\text{s}]$ と壊変定数 λ

$$N(T_{1/2}) = \frac{1}{2} N_0$$
$$\lambda = \frac{\ln 2}{T_{1/2}} = \frac{0.693}{T_{1/2}}$$
$$A(t) = A_0 e^{-\lambda t} = A_0 \left(\frac{1}{2}\right)^{\frac{t}{T_{1/2}}}$$
$$N(t) = N_0 e^{-\lambda t} = N_0 \left(\frac{1}{2}\right)^{\frac{t}{T_{1/2}}}$$

$N(t)$：時刻 t での原子数
A_0, N_0：$t=0$ での放射能，原子数

- 平均寿命 $\tau\,[\text{s}]$
ある放射性核種の存在時間の総和を最初の原子核数で除したもの。

$$\tau = \frac{T_{1/2}}{\ln 2} = 1.44\,T_{1/2} = \frac{1}{\lambda}$$
$$N(\tau) = N_0 e^{-\lambda t} = N_0 \frac{1}{e}$$

図1　放射性同位元素の減衰

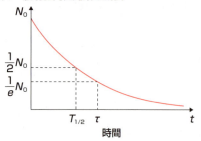

- 分岐壊変，分岐比
ある放射性核種が1つ以上の形式で壊変する場合を分岐壊変という。λ_i, T_i：形式 i の壊変定数（部分壊変定数），半減期（部分半減期）とすると，放射能 A，全壊変定数 λ，半減期 T は，

$$A = N \cdot (\lambda_1 + \lambda_2 + \cdots + \lambda_i + \cdots)$$
$$\lambda = \lambda_1 + \lambda_2 + \cdots + \lambda_i + \cdots$$
$$\frac{1}{T} = \frac{1}{T_1} + \frac{1}{T_2} + \cdots + \frac{1}{T_i} + \cdots$$
分岐比：$\frac{\lambda_i}{\lambda}$, $\frac{T}{T_i}$

- 逐次壊変
ある放射性核種（親核種）が壊変し，その生成核種（娘核種）も放射性核種であるときの壊変。

$$N_2 = \frac{\lambda_1}{\lambda_2 - \lambda_1} N_{1,0}(e^{-\lambda_1 t} - e^{-\lambda_2 t}) + N_{2,0} e^{-\lambda_2 t}$$

放射平衡
- 親核種の半減期 T_1（壊変定数 λ_1）が娘核種の半減期 T_2（壊変定数 λ_2）が長い（小さい）場合，放射平衡が成立する。

●過渡平衡（$T_1 > T_2$, $\lambda_1 < \lambda_2$）

$$A_2(t) = \frac{\lambda_2}{\lambda_2 - \lambda_1} A_1(t) = \frac{T_1}{T_1 - T_2} A_1(t)$$

- 平衡状態では親の半減期で減衰。
- 親核種と娘核種の数の割合は一定。
- 過渡平衡が成立すると娘核種の放射能 A_2 は親核種の放射能 A_1 より若干大きくなる。
- 娘核種の放射能が最大となる時間 t_m は，

$$t_m = \frac{\ln(\lambda_2/\lambda_1)}{\lambda_2 - \lambda_1}$$

図2　過渡平衡（^{99}Mo→^{99m}Tc）

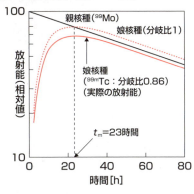

● 永続平衡（$T_1 \gg T_2$, $\lambda_1 \ll \lambda_2$）

$$\lambda_1 N_1 = \lambda_2 N_2 \Rightarrow A_1 = A_2$$

- 永続平衡が成立すると親核種と娘核種の放射能が等しくなる。
- 平衡状態では親の半減期で減衰する。

図3　永続平衡（^{137}Cs→^{137m}Ba）

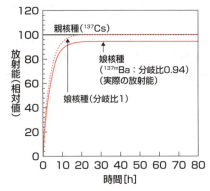

第2章 放射線物理学
3 物質との相互作用

加藤 洋

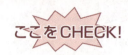

✓ Check3-1, 2, 3 ☞ 光子と物質との相互作用①／②／③

- 光子と物質との主な相互作用は，トムソン散乱やレイリー散乱などの干渉性散乱，軌道電子にエネルギーを与え光子が消滅する光電効果，軌道電子を弾き飛ばしエネルギーと方向が変化するコンプトン散乱，原子核のクーロン場と相互作用して電子・陽電子の対を作る電子対生成などがある。
- 光子が物質中を通過するとき，上記の相互作用により吸収および散乱するため減弱されることになる。その減弱係数は光子のエネルギー，物質の原子番号や質量数に依存している。

✓ Check3-4, 5 ☞ 荷電粒子線と物質との相互作用①／②

- 単位通過距離当たりのエネルギー損失は確率的なゆらぎが付随する。その平均値を「阻止能」といい，単位距離ごとに失う平均エネルギーをいう。
- 電子は質量が軽いため物質中で多重散乱されやすく，重荷電粒子線のようにブラッグピークが形成されない。また，エネルギーが低ければ衝突損失，高くなれば放射損失が優勢となる。
- 重荷電粒子も電子同様に弾性散乱・非弾性散乱されるが，質量が重いため放射損失はそれほど問題とならない。また，飛跡に沿った比電離曲線がブラッグピークを作る。陽子のエネルギーが140MeVを超えるとπ中間子が発生しスター現象が，500MeV以上になるとフラグメンテーションが生じる。

✓ Check3-6 ☞ 中性子線と物質との相互作用

- 中性子は電荷をもたないので電気的な相互作用は起こさず，大部分は原子核との反応で，中性子と物質との相互作用は，弾性散乱・非弾性散乱・中性子捕獲・核反応がある。
- 中性子の減弱は，時間および空間的な減弱がある。時間的減弱は中性子が約10分で陽子・電子・ニュートリノに壊変することに由来する。空間的減弱に対し，点中性子源からの距離による減弱は時間的減弱を無視すると距離の2乗に反比例する。物質中での減弱は中性子のエネルギーに大きく依存するため簡単に記述できないが，速中性子線では光子同様に指数関数的に減弱する。
- 中性子捕獲された複合核の励起状態から安定状態に移行する過程で放出されるγ線は"即発γ線"，複合核が放射性で半減期に従って放出されるγ線を"遅発γ線"といい，両者とも核種固有のエネルギーをもつ。

図1 各相互作用の起こりやすさ

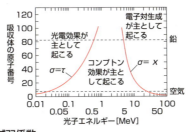

図2 水，鉛の各相互作用別質量減弱係数

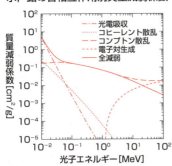
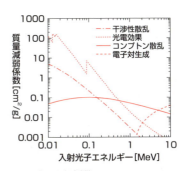

表1 光子に対する減弱係数，エネルギー転移係数，エネルギー吸収係数

名前	記号	μによる表記	単位	意味
線減弱係数	μ		m^{-1}	単位長さ当たりに相互作用する確率
質量減弱係数	μ_m	$\dfrac{\mu}{\rho}$	m^2/kg	単位質量当たりに相互作用する確率
原子減弱係数	$_a\mu(=\mu_a)$	$\dfrac{\mu}{\rho}\dfrac{A_W}{1000N_A}$	$m^2/$原子	原子1個当たりに相互作用する確率
電子減弱係数	$_e\mu(=\mu_e)$	$\dfrac{\mu}{\rho}\dfrac{A_W}{1000N_AZ}$	$m^2/$原子	電子1個当たりに相互作用する確率
線エネルギー転移係数	μ_{tr}		m^{-1}	単位長さ当たりに光子のエネルギーが2次電子の運動エネルギーに変わる割合
質量エネルギー転移係数		$\dfrac{\mu_{tr}}{\rho}$	m^2/kg	単位質量当たりに光子のエネルギーが2次電子の運動エネルギーに変わる割合
線エネルギー吸収係数	μ_{en}		m^{-1}	単位長さ当たりに2次電子のエネルギーが物質中で吸収される割合
質量エネルギー吸収係数		$\dfrac{\mu_{en}}{\rho}$	m^2/kg	単位質量当たりに2次電子のエネルギーが物質中で吸収される割合

表2 中性子の分類

分類	特別な名称	エネルギー範囲	主な相互作用
低速中性子	低温中性子	0.002 eV以下	$\dfrac{1}{v}$に比例 捕獲，核分裂
	熱中性子	約0.025 eV	
	エピサーマル中性子	約0.5 eV以上	
	共鳴中性子	約1〜100 eV	
中速中性子		約1〜100 keV	共鳴現象，減速
高速中性子		約0.5〜10 MeV	弾性散乱
超高速中性子		約50 MeV以上	非弾性散乱

3-1 光子と物質との相互作用①

干渉性散乱
- ●方向のみ変える現象のこと。
- 光子の波動性を示す現象。
- 散乱の前後で波長は不変(弾性散乱)。
- Bragg(ブラッグ)反射(格子間隔d,波長λ,nは整数)
  $2d\sin\theta = n\lambda$
- Thomson(トムソン)散乱:自由電子との干渉性散乱。
- Rayleigh(レイリー)散乱(コヒーレント散乱):軌道電子との干渉性散乱。
  光子エネルギーが小さく,原子番号が大きい物質で主に生じる。

光電効果
- ●軌道電子にエネルギーを与え自身は消滅(図1)。
- $E_r = E_b$で確率が急に大きくなる(吸収端)。光子エネルギーE_r,軌道電子結合エネルギーE_b
- 強く束縛されている軌道電子ほど起こりやすい。
- 特性X線またはオージェ電子が放出。
  蛍光収率ω:特性X線放出の割合
  (K殻蛍光収率:原子番号に伴い大きくなる。)
  オージェ収率$1-\omega$:オージェ電子の放出割合
- 原子番号が高い物質
  　特性X線>オージェ電子

コンプトン散乱
- ●自由電子を弾き飛ばし,波長と方向が変化(図2)。
- 光子の粒子性を示す現象。
- 散乱光子,反跳電子(コンプトン電子)とも連続スペクトル。
- 質量減弱係数は原子番号が高くなるに従い小さくなる(その差はわずか)。
- コンプトンシフト$\Delta\lambda$(θ:光子の散乱角)
  $$\Delta\lambda = \lambda' - \lambda = \lambda_c(1-\cos\theta)$$
- コンプトン波長λ_c(入射波長に依存しない)
  $$\lambda_c = \frac{h}{m_e c} = 2.43\times 10^{-12}\,\text{m}$$
- 散乱光子エネルギー$h\nu'$と散乱角θの関係
  $$h\nu' = \frac{h\nu}{1+\alpha(1-\cos\theta)},\quad \alpha = \frac{h\nu}{m_e c^2}$$
- 散乱光子の最小エネルギー$h\nu'_{\min}$
  $\theta = \pi = 180°$(電子は前方,光子は後方)
  $$h\nu'_{\min} = \frac{1}{1+2\alpha}h\nu > 0$$
- 反跳電子の最大エネルギー$T_{\max}$
  $$T_{\max} = \frac{2\alpha}{1+2\alpha}h\nu \quad (\text{コンプトン端})$$

図1 光電効果,特性X線,オージェ電子の放出

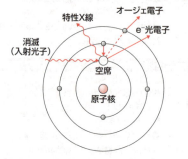

図2 軌道電子とのコンプトン散乱

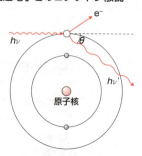

3-2 光子と物質との相互作用②

電子対生成
- 原子核のクーロン場と相互作用して電子・陽電子の対を作ること。
- しきい値：$h\nu > 2m_e c^2 = 1.022$ MeV
  （原子核などの反跳エネルギーを無視）
- 電子・陽電子：連続スペクトル
- 質量減弱係数はほぼ原子番号に比例。
- 真空中では起こらない。
- 陽電子は電子と結合し消滅放射線となる。

三電子生成
- 軌道電子のクーロン場と相互作用して軌道電子の反跳と同時に電子対生成が起きること。
- しきい値：$h\nu \geq 4m_e c^2 = 2.044$ MeV
- 反跳電子・生成電子・陽電子：連続スペクトル
- 質量減弱係数は原子番号によってほとんど変わらない。

図1 電子対生成と三電子生成

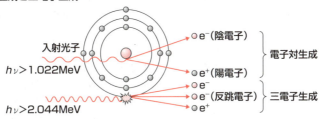

光核反応
- 原子核にエネルギーを与えて消滅し、中性子・陽子などが放出される現象。
- しきいエネルギー：各核種に固有で原子番号が高くなるほど低くなる傾向がある（重い核で8 MeV程度）。
- 放出中性子は「光中性子」という。

単色X線の減弱

$$I = I_0 e^{-\mu x} = I_0 \left(\frac{1}{2}\right)^{x/d_{1/2}} \quad (d_{1/2}：半価層)$$

μ：線減弱係数（光子エネルギー、物質に依存）

- 線減弱係数[m^{-1}]
  単位長さ当たりに相互作用する確率。
- 質量減弱係数[m^2/kg]
  単位質量当たりに相互作用する確率。
- 原子減弱係数[$m^2/atom$]
  原子1個当たりに相互作用する確率。
- 電子減弱係数[$m^2/electron$]
  電子1個当たりに相互作用する確率。
- 平均自由行程 l
  入射光子数が$1/e$に減弱する距離。

$$l = \frac{1}{\mu} = \frac{d_{1/2}}{\ln 2} = 1.44 d_{1/2}$$

表1 質量減弱係数の原子番号依存性

相互作用	原子番号依存性
古典散乱	$\propto Z$
光電効果	$\propto Z^{3\text{-}4}$
コンプトン散乱	$\propto Z/A$
電子対生成	$\propto Z$
三電子生成	$\propto A/Z$

3-3 光子と物質との相互作用③

連続X線の減弱と線質
- ハードニング効果のため減弱とともに線質が硬くなる。
- 照射線量率が半分、さらに半分にする厚さをそれぞれ第1半価層H_1、第2半価層H_2
  ① $H_1 \leq H_2$（単色X線、γ線は等号）

  ② 均等度 $h = \dfrac{H_1}{H_2} \leq 1$

  ③ 実効エネルギー
     連続X線の半価層に等しい半価層をもつ単色線のエネルギー。
  ④ n半価層, $1/n$価層
     強度が$1/2n$になる厚さをn半価層、$1/n$になる厚さを$1/n$価層という（図1）。

図1　連続X線の半価層, n半価層, $1/n$価層

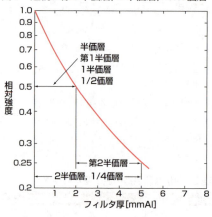

エネルギー転移係数
- 線エネルギー転移係数 μ_{tr}
- 単位長さ当たりに光子のエネルギーEが2次電子の運動エネルギーE_{tr}に変わる割合。

$$\mu_{tr} = \mu \dfrac{E_{tr}}{E}$$

- 質量エネルギー転移係数 μ_{tr}/ρ
- 転移係数の分解

$$\dfrac{\mu_{tr}}{\rho} = \dfrac{\tau_{tr}}{\rho} + \dfrac{\sigma_{tr}}{\rho} + \dfrac{\pi_{tr}}{\rho} + \cdots$$

$$\dfrac{\tau_{tr}}{\rho} = \dfrac{\tau}{\rho}\dfrac{h\nu - \delta}{h\nu} = \dfrac{\tau}{\rho}\left(1 - \dfrac{\delta}{h\nu}\right)$$

$$\dfrac{\sigma_{tr}}{\rho} = \dfrac{\sigma}{\rho}\dfrac{\overline{E}_e}{h\nu}$$

$$\dfrac{\pi_{tr}}{\rho} = \dfrac{\pi}{\rho}\dfrac{h\nu - 2m_ec^2}{h\nu} = \dfrac{\pi}{\rho}\left(1 - \dfrac{2m_ec^2}{h\nu}\right)$$

δ：放射される特性X線の平均エネルギー
$\overline{E}_e$：コンプトン電子の平均運動エネルギー

エネルギー吸収係数
- 線エネルギー吸収係数 μ_{en}
- 2次電子エネルギーが物質中で吸収される割合（g：制動放射で失われる2次電子エネルギーの割合）。

$$\mu_{en} = (1-g)\mu_{tr}$$

- 一般に2次電子に転移されるすべてのエネルギーは物質に吸収されず、一部は2次電子による制動放射で逃げる。
- 質量エネルギー吸収係数 μ_{en}/ρ

$$\mu_{en}/\rho = (1-g)\mu_{tr}/\rho$$

- 係数の大小関係

  質量減弱係数 > 質量エネルギー転移係数 > 質量エネルギー吸収係数

  $\rightarrow \dfrac{\mu}{\rho} > \dfrac{\mu_{tr}}{\rho} > \dfrac{\mu_{en}}{\rho}$

関係する主な物理量
- カーマ K [J/kg] : $K = \dfrac{dE_{tr}}{dm}$

  dE_{tr}：生じた荷電粒子の初期運動エネルギーの総和
  dm：容積要素内の物質の質量

- 照射線量 X [C/kg] $X = \dfrac{dQ}{dm}$

  dQ：光子により生じたすべての陰陽電子が空気中で完全に停止したとき，空気中で生じた一方符号のイオン電荷の絶対値

- 吸収線量 D [J/kg，Gy] $D = \dfrac{d\bar{\varepsilon}}{dm}$

  $d\bar{\varepsilon}$：容積要素内物質に電離放射線により付与された平均エネルギー

- 照射線量と吸収線量の関係

$$X = \dfrac{D_{air}\,[\text{J/kg}^{-1}]}{W_{air}\,[\text{J/個}]} \cdot e\,[\text{C/個}]$$
$$= \dfrac{D_{air}\,[\text{J/kg}^{-1}]}{33.97\,[\text{J/C}^{-1}]}\,[\text{J/kg}^{-1}]$$

$$\dfrac{W_{air}}{e} = \dfrac{33.97\,[\text{eV/個}] \cdot 1.602 \times 10^{-19}\,[\text{J/eV}]}{1.602 \times 10^{-19}\,[\text{C/個}]}$$
$$= 33.97\,[\text{J/C}^{-1}]$$

W_{air}：空気のW値

- 照射線量から物質の吸収線量への変換

$$D_m = 33.97 \cdot \dfrac{(\mu_{en}/\rho)_m}{(\mu_{en}/\rho)_{air}} \cdot X$$

$(\mu_{en}/\rho)_m$：物質の質量エネルギー吸収係数

$(\mu_{en}/\rho)_{air}$：空気の質量エネルギー吸収係数

- 空気カーマ，照射線量，吸収線量の関係（光子エネルギーが1 MeV以下の場合）

$$K_{air} \approx D_{air} = 33.97 \cdot X$$

2 放射線物理学

3-4 荷電粒子線と物質との相互作用①

相互作用の種類
- **弾性散乱**
  - 入射粒子の方向のみ変化(ラザフォード散乱)
- **非弾性散乱**
  ① 衝突損失:励起・電離による損失
  ② 放射損失:制動放射による損失
  - 制動放射は粒子の質量の2乗に反比例(重荷電粒子での放射損失はあまり問題ない)
- **阻止能**(単位長さ当たりに失うエネルギー)
  阻止能=衝突阻止能+放射阻止能

電子線の相互作用①
- **散乱の傾向**
  ① 電子のエネルギーが小さく,物質の原子番号が大きいほど散乱されやすい。
  ② β線の場合,後方散乱の飽和厚は最大飛程のほぼ1/3。
  ③ 飽和後方散乱量は原子番号が大きい物質ほど多い。
- **衝突損失**
  ① 質量衝突阻止能:Betheの式

$$\left(\frac{S}{\rho}\right)_{col} = 4\pi r_0 N_e \frac{m_0 c^2}{\beta^2} \beta^{-2} B_e(\beta, I, \delta)$$

B_e:β, I, δ の関数
I:平均励起エネルギー
δ:密度効果 N_e:電子密度
r_0:古典電子半径

② 質量衝突阻止能は原子番号であまり変化しない。
③ 電子のエネルギーによって阻止能は大きく変化する(図1)。
④ 10 MeV 以上では空気の質量阻止能のほうが水のそれより大きくなる。これを「密度効果」あるいは「分極効果」という。

- **放射損**
① 電子のエネルギーが大きく,物質の原子番号が大きいほど大きい。
② 衝突阻止能S_{col}と放射阻止能S_{rad}の比

$$\frac{S_{rad}}{S_{col}} \approx \frac{EZ}{1600 m_0 c^2} = \frac{EZ}{820} \quad (E[\text{MeV}])$$

③ 臨界エネルギー(図2)
- 衝突阻止能=放射阻止能
- 水:約100 MeV,鉛:約10 MeV
④ 放射長 X_0
- 放射損失によってエネルギーが$1/e$になる厚さ。
- X_0はZ^2に逆比例。

図1 電子のエネルギーと衝突損失

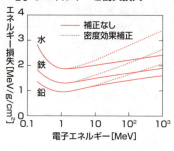

図2 電子のエネルギーと質量衝突阻止能

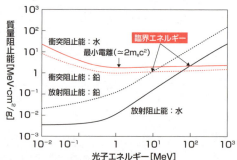

3-5 荷電粒子線と物質との相互作用②

電子線の相互作用②
● Cherenkov（チェレンコフ）放射
- 荷電粒子が誘電物質中を通過する際に，粒子速度が物質中の光速度より大きいときに発生する（図1）。

$$\frac{OP}{v} = \frac{OQ}{c_0/n}, \quad \frac{SP}{v} = \frac{SR}{c_0/n}$$

$$\frac{OQ}{OP} = \frac{SR}{SP} = \cos\theta = \frac{c_0/n}{v}$$

$$\cos\theta \leq 1 \rightarrow \frac{c_0}{nv} \leq 1 \rightarrow \frac{c_0}{n}$$

v：粒子速度，n：屈折率
c_0：真空の光速度

① 飛跡に沿って分極が生じ，分極が解消するときに青白い可視光線を放出する。
② 水中（屈折率1.34）に対し250 keV以上の電子線で発生。

図1 チェレンコフ放射の概念図

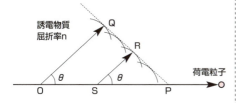

● 核反応
- 152 MeV以上の電子線を衝突させるとπ^0，$\pi^\pm$中間子が得られる。

重荷電粒子線の相互作用
● 衝突損失
① 質量衝突阻止能：Bethe（ベーテ）の式

$$\left(\frac{S}{\rho}\right)_{col} = 4\pi r_0 N_e \frac{z^2 m_0 c^2}{\beta^2} \beta^{-2} B_b(\beta, I, \delta)$$

B_b：β, I, δ の関数
z：粒子の原子番号

② 荷電粒子の原子番号zと速さvに依存し質量には無関係。

$$質量衝突阻止能 \ (S/\rho)_{col} \propto \frac{z^2}{v^2}$$

③ 粒子のエネルギーEは$\frac{1}{2}mv^2$である。

$$質量衝突阻止能 \ (S/\rho)_{col} \propto \frac{z^2 m}{E}$$

④ α粒子（$z=2$, $m=4$）と陽子（$z=1$, $m=1$）が同一エネルギーでは，α粒子の方が約16倍阻止能が大きい。

● Bragg（ブラッグ）ピーク，飛程（図2）
① 飛程終端で比電離曲線はブラッグピークをもつ。
② ブラッグピークの直前まで粒子数はほとんど変化なし。
③ 一般にガウス分布に従うゆらぎをもつ。
④ 平均飛程：粒子数が半分になる深さ。
⑤ 外挿（実用）飛程：粒子数が急に変化する傾斜部分の直線部を外挿して求めた値。
⑥ 最大飛程：粒子数が0になる深さ。
⑦ 重荷電粒子の飛程R

$$R = \frac{E^2}{2kz^2 M\rho}$$

入射粒子のエネルギーE，電荷数z，質量M，物質の密度ρ，比例定数k

図2 重荷電粒子線の飛程

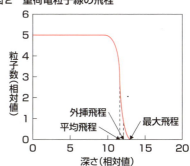

- ●フラグメンテーション
  - 重荷電粒子線が物質中を通過する際，物質の原子核を破壊する現象。
- ●核反応
  - 239 MeV以上の陽子線を衝突させるとπ^+，π^0，π^-中間子が得られる。
- ●連続X線の光子数
  - 荷電粒子の質量Mの$1/M^2$に比例する。よって重荷電粒子は無視できる。
- ●π^-中間子
  - ①負の素電荷，スピン0，平均寿命$2.6×10^{-8}$ s
  - ②真空中での壊変
    $\pi^- \to \mu^- + \bar{\nu}$，$\mu^- \to e^- + 2\gamma$
  - ③人体に対しては酸素，炭素，窒素などの原子核に捕獲され，激しい核反応（スター）を起こし，陽子，中性子，重陽子，α粒子，重イオン，γ線などが放出される。
  - ④π^-自身の電離によるブラッグピークは小さいが，スターなどによる電離が重なり大きなピークとなる(図3)。

図3　π^-の水中における深部線量曲 (Curtis and Raju, 1968)

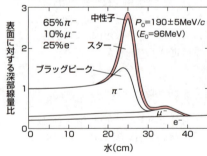

3-6 中性子線と物質との相互作用

基本的性質
- 間接電離放射線
- スピン：1/2
- β^-壊変（自由な中性子）：$T_{1/2} \approx 10$分
  n→p＋e＋$\bar{\nu}$
- 中性子線源
①原子炉
②高エネルギー荷電粒子と核との反応
③自発核分裂放射性核種（^{252}Cfなど）
- 反応断面積b：バーン[10^{-24} cm^2]
①弾性散乱断面積
②非弾性散乱断面積
③捕獲断面積
④核分裂断面積
全断面積＝①＋②＋③＋④
- 生成放射能A[Bq]

$$A = N_A \phi \sigma \frac{W}{M}(1-e^{-\lambda t})$$

N_A：アボガドロ数[6.02×10^{23}/mol]
ϕ：中性子束密度[cm$^{-2}\cdot$S^{-1}]
σ：反応断面積[10^{-24}cm^2]
θ：目的元素の同位体存在比
W：目的元素の質量[g]
M：目的元素の原子量
λ：生成核の崩壊定数[s]
t：照射時間[s]

分類
- p.51 表2を参照
- 熱中性子
①速度はMaxwell（マクスウェル）分布に従う
②最頻の速さ：2,200 m/s
③最頻の運動エネルギー：0.025 eV

相互作用の種類
- 弾性散乱（図1）
- 原子核を励起することなくエネルギーを失う。
- 中性子初期エネルギーE_0，中性子質量M_n，原子核質量Mとすると，原子核の反跳エネルギーE_Rはエネルギーおよび運動量保存則から，

$$E_R = E_0 \frac{4M_n M}{(M_n + M)^2}\cos^2\theta$$

- 中性子質量M_nを1，標的原子核質量Mを質量数Aとすると，

$$E_R = E_0 \frac{4A}{(1+A)^2}\cos^2\theta$$

図1　中性子の弾性散乱

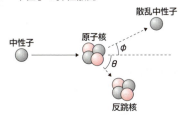

- 非弾性散乱
- エネルギーの一部が原子核に吸収される。
- 500 keV以上の中性子で非弾性散乱が可能。
- 原子核は励起され，γ線などを放出して安定する。
- 500 keV～10 MeVの中性子：(n,p), (n,α), (n,γ)反応も起こす。
- 10 MeV以上の中性子：非弾性散乱が上回る。$(n,2n)$, (n,np), $(n,2p)$などの2個以上の粒子放出が可能となる。
- 中性子捕獲
①低速となり止まりかけた中性子は核に捕獲され，その核を励起状態にするが，核子を放出するほど高くはない。これを「中性子捕獲」あるいは「(n,γ)反応」という。
②放出されるγ線を捕獲γ線という。
③捕獲断面積：中性子速度に逆比例。「$1/v$法則」
- 核反応
①例えば，^{235}Uと熱中性子との核反応
②即発中性子・即発γ線の放出
- 中性子の減弱
- X線，γ線同様に指数関数的に減弱。

$$N = N_0 e^{-\mu x}$$

μ：線減弱係数，x：物質の厚さ

第2章 放射線物理学
4 超音波と核磁気共鳴

加藤 洋

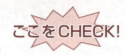

ここをCHECK!

✓ Check4-1, 2　☞ 超音波①／②

- 超音波は(1)リアルタイム表示が可能，(2)小型軽量で可搬性が高く安価，(3)非侵襲で軟部組織の描出に優れる，(4)ドプラ法により血管内流速の測定，(5)放射線被ばくがない，といった利点がある。
- 反面，(1)屈折，散乱，干渉によるアーチファクトが出やすい，(2)定量性に乏しい，(3)減衰が大きいため分解能・画質の向上が困難，(4)視野が狭い，(5)腸管ガスの影響を受けやすい，といった欠点がある。

✓ Check4-4　☞ 核磁気共鳴

- 核子である陽子・中性子の数のどちらかが奇数である原子核は固有の磁気モーメントをもち，外部静磁場によりラーモア周波数(共鳴周波数)で回転運動(ラーモア歳差運動)を起こす。ここで，共鳴周波数のラジオ波を加えると，個々の磁気モーメントの反転(エネルギー吸収による励起)が生じる。
- 励起された磁気モーメントは，時間とともに共鳴周波数で振動しながら自由誘導信号(FIS)を放出し，指数関数的に自由誘導減衰(FID)する。FID信号を受信しフーリエ変換すると，共鳴周波数を中心にピークをもった周波数スペクトルが得られる。
- 静磁場方向の回復速度に関係した時定数を，「縦緩和時間」または「スピン-格子緩和時間」T_1という。一方，静磁場方向の垂直面での減衰のうち，各スピン間の相互作用のみによる回復速度に関係した時定数を「横緩和時間」または「スピン-スピン緩和時間」T_2という。
- T_1およびT_2値はNMR検査において非常に重要な因子で，人体の各組織間の緩和時間の差，あるいは正常部と病変部の緩和時間の差を利用して画像上のコントラストを最適化し，解剖学的知見や病変部の区別が行われる。

図1 各周波数帯域における医用超音波応用

電磁の波長	3km	300m	30m	3m	30cm
周波数	100kHz	1MHz	10MHz	100MHz	1GHz
超音波の波長	15mm	1.5mm	0.15mm	15μm	1.5μm

(医用超音波の周波数)	20k〜200k〜		2M〜3.5〜5〜7.5〜10〜20〜40MHz				100M〜1GHz〜
(用途)	超音波組織粉砕吸引術	超音波ハイパーサーミア 超音波加熱凝固法	腹部	心臓	乳腺・甲状腺 眼科	皮膚 小血管 冠動脈	顕微鏡
	治療用		診断用				

(日本放射線技術学会 監：放射線物理学．放射線技術学シリーズ，オーム社，2006．より引用)

表1 生体組織の音響特性

媒質	音速 [m・s^{-1}]	密度 [g・cm^{-3}]	音響インピーダンス [10^{6}kg・m^{-2}・s^{-1}]	反射率* [%]	減衰係数/周波数 [dB・cm^{-1}・MHz^{-1}]
水	1520	1.00	1.52	0	0.0022
空気	343	0.0012	4.1×10^{-4}	99.9	12
肺	650	0.4	0.26	50.1	4.8
血液	1570	1.03	1.61	0.08	0.187
脂肪	1430	0.97	1.38	0.23	0.63
筋肉	1585	1.06	1.68	0.25	1.12
腎臓	1560	1.04	1.62	0.08	1.0
肝臓	1550	1.07	1.65	0.14	0.94
頭蓋骨	4080	1.78	7.8	45.4	20

反射率*：水に対する音の強さ

表2 NMR生体計測で有用な核と磁気的性質

核種	存在比 [%]	スピン量子数 [h/2π]	共鳴周波数[MHz] (1.0Tのとき)	相対感度
^{1}H	99.98	1/2	42.58	1.00
^{13}C	1.108	1/2	10.71	0.016
^{14}N	99.63	1	3.077	0.001
^{19}F	100	1/2	40.06	0.83
^{23}Na	100	3/2	11.26	0.093
^{25}Mg	10.13	5/2	2.180	0.003
^{31}P	100	1/2	17.24	0.066
^{33}S	0.76	3/2	3.268	0.002

相対感度：同一磁場における同量の元素に対する感度

4-1 超音波①

基本的性質
- 超音波
- 縦波(粗密波),ただし媒質によっては横波となる。
- 周波数領域
① 治療用:20 kHz 〜1 MHz
② 診断用:1 MHz 〜40 MHz
③ 超音波顕微鏡:100 MHz 〜1 GHz
- 音速　$v = \sqrt{\dfrac{K}{\rho}}$

　K:体積弾性係数,　ρ:媒質密度
- 音圧P[Pa]
- 静圧:音波が存在しないときの媒質内圧力
- 動圧:音波が伝わっている際の媒質内圧力
- 音圧=|動圧−静圧|
- 音響インピーダンス$z = v\rho$
- 反射・屈折(図1)
① 反射率R

$$R = \dfrac{\rho_2 v_2 \cos\theta_i - \rho_1 v_1 \cos\theta_t}{\rho_2 v_2 \cos\theta_i + \rho_1 v_1 \cos\theta_t}$$
$$= \dfrac{z_2 \cos\theta_i - z_1 \cos\theta_t}{z_2 \cos\theta_i + z_1 \cos\theta_t}$$

② 透過率T

$$T = \dfrac{2\rho_2 v_2 \cos\theta_i}{\rho_2 v_2 \cos\theta_i + \rho_1 v_1 \cos\theta_t}$$
$$= \dfrac{2z_2 \cos\theta_i}{z_2 \cos\theta_i + z_1 \cos\theta_t}$$

注)垂直入射の場合($\theta_i = \theta_t = 0$)

$$R = \dfrac{z_2 - z_1}{z_2 + z_1}, \quad T = \dfrac{2z_2}{z_2 - z_1}$$

③ 屈折(屈折率n)スネルの法則

$$n = \dfrac{\sin\theta_i}{\sin\theta_t} = \dfrac{v_1}{v_2}$$

④ 臨界角
　$v_2 > v_1$で$\theta_t = \pi/2$とする。
　$\sin\theta_i = v_1/v_2$となり,このθ_iを「臨界角」といい,θ_i以上の入射角では全反射が起こる。

図1　超音波の反射と屈折

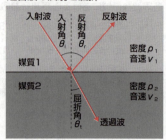

- Doppler効果
① 音源が動き,観測点が静止
- 音源の進行方向前方で波長が短くなる。
- 音源が近づく場合,振動数が高くなる。
② 音源が静止し,観測点が動く
- 波長は変化しない。
- 見かけの音速が変わり,振動数が変化する。
③ ドプラ効果

$$\dfrac{f'}{f} = \dfrac{v - u'}{v - u}$$

　f, u:音源の振動数および速度
　f', u':観測点の振動数および速度

④ ドプラ偏移Δf

　$\Delta f = f - f'$

- 減衰
① 拡散減衰,吸収減衰,散乱減衰がある。
② 減衰係数α

$$P = P_0 e^{-\alpha d}$$

　P, P_0:入射波および透過波の音圧
　d:媒質の厚さ

③ 一般に周波数が高いほど減弱は大きい。
④ 軟部組織の場合,減衰係数は周波数に比例。

$$\alpha = \beta f^n, \quad n \cong 1$$

　β:周波数依存性減衰係数

4-2 超音波②

超音波の送受信
- 超音波の発生と検出素子
- 圧電振動子：ジルコン酸チタン酸鉛など
- 超音波の発生と検出原理（ピエゾ効果）
- 圧電効果：外部圧が加わると起電力が発生
- 逆圧電効果：交流電圧を加えると振動する。
- 超音波の送受信
- 1つの圧電トランスデューサで行う。
- 探触子またはプローブと呼ばれる。

図1　圧電素子と圧電効果

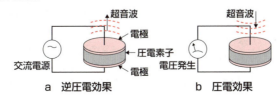

探触子の分類
- 振動子数と配置
  - 単一型
  - 配列型
    - アニュラアレイ（同心円状に配列）
    - リニアアレイ（直線状に配列）
    - コンベックスアレイ（凸形に配列）

- 走査手段
  - 機械操作方式
  - 電子走査方式配列型
    - スイッチトアレイ
    - フェーズドアレイ

- 走査方式
  - リニア走査方式（体表臓器，血管系など）
  - セクタ走査方式〔心臓，脳（術中）など〕
  - ラジアル走査方式（腹部）
  - アーク走査方式
  - コンパウンド走査方式

分解能
- パルスエコー法
- 超音波パルスの3次元的な形状に依存。
- 電子走査探触子
  - ①距離分解能：伝播する方向
  - ②方位分解能：走査する方向
  - ③スライス方向分解能：断層面に垂直な方向
- 分解能の関係（一般的に）
  （高）距離＞方位＞スライス方向（低）
- 振動数が大きい（波長が短い）ほど分解能はよくなる → 減衰が大きくなる

超音波画像法
- パルスエコー法
  - Aモード
  - Bモード
  - Mモード
  - Cモード

- ドプラ法
  - 連続波ドプラ法
  - パルスドプラ法
  - カラードプラ法

4-3 X線CT

X線CTの原理
- 被写体外部からX線を照射し，被写体内で減弱した透過X線情報を用いている。つまり被写体の線減弱係数の分布を画像化したもの。
- 均質な被写体に強度I_0の細い線束のX線を入射。透過X線強度Iは，

$$I = I_0 e^{-\mu d}$$

μ：被写体の線減弱係数
d：被写体厚

- I_0とIの測定からμとdの積pが求められる。

$$p = \mu d = \ln \frac{I_0}{I}$$

- 不均質の場合，線束方向の位置xの線減弱係数を$\mu(x)$とすると，

$$p = \mu d = \ln \frac{I_0}{I} = \int_{-\infty}^{\infty} \mu(x) dx$$

- 減弱比(I_0/I)を対数変換することでX線束が被写体を透過してきた長さに沿った積算値が得られる。これを「投影データ」という。

図1 投影データ

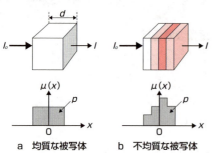

a 均質な被写体　　b 不均質な被写体

●CT値
- 線減弱計数値の分布はCT値に変換

$$CT値 = k \frac{\mu_m - \mu_w}{\mu_w}$$

k：比例定数($=1,000$)
μ_m：ある生体組織の線減弱係数
μ_w：水の線減弱係数

- 空気の線減弱係数は水の線減弱係数に比べ非常に小さい($\mu_{air} \ll \mu_m$)。
- 空気のCT値は$-1,000$，骨は$+1,000$として，CT画像は空気から骨までのCT値範囲は($-1,000 \sim +1,000$)で表され，この値を「Hounsfield値 HU」という。
- CT値は絶対値ではなく，被写体の状況や線質依存性によって変動する。

●ウインドウ幅とウインドウレベル
- CT値は$-1,000 \sim +1,000$の階調性をもつが，十分なコントラストが得られない。
- ウインドウ幅：CT値の範囲
- ウインドウレベル：ウインドウ幅の中央値

図2　ウインドウ幅とウインドウレベル

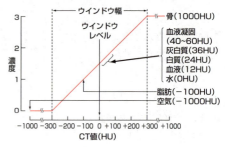

4-4 核磁気共鳴

核磁気共鳴の原理
- ●磁気共鳴の対象となる原子核の条件
- 陽子または中性子数が奇数（核スピン量子数が0でない原子核）
- ●磁気モーメント $\vec{\mu}_i$
- 核スピン ≠ 0 → 原子核は極小な磁石となる
- 磁気モーメントは核スピンの大きさに比例

$$\vec{\mu}_i = \gamma \hbar I$$
γ：磁気回転比，I：$\hbar$ を除いた核スピンの大きさで，整数または半整数

- 巨視的磁気モーメント $\vec{M}$

$$M = \Sigma \vec{\mu}_i \,(磁場中でないと M=0)$$

- ●Larmor歳差運動をしている。
- ●エネルギー準位の分裂
- スピン量子数 m_s の原子核を静磁場中におくと $2m_s + 1$ 個のエネルギー準位に分裂。
- 静磁場 H_0 中の磁気モーメント μ のエネルギー E

$$E = -\mu H_0 = -\gamma \hbar m_s H_0$$

- $m_s = 1/2$ のとき，$-\gamma \hbar H_0$ と $\gamma \hbar H_0$ の準位に分裂する。
- ●ラーモア周波数（共鳴周波数）ν_0

$$\nu_0 = \frac{\gamma \hbar H_0}{h} = \frac{\gamma H_0}{2\pi}$$

- 磁場の大きさ H_0 に比例。
- 共鳴周波数p.61 表2 を参照。
- 共鳴周波数帯域は高周波またはラジオ波（RF波）と呼ばれる。
- 共鳴周波数のRF波をかけると $\vec{\mu}_i$ の反転が生じる。

図1　磁場中のエネルギー準位の分裂

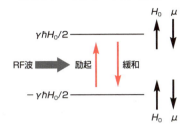

- ●化学シフト（ppm単位で表す）
- 化学的性質による共鳴周波数のずれ。

信号検出
- ●歳差運動と自由誘導信号
- ① M は静磁場中で歳差運動（みそすり運動）
- ② RF波による反転
- ③ RF波を切ると元の状態に戻る
- ④ 自由誘導信号の放出
- ⑤ 受信してフーリエ変換し画像の再構成
- ⑥ 信号は指数関数的に減衰（自由誘導減衰）
- ●緩和時間（静磁場の方向を z 軸とする）
- ① 縦緩和時間（スピン-格子緩和時間：T_1）
- スピン系と格子振動とのエネルギーのやり取り。
- 格子振動との熱平衡に関係した過程。
- t 時間後の z 方向の磁化成分 $M_z(t)$

$$M_z(t) = M_0(1 - e^{-t/T_1})$$

- T_1 値は物質の構造，温度，常磁性イオンの存在，静磁場強度に依存。
- ② 横緩和（スピン-スピン緩和時間：T_2）
- 核スピン間の相互作用による xy 平面上の磁気モーメント M_{xy} の緩和。

$$M_{xy}(t) = M_0 e^{-t/T_2}$$

- T_2 値は化学的および物理的構造に大きく依存。

長所および短所

●長所
①優れた組織コントラスト
②任意の断面撮影が可能
③再現性と客観性
④被ばくがなく非侵襲的
⑤原子の結合位置の違いが識別
●短所
①検査費用が高く，簡便でない
②撮像時間が比較的長い
③上腹部領域でX線CT，超音波の相補的傾向
④ペースメーカ装着者は絶対禁忌
⑤妊婦15週前は原則腹部検査を行わない

第3章 医用工学

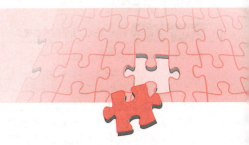

第3章　医用工学
1 静電気と電流の磁気作用

間間正彦

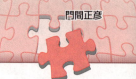

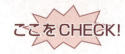
ここを CHECK!

✓ Check 1-1　☞ 電荷と電界および静電容量

- 2つの点電荷の間に働く力は，<u>クーロンの法則</u>に従う。この静電力が働く空間を<u>電界</u>という。電界中に置いた正電荷が点P₁から点P₂に向かう静電力を受けるとき点P₁は点P₂よりも<u>電位</u>が高いという。
- 導体に電位を与えると，導体は<u>電荷</u>をもつ。しかし，導体の収容できる電荷の量は導体によって違いがある。多くの電荷を収容できる導体は「<u>静電容量</u>が大きい導体」と呼ばれている。2個の導体の間に静電容量をもたせることを目的として作られた素子を<u>コンデンサ</u>と呼ぶ。

✓ Check 1-2　☞ 電流による磁界の発生とローレンツ力

- 電線に電流が流れると磁界が発生する。電流が流れる向きと磁界の向きとは<u>アンペアの右ねじの法則</u>に従う。電流の作る<u>磁界の強さ</u>は，<u>ビオサバールの法則</u>と<u>アンペアの周回路の法則</u>から求めることができる。
- 磁界中にある導体に電流が流れると，導体に力（電磁力）が働く。電磁力は磁界の強弱を表す<u>磁束密度</u>の大きさと向き，電流の大きさと向きによって変わり，それらの間には<u>フレミングの左手の法則</u>が成り立つ。
- 荷電粒子が磁界の中を運動するときに受ける力を<u>ローレンツ力</u>という。

✓ Check 1-3　☞ 電磁誘導

- コイルを貫く磁束が急速に変化すると，起電力が発生する。この現象を<u>電磁誘導</u>という。コイルに発生する誘導起電力は<u>ファラデーの電磁誘導則</u>によって求めることができる。また，誘導起電力が生じる向きについては<u>レンツの法則</u>によって求めることができる。金属板を貫く磁束が変化するときコイルのときと同じようにレンツの法則によって誘導起電力が発生し，誘導電流を流す。この渦巻状の電流を<u>渦電流</u>という。
- 磁界中で運動する導体には誘導電流が発生する。その方向は<u>フレミングの右手の法則</u>によって表される。
- コイルに流れる電流が変化すると誘導起電力が発生する。この電流の変化と誘導起電力の関係を<u>インダクタンス</u>によって表すことができる。自己誘導の程度を表すものを<u>自己インダクタンス</u>，相互誘導の程度を表すものを<u>相互インダクタンス</u>という。
- コイルに電流が流れているとき，コイル内部の磁界中には<u>電磁エネルギー</u>が蓄えられている。

表1 電気および磁気の単位

量	量記号	単位の名称	単位記号	量	量記号	単位の名称	単位記号
電流	I	アンペア	A	自己インダクタンス	L	ヘンリー	H
電荷, 電気量	Q	クーロン	C	相互インダクタンス	M		
電界の強さ	E	ボルト毎メートル ニュートン毎クーロン	V/m N/C	透磁率	μ	ヘンリー毎メートル	H/m
電圧 起電力	V E	ボルト	V	磁気双極子モーメント	j	ニュートン平方メートル毎アンペア ウェーバメートル	$N \cdot m^2/A$ $Wb \cdot m$
電束, 電気変位束	Ψ	クーロン	C	抵抗	R	オーム	Ω
電束密度	D	クーロン毎平方メートル	C/m^2	コンダクタンス	G	ジーメンス	S
静電容量	C	ファラッド	F	抵抗率	ρ	オームメートル	$\Omega \cdot m$
誘電率	ε	ファラッド毎メートル	F/m	導電率	σ	ジーメンス毎メートル	S/m
電気双極子モーメント	p	クーロンメートル	$C \cdot m$	磁気抵抗	R	毎ヘンリー アンペア毎ウェーバ	H^{-1} A/Wb
磁界の強さ	H	アンペア毎メートル ニュートン毎ウェーバ	A/m N/Wb	インピーダンス	Z	オーム	Ω
				アドミタンス	Y	ジーメンス	S
磁束密度	B	テスラ ウェーバ毎平方メートル	T Wb/m^2	電力	P	ワット	W
				電力量	W	ワット秒 ワット時 ジュール	$W \cdot s$ $W \cdot h$ J
磁束	ϕ	ウェーバ	Wb				

図1 電気および磁気諸量の相互関係

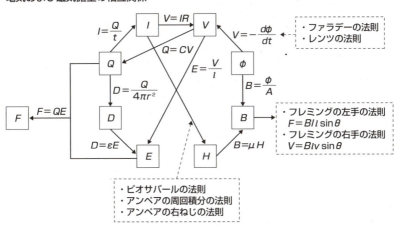

MEMO

MRIの騒音はどうして起きるの？
MRIは強い静磁場を発生させて，核磁気共鳴現象を起こしている。さらに，特定のスライスを選択するために使われる傾斜磁場コイルに大きな電流が流れている。このように強い静磁場の中で大きな電流が流れることにより，傾斜磁場コイルにローレンツ力が発生し，騒音が生じる。

1-1 電荷と電界および静電容量

用語解説

クーロンの法則
2つの点電荷の間には，両電荷の積に比例し，電荷間の距離の2乗に反比例する静電力(クーロン力)が働く。

電界の強さ
電界中に単位正電荷を置いたときに作用するクーロン力の大きさ。

電気力線
電荷から放射状に発生し，電界の様子を表す仮想的な線。

電位
電界中で単位正電荷を無限遠点から所定の場所まで運ぶのに要する仕事量。

静電容量
コンデンサに蓄えられる電荷$Q[C]$は電極間に加える電圧$V[V]$に比例し，このときの比例定数。

コンデンサの接続
接続のしかたには2つの基本形があり，それぞれ並列接続，直列接続という。

クーロンの法則

- クーロン力$F[N]$は，

$$F = k\frac{Q_1 Q_2}{r^2} \ [N]$$

- 真空中のkは $k = \dfrac{1}{4\pi\varepsilon_0}$ で表され，

$k = 9 \times 10^9$ である。

- $\varepsilon_0 = 8.854 \times 10^{-12} [F/m]$を真空の誘電率という。誘電体中におけるクーロン力は，

$$F = \frac{1}{4\pi\varepsilon} \cdot \frac{Q_1 Q_2}{r^2} \ [N]$$

- εを誘電体の誘電率という。真空の誘電率との比

$$\varepsilon_r = \frac{\varepsilon}{\varepsilon_0}$$

を比誘電率といい，空気中ではほぼ1に近い。

電界の強さ

- 電荷による力の働いている空間は電界と呼ばれている。電界中に単位正電荷を置いたときに作用するクーロン力を電界の強さという。$Q[C]$の点電荷から距離r[m]での電界の強さ$E[V/m]$は，

$$E = \frac{1}{4\pi\varepsilon} \cdot \frac{Q}{r^2} \ [V/m]$$

- 電界の強さが$E[V/m]$である点に，電荷$q[C]$を置くと，その電荷に働く力$F[N]$は，

$$F = qE [N]$$

電気力線

- 電気力線の性質

①電気力線は正電荷から出て負電荷で終わる。
②電界の方向は電気力線の接線の方向と一致する。
③電気力線の密度が電界の強さを表す。
④電気力線は交わったり枝分かれせず，滑らかな線になる。
⑤電気力線は導体の表面に垂直に出入りする。

- $Q[C]$の電荷から出る電気力線の総数Nは，

$$N = \frac{Q}{\varepsilon} \ [本]$$

- 電気力線は周囲媒質によって影響を受けるが，周囲媒質によって影響を受けない電気力線に代わる量として電束$Q[本]$を考え，

$$D = \frac{Q}{4\pi r^2} = \varepsilon E \ [\text{C/m}^2]$$

で表されるDを電束密度という。

電位

- 電荷$Q[\text{C}]$からの距離が$r[\text{m}]$の点の電位$V[\text{V}]$は，無限遠点を基準にすると，

$$V = \frac{1}{4\pi\varepsilon} \cdot \frac{Q}{r} \ [\text{V}]$$

- 均一な電界$E[\text{V/m}]$と電界の方向に距離$d[\text{m}]$離れた位置の電位差$V[\text{V}]$の関係

$$V = Ed \ [\text{V}]$$

$$E = \frac{V}{d} \ [\text{V/m}]$$

静電容量

- 電荷$Q[\text{C}]$，電圧$V[\text{V}]$，静電容量$C[\text{F}]$の関係

$$Q = CV, \quad C = \frac{Q}{V}$$

- コンデンサの静電容量$C[\text{F}]$は電極の面積$S[\text{m}^2]$，電極間距離を$d[\text{m}]$，誘電体の誘電率を$\varepsilon[\text{F/m}]$としたとき，次のようになる。

$$C = \varepsilon \frac{S}{d} \ [\text{F}]$$

- コンデンサに蓄えられるエネルギー$W[\text{J}]$

$$W = \frac{1}{2}QV = \frac{1}{2}\frac{Q^2}{C} = \frac{1}{2}CV^2 \ [\text{J}]$$

コンデンサの接続

- 並列接続

$$C = C_1 + C_2 + C_3, \quad Q = Q_1 + Q_2 + Q_3$$
$$Q_1 : Q_2 : Q_3 = C_1 : C_2 : C_3$$

図1　並列接続

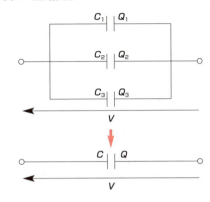

- 直列接続

$$\frac{1}{C} = \frac{1}{C_1} + \frac{1}{C_2} + \frac{1}{C_3}, \quad V = V_1 + V_2 + V_3$$
$$V_1 : V_2 : V_3 = \frac{1}{C_1} : \frac{1}{C_2} : \frac{1}{C_3}$$

図2　直列接続

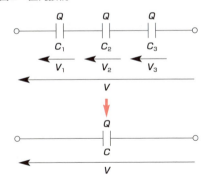

Point

静電界におけるクーロンの法則は磁界においても成り立つ。また，電気力線と同様に仮想的な線である磁力線も考えることができる。磁界についても静電界との類似性があるのでしっかり理解しよう。

1-2 電流による磁界の発生とローレンツ力

用語解説

アンペアの右ねじの法則
導体に右ねじの進む向きに電流を流すと，右ねじの回転する方向に磁界ができる。

ビオサバールの法則
導体の微小部分に流れる電流が作る磁界の強さを表す。

アンペアの周回路の法則
電流とその周囲に発生する磁界の関係。

フレミングの左手の法則
磁界の方向に垂直に電流を流すとき電磁力が発生する。人差し指を磁界の方向，中指を電流の方向に向けると親指の方向は電磁力の方向となる。

ローレンツ力
磁界の中を荷電粒子が運動するときに受ける力。

アンペアの右ねじの法則
- 直線状導体に垂直な半径 r[m] 上には右回りの磁界 H が発生。
  ① 電流の方向：右ねじの進む方向
  ② 磁界の方向：右ねじを回す方向

図1 アンペアの右ねじの法則

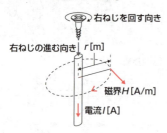

ビオサバールの法則
- 電流 I により点 P にできる微小な磁界の大きさ ΔH[A/m] は，Δl の接線とのなす角度を θ とすると

$$\Delta H = \frac{I \Delta l}{4\pi r^2} \sin\theta \ [\text{A/m}]$$

図2 ビオサバールの法則

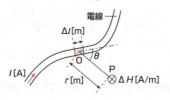

アンペアの周回路の法則
- 直線状導体に流れている電流 I[A]，距離を r[m] とすると磁界 H[A/m] は，

$$H = \frac{I}{2\pi r} \ [\text{A/m}]$$

図3 アンペアの周回路の法則

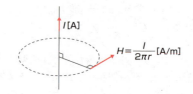

フレミングの左手の法則
- 磁束密度の大きさ B[T]，直線状導体の長さ l[m]，導体に流れる電流の大きさ I[A] とすると，導体に働く力の大きさは，

$$F = BIl \ [\text{N}]$$

磁界の向きに対して，θ の角度をもつ導体に働く力の大きさは，

$$F = BIl \sin\theta \ [\text{N}]$$

図4 フレミングの左手の法則

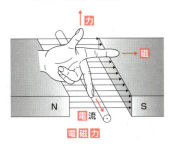

> **P☉int**
>
> **フレミングの左手の法則とフレミングの右手の法則**
>
> 磁界中で電流が受ける力の向きは<u>フレミングの左手の法則</u>（例として，サイクロトロンの荷電粒子の運動），磁界中を運動する導体に発生する誘導電流の方向は<u>フレミングの右手の法則</u>（例として，発電機）である。両者の違いをしっかり覚えよう。

ローレンツ力

- 磁束密度 B [Wb/m^2]中を荷電粒子 q [C]が速度 v [m/s]で磁界とのなす角度 θ で移動するときに受けるローレンツ力 F [N]は，

$$F = qvB\sin\theta \,[\text{N}]$$

特に，磁界と直交して移動するとき

$$F = qvB \,[\text{N}]$$

荷電粒子は円運動する。

図5 ローレンツ力

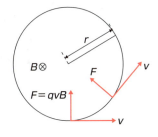

1-3 電磁誘導

用語解説

ファラデーの電磁誘導則
コイルに発生する誘導起電力はコイルの巻数とコイルを貫いている磁束の時間変化の割合の積に比例する。

フレミングの右手の法則
磁界中で導体が磁束を切ると誘導起電力が発生し誘導電流が流れる。親指を導体の運動の方向，人差し指を磁界の方向とすれば，中指は誘導起電力（または誘導電流）の方向となる。

自己インダクタンス
コイルに流れる電流が変化すると磁束が変化し，その磁束の変化を妨げる向きの自己誘導起電力が発生する。このとき，電流の変化と誘導起電力の関係を自己インダクタンスによって表すことができる。

相互インダクタンス
1次コイルの電流を変化させると，2次コイルを貫く磁束が変化することにより，相互誘導による誘導起電力が発生する。このとき，電流の変化と誘導起電力の関係を相互インダクタンスによって表すことができる。

ファラデーの電磁誘導則
- N巻きのコイルを貫いている磁束がΔt［s］間に$\Delta\phi$［Wb］変化するときの誘導起電力e［V］は，

$$e = -N\frac{\Delta\phi}{\Delta t}\ [\text{V}]$$

負の符号は誘導起電力が磁束の変化を妨げる向きに生じることを表す。このように，誘導起電力が磁束の変化を妨げる向きに生じていることを<u>レンツの法則</u>という。
- レンツの法則によって，金属板を貫く磁束が変化するときも誘導起電力が発生し，誘導電流を流す。このとき流れる渦巻状の電流を「渦電流」という。この渦電流によりジュール熱が発生し，<u>渦電流損</u>が生じる。

フレミングの右手の法則
- 磁束密度の大きさB［T］，直線状導体の長さl［m］，導体が移動する速度v［m/s］とすると，誘導起電力は，

$$e = -Blv$$

- 磁界の向きに対して，θの角度をもつ方向に導体が運動するときの誘導起電力は，

$$e = -Blv\sin\theta$$

図1　フレミングの右手の法則

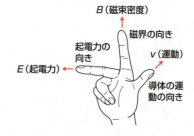

自己インダクタンス
- 自己インダクタンスL［H］
コイルの形状，巻数および磁路の物質などで決まる。

$$e = -N\frac{\Delta\phi}{\Delta t} = -L\frac{\Delta I}{\Delta t}\ [\text{V}]$$

であるから，自己インダクタンスLは，

$$L = \frac{N\phi}{I}\ [\text{H}]$$

相互インダクタンス

- 相互インダクタンス M [H]
  2次コイルの巻数を N_2 とすると

$$e_2 = -N_2 \frac{\Delta \phi}{\Delta t} = -M \frac{\Delta I}{\Delta t} \ [\text{V}]$$

であるから，相互インダクタンス M は，

$$M = \frac{N_2 \phi}{I} \ [\text{H}]$$

コイルに蓄えられる電磁エネルギー

- ●コイルに電流が流れているとき，コイル内部の磁界中に蓄えられているエネルギーをいう。
- 自己インダクタンス L [H] のコイルに電流を 0 [A] から I [A] まで一定の割合で増加させたとき，自己誘導起電力の大きさは一定である。このとき，<u>コイルに蓄えられる電磁エネルギー</u> W [J] は，

$$W = L \frac{I}{t} \cdot \frac{I}{2} \cdot t = \frac{1}{2} L I^2 \ [\text{J}]$$

> **Point**
>
> 発電機はファラデーの電磁誘導則により誘導起電力を発生させる装置である。変圧器は相互誘導作用を利用して交流電圧の大きさを変える装置である。どちらも実用上重要であるのでしっかり覚えよう。

第3章　医用工学
2 直流回路

門間正彦

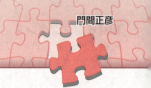

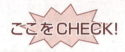

✓ Check2-1　☞ オームの法則と抵抗回路の接続

- 電圧，電流，抵抗の間にはオームの法則が成り立つ。抵抗は同一材質でも断面積や長さによって異なり，単位断面積，単位長さ当たりの抵抗を抵抗率といい，その逆数を導電率という。金属導体の抵抗は温度上昇により増加する（抵抗の温度係数）。
- 抵抗の接続には直列接続と並列接続がある。また，直列接続と並列接続を組み合わせたものを直並列接続という。直列接続されているときの電圧は分圧し，並列接続されているときの電流は分流する。

✓ Check2-2　☞ ブリッジ接続と平衡条件，キルヒホッフの法則

- 抵抗の値を精密に測定するとき，ブリッジ接続をしたホィートストンブリッジが用いられる。この回路は平衡条件を満たしたとき検流計に流れる電流が零になる。
- キルヒホッフの法則は一般回路網での電圧，電流の分布を知るのに便利で大切な基本法則である。複雑な回路ではキルヒホッフの法則を使う必要があり，キルヒホッフの第1法則（電流則），キルヒホッフの第2法則（電圧則）がある。
- 複雑な回路網の計算にはキルヒホッフの法則と同様に重ね合わせの理（または重ねの理）やデブナンの定理（または鳳・デブナンの定理）が用いられる。

✓ Check2-3　☞ 電源の内部抵抗と電力

- 電源の端子電圧は電流が流れているときと，流れていないときでは異なる。電流が流れていないときの端子電圧を起電力という。電流が流れると電源の内部抵抗のため端子電圧は小さくなる。
- 内部抵抗のある複数の電源の接続方法には直列接続と並列接続がある。負荷抵抗を接続したときの電流は合成起電力，合成内部抵抗を計算することにより求めることができる。
- 内部抵抗のある電源は接続する負荷抵抗の大きさによって供給できる電力は変わってくる。最大電力は内部抵抗により変わる。
- 抵抗に電流を流すと電気エネルギーが消費される。これをジュールの法則といい，このとき発生する熱をジュール熱と呼ぶ。抵抗に1s当たり供給される電気エネルギーは電力といい，ある時間流れたときの電気エネルギーの総量を電力量という。

> **MEMO**
> **100Wの電球と50Wの電球どちらが明るいの？**
> 100Vを100Wの電球に加えたとき，1A流れるので100Ωの抵抗があり，50Wの電球に加えたとき，0.5A流れるので200Ωの抵抗があることになる。ここでは，電球の抵抗は温度によって変化するので，50Wのほうが100Wの倍の抵抗値があるとしておこう。そこで，抵抗の直列接続，並列接続の電圧，電流の関係を思い出そう。すると，電球を並列に接続した場合100Wのほうが明るく，直列に接続した場合50Wのほうが明るいということがわかる。

✓ Check2-4 ☞ 過渡現象

- 回路中の電圧や電流が急激に変化して，回路の状態がある定常状態からほかの定常状態に落ち着くまでの時間を<u>過渡期間</u>といい，この期間に起こる現象を<u>過渡現象</u>という。過渡期間の長さ（過渡現象の速さ）を表すのに<u>時定数</u>を用いる。
- 過渡現象はエネルギー蓄積素子であるコンデンサやコイルなどを用いた回路で起こり，コンデンサまたはコイルが複数あるときや，コンデンサとコイル両方含む場合は複雑な過渡現象が生じる。<u>RC直列回路</u>と<u>RL直列回路</u>などがある。

表1 複雑な回路の簡略化

回路名	問題	考え方	解
対称回路	端子AB間の合成抵抗R_0を求める。	（1）上下左右が対称になっている場合，半分に分解して考える。左上側と右下側が対称（並列）になっているので，どちらか一方の抵抗を求めて，その値を1/2にする。（2）キルヒホッフの第2法則（抵抗の両端の電圧降下の和は加えた起電力に等しい）から求めることも可能。Aから流入した電流は，2本の抵抗で1/2の電流，次の2本の抵抗では1/4の電流と減っていき，再び合流してゆく。	$R_0 = \dfrac{3}{2} R$
重ね小箱の回路	端子AB間の合成抵抗R_0を求める。	重ね小箱の回路とは箱の中に箱が入っている回路である。このような回路では，内側の小さい回路から計算して外側へと移る。	$R_0 = \dfrac{42}{43} R \ [\Omega]$
立方体の回路	端子AB間の合成抵抗R_0を求める。	キルヒホッフの第2法則（抵抗の両端の電圧降下の和は加えた起電力に等しい）から求めることが可能。Aから流入した電流は，3本の抵抗で1/3の電流，次の2本の抵抗では1/6の電流と減っていき，再び合流してゆく。	$R_0 = \dfrac{5}{6} R \ [\Omega]$

2-1 オームの法則と抵抗回路の接続

用語解説

オームの法則
導体に流れる電流は導体の2点間の電圧に比例し、抵抗に反比例する。

抵抗率、導電率
物質の固有の性質で、電流の流れを妨げる働きを<u>抵抗率</u>、電流の通しやすさを<u>導電率</u>という。

抵抗の温度係数
物質の温度が1℃上昇したとき、抵抗が変化する割合のこと。

分圧と分流
直列回路の各抵抗に分圧される電圧は、それぞれの抵抗に比例し、並列回路の各枝路に流れる電流はそれぞれの枝路の抵抗の逆数に比例する。

オームの法則

$$I = \frac{V}{R} \text{ [A]}, \quad V = I \times R \text{ [V]}$$

- Rの逆数をGとおくと、Gはコンダクタンスといい、単位にはジーメンス[S]を用いる。

抵抗率、導電率

- 抵抗は、長さl[m]に比例し、断面積A[m^2]に反比例する。

$$R = \rho \frac{l}{A} \text{ [Ω]}$$

- この比例定数ρは抵抗率と呼ばれ、その単位はオームメートル[Ω・m]が使われる。抵抗率ρと導電率σは逆数の関係にある。

$$\sigma = \frac{1}{\rho} \text{ [S/m]}$$

図1 抵抗率

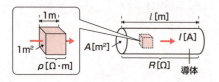

抵抗の温度係数

- t_1℃における抵抗をR_1、t_1℃における抵抗温度係数をα_1℃$^{-1}$とすれば、t_2℃における抵抗R_2は

$$R_2 = R_1\{1 + \alpha_1(t_2 - t_1)\}$$

抵抗の直列接続と並列接続

●いくつかの抵抗を接続したときの合成抵抗は、次のようになる。

- 直列接続

$$R = R_1 + R_2 + R_3 + \cdots + R_n \text{ [Ω]}$$

- 並列接続

$$\frac{1}{R} = \frac{1}{R_1} + \frac{1}{R_2} + \frac{1}{R_3} + \cdots + \frac{1}{R_n} \text{ [Ω]}$$

図2 抵抗の直列接続

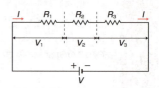

図3 抵抗の並列接続

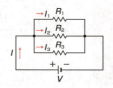

分圧と分流

- 直列回路

$$V_1 : V_2 : V_3 = R_1 : R_2 : R_3$$

- 並列回路

$$I_1 : I_2 : I_3 = \frac{1}{R_1} : \frac{1}{R_2} : \frac{1}{R_3}$$

図4 分圧電圧

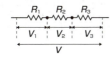

図5 分流電流

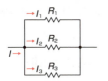

Point

オームの法則より，電流が流れていても抵抗がなければ，導線には電圧は発生しない。逆に抵抗があっても電流が流れていなければ，導線には電圧は発生しないということがわかる。回路を考えるときは注意しよう。

2-2 ブリッジ接続と平衡条件，キルヒホッフの法則

用語解説

ホィートストンブリッジ
4個の抵抗を図1のように接続し(ブリッジ接続)，向かい合った端子cd間に検流計をつないだ回路のこと。検流計に流れる電流を零(平衡条件)にし，このときの既知の抵抗から未知の抵抗を求めることができる(零位法)。

キルヒホッフの第1法則
回路網中の任意の点に流入する電流の総和は，流出する電流の総和に等しいという電流に関する法則(電流則)。

キルヒホッフの第2法則
回路網中の任意の閉じた回路において，起電力の代数和は電圧降下の代数和に等しいという電圧に関する法則(電圧則)。

重ね合わせの理
2つ以上の起電力を含む回路網の各枝路の電流は，各起電力が単独にその位置にあるものとして，各枝路の電流を別々に求めて合成したものに等しい。

デブナンの定理
開放電圧と内部抵抗がわかると，その端子間に接続された抵抗に流れる電流を求めることができる。

ホィートストンブリッジ

- 平衡条件

$$\frac{R_1}{R_4} : \frac{R_2}{R_3} \text{ または } R_1 R_3 = R_2 R_4$$

抵抗R_3を未知抵抗とすれば，

$$R_3 = \frac{R_2}{R_1} R_4$$

図1　ホィートストンブリッジ

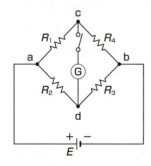

キルヒホッフの第1法則

- 図2において，P点に流入する電流の和とP点から流出する電流の和は等しい。

$I_1 + I_3 + I_4 = I_2 + I_5$
(流入する電流の和＝流出する電流の和)

図2　キルヒホッフの第1法則(電流則)

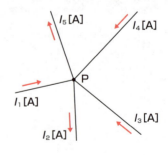

キルヒホッフの第2法則

- 図3の任意の回路網の矢印を回路の向きとすれば，電圧降下の代数和は起電力の代数和に等しい。

$$R_1I_1 + R_2I_2 - R_3I_3 + R_4I_4 = E_1 - E_2$$
〔(抵抗×電流)の和＝起電力の和〕

図3 キルヒホッフの第2法則（電圧則）

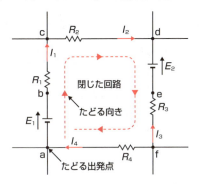

(高橋　寛：わかりやすい電気基礎. コロナ社, 2003. より改変引用)

重ね合わせの理

- 図4の回路の電流Iを求める場合，起電力ごとに分離した回路の電流I_1, I_2を求め，その代数和を求めると，求める電流Iになる。

図4 重ね合わせの理

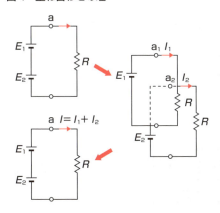

デブナンの定理

- 起電力を含む回路網中の任意の枝路を切断し，その端子間に現れる電圧をV_{ab}，端子間から回路網を見た合成抵抗をR_0とすれば，端子間に抵抗Rを接続したときRに流れる電流Iは，

$$I = \frac{V_{ab}}{R_0 + R} \text{ [A]}$$

図5 デブナンの定理

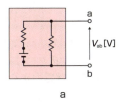

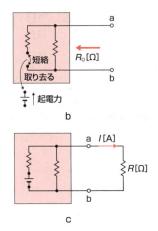

(高橋　寛：わかりやすい電気基礎. コロナ社, 2003. より改変引用)

Point

キルヒホッフの法則は連立方程式を解いたりする必要があり面倒であるが，重ね合わせの理は直列回路や並列回路の組み合わせに分解できるので，計算が楽にできる場合がある。計算結果を確認するためにも，どちらでも解けるようにしよう。

2-3 電源の内部抵抗と電力

電源の内部抵抗
- 電源に負荷抵抗R_Lを接続して，R_Lの値を小さくすれば電流は増加するが，端子電圧は減少する。このとき，電源内部での電圧降下は<u>内部抵抗</u>によるためである。
- 電源の起電力を$E[V]$，内部抵抗を$r[\Omega]$，回路に流れる電流を$I[A]$とすると，端子電圧$V[V]$は，

$$V = E - rI \,[V]$$

rIは電源の内部抵抗による電圧降下である。ここで負荷抵抗R_Lを接続しない場合，$V = E$となり起電力がそのまま端子に表れる。

また，Rとrの大小関係により，

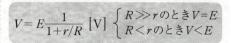

$$\begin{cases} R \gg r \text{のとき} V = E \\ R < r \text{のとき} V < E \end{cases}$$

図1 電源の内部抵抗による電圧降下

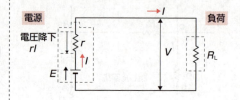

電源の直列接続，並列接続
- 抵抗の接続の場合と同様に，電源にも直列接続と並列接続がある。合成起電力，合成内部抵抗を求めることにより，負荷抵抗R_Lを接続したときの電流を求めることができる。

n個の直列接続

合成起電力：$nE[V]$
合成内部抵抗：$nr[\Omega]$

$$I = \frac{n \cdot E}{n \cdot r + R_L} \,[A]$$

m個の並列接続

合成起電力：$E[V]$
合成内部抵抗：$\dfrac{1}{m \times 1/r} = \dfrac{r}{m}[\Omega]$

$$I = \frac{E}{r/m + R_L} \,[A]$$

図2 電源の直列接続

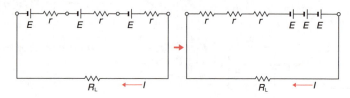

図3 電源の並列接続

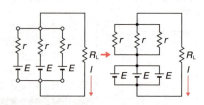

最大電力
- 負荷抵抗に供給できる電力は，負荷抵抗の大きさを内部抵抗と同じ（$R_L = r$）にしたとき最大となる。
- 最大電力

$$P_{max} = \frac{E^2}{4r} \ [\mathrm{W}]$$

図4　消費電力最大の条件

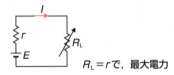

$R_L = r$ で，最大電力

大きな電圧を必要とする場合，乾電池を直列に接続することにより，起電力はn倍となる。大きな電流を取り出したい場合，並列に接続することにより内部抵抗は$1/m$倍になり，電流が増大する。

ジュールの法則
- 抵抗に電流を流すと毎秒発生する熱量は，電流の2乗と抵抗の積に比例する。
- 発生する熱エネルギー Q [J]

$Q = I^2Rt$ [J]

電力・電力量
- 抵抗に1秒当たり供給される電気エネルギーを電力といい，ある時間電流が流れたときの電気エネルギーの総量を電力量という。
- 電力

$$P = I^2R = \frac{V^2}{R} = VI \ [\mathrm{W}] \ （または[\mathrm{J/s}]）$$

- 電力量

$$W = I^2Rt = \frac{V^2}{R}t = VIt \ [\mathrm{W \cdot s}] \ （または[\mathrm{J}]）$$

2-4 過渡現象

用語解説

過渡現象
回路にスイッチを閉じて直流電流を流すとき，時間が十分経過すると回路の電圧・電流は一定値となる。この定常状態になるまでの現象。

過渡現象
- 電圧・電流の印加や遮断に対して，素子の電圧・電流は穏やかに変化する。この変化の速さを表すのが<u>時定数</u>である。

RC直列回路の充電
- 図1のスイッチSを閉じたとき，回路の i, v_C, v_R は，

$$i = \frac{E}{R} e^{-\frac{t}{RC}} \; [\text{A}]$$

$$v_C = E\left(1 - e^{-\frac{t}{RC}}\right) \; [\text{V}]$$

$$v_R = E e^{-\frac{t}{RC}} \; [\text{V}]$$

また，過渡現象の変化の速さを表す時定数 τ は，

$$\tau = CR \; [\text{s}]$$

図1　RC直列回路の充電

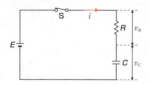

図2　RC直列回路の充電時の電圧と電流

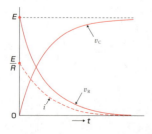

図3　過渡現象の変化の速さ

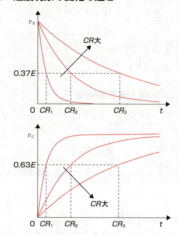

RC直列回路の放電
- 図4のスイッチSを②側に倒してコンデンサを充電した後，①側に倒して電荷を放電するとき，回路の i, v_C, v_R は，

$$i = -\frac{E}{R} e^{-\frac{t}{RC}} \; [\text{A}]$$

$$v_C = E e^{-\frac{t}{RC}} \; [\text{V}]$$

$$v_R = -E e^{-\frac{t}{RC}} \; [\text{V}]$$

図4　RC直列回路の放電

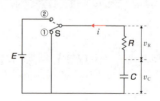

図5　RC直列回路の放電時の電圧と電流

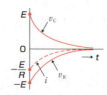

図6　τ秒後の電圧と電流

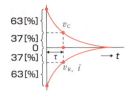

RL直列回路の充磁

- 図7のスイッチSを②に倒したとき，回路のi，v_C，v_Rは，

$$i = \frac{E}{R}\left(1 - e^{-\frac{R}{L}t}\right) \ [\text{A}]$$

$$v_L = E e^{-\frac{R}{L}t} \ [\text{V}]$$

$$v_R = E\left(1 - e^{-\frac{R}{L}t}\right) \ [\text{V}]$$

また，過渡現象の変化の速さを表す時定数τは，

$$\tau = \frac{L}{R} \ [\text{S}]$$

図7　RL直列回路の充磁

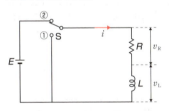

図8　RL直列回路の充磁時の電圧と電流

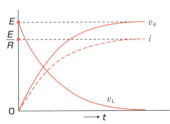

RL直列回路の放磁

- 図9のスイッチSを②側に倒して十分時間が経過してから，①側に倒すと，回路のi，v_L，v_Rは，

$$i = \frac{E}{R} e^{-\frac{R}{L}t} \ [\text{A}]$$

$$v_L = -E e^{-\frac{R}{L}t} \ [\text{V}]$$

$$v_R = E e^{-\frac{R}{L}t} \ [\text{V}]$$

図9　RL直列回路の放磁

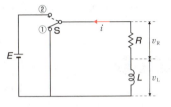

図10　RL直列回路の放磁時の電圧と電流

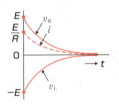

Point

コイルに蓄えられる静磁エネルギーは$\frac{1}{2}LI^2$，コンデンサに蓄えられる静電エネルギーは$\frac{1}{2}CV^2$であり，過渡現象ではこれらのエネルギーが増減して安定な状態になることである。RC直列回路のv_R，v_Cは微分回路，積分回路の出力ととらえることもできるので十分理解しよう。

第3章 医用工学
3 交流回路

門間正彦

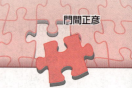

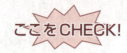

✓ Check3-1 ☞ 正弦波交流の発生

- 電圧や電流の大きさが周期的に変化するものを<u>交流</u>といい，特に，正弦波状に変化するものを<u>正弦波交流</u>という。
- 1回の変化に要する時間を<u>周期</u>といい，1秒間に変化する回数を<u>周波数</u>という。正弦波交流の大きさは<u>瞬時値</u>，<u>最大値</u>，<u>平均値</u>，<u>実効値</u>といった値で表すことができる。任意の時刻における瞬時値を決める要素として<u>位相</u>があり，その差は<u>位相差</u>と呼ぶ。
- 非正弦波交流が正弦波交流からひずんでいる度合いを表すのに，<u>波形率</u>や<u>波高率</u>が用いられる。

✓ Check3-2 ☞ 正弦波交流の性質と複素数表示

- 正弦波交流は，周波数は一定であるので，大きさと位相がわかればよい。大きさと位相はベクトルでも表すことができるが，<u>複素数表示</u>を用いると交流回路の計算が容易になる。
- <u>抵抗 R だけの回路</u>では電圧と電流の位相差は同じになる。<u>静電容量 C だけの回路</u>は電流が電圧より $\pi/2$ 進む。<u>インダクタンス L だけの回路</u>は電圧が電流より $\pi/2$ 進む。
- <u>直列回路の合成インピーダンス</u>は抵抗分の実部とリアクタンス部の虚部の和になる。

✓ Check3-3 ☞ 共振回路

- RLCを含む電気回路で，加えた電圧と流れる電流が同相になったとき，その回路を<u>共振回路</u>という。このときの周波数を<u>共振周波数</u>という。回路には<u>直列共振</u>（または<u>電圧共振</u>）と<u>並列共振</u>（<u>電流共振</u>）がある。

✓ Check3-4 ☞ 交流回路の電力

- 交流回路の電力は，直流の場合と同じように電圧と電流の積で求めることができる。各瞬時に消費する電力を<u>瞬時電力</u>といい，瞬時電力の平均値は<u>有効電力</u>や<u>平均電力</u>または単に<u>電力</u>と呼ばれる。
- 交流回路で，電圧×電流は見かけ上の電力という意味で<u>皮相電力</u>という。有効電力の皮相電力に対する比を<u>力率</u>という。
- <u>無効電力</u>はリアクタンスだけに生じるもので，熱消費の伴わない電力のことをいう。

✓ Check3-5 ☞ 三相交流回路

- 大きさおよび周波数が等しく，$\frac{2}{3}\pi$ [rad] ずつ位相差があり，各瞬時値の和は0となる3組の交流を<u>対称三相交流</u>または単に<u>三相交流</u>という。
- 電源や負荷をY形に接続する方法を<u>Y結線</u>または<u>星形結線</u>（<u>スター結線</u>）という。また，△形に結線する方法を<u>△結線</u>，または<u>三角結線</u>（<u>デルタ結線</u>）という。
- <u>三相交流の電力</u>は，Y結線，△結線ともに各相で消費される電力を3倍して求めることができる。
- 電源と負荷の結線法が異なる場合に計算を簡単にするために，負荷インピーダンスの<u>Y-△変換</u>や<u>△-Y変換</u>が用いられる。

✓ Check3-6 ☞ 変圧器と整流回路

- <u>変圧器</u>は，交流電圧の電磁誘導によって，一次側に加えた電圧を変換（変圧）して二次側から取り出す。また，インピーダンス変換器として電子機器に使われる。変成器，トランスともいう。
- <u>整流回路</u>は，<u>ダイオード</u>などの整流素子を用いて交流を直流に変換する回路で，<u>半波整流回路</u>，<u>全波整流回路</u>がある。整流回路の出力は脈動が大きいため<u>平滑回路</u>が必要となる。

✓ Check3-7 ☞ 電磁気現象と生体

- 生体に関する<u>電磁気現象</u>は，電流による<u>刺激作用</u>，<u>熱作用</u>，その他の作用がある。人体への電撃反応としては体表面から電流が流れる<u>マクロショック</u>と心臓に直接電流が流れる<u>ミクロショック</u>がある。
- 熱作用は，<u>誘電加熱</u>と<u>誘導加熱</u>に分けられるが，いずれも<u>SAR</u>により評価することができる。

図1 正弦波交流の最大値，実効値，平均値の関係

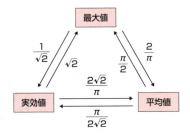

表1 波形率と波高率

	波形率	波高率
正弦波	$\frac{\pi}{2\sqrt{2}}$	$\sqrt{2}$
半波	$\frac{\pi}{2}$	2
三角波	$\frac{2}{\sqrt{3}}$	$\sqrt{3}$
方形波	1	1

MEMO

X線発生装置と三相交流

X線発生装置の中には三相交流を使っているものがある。この三相X線装置は大電力の供給が容易で，出力の電圧波形が平滑波形に近く大きなX線出力が得られるなどの理由で使われている。しかし，現在ではインバータ式X線装置の普及が進み，使用されなくなってきた。

表2 RLC直列回路と並列回路

	RLC直列回路	RLC並列回路
インピーダンス $\dot{Z}$ [Ω]	$R + jX_L - jX_C$	$1/\left(\dfrac{1}{R} + \dfrac{1}{jX_L} + \dfrac{1}{-jX_C}\right)$
インピーダンスの大きさ Z [Ω]	$\sqrt{R^2 + (X_L - X_C)^2}$	$1/\sqrt{\left(\dfrac{1}{R}\right)^2 + \left(\dfrac{1}{X_L} - \dfrac{1}{X_C}\right)^2}$
インピーダンス角 θ [rad]	$\tan^{-1}\dfrac{X_L - X_C}{R}$	$\tan^{-1}\dfrac{1/X_C - 1/X_L}{1/R}$
$\dot{V}(\dot{I})$の計算	$\dot{V} = \dot{V}_R + \dot{V}_L + \dot{V}_C$ $= R\dot{I} + jX_L\dot{I} - jX_C\dot{I}$	$\dot{I} = \dot{I}_R + \dot{I}_L + \dot{I}_C$ $= \dfrac{\dot{V}}{R} + \dfrac{\dot{V}}{jX_L} + \dfrac{\dot{V}}{-jX_C}$

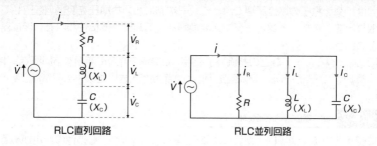

RLC直列回路　　　RLC並列回路

表3 三相交流

結線	図	線間電圧と相電圧	線間電流と相電流	位相差
Y結線 （星形結線）		線間電圧=√3×相電圧	等しい	線間電圧は相電圧より $\pi/6$ 進む
Δ結線 （三角結線）		等しい	線間電流=√3×相電流	線電流は相電流より $\pi/6$ 遅れる

3-1 正弦波交流の発生

用語解説

正弦波交流
時間に対して周期的に大きさと方向が変化する電圧，電流を交流電圧，交流電流といい，正弦波状に変化するものを正弦波交流という。

周期や周波数
変化が一周する時間 T [s]が周期で，1秒間に繰り返す数を周波数 f [Hz]という。

瞬時値，最大値，平均値，実効値
交流の任意の時刻の値を瞬時値といい，瞬時値のうち絶対値が大きいものを最大値という。正の半周期の間の平均を平均値，抵抗に同じ値の直流を流したときに等しい電力となるような値を実効値という。

位相と位相差
正弦波交流に時間的なずれがあるとき，それぞれの位相には位相差があるという。

波形率や波高率
波形率は波形の滑らかさ，波高率は波形の鋭さを表す。

正弦波交流

- 正弦波交流電圧の式
  瞬時値 e，最大値 E_m，実効値 E とするとき，

$$e = E_m \sin\omega t = \sqrt{2} E \sin\omega t \text{ [V]}$$

図1 正弦波交流

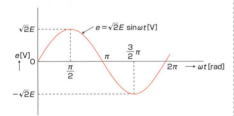

周期や周波数

● 周期 T [s]と周波数 f [Hz]の関係

$$f = \frac{1}{T} \text{ [Hz]}$$

角速度 ω [rad/s]は

$$\omega = 2\pi f = \frac{2\pi}{T} \text{ [rad/s]}$$

瞬時値，最大値，平均値，実効値

- 正弦波交流の瞬時値 e と平均値 E_a の関係

平均値 $\quad E_a = \dfrac{2}{T}\displaystyle\int_0^{T/2} e\,dt$

- 正弦波交流の瞬時値 e と実効値 E の関係

実効値 $\quad E = \sqrt{\dfrac{1}{T}\displaystyle\int_0^T e^2\,dt}$

- 正弦波交流の最大値 E_m と実効値 E，平均値 E_a の関係

実効値 $\quad E = \dfrac{E_m}{\sqrt{2}}$

平均値 $\quad E_a = E_m \times \dfrac{2}{\pi}$

図2 正弦波交流の最大値，平均値，実効値

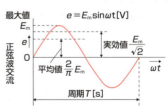

位相と位相差

- 以下の2つの正弦波交流のt = 0の位相は，それぞれ0，φである。また，このときの位相差はφである。

$e_a = E_m \sin \omega t \, [\mathrm{V}]$
$e_b = E_m \sin(\omega t + \varphi) \, [\mathrm{V}]$

図3 位相と位相差

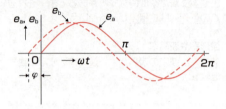

波形率や波高率

- 波形率，波高率は最大値，実効値，平均値を用いて計算する。

$$\text{波形率} = \frac{\text{実効値}}{\text{平均値}}$$

$$\text{波高率} = \frac{\text{最大値}}{\text{実効値}}$$

Point

最大値，平均値，実効値の関係は正弦波交流の場合に成り立つ。非正弦波交流の場合には成り立たないので注意しよう。また，位相の遅れや進みを波形の変化として理解できるようにしよう。

3-2 正弦波交流の性質と複素数表示

複素数表示
- 複素数の実部と虚部により，<u>大きさ</u>と<u>位相</u>をもつ<u>インピーダンス</u>を表すことができる。
- インピーダンス$\dot{Z}$の複素数ベクトルの表示法

$$\dot{Z} = R + jX$$
R：実数（X軸）
X：虚数（Y軸）
$$Z = |\dot{Z}| = \sqrt{R^2 + X^2}$$

- インピーダンス以外に，交流の電圧，電流に関しても複素数表示が可能である。

図1 複素数ベクトルの表示法

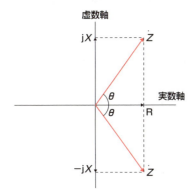

抵抗Rだけの回路
- 電圧と電流の位相差は同じになるので，直流と同様に扱うことができる。
- インピーダンス

$$\dot{Z} = R + j0 = R$$

- 電流

$$\dot{I} = \frac{\dot{V}}{\dot{Z}} = \frac{\dot{V}}{R}$$

静電容量Cだけの回路
- 電流の位相は電圧の位相より$\pi/2$進む。
- インピーダンス

$$\dot{Z} = 0 + \frac{1}{j\omega C} = -j\frac{1}{\omega C}$$

- 電流

$$\dot{I} = \frac{\dot{V}}{\dot{Z}} = \frac{\dot{V}}{\frac{1}{j\omega C}} = j\omega C \dot{V}$$

インダクタンスLだけの回路
- 電圧の位相は電流の位相より$\pi/2$進む。
- インピーダンス

$$\dot{Z} = 0 + j\omega L = j\omega L$$

- 電流

$$\dot{I} = \frac{\dot{V}}{\dot{Z}} = \frac{\dot{V}}{j\omega L} = -j\frac{\dot{V}}{\omega L}$$

R-C直列回路
- 抵抗分の実部と容量性リアクタンス分の虚部の和になる。電流の位相が電圧の位相より進む。
- インピーダンス

$$\dot{Z} = R + \frac{1}{j\omega C} = R - j\frac{1}{\omega C}$$

- 電流

$$\dot{I} = \frac{\dot{V}}{\dot{Z}} = \frac{\dot{V}}{R - j\frac{1}{\omega C}}$$

- 電圧

$$\dot{V} = \dot{V}_R + \dot{V}_C = \left(R - j\frac{1}{\omega C}\right)\dot{I}$$

- 電圧と電流の位相角

$$\varphi = \tan^{-1}\frac{-\frac{1}{\omega C}}{R} = \tan^{-1}\left(-\frac{1}{\omega CR}\right)$$

R-L 直列回路
●抵抗分の実部と誘導性リアクタンス分の虚部の和になる。電圧の位相が電流の位相より進む。
- インピーダンス

$$\dot{Z} = R + j\omega L$$

- 電流

$$\dot{I} = \frac{\dot{V}}{\dot{Z}} = \frac{\dot{V}}{R + j\omega L}$$

- 電圧

$$\dot{V} = \dot{V}_R + \dot{V}_L = (R + j\omega L)\dot{I}$$

- 電圧と電流の位相角

$$\varphi = \tan^{-1}\frac{\omega L}{R}$$

直列回路の合成インピーダンス
●抵抗分の実部と容量性および誘導性リアクタンス分の虚部の和になる。したがって、電圧と電流の位相は容量性リアクタンスと誘導性リアクタンスの大小により変わる。
- インピーダンス

$$\dot{Z} = R + j\omega L + \frac{1}{j\omega C} = R + j\left(\omega L - \frac{1}{\omega C}\right)$$

- 電流

$$\dot{I} = \frac{\dot{V}}{\dot{Z}} = \frac{\dot{V}}{R + j\left(\omega L - \frac{1}{\omega C}\right)}$$

- 電圧

$$\dot{V} = \dot{V}_R + \dot{V}_L + \dot{V}_C = \left(R + j\omega L - j\frac{1}{\omega C}\right)\dot{I}$$

- 電圧と電流の位相角

$$\varphi = \tan^{-1}\frac{\omega L - \frac{1}{\omega C}}{R}$$

① $\omega L > \frac{1}{\omega C}$ ：電圧の位相が電流の位相より進む（誘導性）

② $\omega L = \frac{1}{\omega C}$ ：電圧と電流の位相は同相

③ $\omega L < \frac{1}{\omega C}$ ：電流の位相が電圧の位相より進む（容量性）

Point
コンデンサやコイルを用いた回路の電圧・電流の遅れや進みを考えるとき、それらのインピーダンスを複素数で表すとわかりやすい。コンデンサは$-j\frac{1}{\omega C}$，コイルは$j\omega L$なので，$-j$による位相の遅れ，$+j$による位相の進みという演算が付加されたと考えるとわかりやすい。

3-3 共振回路

用語解説

共振回路
RLCを含む電気回路で，周波数を変化させたとき，$X_C = X_L$ となる状態(共振)となる回路。

直列共振
R-L-C直列回路のコイルの電圧とコンデンサの電圧の大きさが等しく打ち消し合うとき。

並列共振
R-L-C並列回路のコイルの電流とコンデンサの電流の大きさが等しく打ち消し合うとき。

共振回路
- 共振したとき，電圧と電流の位相は同相で，インピーダンスは抵抗成分だけとなる。このときの周波数を共振周波数という。
- 共振回路には直列共振(または電圧共振)と並列共振(電流共振)がある。

直列共振
- R-L-C直列回路の共振

$$\dot{Z} = R + j\omega L + \frac{1}{j\omega C} = R + j\left(\omega L - \frac{1}{\omega C}\right)$$

上式で虚数項(リアクタンス成分)が0のとき回路は直列共振する。

- 共振周波数

$$\omega_r L - \frac{1}{\omega_r C} = 0$$

より共振周波数は，

$$f_r = \frac{1}{2\pi\sqrt{LC}}$$

- 電圧

$$\dot{V} = \dot{V}_R = R\dot{I}$$

図1 直列共振

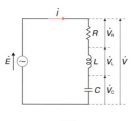

a 回路

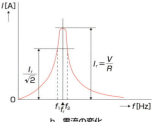

b 電流の変化

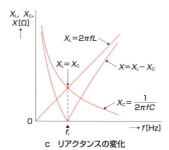

c リアクタンスの変化

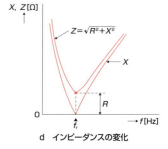

d インピーダンスの変化

(高橋 寛：わかりやすい電気基礎. コロナ社, 2003. より改変引用)

- 選択度

$$Q = \frac{2\pi f_r L}{R} = \frac{1}{2\pi f_r CR} = \frac{1}{R}\sqrt{\frac{L}{C}} \left(= \frac{f_r}{f_2 - f_1}\right)$$

R が小さいほど，Q の値が大きくなり，共振曲線は鋭くなる。

並列共振

- R-L-C 並列回路の共振

$$\dot{Y} = \frac{1}{R} + j\omega C + \frac{1}{j\omega L} = \frac{1}{R} + j\left(\omega C - \frac{1}{\omega L}\right)$$

上式で虚数項（リアクタンス成分）が0のとき回路は<u>並列共振</u>する。

- 共振周波数

$$\omega_r C - \frac{1}{\omega_r L} = 0$$

より共振周波数は，

$$f_r = \frac{1}{2\pi\sqrt{LC}}$$

- 電流

$$\dot{I} = \dot{I}_R = \frac{\dot{V}}{R}$$

- 選択度

$$Q = \frac{R}{2\pi f_r L} = 2\pi f_r CR = R\sqrt{\frac{C}{L}}$$

R が大きいほど，Q の値が大きくなり，共振曲線は鋭くなる。

Point

電気工学での共振と同じ概念が他の分野でも使われている。MRI装置の原理である核磁気共鳴は共振が共鳴に置きかわっている。MRI中の水素原子核は特定の周波数のRF波と共鳴する。また，ビルの固有振動数と地震の振動数が同じ場合に共振が起き，ビルは大きなゆれとなる。

図2 並列共振

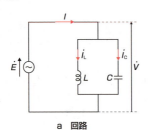

a 回路

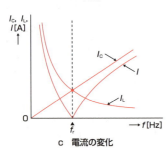

c 電流の変化

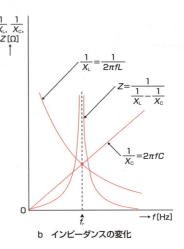

b インピーダンスの変化

（高橋 寛：わかりやすい電気基礎．コロナ社，2003．より改変引用）

3-4 交流回路の電力

用語解説

交流電力

ある負荷に任意の電圧(瞬時値)が加わり,それに伴い電流(瞬時値)が流れるとき,消費する電力を瞬時電力という。瞬時電力の1周期の平均値は有効電力や平均電力または単に電力と呼ばれる。

皮相電力,無効電力と力率

皮相電力は,直流の電力と同様に単に電圧と電流をかけたものをいう。力率は有効電力の皮相電力に対する比をいう。無効電力はコンデンサやコイルといったリアクタンスだけに生じるもので,熱消費の伴わない電力のことをいう。

交流電力

- 有効電力

$$P = VI\cos\varphi\,[\text{W}]$$

- コイルやコンデンサでは有効電力は消費されず,抵抗のみで消費される電力であるから,

$$P = RI^2\,[\text{W}]$$

と表すこともできる。

皮相電力,無効電力と力率

- 皮相電力

$$P_\text{S} = VI\,[\text{VA}]$$

- 力率

$$力率 = \frac{P}{P_\text{S}} = \frac{VI\cos\varphi}{VI} = \cos\varphi$$

- 無効率

$$無効率 = \sqrt{1-\cos^2\varphi} = \sin\varphi$$

- 無効電力

$$P_\text{q} = VI\sin\varphi\,[\text{var}]$$

図1 インピーダンスと電力

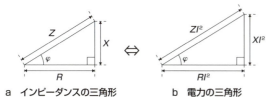

a インピーダンスの三角形　　b 電力の三角形

Point

力率が悪い回路,良い回路ということがよくある。力率が悪いとは電圧と電流の位相差が大きくて,有効電力が小さくなる場合をいい,この場合負荷に大きな電流を供給しなければならず,電線の熱損失が大きくなるため電線を太くする必要がある。

3-5 三相交流回路

用語解説

三相交流
大きさおよび周波数が等しく，$\frac{2}{3}\pi$ [rad] ずつ位相差がずれ，各瞬時値の和は0となる3組の交流を<u>三相交流</u>という。

Y結線
電源や負荷をY形に接続する方法。

Δ結線
電源や負荷を△形に接続する方法。

三相交流の電力
各<u>相電力</u>の和であり，各相で消費される電力を3倍して求めることができる。平衡三相回路（電源が対称で負荷が平衡）の場合の瞬時電力は時間に無関係な一定値となる。

三相交流

- 三相交流起電力

$$\begin{cases} \dot{E}_a = E\angle 0 \text{ [V]} \quad (基準) \\ \dot{E}_b = E\angle -\frac{2\pi}{3} \text{ [V]} \\ \dot{E}_c = E\angle -\frac{4\pi}{3} \text{ [V]} \end{cases}$$

- 三相交流の各瞬時値の和は0である。

図1 Y結線とΔ結線

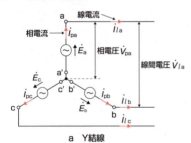

a　Y結線

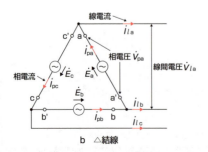

b　△結線

Y結線

- 線間電圧 = $\sqrt{3}$ × 相電圧 ($\dot{V}_l = \sqrt{3}\dot{V}_p\angle \pi/6$)
  （線間電圧は相電圧より $\pi/6$ [rad] 位相が進む）

- 線電流 = 相電流 ($\dot{I}_l = \dot{I}_p$)
  （線電流は相電流と同位相）

Δ結線

- 線電流 = $\sqrt{3}$ × 相電流 ($\dot{I}_l = \sqrt{3}\dot{I}_p\angle -\pi/6$)
  （線電流は相電流より $\pi/6$ [rad] 位相が遅れる）

- 線間電圧 = 相電圧 ($\dot{V}_l = \dot{V}_p$)
  （線間電圧は相電圧と同位相）

三相電力

- Y結線，Δ結線ともに以下の式で表すことができる。

三相電力 = 3 × 相電圧 × 相電流 × 力率
$(P = 3V_p I_p \cos\varphi \text{ [W]})$
三相電力 = $\sqrt{3}$ × 線間電圧 × 線電流 × 力率
$(P = \sqrt{3} V_l I_l \cos\varphi \text{ [W]})$

負荷インピーダンスのY-Δ変換，Δ-Y変換

- ●電源に対して影響を与えることなく，負荷の結線法を変えて回路計算を行うときに用いる。
- Y-Δ変換（Y→Δへの変換）
  Y結線負荷をΔ結線負荷に変換するには，各相のインピーダンスを3倍する。

$$\dot{Z}_\Delta = 3\dot{Z}_Y$$

- Δ-Y変換（Δ→Yへの変換）
  Δ結線負荷をY結線負荷に変換するには，各相のインピーダンスを1/3倍する。

$$\dot{Z}_Y = \frac{\dot{Z}_\Delta}{3}$$

図2　Y-Δ，Δ-Y変換

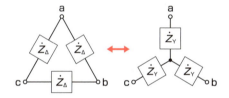

> **Point**
>
> 電力を送る場合，三相交流方式のほうが単相交流方式に比べ送電効率が有利である。単相交流方式では$P = V_l I_l \cos\varphi$[W]であるのに対して，三相交流方式では$P = \sqrt{3} V_l I_l \cos\varphi$[W]となり，1.73倍の電力を供給できる。

3-6 変圧器と整流回路

用語解説

変圧器
2つのコイルの磁束が外に漏れないように鉄心で環状に結合させると，1次側コイルに電源をつなげば<u>電磁誘導</u>により2次側コイルに電圧が発生する。この電圧は<u>巻数比</u>に比例する。

整流回路
交流を直流に変換する(正側のみを取り出す)回路のことであり，一方向に電流を流すが逆方向に流さない。シリコン整流器やセレン整流器が使用される。

平滑回路
整流回路の出力は脈動が大きいため，コンデンサを並列に接続して出力の変動を抑えるための回路のこと。

変圧器

●理想変圧器の電流と電圧の関係

$$\begin{cases} P_1 = P_2, \; V_1 I_1 = V_2 I_2 \\ \dfrac{V_2}{V_1} = \dfrac{I_1}{I_2} = \dfrac{N_2}{N_1} = a \quad (巻数比) \end{cases}$$

●1次側および2次側から見たインピーダンス

$$\begin{cases} R_1 = \dfrac{V_1}{I_1} = \dfrac{\frac{V_2}{a}}{aI_2} = \dfrac{1}{a^2}\dfrac{V_2}{I_2} = \dfrac{1}{a^2}R_2 \\ R_2 = \dfrac{V_2}{I_2} = \dfrac{aV_1}{\frac{I_1}{a}} = a^2 \dfrac{V_1}{I_1} = a^2 R_1 \end{cases}$$

図1　変圧器

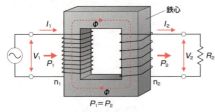

(福士政広 編：診療放射線技師 スリム・ベーシック4 医用工学, メジカルビュー社, 2009.より引用)

整流回路

●整流回路
- <u>半波整流回路</u>：入力交流電圧の半周期を取り出す。
- <u>全波整流回路</u>：入力交流電圧の全周期を取り出す。<u>センタータップ</u>方式と<u>ブリッジ</u>方式がある。

図2　整流回路

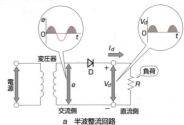

a　半波整流回路

b　全波整流回路(センタタップ方式)

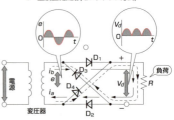

c　全波整流回路(ブリッジ方式)

(佐藤一郎：図解電気工学入門, 日本理工出版会, 1998.より引用)

平滑回路

- 平滑回路の出力電圧は，CRの時定数が小さいほど，また負荷電流が大きいほど，リプル（リプル電圧）が大きくなる。

図3 平滑回路

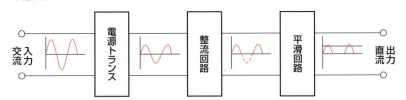

（飯高成男：電気電子の基礎演習，オーム社，1990．より引用）

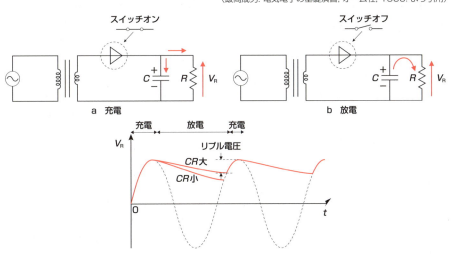

3-7 電磁気現象と生体

用語解説

電磁気現象

物質の電気的特性は導電率σ、誘電率ε、透磁率μの3つで表すことができるが、生体組織の透磁率は真空の透磁率μ₀にほぼ等しいので、残りの導電率、誘電率の影響による現象のこと。

電磁気現象

●電磁気現象と生体

①電流による刺激作用

- 電流が流れることによる感覚的な刺激反応のことで、電流の大きさ、流れる時間によって刺激の種類が異なる。また、電流刺激は周波数にも依存し、低い周波数では大きく、高い周波数では小さく作用する。

図1 周波数と電流刺激

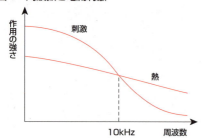

(電気協会: 電磁界の生体効果と計測, コロナ社, 1995. より引用)

人体の電撃反応(表1)

- マクロショック:低周波(1kHz以下)の電流が皮膚から体内に流れることにより起こる反応。
- ミクロショック:心臓内に電極リードやカテーテルにつながれた機器が漏電し、心臓に直接電流が流れ込むことで起こる反応。

②熱作用

電磁エネルギーが吸収されることによる発熱であり、誘電加熱と誘導加熱に分けられる。

表1 人体への電撃反応

電撃の種類	電流値(1秒間通電)	人体の反応
マクロショック	1mA	ビリビリ感じ始める(最小感知電流)
	5mA	手・足に許容しうる最大電流(最大許容電流)
	10〜20mA	手が離せなくなる(離脱限界電流)
	100mA	*心室細動
ミクロショック	100μA	*心室細動

*(50Hzまたは60Hz)

- 誘電加熱:高周波電界によって、誘電体内部に生じた電気双極子を回転して、分子間の摩擦で熱を発生する方法である。周波数が6〜80MHz程度で使用されるものをいい、一般に2枚の板状電極で生体を挟み、この電極間に作られる電界によって加熱が行われる。医療ではハイパーサーミアに使われている。
- 誘導加熱:高周波で変化する磁束が、体(導電体)を透過するときに生じる渦電流によるジュール熱で熱を発生する方法である。比較的低周波(数百kHz〜数MHz程度)で生体に作用する。MRI撮像中のRF磁界による発熱は誘導加温である。

③その他の作用

熱以外の作用(非熱作用)を含んでおり、細胞・分子レベルの研究や動物実験による研究が行われているが、不明な点が多い。

●SAR(比吸収率)

- SAR(Specific Absorption Rate)は単位質量に吸収される単位時間当たりのエネルギーで、単位は[W/kg]である。

$$SAR = \frac{\sigma E^2}{\rho} \, [\text{W/kg}]$$

σ:導電率[S/m]、ρ:密度[kg/m³]、E:電界強度[V/m]

第3章 医用工学
4 電子回路

問間正彦

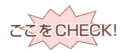

ここをCHECK!

✓ Check4-1 ☞ 半導体とダイオード

- 半導体とは導体と絶縁体の中間の性質をもつものをいい、シリコンやゲルマニウムなどがある。このような半導体はダイオードやトランジスタを作るのに欠かせない。半導体には導体にも絶縁体にもない特有の性質がある。
- 半導体には真性半導体と不純物半導体がある。真性半導体は原子単体でできており、不純物が入っていないが、不純物半導体は特定の少量の不純物が入っている。不純物半導体にはn型半導体とp型半導体がある。n型半導体とp型半導体を接合したものをpn接合ダイオードという。

✓ Check4-2 ☞ トランジスタと特殊半導体素子

- 増幅作用を行う能動素子としてトランジスタがある。トランジスタには2種類あり、電流制御型のバイポーラトランジスタと電圧制御型の電界効果トランジスタ(FET)である。
- 半導体素子には、増幅作用以外にも半導体の性質を利用した多くの種類がある。サイリスタや発光ダイオード(LED)、フォトダイオード、ツェナーダイオード(定電圧ダイオード)、可変容量ダイオードなどの特殊半導体素子がある。

✓ Check4-3 ☞ 波形整形回路とマルチバイブレータ

- パルス波形を扱うとき、理想的な波形に整形したい場合がある。このようなときに、微分回路や積分回路、クリップ回路、リミッタ回路、クランプ回路が使われる。
- パルス発生回路としてトランジスタの飽和と遮断を交替して(スイッチング動作)パルスを発生するマルチバイブレータが使われる。マルチバイブレータには、無安定マルチバイブレータ、単安定マルチバイブレータ、双安定マルチバイブレータがある。

✓ Check4-4 ☞ オペアンプ

- オペアンプ(演算増幅器)は差動入力をもち、増幅度が非常に大きい直流増幅器である。理想増幅器の条件が満たされたとき、各種増幅回路の出力電圧を容易に求めることができる。
- オペアンプに抵抗やコンデンサを接続して負帰還をかけて使うことにより、反転増幅器、非反転増幅器、加算回路、減算回路、微分回路、積分回路、電圧ホロワ、電流-電圧変換器、対数変換器などを構成することができる。

✓ Check4-5 ☞ 論理回路

- ●ディジタル回路は0と1を使って表し，2進数の演算に用いられる。2進数，10進数，16進数といった数の表現は相互に変換可能である。
- ●論理演算を行うためには論理(ブール)代数を使う。ディジタル回路を設計するための論理式を論理(ブール)代数やド・モルガンの定理を使って簡単化することができる。その簡単化した回路を論理素子(OR回路，AND回路，NOT回路，NOR回路，EX-OR回路，EX-NOR回路など)を使い論理回路を設計することができる。

✓ Check4-6 ☞ AD変換，DA変換

- ●電圧や電流の値，温度，流量，変位などのアナログ量の計測値をコンピュータに入力するときAD変換が必要になる。逆に符号や数字の組合せで表わされているようなディジタル量を連続的なアナログ量に変換するときDA変換が必要になる。
- ●コンピュータでは，10進数を2進数に変換し，演算処理を行い，再び10進数に変換して結果を出力する。このとき10進数から2進数への変換をエンコーダ(符号器)で行い，逆に2進数から10進数への変換をデコーダ(復号器)で行う。

MEMO

フォトダイオードと発光ダイオード
フォトダイオードはテレビのリモコンや煙センサなどに広く使われ，pn接合面に光を照射すると光電流が流れ，この電流を測れば光量を検知することができる。医療機器ではX線CT装置の検出器やフラットパネル検出器(FPD)に使われている。発光ダイオードは屋外での画像や文字の表示装置などに使用されている。pn接合半導体に逆方向電圧を加えて動作するのがフォトダイオード，順方向電圧を加えて動作するのが発光ダイオードなので注意しよう。

表1　トランジスタの各接地方式の特徴

種類	エミッタ接地	ベース接地	コレクタ接地
電圧利得	大	大	なし($\fallingdotseq$1)
電流利得	大	なし($\fallingdotseq$1)	大
電力利得	大	中	小
入力インピーダンス	中	小	大
出力インピーダンス	中	大	小
位相	反転	同相	同相

表2　増幅度と利得

増幅度	利得
電圧増幅度　$A_v = \dfrac{出力電圧}{入力電圧} = \dfrac{v_2}{v_1}$	電圧利得　$G_v = 20 \log \dfrac{v_2}{v_1}$ [dB]
電流増幅度　$A_i = \dfrac{出力電流}{入力電流} = \dfrac{i_2}{i_1}$	電流利得　$G_i = 20 \log \dfrac{i_2}{i_1}$ [dB]
電力増幅度　$A_p = \dfrac{出力電力}{入力電力} = \dfrac{p_2}{p_1} = \dfrac{v_2}{v_1} \dfrac{i_2}{i_1}$	電力利得　$G_p = 10 \log \dfrac{p_2}{p_1}$ [dB]

表3　マルチバイブレータの特徴

	無安定マルチバイブレータ	単安定マルチバイブレータ	双安定マルチバイブレータ（フリップフロップ）
結合回路素子	両方ともC	RとC	両方ともR
安定状態数	0	1	2
入力パルス	なし	｜ ｜	｜ ｜ ｜
出力パルス	▮ ▮ ▮	▮ ▮	▮ ▮
動作	外部から入力パルスがなくともONとOFFを繰り返す	外部から入力パルス1個加えるごとに1動作	外部から入力パルス2個加えるごとに1動作
用途	発振器	タイマ回路・遅延回路	分周回路・計数回路・遅延回路

3　医用工学

4-1 半導体とダイオード

用語解説

真性半導体・不純物半導体
純度の高い半導体のことを<u>真性半導体</u>といい，真性半導体の中にほんのわずかな不純物を混入して作った半導体を<u>不純物半導体</u>という。

ダイオード
n型半導体と，p型半導体を接合(<u>pn接合</u>)したもので，整流以外にも利用目的に応じていろいろなものが作られている。

半導体の性質
- 抵抗率が外部の条件(温度，光，材料の純度)により大きく変わる。
- 半導体の性質
  ① 温度の変化によって抵抗率が大きく変化。抵抗は<u>負の温度係数</u>。
  ② 光照射により抵抗率が減少。
  ③ 微量不純物の添加量に，ほぼ比例して抵抗率が減少。
  ④ 磁界によって<u>ホール効果</u>が現れる。
  ⑤ 熱電効果(<u>ゼーベック効果</u>，<u>ペルチェ効果</u>)が現れる。

② 外部エネルギーを受けて，<u>自由電子</u>と<u>正孔</u>が発生し，その数は等しい。
③ 常温では，<u>キャリア</u>(<u>自由電子と正孔</u>)がほとんど存在しないため抵抗率は高い。

不純物半導体
① n型半導体
IV族原子(Si，Ge)の結晶に，V族原子(As，P，Sb)を不純物(<u>ドナー</u>)としてわずかに混入。不純物が多いほど抵抗率低下。
- →<u>ドナー準位</u>の生成
- →<u>多数キャリア</u>(<u>自由電子</u>)，少数キャリア(正孔)

② p型半導体
IV族原子(Si，Ge)の結晶に，Ⅲ族原子(Ga，In，Al，B)を不純物(<u>アクセプタ</u>)としてわずかに混入。
- →<u>アクセプタ準位</u>の生成
- →<u>多数キャリア</u>(<u>正孔</u>)，少数キャリア(自由電子)

図1 温度による抵抗の変化

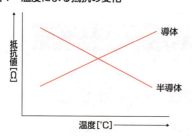

真性半導体・不純物半導体
- 半導体の分類
  半導体 ─ 真性半導体
         └ 不純物半導体 ─ n型半導体
                        └ p型半導体

真性半導体
① シリコン結晶の純度は99.9999999999%(<u>twelve-nine</u>)，ゲルマニウムは99.9999999%(nine-nine)以上と高い純度。

図2 不純物半導体

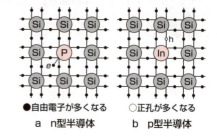

● 自由電子が多くなる　　○ 正孔が多くなる
　a n型半導体　　　　　 b p型半導体

図3 不純物半導体のエネルギー準位図

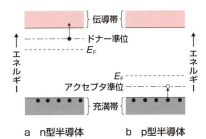

a　n型半導体　　　b　p型半導体

ダイオード
pn接合
- pn接合部ではキャリアの存在しない<u>空乏層</u>が生成→電位差が生じ各領域の多数キャリアは接合面を通過できない。

図4　pn接合のエネルギー準位図

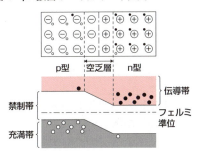

整流用ダイオード
① n型に＋,p型に－の電圧を加えた場合（<u>逆方向電圧</u>）
電位障壁が高く,空乏層が広がり正孔や電子の移動ができない。→電流流れない。

② n型に－,p型に＋の電圧を加えた場合（<u>順方向電圧</u>）
電位障壁が低く,空乏層が狭くなり正孔や電子の移動ができる。→電流流れる。

図5　pn接合の空乏層の電荷分布

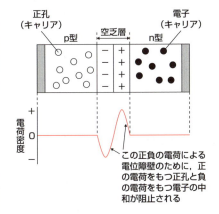

この正負の電荷による電位障壁のために,正の電荷をもつ正孔と負の電荷をもつ電子の中和が阻止される

> **Point**
> ダイオードに順方向電圧を加えると空乏層は狭くなり,また電位障壁は低くなり<u>順方向電流</u>が流れるが,逆方向電圧を加えると空乏層は広くなり,また電位障壁は高くなり<u>逆方向電流</u>がわずかに流れる。さらに逆方向電圧を大きくしていくと,ある大きさから急に大きな電流が流れ始める<u>降伏現象</u>が起こり,そのときの電圧を<u>降伏電圧</u>または<u>ツェナー電圧</u>という。

4-2 トランジスタと特殊半導体素子

用語解説

トランジスタ
n型半導体とp型半導体より構成され，<u>増幅作用</u>や<u>スイッチング作用</u>の働きがある。また，種類として，<u>バイポーラトランジスタ</u>や<u>電界効果トランジスタ</u>（<u>FET</u>）がある。

サイリスタ
トリガーパルスの印加によって，<u>スイッチング動作</u>を行う多層接合型半導体素子のこと。

発光ダイオード（LED）
pn接合に<u>順方向電圧</u>を加えると接合部から光を発生するダイオード。

フォトダイオード
pn接合部付近に光を照射すると<u>電子-正孔対</u>が発生して<u>逆方向電流</u>が流れ，この電流の大きさが光量に比例するダイオード。

ツェナーダイオード
一定の逆方向電圧を加えたとき，急に電流が流れ，このとき両端子間の電圧は増加しないでほぼ一定の電圧になるダイオード。定電圧回路に用いられるため<u>定電圧ダイオード</u>ともいう。

可変容量ダイオード
ダイオードの<u>空乏層</u>はコンデンサのような働きをし，<u>逆方向電圧</u>によって容量が変化するダイオード。

トランジスタ

バイポーラトランジスタ

① pnpまたはnpnの3層構造で，それぞれ<u>pnp型トランジスタ</u>，<u>npn型トランジスタ</u>といい，<u>コレクタ</u>，<u>ベース</u>，<u>エミッタ</u>の3つの電極をもつ。自由電子と正孔の2つのキャリア（<u>バイポーラ</u>）で動作する。

② 小さなベース電流に比例した大きなコレクタ電流が得られる（<u>直流電流増幅率</u> $h_{FE} = I_C/I_B$ が大きい）。→<u>電流制御形素子</u>

③ 増幅作用

ベース接地の電流増幅率：
$\alpha = \Delta I_C / \Delta I_E$
エミッタ接地の電流増幅率：
$\beta = \Delta I_C / \Delta I_B$
$\beta = \dfrac{\alpha}{1-\alpha}$

図1 トランジスタの構造と図記号

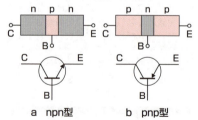

a npn型　　b pnp型

電界効果トランジスタ（FET）

① <u>ドレイン</u>，<u>ゲート</u>，<u>ソース</u>の3つの電極をもつ<u>ユニポーラトランジスタ</u>で，<u>接合型FET</u>と<u>MOS型FET</u>がある。自由電子または正孔のいずれか1つのキャリア（<u>ユニポーラ</u>）で動作する。

② 入力電圧（電界）により<u>チャネル幅</u>を変化させて<u>出力</u>（<u>ドレイン</u>）<u>電流</u>を制御する。

③ <u>チャネル</u>の不純物形により<u>nチャネル型</u>と<u>pチャネル型</u>がある。

④ 接合型FETでは，pn接合の逆方向バイアスにより空乏層が広がることでチャネル幅が狭くなり，ドレイン電流を制御。
　→<u>入力インピーダンスが高い</u>（pn接合の逆方向バイアスのため）
　→静特性は<u>デプレッション型</u>のみ。

⑤ MOS型FETでは，金属（M）-酸化物（O）-半導体（S）の3層構造をもち，空乏層の内部に静電誘導による<u>反転層</u>を形成することによって<u>チャネル</u>ができ，<u>ドレイン電流</u>を制御。
　→<u>入力インピーダンスが非常に高い</u>（静電誘導を利用しているため）

図2　接合型FETの動作と図記号

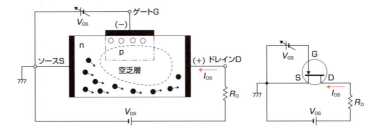

図3　MOS型FETの動作と図記号

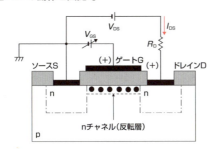

→静特性は<u>エンハンスメント型</u>，<u>デプレッション型</u>，<u>デプレッション-エンハンスメント型</u>がある。

サイリスタ

- <u>SCR</u>（<u>シリコン制御整流素子</u>）はpnpnの<u>4層構造</u>で，3つのpn接合をもつ。<u>ゲート</u>，<u>カソード</u>，<u>アノード</u>の3つの電極をもつ。サイリスタにはSCR以外にも5層構造の<u>トライアック</u>（<u>双方向3端子サイリスタ</u>）, <u>SSS</u>や<u>ダイアック</u>（<u>双方向2端子サイリスタ</u>），SCRを改良した<u>GTO</u>がある。
- 小さなゲート電流で高電圧大電力を制御できる。<u>ターンオン</u>した後は，アノード電流が<u>保持電流</u>以下になるまでは<u>ターンオフ</u>しない。

発光ダイオード(LED)

- <u>GaP</u>, <u>GaAsP</u>などでつくられたpn接合ダイオード。正孔と電子が<u>再結合</u>する際に余分のエネルギーを光として放出する。

フォトダイオード

- pn接合に<u>逆方向電圧</u>を加えると空乏層は広がり，空乏層を含む領域で電子-正孔対が発生する。

ツェナーダイオード

- 一定の逆方向電圧を加えると，急に大きな電流が流れ始めるが，そのときの電圧を<u>ツェナー電圧</u>または<u>降伏電圧</u>という。ツェナーダイオードは<u>定電圧ダイオード</u>とも呼ばれ安定化電源回路などに用いられる。

図4　ツェナーダイオードの静特性

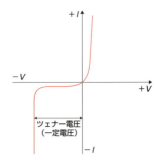

可変容量ダイオード

- 逆方向電圧を印加すると空乏層の幅が広がり，あたかもコンデンサの2枚のプレートの間隔が広がったようになる。コンデンサの静電容量は$C=\varepsilon\dfrac{S}{d}$と表されることからdが大きくなれば，Cは小さくなる。

図5　可変容量ダイオード

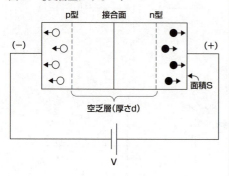

> **Point**
> 半導体には，温度の変化によって抵抗が大きく変わる性質があるが，その性質を利用したものがサーミスタである。温度係数は普通は負である。サイリスタはスイッチ機能を有していることから，X線発生装置の回路の開閉に用いられている。

4-3 波形整形回路とマルチバイブレータ

用語解説

微分回路
入力信号の時間微分を出力する回路のこと。

積分回路
入力信号の時間積分を出力する回路のこと。

クリップ回路
入力信号のあるレベル以上または以下を切り取って波形を出力する回路のこと。

リミッタ回路
2つのクリップ回路を組み合わせて，入力信号の中央部の波形を出力する回路のこと。

クランプ回路
入力信号の波形はそのままに保ちながら，信号の基準レベル（GND）をある一定のレベルに固定して波形を出力する回路のこと。

マルチバイブレータ
方形パルスを発生する回路で，無安定マルチバイブレータ，単安定マルチバイブレータ，双安定マルチバイブレータがある。

微分回路

- CR直列回路のRの両端を出力端子とした回路で，CRの充放電特性を利用して微分波形を取り出す。
- 出力波形は入力波形の振幅や時定数などで変わってくる。CRがパルス幅に比べて小さな値でなければ微分波形にはならない。

$$V_o = CR\frac{dV_i}{dt}$$

- ハイパス（高域通過）フィルタの特性を示す。

図1 微分回路

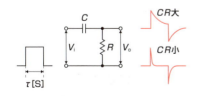

積分回路

- CR直列回路のCの両端を出力端子とした回路で，CRの充放電特性を利用して積分波形を取り出す。
- 出力波形は入力波形の振幅や時定数などで変わってくる。CRがパルス幅に比べて大きな値でなければ積分波形にはならない。

$$V_o = \frac{1}{CR}\int V_i dt$$

- ローパス（低域通過）フィルタの特性を示す。

図2 積分回路

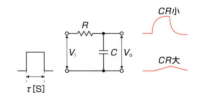

クリップ回路

- クリップ回路はダイオードと基準電圧を発生する直流電源の両端を出力端子とした回路で以下の2種類があるが，互いにダイオードとバイアスの方向を逆にしたものである。

①ピーククリップ回路：入力波形の山の方を切り取る。

②ベースクリップ回路：入力波形の谷の方を切り取る。

図3 クリップ回路とリミッタ回路

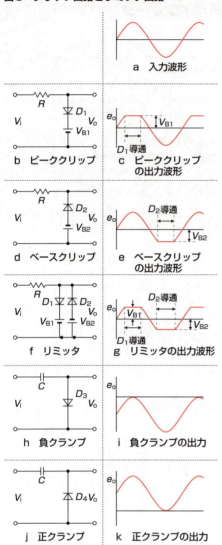

リミッタ回路
- リミッタ回路はピーククリップ回路とベースクリップ回路を組み合わせたもので，スライス回路とも呼ばれる。

クランプ回路
- コンデンサとダイオードから構成され，ダイオードの両端を出力端子とした回路である。負クランプの場合，正の最大値だけ0Vの位置を下げ，正クランプの場合，負の最大値だけ0Vの位置を上げる。

マルチバイブレータ
- **無安定マルチバイブレータ**
  外部から入力パルスがなくてもオンとオフを繰り返す。発振周期Tは，$T ≒ 1.4CR$となる。
  →発振器
- **単安定マルチバイブレータ**
  外部から入力パルスを1個加えるごとに1動作し，再び安定状態に戻る。
  →タイマ回路
- **双安定マルチバイブレータ（フリップ・フロップ回路）**
  外部から入力パルスを加えると1つの安定点から他の安定点に移り，2個のトリガにより1周期を完了する。
  →分周回路，計数回路，記憶回路

> **Point**
> 双安定マルチバイブレータは出力が2つの異なった安定状態をもち，シーソーの動作と類似していることから「フリップ・フロップ回路」とも呼ばれる。この回路は計数回路や記憶回路として使われるので重要である。

4-4 オペアンプ

用語解説

反転増幅器
入力電圧の極性が反対となり，増幅して出力される増幅器のこと。

非反転増幅器
入力電圧の極性は同じで，増幅して出力される増幅器のこと。

加算回路
入力電圧にある定数を乗じたものの和が出力される増幅器のこと。

減算回路
入力電圧の差にある定数を乗じたものが出力される増幅器のこと。

微分回路
入力電圧を時間微分した値に比例した電圧が出力される増幅器のこと。

積分回路
入力電圧を時間積分した値に比例した電圧が出力される増幅器のこと。

電圧ホロワ
出力電圧と入力電圧は全く同じ（出力電圧が入力電圧をフォローする）で，インピーダンス変換回路として使われる。

電流-電圧変換器
入力電流に比例した電圧が出力される増幅器のこと。

対数変換器
入力電圧の対数に比例した電圧が出力される増幅器のこと。

理想増幅器の条件
●実際に増幅器を扱うとき，理想増幅器の条件が満たされていると考えるとオペアンプの回路の取扱が理解しやすくなる。
- 理想増幅器の条件
  ① 電圧利得（差動利得）は無限大
  ② 入力インピーダンスが無限大
  ③ 出力インピーダンスが零
  ④ スルーレートが無限大
  ⑤ 周波数帯域幅が広い
  特に，上記①〜③により，負帰還をかけて増幅器を使った場合，仮想短絡という概念が使える。仮想短絡とは，プラス入力とマイナス入力の電圧は等しく，両入力に電流は流れないということ。

反転増幅器
- 出力電圧： $V_O = -\dfrac{R_f}{R_i} V_i$

図2　反転増幅器

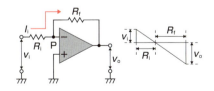

非反転増幅器
- 出力電圧： $V_O = \left(1 + \dfrac{R_f}{R_i}\right) V_i$

（利得は1より大）

図1　理想的なオペアンプと基本動作

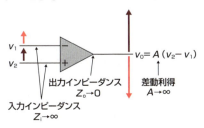

$v_O = A(v_2 - v_1)$
出力インピーダンス $Z_o \to 0$
差動利得 $A \to \infty$
入力インピーダンス $Z_i \to \infty$

図3 非反転増幅器

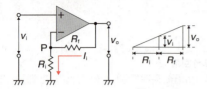

加算回路

- 出力電圧： $V_O = -\left(\dfrac{R_f}{R_{i1}}V_1 + \dfrac{R_f}{R_{i2}}V_2\right)$

（各入力ごとの反転増幅の出力電圧を加算したもの）

$R_f = R_{i1} = R_{i2}$ のとき $V_O = -(V_1 + V_2)$

図4 加算回路

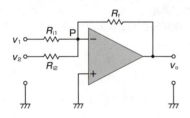

減算回路

- 出力電圧： $V_O = -\dfrac{R_f}{R_i}(V_1 - V_2)$

（マイナス入力の反転増幅の出力電圧からプラス入力の反転増幅の出力電圧を減算したもの）

$R_f = R_{i1} = R_{i2}$ のとき $V_O = -(V_1 - V_2)$

図5 減算回路

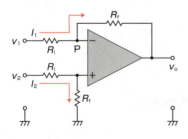

微分回路

- 出力電圧： $V_O = -C_i R_f \dfrac{dV_i}{dt}$

（CとRを使用した回路で，負帰還は抵抗）

図6 微分回路

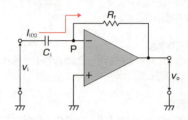

積分回路

- 出力電圧： $V_O = -\dfrac{1}{C_f R_i}\int V_i dt$

（CとRを使用した回路で，負帰還はコンデンサ）

図7 積分回路

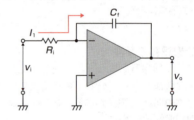

電圧ホロワ

- 出力電圧： $V_O = V_i$

（マイナス入力と出力端子は直接接続されており，完全な負帰還がかかっている）
- 入出力電圧は全く同じで，<u>高入力インピーダンス</u>，<u>低出力インピーダンス</u>，<u>電圧利得が1</u>の増幅器。

図8 電圧ホロワ

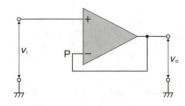

電流-電圧変換器

- 出力電圧： $V_O = -R_f I_i$

（負帰還は抵抗）

図9 電流-電圧変換器

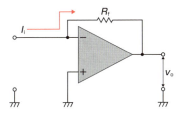

対数変換器

- 出力電圧： $V_O \propto -\log V_i$

（負帰還はダイオード）

図10 対数変換器

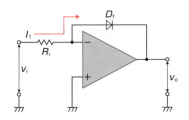

> **Point**
>
> オペアンプは非常に高い増幅度をもっているので，そのまま開ループで用いることはなく閉ループで用いる。負帰還をかけて使うことにより，演算可能な増幅器となる。仮想短絡と仮想接地（プラス入力が接地されていれば，マイナス入力も接地していることになる）は大変重要な概念なので必ず理解しよう。

4-5 論理回路

用語解説

数の表現
ある進数での表現を別の進数での表現に直すこと。10進数を2進数や16進数に変換することを基数変換という。

論理(ブール)代数
0または1という値だけをとる論理変数を対象とする代数のこと。

論理回路
論理演算を行うためのディジタル回路のこと。

カルノー図
カルノー図は論理式を視覚的に表現する方法で，論理式の簡単化に用いられる。

数の表現

- 10進数→2進数：10進数を2で割りつづけ，割れなくなったら余りを下から並べる。
- 2進数→10進数：各桁のディジットに重みをかけ，総和を求める。
- 2進数→16進数：2進数を下位から4桁ごとに16進数に変換して並べる。
- 16進数→2進数：16進数の各桁を2進数に変換して並べる。

論理(ブール)代数

- 論理代数の演算

①論理積(AND)：$A \cdot B$「AかつB」
②論理和(OR)：$A+B$「AまたはB」
③論理否定(NOT)：$\bar{A}$「Aでない」

- 論理代数の公式

①復帰則：$\bar{\bar{A}} = A$
②べき等則：$A \cdot A = A \quad A + A = A$
③結合則：$(A+B)+C = A+(B+C)$
$(A \cdot B) \cdot C = A \cdot (B \cdot C)$
④分配則：$A \cdot (B+C) = (A \cdot B) + (A \cdot C)$
$A + (B \cdot C) = (A+B) \cdot (A+C)$
⑤吸収則：$A \cdot (A+B) = A$
$A + (A \cdot B) = A$
⑥相補則：$A + \bar{A} = 1$
$\bar{A} \cdot A = 0$
⑦ド・モルガン則：$\overline{A+B} = \bar{A} \cdot \bar{B}$
$\overline{A \cdot B} = \bar{A} + \bar{B}$

論理素子

図1　論理素子の記号と真理値表(1)

否定(NOT)：論理式 $Y = \bar{A}$

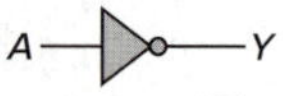

真理値表

A	Y
0	1
1	0

論理和(OR)：論理式 $Y = A + B$

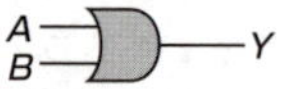

真理値表

A	B	Y
0	0	0
0	1	1
1	0	1
1	1	1

論理積(AND)：論理式 $Y = A \cdot B$

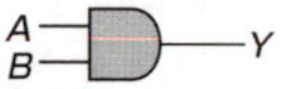

真理値表

A	B	Y
0	0	0
0	1	0
1	0	0
1	1	1

図2　論理素子の記号と真理値表(2)

論理和の否定(NOR) NOT-OR：論理式 $Y = \overline{A+B}$

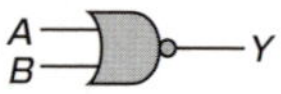

真理値表

A	B	Y
0	0	1
0	1	0
1	0	0
1	1	0

論理積の否定(NAND) NOT-AND：論理式 $Y = \overline{A \cdot B}$

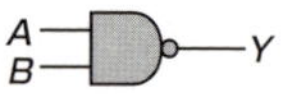

真理値表

A	B	Y
0	0	1
0	1	1
1	0	1
1	1	0

排他的論理和(XOR) Exclusive OR：論理式 $Y = A \oplus B$

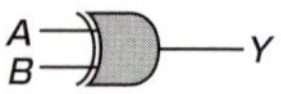

真理値表

A	B	Y
0	0	0
0	1	1
1	0	1
1	1	0

カルノー図

図3 カルノー図（3変数の例）

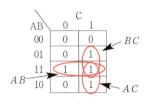

① 真理値表や論理式からカルノー図の領域に1を書き込む。
② 縦か横に隣接する1の書き込まれた部分をループで囲み，ループの中で変数が変わっていればその変数を除く。
③ 上の例の場合，$F = AB + BC + AC$ と簡単になる。

論理回路の考え方

●①問題 ⇒ ②真理値表 ⇒ ③論理式 ⇒ ④簡単化 ⇒ ⑤論理回路
どの段階からでも論理回路を構成できるようにする必要がある。また，逆に論理回路から論理式や真理値表を求めることができるようにする必要がある。

【例】
①問題：多数決を行う回路
②真理値表：

A	B	C	F	
0	0	0	0	
0	0	1	0	
0	1	0	0	
0	1	1	1	→ $\bar{A}\cdot B\cdot C$
1	0	0	0	
1	0	1	1	→ $A\cdot \bar{B}\cdot C$
1	1	0	1	→ $A\cdot B\cdot \bar{C}$
1	1	1	1	→ $A\cdot B\cdot C$

③論理式
真理値表の $F=1$ のところの論理式をすべて加える。

$$F = \bar{A}\cdot B\cdot C + A\cdot \bar{B}\cdot C + A\cdot B\cdot \bar{C} + A\cdot B\cdot C$$

④簡単化
論理代数の公式やカルノー図を用いて簡単化する。

$$F = A\cdot B + A\cdot C + B\cdot C$$

⑤論理回路
簡単化した論理式を論理素子で構成する。

図4 多数決を行う論理回路

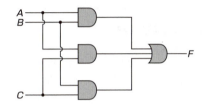

Point

論理回路，論理式，真理値表，カルノー図の相互の関連を理解する必要がある。論理回路は，組合せ回路や順序回路といったものでコンピュータの演算回路や記憶回路を構成している。

4-6 AD変換, DA変換

用語解説

AD変換, DA変換
アナログ値をディジタル値に変換するのがAD変換，ディジタル値をアナログ値に変換するのがDA変換．

エンコーダ, デコーダ
エンコーダとは符号器ともいい，ディジタルデータを一定の規則に従って，目的に応じた符号に変換すること．デコーダとは復号器ともいい，エンコードした情報を元に戻すこと．

AD変換, DA変換

●AD変換器
- AD変換器の例として，2重積分形AD変換器について説明する．2重積分形AD変換器は積分回路（ミラー回路）とカウンタを使うのが特徴である．積分回路によって入力電圧に比例した出力電圧波形を作り，この波形を利用してゲートに加えるパルスを作る．このパルスの加わっている時間を基準クロックでカウントすることによりディジタルに変換できる．変換に時間がかかるのが短所であるが，簡単な構成で比較的に精度が高いので，低速用AD変換器として用いられる．

- ほかに，中高速用として用いられる逐次比較形や，非常に高速な変換が可能である並列比較形がある．

●DA変換器
- DA変換器の例として，3ビットのはしご型DA変換器について説明する．3ビットの入力のディジタル信号に応じた大きさの出力電流が流れることにより，ディジタル信号をアナログ信号に変換することができる．Rと2Rの2種類の抵抗で，はしごのように回路を構成でき，そのときの出力電流はこの抵抗比によって決まる．

図1　2重積分形AD変換器

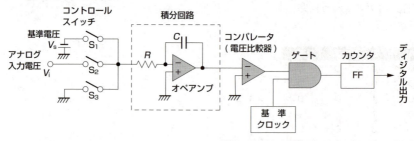

（福田 務: 絵とき電子回路, オーム社, 1992. より引用）

図2　はしご形DA変換器
　　　（3ビット）

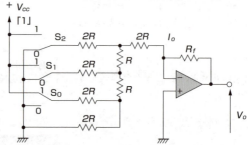

（堀 桂太郎: ディジタル電子回路の基礎, 東京電機大学出版局, 2003. より引用）

エンコーダ,デコーダ

●エンコーダ
- エンコーダの論理回路は出力が1のときに対応する入力をOR回路の入力ピンに接続する。

●デコーダ
- デコーダの論理回路は出力が1のときに対応する入力をAND回路の入力ピンに接続する。

図3 10進数→2進数のエンコーダ

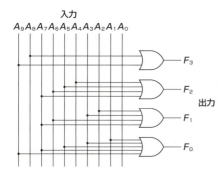

(堀 桂太郎:ディジタル電子回路の基礎,東京電機大学出版局,2003.より引用)

表1 エンコーダの真理値表

A_0	A_1	A_2	A_3	A_4	A_5	A_6	A_7	A_8	A_9	F_3	F_2	F_1	F_0
1	0	0	0	0	0	0	0	0	0	0	0	0	0
0	1	0	0	0	0	0	0	0	0	0	0	0	1
0	0	1	0	0	0	0	0	0	0	0	0	1	0
0	0	0	1	0	0	0	0	0	0	0	0	1	1
0	0	0	0	1	0	0	0	0	0	0	1	0	0
0	0	0	0	0	1	0	0	0	0	0	1	0	1
0	0	0	0	0	0	1	0	0	0	0	1	1	0
0	0	0	0	0	0	0	1	0	0	0	1	1	1
0	0	0	0	0	0	0	0	1	0	1	0	0	0
0	0	0	0	0	0	0	0	0	1	1	0	0	1

図4 2進数→10進数のデコーダ

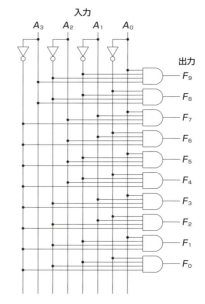

(堀 桂太郎:ディジタル電子回路の基礎,東京電機大学出版局,2003.より引用)

表2 デコーダの真理値表

A_0	A_1	A_2	A_3	F_9	F_8	F_7	F_6	F_5	F_4	F_3	F_2	F_1	F_0
0	0	0	0	0	0	0	0	0	0	0	0	0	1
1	0	0	0	0	0	0	0	0	0	0	0	1	0
0	1	0	0	0	0	0	0	0	0	0	1	0	0
1	1	0	0	0	0	0	0	0	0	1	0	0	0
0	0	1	0	0	0	0	0	0	1	0	0	0	0
1	0	1	0	0	0	0	0	1	0	0	0	0	0
0	1	1	0	0	0	0	1	0	0	0	0	0	0
1	1	1	0	0	0	1	0	0	0	0	0	0	0
0	0	0	1	0	1	0	0	0	0	0	0	0	0
1	0	0	1	1	0	0	0	0	0	0	0	0	0

第4章　放射化学

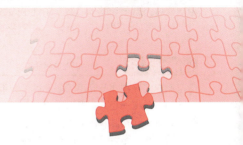

第4章 放射化学
1 放射性核種の性質および生成

久保直樹

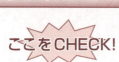

✓ Check 1-1　☞ 元素と核種

- 物質の性質や反応を研究する際，構成要素に着目し分類するといろいろな法則がみえてくる。そのために「元素」という概念がある。元素の化学的性質は原子核のまわりの電子に依存する。この電子の数は原子核の陽子数と同じである（原子全体は電気的に中性になる）。原子番号はこの陽子数と等しい。
- 元素を原子番号順に並べると化学的性質・物理的性質が周期的に変わる。これは電子配列が周期的に変わるからである。この法則を「周期律」といい，元素をこれに沿って並べたものが「周期表」である。
- 核種は，原子を陽子の数，中性子の数，および原子核のエネルギー準位で区別する。同位体，同中性子体，同重体，核異性体などがある。

✓ Check 1-2　☞ 放射能と放射性核種

- 自然界に存在する元素の多くは，数種類の同位体が混合している。それらの同位体の存在割合をパーセント表示したものが同位体存在比である。
- その昔，元素は永遠に不変であると考えられていた。しかし実際は，時間が経過すると元素が違う元素になることもある。放射性核種の場合である。
- 自然界が作り出した放射性核種は「天然放射性核種」と呼ばれる。一方，粒子加速器や原子炉を利用して核種変換することでできた放射性核種は「人工放射性核種」と呼ばれる。

✓ Check 1-3　☞ 半減期

- 放射性核種は時間とともに崩壊し，違う核種に変化する。最初存在した核種の個数が，崩壊することで半分の個数になる時間を「半減期（特に物理的半減期）」と呼ぶ。
- 生体を構成している原子は絶えず置き換わっている。ここで放射性核種が生体に摂取された場合を考える。摂取された核種は時間とともに排出される。これに着目したものが「生物学的半減期」である。摂取された放射性核種は排出されることで体内から消失するし，また，核種自体の崩壊によっても体内から消失する。これら2つを合わせた効果を表すのが「有効半減期」である。

✓ Check 1-4　☞ 過渡平衡と永続平衡

- 放射性核種を含む試料は時間とともに放射能が減少するのが普通である。しかし，時間とともに放射能が増加する現象もある。これは親核種から放射性の子孫核種(娘核種)が生成され，その半減期が親核種より短い場合である。
- 放射能がいったん増加して，その後は次第に減少し親核種と子孫核種(娘核種)の量の比率が一定になった場合が「過渡平衡」である。
- 放射能が増加し，もとの放射能の2倍で平衡状態になり，親核種の壊変による増加と子孫核種(娘核種)自身の壊変による減少がつり合って，子孫核種の量が変化しない状態になるのが「永続平衡」である。
- これら2つが「放射平衡」と呼ばれる。

✓ Check 1-5　☞ 放射性核種の生成

- 核反応によって放射性核種を製造することができる。これにより核種の研究や他分野の科学へ応用することが可能となる。中性子核反応を利用したのが「原子炉の中性子照射による生成核種」である。荷電粒子による核反応を利用したのが「サイクロトロン生成核種」である。

✓ Check 1-6　☞ ジェネレータ

- 核種の入手方法にジェネレータの使用がある。ジェネレータは放射平衡を利用している。子孫核種(娘核種)は短半減期だが，親核種は長半減期なのでジェネレータから長期間にわたって子孫核種を入手できる。ジェネレータから子孫核種を分離することを「ミルキング」という。ジェネレータからは何度もミルキングすることができる。

図1　トリチウム

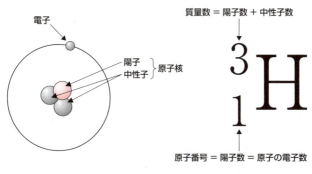

a　原子モデル　　　　　b　記号表示

表1　元素の周期表
巻末見返し参照

MEMO

- ある核種がα壊変すると，原子番号が2つ小さい元素へと変わる。質量数は4減る。
- ある核種がβ⁻壊変すると，原子番号が1つ大きい元素へと変わる。質量数は変わらない。
- ある核種がβ⁺壊変すると，原子番号が1つ小さい元素へと変わる。質量数は変わらない。
- 軌道電子捕獲(EC)では原子番号が1つ小さい元素へと変わる。質量数は変わらない。
- 核異性体転移(IT)では原子番号と質量数がともに不変で，元素としては変化せず，γ線（あるいは原子の電子軌道から内部転換電子）が放射される。
- 重い原子核が割れて2つの原子核になる現象を「核分裂」と呼ぶ。これには原子核に中性子や陽子などの入射粒子によって起こる誘導核分裂と，原子核の自らの崩壊によって起こる自発核分裂がある。
- ^{235}Uの核分裂では，質量数95前後（例^{90}Sr）と質量数138前後（例^{137}Cs）の核分裂生成物がよくできる（高収率に生成される）。しかし^{90}Srや^{137}Cs以外にも非常に多種の核分裂生成物が発生する。このようなことからも（短半減期の核分裂生成物を除いても）元より10^8倍を超える非常に高い放射能となる。
- ^{90}Srは核分裂生成物である。
- ^{129}Iは核分裂生成物である。
- ^{131}Iは核分裂生成物である。
- ^{133}Xeは核分裂生成物である。
- ^{137}Csは核分裂生成物である。
- ^{144}Ceは核分裂生成物である。
- ウランは化学的毒性も持つ。

Point

- 放射化学の実験操作に当たって，あらかじめcold runで問題点（無駄な被ばくをする行程がある，周囲を汚染させてしまう可能性があるなど）を調べておかなければならない。そして汚染事故や被ばく事故を起こさないように注意しなければならない。
- 実験に際してはゴム手袋に破損がないことを確認し着用する。短半減期核種であろうとも着用しなければならない。このように放射性同位元素が皮膚に付かないよう細心の注意を払わなければならない。
- 密封されていない放射性同位元素の使用は原則，フード（ヒュームフード，ガラス扉が付いた箱状のなかに実験するスペースがある局所排気装置）あるいはグローブボックス（密閉された容器と一体化した手袋を使用して，その容器内で作業を行うようにした器具）で行う。実験台で使用するのは空気を汚染することがなく，やむを得ない場合のみとする。
- 実験台に敷くビニールろ紙・ポリエチレンろ紙は，ろ紙面を上にする。これによってこぼした溶液を吸収させ，汚染の拡散を防ぐ。一方，裏面のビニールによって実験台へは浸透させない。
- 口で直接ピペット（少量の液体を正確に分注するガラス器具）を吸うことによっての内部被ばくを引き起こさないために，安全ピペッタやマイクロピペットを使用する。
- Hot run（ホットラン）：放射性同位元素を使用した本来の実験。
- Cold run（コールドラン）：ホットランの前に行い，実験手順はまったく同じであるが放射性同位元素を使用しないで行う模擬実験。

1-1 元素と核種

用語解説

元素
化学物質としてそれ以上分けられない物質をつくっている構成要素。

質量数
原子核の核子の数，すなわち陽子数と中性子数の和。

同位体
同じ元素のなかで質量数によって区別された核種。

同中性子体
質量数は異なるが中性子数が同じ核種。

同重体
質量数は等しいが，原子番号が異なる核種。

核異性体
原子番号も質量数も等しいが，原子核のエネルギー状態だけが異なる核種。

元素
- 元素の性質は特に最外殻電子（価電子）に大きく影響される。

同位体
- 【例】^1H と ^2H と ^3H
- 「同位元素」ともいう。
- 同じ元素どうしなので原子番号・陽子数は等しい。
- 同位体どうし化学的性質はほぼ同じ。
- 質量数が違うのは中性子の数が違うからである。
- 放射線を放出して崩壊するものを「放射性同位体」，そうでないものを「安定同位体」と呼ぶ。
- 元素には安定同位体の存在しないもの，つまり，すべてが放射性同位体のものがある。
- 炭素では ^{12}C と ^{13}C と ^{14}C が天然に存在するが，^{12}C と ^{13}C は安定同位体であり，^{14}C は放射性同位体である。
- ^{11}C は人工放射性核種でポジトロン放出核種でありPETに使用される。
- ^{127}I は安定同位体である。
- ^{123}I はSPECT，^{125}I はラジオイムノアッセイ，^{131}I は内用療法に用いられる。
- ^{129}I は β^- 壊変し非常に長い半減期であり，特に甲状腺へ集積する。
- ^{131}I は β^- 壊変し半減期約8日であり特に甲状腺へ集積する。

同中性子体
- 元素としては異なる。
- 【例】^{12}C と ^{13}N

同重体
- 【例】^{99}Mo と ^{99}Tc

核異性体
- 原子核のエネルギーは放出されるので放射性核種である。
- 質量数は変化しない。原子番号も変化しない。
- 「準安定状態（metastable state）」とも呼ばれ，元素記号の質量数のあとにmをつける。
- 【例】^{99m}Tc

1-2 放射能と放射性核種

用語解説

放射能
放射線を出す能力。

放射性核種
放射能をもつ核種のこと。

天然放射性核種
自然界がつくり出した放射性核種のこと。

系列壊変
核種が壊変して別の核種に変化し，それが壊変してまた別の核種に変化することを次々にくり返す壊変のこと。

人工放射性核種
粒子加速器や原子炉を利用して核種変換すること（p.129「核反応」参照）でできた放射性核種のこと。

放射能

- 放射能の強さは1秒間に原子核が崩壊する数で表され「ベクレル（記号Bq）」という単位を使う。

図1　放射能について

$$A = \lambda N$$

- 放射能は，崩壊定数 λ に原子数 N をかけたものになる。
- 原子数が多ければ，放射能は高い。

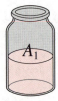
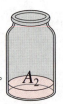

両方とも同種の放射性溶液の場合。

このバイアルにある溶液の放射能は高い。

このバイアルにある溶液の放射能は低い。

放射性核種

- 放射線を放出した結果，別の核種に変わる。
- 体内に取り込まれたトリチウム（^{3}H）によって細胞の高分子が構成されると，トリチウムが壊変してヘリウムとなることで高分子結合を担えなくなり，細胞傷害や遺伝子損傷を起こす。
- ^{90}Sr の元素名はストロンチウム。
- ^{90}Y の元素名はイットリウム。
- ^{109}Pd の元素名はパラジウム。
- ^{111}In の元素名はインジウム。
- ^{140}La の元素名はランタン。
- ^{144}Ce の元素名はセリウム。
- ^{222}Rn の元素名はラドン。
- ^{226}Ra の元素名はラジウム。
- ^{239}Pu の元素名はプルトニウム。

ポジトロン放出核種

- β^+ 壊変をする核種。
- 【例】^{11}C，^{13}N，^{15}O，^{18}F，^{68}Ga
- 放出されたポジトロンは電子対消滅し511 keVの消滅放射線を発生する。この511 keVというエネルギーは，他の核医学で使用されるシングルフォトン放出核種のγ線エネルギーと比較して，かなり高い。

1-3 半減期

用語解説

半減期
最初存在した放射性核種の個数が崩壊することで半分の個数になる時間，つまり放射能が半分になる時間。

壊変定数
核種が微小時間内に壊変する確率を表したもの。

子孫核種（娘核種）
放射性核種が崩壊することによって新しく生成された核種のこと。

親核種
放射性核種が崩壊して子孫核種に変換するとき，そのもとの放射性核種のこと。

分岐壊変
1つの親核種から直接できる子孫核種が2種類以上の壊変のこと。

生物学的半減期
生体から排出されることで，体内に最初存在した核種の個数が半分になる時間。

有効半減期
物理的半減期（物理学的半減期）と生物学的半減期両方を加味して得られた半減期のこと。

半減期

- 核種ごとに常に一定。
- 通常，半減期とは物理的半減期（物理学的半減期）のことをさす。
- ^{133}Xe は約5日。
- ^{131}I は約8日。
- ^{3}H は約12年。
- ^{90}Sr は約29年。
- ^{137}Cs は約30年。
- 半減期を T，経過時間を t，t が0のときの放射能を A_0 とすると，放射能 A は，

$$A = A_0 \left(\frac{1}{2}\right)^{\frac{t}{T}}$$

となる。

図1 半減期（放射能が半分になる時間）

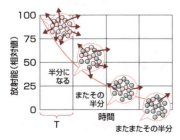

- 核種A（半減期：3時間）と核種B（半減期：4時間）の放射能が等しいときAの放射能がBの放射能の0.5倍になる経過時間 t は，0.5倍は1/2と表されるので，

$$A_0\left(\frac{1}{2}\right)^{\frac{t}{3}} = \frac{1}{2} A_0\left(\frac{1}{2}\right)^{\frac{t}{4}}$$

$$\left(\frac{1}{2}\right)^{\frac{t}{3}} = \frac{1}{2}\left(\frac{1}{2}\right)^{\frac{t}{4}}$$

$$\left(\frac{1}{2}\right)^{\frac{t}{3}} = \left(\frac{1}{2}\right)^{1+\frac{t}{4}}$$

左辺と右辺は等しいので指数部は等しいということであり，

$$\frac{t}{3} = 1 + \frac{t}{4}$$

$$\frac{t}{3} - \frac{t}{4} = 1$$

$$\frac{4t}{12} - \frac{3t}{12} = 1$$

$$\frac{1}{12}t = 1$$

$$t = 12$$

つまり12時間後であることがわかる。

- 核種A（半減期：3時間）と核種B（半減期：4時間）の放射能が等しいときAの放射能がBの放射能の0.5倍になるのはグラフをプロットすると12時間後であることがわかる。

図2　核種A（半減期：3時間）と核種B（半減期：4時間）の放射能の経時変化をプロットしたグラフ

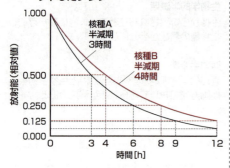

壊変定数

- 核種ごとに常に一定。
- 壊変定数をλ，半減期をTとすると，

$$\lambda = \frac{0.693}{T}$$

の関係がある。

有効半減期（実効半減期）

- 放射性核種の物理学的半減期をT_P，生物学的半減期をT_bとすると，有効半減期T_{eff}は，

$$\frac{1}{T_{\text{eff}}} = \frac{1}{T_P} + \frac{1}{T_b}$$

となる。
このことから

$$T_{\text{eff}} = \frac{T_b \cdot T_P}{(T_b + T_P)}$$

である。

- 物理学的半減期が6時間であり有効半減期が2.4時間であったならば，生物学的半減期は，

$$\frac{1}{2.4} = \frac{1}{T_b} + \frac{1}{6}$$

$$\frac{1}{T_b} = \frac{1}{2.4} - \frac{1}{6}$$

$$\frac{1}{T_b} = \frac{10}{24} - \frac{4}{24}$$

$$\frac{1}{T_b} = \frac{6}{24}$$

$$T_b = \frac{24}{6} = 4$$

と4時間となる。

Point

被ばくは，がんおよび非がんの放射線障害（心臓・脳血管系・水晶体などにかかわる疾病）を引き起こす。内部被ばくは，生体内に取り込まれた放射性物質によって起こる。そしてその程度は有効半減期に依存する。ゆえに有効半減期を計算することは，被ばく管理においても重要である。

1-4 過渡平衡と永続平衡

用語解説

放射平衡
親核種および放射性子孫核種の放射能(あるいは原子数)の比率が一定になっている状態のこと。

過渡平衡
放射平衡に達したうち、親核種の半減期で放射能が減衰するもの。

永続平衡
親核種の半減期が非常に長く、親核種の壊変による増加と子孫核種自身の壊変による減少がつり合って、子孫核種(娘核種)の量は変化しない放射平衡。

過渡平衡

- 親核種と子孫核種(娘核種)の壊変定数がλ_1とλ_2のとき、$\lambda_1 < \lambda_2$の条件で十分時間が経過すると成立する。

図1 過渡平衡

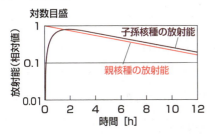

- 過渡平衡のときは、親核種(壊変定数λ_1、原子数N_1)と子孫核種(壊変定数λ_2、原子数N_2)の原子数は、

$$N_2 = \frac{\lambda_1}{\lambda_2 - \lambda_1} N_1$$

である。

永続平衡

- 永続平衡は$\lambda_1 \ll \lambda_2$のとき成立する。
- ^{90}Srはβ^-壊変し、放射性の子孫核種^{90}Yへと崩壊する。^{90}Srはアルカリ土類金属でありカルシウムと同様に骨皮質ミネラルに選択的に集積する(bone seeker, 骨親和性元素)。そのため生物学的半減期は50年ほどと非常に長い。一方、子孫核種^{90}Yは^{90}Srから絶えず生成され、骨のほかに肝臓、腎臓、肺などにも集積しβ^-壊変する。
- ^{137}Csはβ^-壊変し、放射性の子孫核種^{137m}Baへと崩壊する。^{137}Csは筋肉などに集積するので全身へ分布し心筋は高集積部位となる。また卵巣(生殖腺)、肝臓、甲状腺へも高い集積を示す。一方、子孫核種^{137m}Baは^{137}Csから絶えず生成され、アルカリ土類金属として体内に集積し核異性体転移でγ線を放出する。

図2 永続平衡

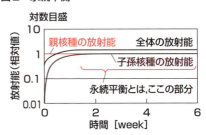

4 放射化学

Point

永続平衡における親核種と子孫核種の原子数

親核種（壊変定数 λ_1，原子数 N_1）と子孫核種（壊変定数 λ_2，原子数 N_2）が永続平衡にあるとき，$\lambda_1 N_1 = \lambda_2 N_2$ と同じ放射能になっている。$\lambda_1 \ll \lambda_2$ で $\lambda_1 N_1 = \lambda_2 N_2$ が成立するためには $N_1 \gg N_2$ でなければならない。つまり半減期の長い親核種は膨大な原子数をもっている。親核種が無尽蔵にあるようなものである。そして長きに渡って放射線を放出し続ける。半減期の短い子孫核種の原子数は少しだけである。そして常に親核種から供給されている。

図3　永続平衡における親核種と子孫核種（娘核種）の原子数の関係

親　　　　　　　　　　　　　　「同じ放射能」であった場合
　　　半減期の長いほうが，膨大な原子数を　子孫　半減期の短いほうは，
　　　もっている。そして長きに渡って放射線　　　原子数は少しだけである。
　　　を放出し続ける。

図4　放射平衡が成立する壊変系列

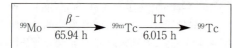

a　過渡平衡の例

b　永続平衡の例1

c　永続平衡の例2

d　永続平衡の例3

1-5 放射性核種の生成

用語解説

核反応
入射粒子が標的核と衝突して起こる反応のこと。

原子炉の中性子照射による生成核種
原子炉を中性子源とした核反応から生成される人工放射性核種のこと。

サイクロトロン生成核種
サイクロトロンを使用して陽子や重陽子を加速し標的に照射して生成される人工放射性核種のこと。

放射化
非放射性であった原子が，放射線によって放射性核種になること。

核反応

- 放射化学では通常，核変換のことをさす。つまり標的核と，反応後の核(生成核，残留核)の種類が異なる。
- 放出粒子，γ線が放出されることがある。
- 【例】^{18}O(p, n)反応で^{18}Fが得られる。pが入射しnが放出するので標的核と生成核の質量数は変化しない。またpにより電荷が＋1入射し，nが放出するので電荷は1増える。そのため原子番号は1増えOからFとなる。
- 【例】^{32}S(n, p)反応で^{32}Pが得られる。nが入射しpが放出するので標的核と生成核の質量数は変化しない。またnの入射でpが放出するので電荷は1減る。そのため原子番号は1減りSからPとなる。

図1 核反応のモデル

核反応の前後は次のように書き表す。
  $X + x \rightarrow Y + y$
または
  $X(x, y)Y$

赤い枠内は，電荷と質量数が同じになる。

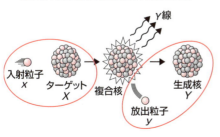

図2 粒子がもつ電荷と質量数の例

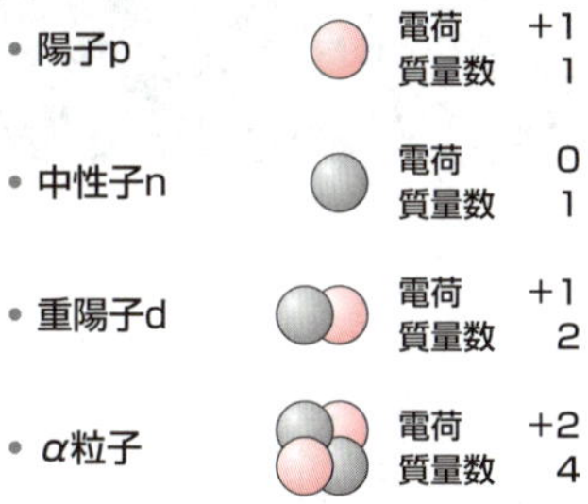

- 陽子p 電荷 +1 質量数 1
- 中性子n 電荷 0 質量数 1
- 重陽子d 電荷 +1 質量数 2
- α粒子 電荷 +2 質量数 4

原子炉の中性子照射による生成核種

- 【例】^{32}P，^{51}Cr，^{59}Fe，^{60}Co，^{89}Sr，^{131}I
- 原子炉では核分裂によって中性子が発生している。
- 原子炉からの中性子照射によって生成される。

原子炉で製造される核分裂生成核種

- 核分裂生成物から分離・精製される。
- 【例】^{99}Mo：^{235}U(n, f)　このfはfission(分裂)を表す。
- 【例】^{133}Xe：^{235}U(n, f)　^{133}Xeはβ^-壊変する。^{133}Xeは希ガスであり，^{133}Xeを含んだ空気を吸入すると肺より血中へ移行する。そして各組織の血流量に応じて全身に取り込まれる。呼吸10分間で吸入時の放射能の約30%が全身に取り込まれ副腎へ最も多く分布する。また脳，心臓，甲状腺，肝臓，脾臓，腎周囲脂肪にも多く取り込まれる。

サイクロトロン生成核種

- ^{201}Tlはサイクロトロン生成核種である。
- ^{11}C，^{13}N，^{15}O，^{18}Fは小型サイクロトロンで生成できる。

図3　小型サイクロトロン

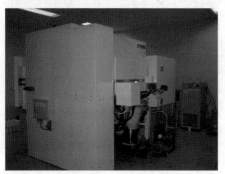

放射化

- 核反応により生成する放射能は，

$$A = Nf\sigma\left\{1-\left(\frac{1}{2}\right)^{\frac{t}{T}}\right\} [\text{Bq}]$$

t：照射時間
N：ターゲット核種の原子数
f：照射粒子束密度[$\text{m}^{-2}\cdot\text{s}^{-1}$]
σ：放射化断面積[m^2]
T：生成核種の半減期

で与えられる。

- 半減期10分の核種を製造するとき，10分間照射した生成放射能に対する30分間照射した生成放射能の比は，$Nf\sigma$は共通なので消去でき，

$$\frac{\left\{1-\left(\frac{1}{2}\right)^{\frac{30}{10}}\right\}}{\left\{1-\left(\frac{1}{2}\right)^{\frac{10}{10}}\right\}} = \frac{\left\{1-\left(\frac{1}{8}\right)\right\}}{\left\{1-\left(\frac{1}{2}\right)\right\}} = \frac{1-0.125}{1-0.5} = \frac{0.875}{0.5} = 1.75$$

となる。

人工放射性物質

- ^{239}Puに中性子を当てると2個取り込み^{241}Puへと変わることがある。そしてβ^-線を放射することで^{241}Am（アメリシウム）へ変わる。この半減期は432年でありα線とγ線を放出する。^{241}Amは肝や骨へ集積する。

1-6 ジェネレータ

用語解説

ジェネレータ
親核種をアルミナなどの吸着剤に吸着させておき、短半減期の子孫核種を分離溶出する装置。

ミルキング
ジェネレータから子孫核種(娘核種)を分離すること。

ジェネレータ

- ^{99}Mo-^{99m}Tc ジェネレータにはドライタイプとウエットタイプがある。
- ^{99m}Tcの半減期は約6時間、一方^{99}Moの半減期は約66時間であり^{99m}Tcの半減期よりも長い。
- ジェネレータ自体をカウ(cow、雌牛の意)と呼ぶこともある。

図1 ジェネレータ ドライタイプ

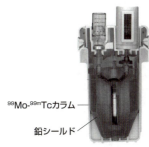

^{99}Mo-^{99m}Tcカラム
鉛シールド

(日本メジフィジックス株式会社からの資料を改変)

図2 ジェネレータ ウエットタイプ

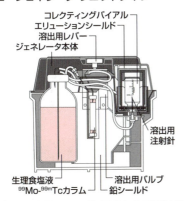

コレクティングバイアル
エリューションシールド
溶出用レバー
ジェネレータ本体
溶出用注射針
生理食塩液
^{99}Mo-^{99m}Tcカラム
溶出用バルブ
鉛シールド

(富士フイルムRIファーマ株式会社からの資料を改変)

- ^{99}Mo-^{99m}Tc ジェネレータのアルミナへの^{99}Moイオン(^{99}MoO$_4^{2-}$)の吸着はpHの影響を受ける。
- ^{99}Moは分岐壊変し、^{99}Moの12.3%は直接^{99m}Tcへと壊変する。
- そのため、^{99}Mo-^{99m}Tcジェネレータはほかの核種の放射平衡とは違い、子孫核種が親核種の放射能をこえることがない。
- ^{99}Mo-^{99m}Tcジェネレータはミルキングした後、最大の放射能(極大値)になるには約23時間必要である。
- ^{99}Moの半減期は約66時間なので、48時間後では半分までは減らない。
- ミルキングから48時間後でも^{99m}Tcは^{99}Moとほぼ等しい放射能になる。そのため^{99}Moの放射能が100 MBqあった場合、48時間後の^{99m}Tcの放射能は60 MBqに近い。
- ^{99}Mo-^{99m}Tcジェネレータはミルキングから3日以上経ってから過渡平衡となり、^{99}Moと^{99m}Tcの放射能比は一定となる。
- ^{82}Sr-^{82}Rbジェネレータでは^{82}Rbが抽出される。

図3 ^{99m}Tc生成曲線と^{99}Mo崩壊曲線

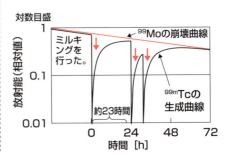

ミルキング

- ^{99}Mo-^{99m}Tc ジェネレータは生理食塩液でミルキングする。
- ^{99m}TcO$_4^-$（過テクネチウム酸イオン）として溶出される。
- ^{99}Tc は化学的に ^{99m}Tc と同じなので溶出液には ^{99m}Tc も ^{99}Tc も含まれている。
- ^{99}Tc は γ 線を放出しない。つまり検査には不必要な核種であるが，標識の際 ^{99m}Tc と競合する（^{99m}Tc も標識に使われる）。
- 数日間ミルキングしていないジェネレータを使う場合は，1度ミルキングしてその溶液を廃棄する。理由は，^{99}Tc が多く存在しているからである。その後十分に放射能が回復してからミルキングする。
- 放射平衡に達する前にミルキングすることは可能である。

第4章　放射化学

久保直樹

2 放射性核種の分離，化学分析，基礎研究への応用

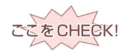
ここをCHECK!

✓ Check2-1　☞ 担体と沈殿と比放射能

- 放射化学の特長として，対象とする放射性核種の原子数がとても少ないというのがある。通常の手法（重量の測定など）ではその存在を確認することはできない。しかし，核種からの放射線を検出することで，極微量であっても検出し定量することが可能となる。
- 一方，原子数がとても少ないことによる弊害もある。例えば容器の壁に核種が吸着してしまう，核種の沈殿を得ることができないなどである。そこで「<u>担体</u>（キャリア）」という物質を入れることで通常の量の化学操作と同じ状況にすることができる。逆に入れない状態を「<u>無担体</u>（キャリアフリー）」と呼ぶ。担体には<u>同位体担体</u>，<u>非同位体担体</u>がある。同位体担体の量を使用した場合，<u>比放射能</u>は変化する。
- 放射性核種の性質を解明するため，あるいは核種をほかに利用するためにも純粋に分離する必要がある。
- 混合物が溶液の場合，<u>共沈法</u>は沈殿反応を利用する。目的の核種を溶液中に残すために入れる<u>保持担体</u>，そして不必要な核種のほうを沈殿させる<u>スカベンジャ</u>がある。一方，目的の核種のほうを沈殿させるためには<u>捕集剤</u>を入れる。

✓ Check2-2　☞ 共沈法以外の放射性核種の分離法

- 沈殿で分離する以外にもさまざまな分離法が存在する。
- <u>溶媒抽出法</u>は，水およびそれと混じり合わない有機溶媒を用いる。核種が水と有機溶媒の溶解度に従って分布することを利用してする。
- <u>クロマトグラフィ</u>は混合物を分離する際，<u>固定相</u>と<u>移動相</u>を使用する。物質が移動相で移動する際，固定相への吸着などの差によって分離することができる。
- そのほかには，<u>ラジオコロイド法</u>などがある。

✓ Check2-3 ☞ 化学分析への応用

- 試料中の成分の種類や存在量を分析するという手法は，医療，食品，環境などの多分野で行われる。
- 試料自体の放射能を測定することで，放射性核種の量や濃度を知る化学分析法を「放射化学分析法」と呼ぶ。自然に存在する放射性核種の分布の把握や，放射能汚染土壌の分析などがある。
- 放射分析法は非放射性の試料を対象とする。これに放射性の試薬を加え，放射能を測定することで試料を定量的に分析する方法である。適当な放射性試薬があれば，簡便で精度が高い定量をすることも可能である。この分析法には放射滴定法，同位体希釈分析法などがある。
- 放射化分析法は非放射性の試料を対象とするが，これに中性子などを照射して試料自体から放射性核種を生成させる分析法である。生成された核種からの放射能や放射線の種類を測定することで行われる。
- PIXE（ピクシー）法は非放射性の試料を対象とするが，これに陽子など荷電粒子を照射して，原子の軌道電子から発生する特性X線を測定することで行われる。名称の「X」は，この特性X線の意味になる。検出感度が高く，極微量の試料でも測定することが可能である。

✓ Check2-4 ☞ 標識化合物の作製

- 放射性核種から標識化合物を作製することで化学的性質を多様にすることができ，研究や応用の範囲を広げることができる。標識方法には，無機化合物から化学的に合成する化学合成法，生体の代謝を利用してホルモンやタンパク質などを標識する生合成法，異なる2種類の化合物が接触することで起きる同位体交換反応による同位体交換法（その代表であるウィルツバッハ法），原子が核反応や壊変する際の反跳エネルギーを利用するホットアトムによる合成法（反跳合成法）などがある。
- ^{99m}Tcの標識法では＋7価で化学的に安定になっている^{99m}Tcを反応性の高い＋1価から＋5価にするために，還元剤として塩化スズが用いられる。
- 放射性ヨウ素のタンパク標識法として，直接導入するクロラミンT法，放射性ヨウ素で標識されたボルトンハンター試薬からタンパク質に結合させる間接法がある。

✓ Check2-5 ☞ 標識化合物と純度の測定と保存法

- 目的とする標識化合物がどの程度の比率で成功しているかはとても重要なことである。そこで<u>標識率</u>を確認しなければならない。標識化合物の純度としては，<u>放射性核種純度</u>，<u>放射化学的純度</u>がある。また，使用する際には<u>放射能濃度</u>も重要となる。
- 標識化合物からは放射線が絶えず放出されるため，それにより<u>放射線分解</u>や<u>化学変化</u>が起こる。そのため，標識化合物は<u>保存法</u>に注意する必要がある。

✓ Check2-6 ☞ トレーサを用いた基礎研究および応用

- <u>トレーサ</u>（追跡子）とは，物質・元素の移動や反応過程を追跡するために加える物質のことである。このうち放射線を放出するものを「<u>放射性トレーサ</u>」と呼ぶ。放射線で検出するために極微量でもその存在がわかる（感度が高い）という利点をもつ。極微量のため，化学反応や生体内の代謝を乱すことがない。
- 野外調査などをする場合には非放射性トレーサを用いる。そして試料を採取後，その試料のトレーサを放射化する。そのため，これに用いるトレーサは放射化可能（アクチバブル）でなければならない。この手法を「<u>アクチバブルトレーサ法</u>」と呼ぶ。
- 標本中の放射性トレーサの分布を視覚化する方法を「<u>オートラジオグラフィ</u>」と呼び，得られた画像を「<u>オートラジオグラム</u>」と呼ぶ。これは病態の解明など，医学の基礎研究にも貢献している。

2-1 担体と沈殿と比放射能

用語解説

比放射能
単位重量当たりの放射能[Bq/kg]であるが、複数の定義がある。

担体
微量の放射性核種において通常の化学操作ができるように加える非放射性の物質。

同位体担体
目的の放射性核種の安定同位体。

非同位体担体
目的の放射性核種と異なった元素であるが、化学的性質が似ているため担体として使用できるもの。

無担体
純粋に放射性核種のみで、ほかの安定同位体を含まない場合。

共沈法
極微量の放射性核種を含む溶液において、担体を利用して放射性核種を沈殿させる方法。

捕集剤
放射性核種が複数存在する溶液から、目的の放射性核種を沈殿させて採取するために加える担体。

保持担体
放射性核種が複数存在する溶液から沈殿をつくる場合、目的の放射性核種を溶液中に残すために入れる担体。

スカベンジャ
放射性核種が複数存在する溶液から不要の放射性核種を沈殿させて除去する担体。

比放射能
- 複数の定義がある。
- **定義①**：全同位体の質量に対する放射性同位体の放射能の比。これは放射性同位体が非放射性同位体でどの程度薄められているかを示す。
- **定義②**：放射性同位体のみの単位質量当たりの放射能で示す。この場合は核種を定めると一義的に決まり一定値となる。
- Bq/kg単位だけではなくMBq/mgやMBq/mmolなども実用上は使われる。

無担体
- 「キャリアフリー(carrier free)」ともいう。
- 無担体状態で定義①の比放射能は最高になる。

共沈法
- 共沈剤には同位体担体と、化学的性質が類似する非同位体担体がある。
- 溶解度積の差を利用する。
- 担体の沈殿の表面に放射性核種が吸着する場合もある。

- 同位体担体を添加するほど沈殿の量は増える。これにより放射性同位体からの放射線が沈殿に吸収(自己吸収)されることが増加する。

捕集剤
- 「共沈剤」ともいう。
- ^{140}Ba-^{140}Laの無担体分離において、^{140}Laの共沈剤としてFe^{3+}を加える。
- ^{140}Ba-^{140}Laの無担体分離においてFe^{3+}を加えた場合、^{140}LaはFe(OH)$_3$と共沈する。沈殿は塩酸に溶かし、溶媒抽出法でFe^{3+}を分離する。

保持担体
- ^{140}Ba-^{140}Laの無担体分離において、^{140}Baの保持担体としてBa^{2+}を加える。

スカベンジャ
- スカベンジャ(scavenger)という言葉は、広大なゴミ投棄場に住みながら廃品回収を行い僅かな金銭を稼ぐ民のことや、ハゲタカなどの腐肉を漁る動物などの意で使われることがある。

2-2 共沈法以外の放射性核種の分離法

用語解説

溶媒抽出法
互いに混じり合わない2種類の液において，一方の液に溶解している放射性核種を他方の液へ抽出する方法。

クロマトグラフィ
混合物を分離する方法で，移動相が固定相を通過することで分離する。

カラムクロマトグラフィ
カラム(ガラス製の筒など)を使用したクロマトグラフィ。

ガスクロマトグラフィ
気体や気化しやすい試料を対象とする，移動相がガス(窒素，ヘリウム，アルゴン，水素，二酸化炭素など)であるクロマトグラフィ。

液体クロマトグラフィ
移動相が液体であり，その液体に溶解する試料を対象とするクロマトグラフィ。

高速液体クロマトグラフィ
液体の移動相をポンプなどによって加圧して使用するクロマトグラフィ。

イオン交換クロマトグラフィ
カラムに封入されたイオン交換樹脂への元素の親和力の違いを利用したクロマトグラフィ。

電気化学的分離法
放射性核種の電位差の利用あるいは外部から電位差を加えて酸化還元反応を起こして分離する方法。

ろ紙電気泳動法
電解質溶液に浸したろ紙の上に試料をスポットし，ろ紙の両端に電圧をかけて試料中の物質を分離する方法。

ラジオコロイド法
放射性核種の極微濃度の溶液はコロイドであるような性質をもつことが多く，そのコロイド粒子の性質を利用してろ過法や吸着法などで分離する方法。

昇華・蒸留法
放射性核種(標識化合物)の蒸気圧の違い，揮発性(液体の蒸発しやすい性質)の差を利用して分離する方法。

同位体効果
同位体間の質量差により，化学反応などに差異が現れる現象のこと。

溶媒抽出法
- 溶媒で目的とする物質を抽出する。
- 無担体分離が可能。
- 液間の分配係数(分配比)の差を利用。
- 溶媒抽出法の分配係数(分配比)は水相を基準に有機相に何倍多く抽出されるかを表す。
- 迅速に抽出できる。

図1 溶媒抽出法

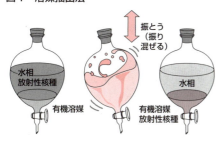

クロマトグラフィ
- 使用する固定相と移動相の違いにより，イオン交換クロマトグラフィ，ペーパークロマトグラフィ，薄層クロマトグラフィ，ガスクロマトグラフィなどがある。
- 溶質混合物を移動相によって固定相の中を移動され分離する方法はクロマトグラフィである。

カラムクロマトグラフィ
- 固定相としてシリカゲルをカラムに充填するものもある。

ガスクロマトグラフィ
- ガスクロマトグラフィでは気体を移動相として用いる。

イオン交換クロマトグラフィ
- イオン交換樹脂は，立体的な網目構造をもつ合成樹脂である。
- 適切なpHの溶離液を選択する必要がある。
- ^{235}Uの核分裂生成物には非常に多種多様の放射性核種を含む。イオン交換クロマトグラフィを用いた^{235}Uの核分裂生成物の無担体分離は，その混合試料を酸性溶液にして，陽イオン交換樹脂に通す。
- 放射性核種の分離法のなかでも，分離効果の高い方法である。
- 分離係数(分離する能力の指標)は高い。

図2 イオン交換クロマトグラフィ

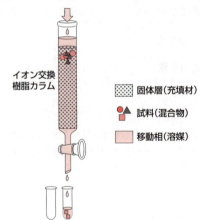

ペーパークロマトグラフィ
- (p.144「2-5 標識化合物と純度の測定と保存法」参照)

薄層クロマトグラフィ
- (p.144「2-5 標識化合物と純度の測定と保存法」参照)

電気化学的分離法
- 電気泳動法
- イオン化傾向の差を利用した分離法

電気泳動法
- 電荷を持っている物質を電場のなかで分離する方法。
- DNAやタンパク質などの高分子イオンは，分子量の大きいものほど泳動速度は遅くなる。

ラジオコロイド法
- ろ紙などへの吸着性を利用する。

ラジオコロイド
- コロイド粒子は微粒子(直径0.5〜1μm)であり，正または負の電荷を示し，吸着しやすい。
- コロイドとはコロイド粒子が均一に混じり合っている状態をいう。放射性核種の溶液はコロイドであるような性質をもつことが多い。
- ^{144}Ceはβ^-壊変し放射性の子孫核種^{144}Prへと崩壊する。生体内ではコロイド状となって細網内皮系に分布することで脾臓が最も多く次いで肝臓，睾丸，骨などへ集積し，被ばくさせる。睾丸に対する放射線による高度の障害については十分注意しなければならない。

昇華・蒸留法
- 蒸留法は，揮発性化合物と不揮発性化合物の分離に用いることができる。

同位体効果
- 同位体間の相対的質量差は原子番号の小さい元素ほど大きくなる。
- 水素では最も大きくこの影響を受ける。水素原子の片方がトリチウム^{3}Hとなった水(HTO)の氷点は約2℃であり，通常の水の氷点0℃と大きく異なる。つまりHTOは通常より高い温度で凍結する。

分離におけるホットアトム法（反跳法）

- 核反応や壊変により生成した元素が反跳エネルギーにより（その前の状態とは）異なる酸化状態や化学結合になることを利用した分離法のこと。

図3 反跳におけるホットアトムの模式図

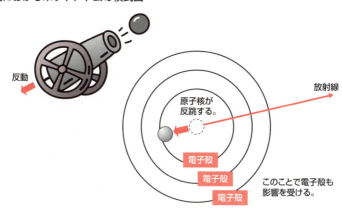

Point

- ホットアトムは原子核の核反応や壊変によって，原子が周囲の熱平衡系より大きなエネルギーをもったり，外側の電子が励起されて振り落とされたりしている。そのため化学的反応性に富む。このようなホットアトム効果を化学反応として最初に応用したのがジラード（Szilard）とチャルマー（Chalmers）である。
- ある化合物に核反応を起こして別の放射性核種を生成し，ホットアトム効果を利用して分離・精製，または同位体濃縮する方法を総称して「ジラード-チャルマー（Szilard-Chalmers）法」と呼ぶ。

MEMO

- コロイド粒子は細網内皮系に貪食される。細網内皮系とは異物を貪食することにより生体の防御に関与している細胞の総称であり，骨髄，リンパ節や脾臓などの細網組織，肝臓，副腎，下垂体などの細血管の内皮細胞などが含まれる。つまり微小径の金属粒子は細網内皮系にも取り込まれるということであり，その金属粒子が長半減期の核種を含んでいれば細網内皮系が長期間に渡って被ばくし続ける。

2-3 化学分析への応用

用語解説

放射化学分析
放射性同位体の放射能測定により，その検出または定量をする分析。

放射分析
非放射性の試料に放射性試薬を加えて定量する分析。

同位体希釈分析法
未知試料に加えた標識化合物の比放射能の変化を測定することで，未知試料を定量する方法。

放射化分析
非放射性の試料から核反応を利用して放射性核種を生成させ，放射能や半減期，放射線の種類やそのエネルギーなどを測定することで行われる分析法。

PIXE(ピクシー)法
非放射性の試料に陽子など荷電粒子を照射して，原子の軌道電子から発生する特性X線を測定することで行われる分析。

放射分析

- 放射分析はある物質が放射性同位体と結合する性質を利用する。
- 放射滴定は放射分析の一種であり，放射分析の原理を滴定に応用したものである。

同位体希釈分析法

- 直接希釈分析法で目的化合物に添加する放射性同位体の質量M_a，比放射能をR_aとし，混合物の比放射能がR_mであった場合の目的化合物の質量Wは，

$$W = \left(\frac{R_a}{R_m} - 1\right) M_a$$

となる。

図1　同位体希釈法の模式図

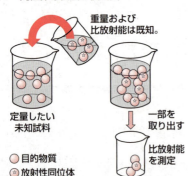

- 逆希釈法は同位体希釈法の一種である。
- アイソトープ誘導体法は同位体希釈法の一種である。
- 二重希釈法は同位体希釈法の一種である。
- 不足当量法は同位体希釈法の一種であるが，試料の重量を測定せずに分析できる。

放射化分析

- 検出感度が高い。
- 放射能測定の統計誤差があるため精度が低い。
- 元素の化学的性質に依存せず，多くの元素を同時に測定できる。
- 放射化後の試薬混入という影響はないが，目的以外の核種が放射化されることがある。
- 原子炉あるいは加速器などが必要である。
- 非破壊検査が可能である。

PIXE(ピクシー)法

- 試料の量がわずかでも高い感度の分析ができる。
- アルミニウムからウランまでの元素を同時に分析できる。
- 特性X線は単一スペクトル・線スペクトルである。

図2　PIXE法の模式図

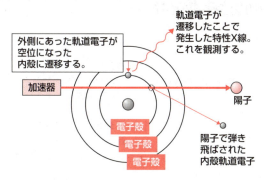

Point

^{14}C年代測定は，生体における物質の動的平衡に基づいている。環境中の^{14}Cは半減期5730年で減衰していくが，一方で大気と宇宙線の反応により絶えず生成されている。そのため大気中の^{14}Cの比放射能はある値で一定であると仮定できる。動植物において物質は外界から取り込まれ（植物の光合成，動植物の食物連鎖など）かつ排泄され絶えず入れ替わっている。このような動的平衡により生体中における^{14}Cの比放射能は大気中のそれと同一であるといえる。しかし，死後は外界から取り込まれることがなくなり，^{14}Cは減衰するのみとなる。このことから，^{14}Cの比放射能が低ければ，死んでからの年数が経過していると推定できる。

2-4 標識化合物の作製

用語解説

化学的合成法
無機化合物から化学的に標識化合物を合成する方法。

生合成法
生体の代謝を利用した標識方法。

同位体交換法
同位体交換を利用した標識方法。

還元剤
テクネキット内で電子を放出してTcの価数を下げる薬剤。

ラクトパーオキシダーゼ法
酵素（ラクトパーオキシダーゼ）と過酸化水素による，ゆるやかな酸化作用を利用する標識法。

ボルトン-ハンター（Bolton-Hunter）法
放射性ヨウ素で標識されたボルトン-ハンター試薬からタンパク質に結合させる間接標識法。

化学的合成法
- 放射化学的純度の高い標識化合物が得られる。
- 化合物中の放射性核種の標識位置が指定できる。
- 比放射能の高い化合物ができる。
- 短半減期核種の標識に適している。
- ^{14}C標識化合物を合成する代表的な方法にグリニヤール（Grignard）反応がある。

生合成法
- タンパク質や核酸などを標識できる。
- クロレラ（藻類）へ$^{14}CO_2$を原料とすることで^{14}C標識化合物（タンパク質）を光合成することができる。

同位体交換法
- 化合物の元素は決して強固に結びついたままでいるわけではない。
- 媒体中で違う物質どうしが，同じ元素を交換することがある。
- ある化合物に放射性同位体を混合するだけで，化合物の一部が標識されていることがある。
- 代表にウィルツバッハ（Wilzbach）法があり，これは$^3H_2$（トリチウムガス）と有機物とを密閉して3～10日間放置すると^3Hで標識された有機化合物ができる。

ホットアトムによる合成法（反跳合成法）
- 反応が迅速なので短半減期の放射性核種の合成に適している。

還元剤
- テクネキットのバイアルには，還元剤として塩化スズが配合されている。

クロラミンT法
- タンパク質の放射性ヨウ素標識に用いられる。

PET薬剤の合成
- 核種が短半減期であるため，標識化合物の合成は短時間内に効率よく行わなければならない。
- ^{15}Oを用いて標識化合物の合成を行うことがある。
- ^{18}F-FDGはブドウ糖の誘導体である。
- ^{18}F-FDGの合成法に^{18}F-イオンを用いるフッ素イオン法がある。

図1 病院内に設置された^{18}F-FDG自動合成装置

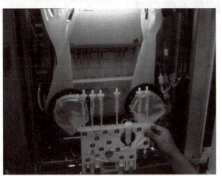

Point

ジェネレータから溶出された^{99m}TcO$_4^-$中における^{99m}Tcは7価の安定なイオンである。そのため標識するには7価の^{99m}Tcを＋1価〜＋5価などへ還元しなければならない。還元された^{99m}Tcは反応性が高く，種々のリガンド(金属に配位結合する分子のこと。「配位子」とも呼ぶ)と結合することができる。

2-5 標識化合物と純度の測定と保存法

用語解説

放射性核種純度
目的とする放射性核種が不必要な放射性核種をも含む全放射能のうちの何%であるかを示す指標。

放射化学的純度
標識に使用する核種の全放射能のうち，目的とする化学形の放射能が何%であるかを示す指標。

放射化学収率
特定の放射性物質について，放射能の測定(放射能量比)によって得られる化学的収率。

放射能濃度
放射性核種を含む溶液の単位体積当たりの放射能量のこと。

自己放射線分解
標識化合物が自己の放射線により分解すること。

標識化合物の純度検定
- 化学的純度
- 放射性核種純度
- 放射化学的純度

放射性核種純度
- 放射性核種純度は核種からの放射線エネルギースペクトルによって検出できる。

放射化学的純度
- 放射化学的純度はクロマトグラフィによって検定できる。
- 移動度(Rf値)の違いにより，物質を特定することができる。

- 標識率の測定にはペーパークロマトグラフィ，ろ紙電気泳動法，薄層クロマトグラフィなどが適している。
- ペーパークロマトグラフィには，ろ紙と展開液が必要である。
- ペーパークロマトグラフィは展開液が移動相である。
- ろ紙電気泳動法は電解質溶液を用いて放射性同位元素を分離することができ，標識化合物の放射化学的純度の測定に利用できる。
- 薄層クロマトグラフィは支持体(吸着剤)にはシリカゲルが用いられ，試料は乾燥した支持体の下部に滴下し，乾燥後展開槽に移す。

図1　ペーパークロマトグラフィ

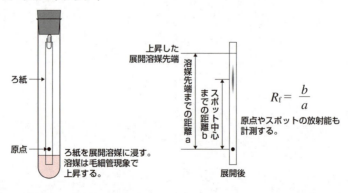

$R_f = \dfrac{b}{a}$

図2　ペーパークロマトグラフィによる ^{99m}Tc 標識の放射化学的純度測定の例

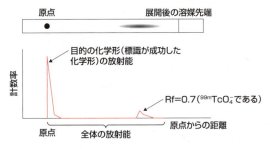

$$放射化学的純度 [\%] = \frac{目的とする化学形の放射能}{全体の放射能} \times 100$$

- 薄層クロマトグラフィは展開溶媒で展開した後，溶媒を十分に除去して支持体を測定する。

図3　薄層クロマトクロマトグラフィ

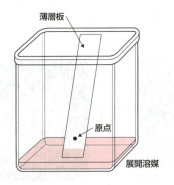

- PET薬剤の場合，化学的・放射化学的純度測定用ラジオHPLC（高速液体クロマトグラフ）システムというものもあり，迅速に分析される。

放射能濃度
- 単位はBq/mLなど。

標識化合物の分解
- 標識化合物が保存中に変化を起こす原因には，壊変による化学結合の変化，放射線エネルギーの吸収による影響，放射線による化学反応，微生物の作用などがある。
- 標識化合物は溶液の放射能濃度が高くなるほど分解されやすい。
- 担体を少量加えて比放射能を可能な限り低くすると分解を抑制できる。
- 標識化合物は，他の強い放射線源から離して保管すると分解を抑制できる。
- 少量ずつ保管すると分解を抑制できる。
- 低温で保管すると，標識化合物の分解を抑制できることがある。
- 低エネルギー β^- 線源で標識した化合物では，吸収エネルギーが大きく自己放射線分解を起こしやすい（放射線による1次的作用）。
- 放射線によるイオンやラジカルの生成も標識化合物の分解を促進する（2次的作用）。

2-6 トレーサを用いた基礎研究および応用

用語解説

アクチバブルトレーサ
非放射性トレーサであるが放射化可能(アクチバブル)なもの。試料を採取後その試料内のトレーサを放射化する。

オートラジオグラフィ
放射性物質と感光乳剤(あるいはイメージングプレート)を接触させ、試料中の放射性物質の分布をみる方法。

アクチバブルトレーサ

- トレーサは非放射性なので野外調査などに使用しても環境を放射能汚染することはない。
- サケの回遊を観察するために、稚魚にEu(ユウロピウム)を含む餌を与えて放魚しその後、捕獲する。

オートラジオグラフィ

- 動植物の生体内における代謝過程や物質の分布を把握できる。
- 解像力は、使用核種から放射される放射線のエネルギー、切片の厚さ、乳剤の厚さ、写真乳剤と切片との隙間などに左右される。
- 解像度を上げるためには ^3H(極めてエネルギーが低いβ線)、^{14}C(低エネルギーβ線)、^{35}S(低エネルギーβ線)などの核種が適している。
- イメージングプレートを用いた場合、暗室内作業は不要である。
- イメージングプレートを用いた場合、定量的評価やくり返し使用が可能である。

図1 ラットの腫瘍モデルにおけるオートラジオグラム
(p.vii 口絵参照)

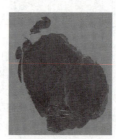
a 腫瘍のスライスを染色した写真

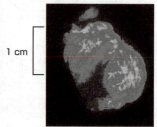
b ^{14}C-メチオニンによるオートラジオグラム

図2 乳剤が厚いことにより解像度が劣化する簡略な説明図

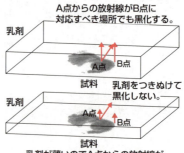

第5章　放射線計測学

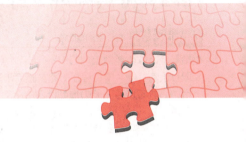

第5章 放射線計測学

細田正洋・中谷儀一郎

1 気体・固体の電離を利用した検出器

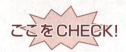

✓ Check 1-1 ☞ 印加電圧と収集イオン数の関係と作動領域の関係

●気体の電離作用を利用した検出器には印加電圧と収集イオン数（パルス波高）の関係から印加電圧の低い順に電離箱，比例計数管，GM計数管がある。そのほかに飛跡検出器（霧箱，放電箱，スパーク箱など）も気体の電離作用を利用した検出器に含まれる。

✓ Check 1-2 ☞ 電離箱線量計

●印加電圧が比較的低いときに，1次イオン（電離）数のすべてが集電極に収集される電離箱領域で使用される検出器を電離箱という。

✓ Check 1-3 ☞ 空洞電離箱

●電離箱には電離電流（10^{-8}～10^{-12}A）を測定する直流電離箱と出力パルス波高として取り出すパルス電離箱がある。直流電離箱はX線，γ線の照射線量，吸収線量の測定に用いられている。その種類は自由空気電離箱，空洞電離箱（指頭型電離箱，シャロー型電離箱），外挿電離箱，可搬型電離箱（サーベイメータ），コンデンサ型電離箱，組織等価型電離箱など多岐にわたる。パルス電離箱はα線などの入射放射線のエネルギー測定に用いられている。グリッド付パルス電離箱はフリッシュ電離箱とも呼ばれている。

✓ Check 1-4 ☞ 比例計数管

●飽和電離領域より印加電圧を高くすると，ガス増幅が起こり1次イオン数に比例した大きさの出力パルスが得られる比例領域で使用される検出器を比例計数管という。

✓ Check 1-5 ☞ GM計数管

●さらに印加電圧を高くすると，電子なだれが増大し，これが第2の電子なだれを誘発することにより，1次イオン数に関係なくある一定値のガイガー放電が生じるGM領域で使用される検出器をGM計数管という。

✓ Check 1-6 ☞ 半導体検出器

- 固体の電離作用を利用している半導体検出器は固体電離箱とも呼ばれている。半導体検出器の特徴は①エネルギー分解能に優れている②速い出力パルス③高い検出効率にある。
- 半導体検出器は製法の違いにより，p-n接合型，表面障壁型，リチウムドリフト型，高純度ゲルマニウム(Ge)型，その他に大別される。シリコン(Si)，Geが中心であるが，現在では室温で使用できるテルル化カドミウム(CdTe)，ヨウ化第二水銀(HgI_2)，ガリウム砒素(GaAs)などが開発されている。また，硫化カドミウム(CdS)結晶の抵抗値が変化することを利用した検出器を硫化カドミウム(CdS)検出器といい，これは結晶検出器(結晶線量計)と呼ばれている。

表1 検出原理と対象となる測定器名

検出原理・作用など		放射線測定器
電離現象	一次電離作用	電離箱(飽和電離電流)
	ガス増幅作用　1次電離に比例 　　　　　　　出力パルス一定	比例計数管(ガス増幅度) GM計数管(電子なだれ)
	固体の電離作用	半導体検出器(電子・正孔対)
	気体の電離＋MOS-FET	DIS線量計(電界効果型トランジスタに蓄電)
	電離現象を利用した飛跡の検出	霧箱(過飽和状態アルコール蒸気の霧滴を目視で確認・写真撮影) 泡箱(過熱状態フレオンの沸騰を目視で確認・写真撮影) スパークチェンバ(高圧印加金属板の放電目視で確認・写真撮影)
励起現象	即発形　蛍光 　　　　チェレンコフ光	シンチレーション検出器(光電子増倍管で検出) チェレンコフ計数管(光電子増倍管で検出)
	蓄積形　熱発光 　　　　紫外線刺激発光 　　　　レーザー刺激発光 　　　　$\begin{pmatrix}He-Neレーザ\\Nd:YGAレーザ\end{pmatrix}$ 　　　　エキゾ電子放射(クラマー効果)	熱ルミネセンス線量計(TLD)(光電子増倍管で検出) 蛍光ガラス線量計(光電子増倍管で検出) イメージングプレート(IP)輝尽性蛍光体(光電子増倍管で検出) OSL線量計(酸化アルミニウム結晶)(光電子増倍管で検出) TSEE線量計(熱刺激による電子放射)(GM計数管で検出) OSEE線量計(光刺激による電子放射)(GM計数管で検出)
化学作用	酸化作用(硫酸第一鉄水溶液) 還元作用(硫酸セリウム水溶液)	鉄(フリッケ)線量計(紫外線吸収量を分光光度計で測定) セリウム線量計(紫外線吸収量を分光光度計で測定)
写真作用	還元作用(ハロゲン化銀の還元)	X線フィルム線量計(濃度計による黒化度の測定) 原子核乳剤(乾板)(重電粒子線の飛跡観察)
放射線損傷	放射線損傷を利用した飛跡の検出	固体飛跡検出器(重粒子によるCR-39，ポリカーボネイトのキズをエッチング処理後，エッチピットを光学顕微鏡で観察)
電子スピン現象	電子スピン共鳴現象を利用	アラニン線量計(ESR装置によるラジカルの測定)
着色現象	高分子物質の着色作用 コバルトガラスの着色作用 放射線化学反応による色変化	PMMA線量計(ポリメチルメタクリレートの吸光度の測定)， 着色ガラス線量計(着色量を分光光度計により吸光度の測定) カラーインジケータ(照射済みの肉眼判定や皮膚線量の簡易判定に発色を利用)
直接測定	電荷の直接測定 吸収線量の直接測定	ファラデーカップ(電荷の直接流入の電荷を測定) カロリーメータ(サーミスタで発熱量を測定)
核反応現象	中性子による核反応(放射化法)	放射化検出器(金箔，コバルト細線の($n, γ$)反応によるγ線を検出する中性子用しきい検出器)

1-1 印加電圧と収集イオン数の関係と作動領域の関係

図1 印加電圧と収集イオン数の関係

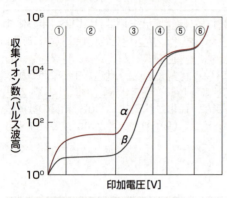

図中①〜⑥は本文の①〜⑥に対応している。

MEMO
ガス増幅作用を利用して放射線を計測する領域は，比例計数領域(比例計数管)とGM計数領域(GM計数管)である。
一次電離に比例する出力パルスを発生する領域は，電離箱領域と比例計数領域である(エネルギー測定が可能な領域)。

①再結合領域
電離によって生じたイオン対数が，電極に到達する前に他のイオンとの再結合(イオン再結合という)により初めに生じた一次イオン数よりも減少して収集される領域(イオン再結合領域ともいう)。

②電離箱領域
イオン再結合を起こさず，生じた一次イオン数のすべてが集電極に集められる領域。

③比例(計数)領域
ガス増幅により一次イオン数(入射放射線エネルギー)に比例したパルス波高が得られる領域。

④制限比例領域(境界領域)
入射放射線エネルギーとパルス波高との比例性が失われる領域。

⑤GM(計数)領域
1個の放射線入射により一次イオン数と無関係に多数のイオンが生成し，放射線エネルギーに関わらずほぼ一定の出力パルス波高が生じる領域。

⑥連続放電領域(持続放電領域)
放電が連続して起こる領域。計数管を傷める原因になる。

(各番号は**図1**に対応)

Point

イオン再結合
柱状(初期)再結合と一般再結合とがある。

柱状(初期)再結合：α線などの重荷電粒子線の飛跡に沿って密にできたイオン間での再結合。
Jaffeの式などを用いて補正する。
[注意]印加電圧や線量率に影響されない。

体積(一般)再結合：X線(γ線)や電子線などの個々の飛程に沿ってできたイオンが移動中に，他の飛程に沿ってできたイオンと起こす再結合。Boagの式(理論的な補正)や2点電圧法を用いて補正する。
[注意]印加電圧が低い，線量率が高い，電極間距離が広い，ガスの気圧が高いと生じやすい。電極の形状やガスの種類に影響される。

1-2 電離箱線量計

用語解説

自由空気電離箱
照射線量の絶対測定に用いられ，国の一次標準器として用いられている。

二次電子平衡
測定領域内で生じた二次電子が領域外へ逃げて作るイオン対数と，領域外で生じた二次電子が領域内へと入ってきて作るイオン対数が等しいこと。

自由空気電離箱

- 自由空気電離箱は二次電子平衡が成立する実用上30〜300kV程度のX線の照射線量の絶対測定に用いられる。
- 電離箱内は入射窓と出射窓が開放されていて外部と空気が通じている平行平板型自由空気電離箱といわれ，産業技術総合研究所に国の一次標準器がある。

自由空気電離箱の構造と測定原理

- 電極は<u>高圧電極</u>，<u>集電極</u>，<u>保護電極</u>で構成されている。保護電極を接地電位として集電極をゼロ電位とする。
- 高圧電極には<u>飽和電圧</u>を印加する。集電極は生成イオンを収集し，<u>振動容量型電位計</u>を用いて<u>電荷蓄積法</u>によって測定される。
- 保護電極は集電極と同一平面上にあり，有効電離体積(v)を垂直に保つとともに，二次電子平衡の成立に関係する。また，<u>漏えい電流を防止</u>する働きもある。
- 保護電線は，電界の歪みを減少させ，有効電離体積を垂直に保つ。
- 有効電離体積は，<u>集電極とX線入射窓の幾何学的寸法により決定</u>される。

図1 自由空気電離箱

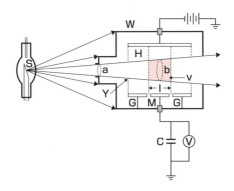

各部の名称
- S：X線管焦点
- H：高圧電極
- G：保護電極
- M：集電極
- C：電気素量
- V：電位変化分の測定値
- a：入射窓面積
- b：集電極中心部の線束面積
- l：集電極長
- W：鉛外壁
- v：有効電離体積
- Y：保護電線

二次電子平衡の成立条件

- 飽和電圧を印加すること。電極間には $100[\mathrm{V \cdot cm^{-1}}]$ 程度の直流電圧を印加する。
- 入射 X 線が直接，電極に到達しない（電極と相互作用しない）。
- 有効電離体積の外縁と集電極との間隔は二次電子の最大飛程以上にする。

照射線量の算出法

- 照射線量は入射窓での値である。そこを定義面(規定面)という。

$$X = \frac{Q}{V} \cdot \frac{1}{\rho} \cdot \left(\frac{101.3}{p} \cdot \frac{273+t}{273+22}\right) [\mathrm{C \cdot kg^{-1}}]$$

Q：電離電荷[C]（電離電流で求めれば照射線量率が求まる）
V：有効電離体積[$\mathrm{m^3}$]（入射窓断面積×集電極の長さ）
ρ：空気の密度(1.293[$\mathrm{kg \cdot m^{-3}}$])
p：測定時の気圧[kPa]
t：測定時の気温[℃]
標準大気条件 101.3[kPa]，22[℃]

Point

k_{TP} を温度気圧補正係数という

$$k_{\mathrm{TP}} = \left(\frac{101.3}{p} \cdot \frac{273+t}{273+22}\right)$$

計算できるようにしておこう！

1-3 空洞電離箱

用語解説

空洞電離箱
空気層を空気等価物質でおきかえ小型化した電離箱（ファノの原理を応用している）。
・日常の線量測定に便利なように小型化した電離箱である。

極性効果
印加電圧の極性の正負によって指示値に差が生じること。

・電離箱の各部の名称は覚えること（p.151 図1，p.153 図1の名称）。
・役割も覚えておくと後々便利である。

空洞電離箱
- 約300kV以上のX線の照射線量測定においては，電子の飛程が大きくなり自由空気電離箱の使用がむずかしい。
- 形状によって平行平板型（シャロー型），ファーマ型（指頭型や円筒型とも呼ばれる）などがある。

構造
- 有効電離体積部を空気等価物質（黒鉛，ポリスチレンなど）の固体材料で囲み壁を作っている。
- 壁厚は二次電子平衡が成り立つ厚さであり，かつ壁により入射X線が減弱することの少ない厚さが必要である。

ステム効果およびケーブルの漏電効果
- 集電極に連結する芯線を含むステム部（柄）やケーブルに放射線が照射されることによって電荷が測定回路に流入または流出し，測定値の誤差の原因となる。
- 光子の場合：コンプトン効果によって生じた電子の流入または流出による。
- 電子の場合：入射電子そのものが測定回路に流入する。

極性効果
- シャロー型のような透過型平行平板型電離箱で起こる。ファーマ型電離箱では考慮する必要がない。
- 印加電圧の極性が正か負かによって指示値が異なる現象である。一般的に負の電圧を印加した場合の方が正を印加した場合に比べて指示値は大きい。補正方法は，両極性を印加して得られた値の平均値をとる。

5 放射線計測学

図1 空洞電離箱（ファーマ型）の外観と構造

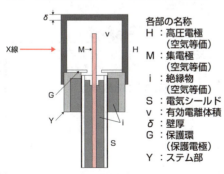

各部の名称
H：高圧電極（空気等価）
M：集電極（空気等価）
i：絶縁物（空気等価）
S：電気シールド
V：有効電離体積
δ：壁厚
G：保護環（保護電極）
Y：ステム部

Point

面積線量計とは？
- 測定単位はGy・m^2で表示される。
- 構造は平行平板型電離箱である。
- X線の照射口近くに設置する。
- 電極板の大きさは照射面積よりも大きくすること。
- 患者の皮膚表面線量の測定ができる（後方散乱係数を使用）。

1-4 比例計数管

用語解説

ガス増幅

電子なだれを繰り返し起こしながら、イオン対数がねずみ算式に増加(10^5倍程度)すること。

比例計数管の原理

- <u>ガス増幅作用</u>を利用している。
- 計数管内で生じたイオンが電極に向かって移動するとき、両電極間の電位差がある値以上になると初めの電子は電場より十分なエネルギーを得る。
- この電子がガス分子を電離(一次電離)する。一次電離により生じた電子がさらにガス分子を電離(二次電離)していく。この過程を繰り返しながら次々に電子が生成され(ガス増幅)、陽極へと移動していく。
- 陽極から前置増幅器、比例増幅器、波高分析器を通して計数器で計数される。
- 最終的にできた総電子数は一次電子数に比例するため、<u>エネルギー測定が可能</u>である。

ガス増幅

- 最初1個の電子が増幅されn個の電子群になる(一次電子なだれ)。
- 電子とガス分子との電離の結果、光子が発生し光電効果により光電子が発生する。この確率をγとする($\gamma \ll 1$)。一次電子なだれにより平均γn個の光子が発生する。よって、光子群は$\gamma n \times n$個になる(二次電子なだれ)。
- 同様の繰り返しが三次、四次……電子なだれとなり、その結果、全電子数M(ガス増幅度)は以下のようになる。

$$M = n + \gamma \cdot n^2 + \gamma^2 \cdot n^3 + \cdots\cdots = \frac{n}{1-\gamma \cdot n}$$

光子による光電子の発生が無視できると、<u>$M \fallingdotseq n$</u>となり、<u>二次電子数は一次電子数に比例する</u>ことになる。

4π(2π)ガスフロー型比例計数管

- 幾何学的効率が1.0(2πでは0.5)でα線やβ線を放出する核種の放射能の絶対測定に用いられる。

図1 4π型ガスフロー比例計数管

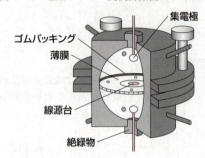

比例計数管の特徴

- ガスフロー型では<u>PRガス</u>(90%アルゴン+10%メタン)。
- 分解時間は数μsec程度(GM計数管の約1/100)。
- <u>エネルギー測定可能</u>(分解能はα線で数%程度)。
- <u>α線</u>、<u>β線</u>(低エネルギーに最適)、<u>中性子、低エネルギーX線</u>の測定に利用される。
- α線とβ線が混在した線源でも、<u>α線とβ線との分離測定が可能</u>。

Point

図2のように印加電圧を変えることでα線とβ線を分別して測定できる。

図2 比例計数管の計数特性

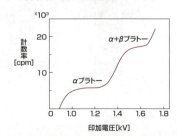

1-5 GM計数管

用語解説

GM計数管
ガイガーミュラー計数管のことでβ線に対する感度が極めて高い。

GM計数管の原理

- 放射線の入射により電離が起こり、電子・イオン対が生じる。二次電子がガスを電離する。この電子が管内のArガス（希ガス）を電離し、芯線近傍に多数の電子・イオン対が発生する（電子なだれ）。この電子なだれは比例計数管よりも大きい。
- 電子なだれとともに励起分子から紫外線が放射され、光電効果によって生じた二次電子がさらに電子なだれを起こし管全体に広がる（ガス増幅）。
- 芯線周辺に多数の陽イオンが"さや"をつくり、中心電場を弱めることにより電子なだれが停止する。この陽イオンが陰極に向かって移動することにより、芯線にパルスが発生し計数器で計数する。
- 陽イオンが外筒に到達すると、再び電子が発生し、上記の過程が繰り返される（持続放電）。

持続放電の防止

- 外部消滅型：外部に高抵抗を入れ電圧を下げる。
- 内部消滅型：計数管には計数ガスとして含まれる希ガス（Ar、He、Neなど）のほかに少量のクエンチングガス（有機ガス、ハロゲンガス）が封入されている。

計数特性

- プラトー長が長く、プラトー傾斜が小さい計数管ほどよい。劣化とともにプラトー長が短くなり、プラトー傾斜が大きくなる。プラトー長はプラトー領域の印加電圧の幅であり、200～300Vが良好である。
- プラトー傾斜とはプラトー領域において印加電圧100V当たりの計数率の変化で表され、5%/100V以下が良好である。
- 使用電圧はプラトー下端より1/3～1/2程度である。

特徴

- 出力パルス波高値は入射放射線エネルギーに比例しないためエネルギー測定はできない。
- 出力パルス波高値が大きく、増幅器などを用いることがなく回路が簡単である。
- 入射放射線の種類の弁別ができない。
- 検出効率：β線に対しては100%近い（ハロゲン消滅型では70～80%）。X、γ線に対しては1%以下である。
- 中性子の直接測定はできない。
- 2π、4πガスフロー計数管の使用により、低エネルギーβ線の測定が可能。このとき使用するガスはQガス（ヘリウム99%＋イソブタン1%）である。

不感時間・分解時間・回復時間とは？

図1　GM計数管の出力パルス波形

不感時間：τ_d
分解時間：τ　150～250μsec程度
回復時間：τ_r

Point
消滅ガスによる違いを覚えよう

表1　クエンチングガスによる特性

種類	プラトー	プラトー傾斜	印加電圧	寿命
有機ガス	長い 200V	小さい 5%	高い 1,200V	あり 10^9～10^{10}カウント
ハロゲンガス	短い 100V	大きい 15%	低い 4～600V	非常に長い

1-6 半導体検出器

用語解説

半導体検出器
固体の電離作用(電子・正孔対の生成)を利用した検出器である。

半導体検出器の原理

- n型半導体とp型半導体を接合し，逆バイアス電圧を印加する。陽極に電子，陰極に正孔が引き寄せられ，その結果中央部に空乏層(電荷不均衡であり，検出器に利用される部分)ができる。
- 空乏層に放射線が入射すると，電離により電子・正孔対(キャリア)が生成される。空乏層に生じている電界により電子は陽極に，正孔は陰極に移動し，このとき同時に電荷が運ばれる。したがって，生じたキャリアの数に比例したパルスが発生する。

p-n接合型半導体検出器

- 高純度のp型シリコンの表面にV族の不純物を拡散させることにより，薄いn層が形成される(n型にはⅢ族)。2〜3 mm程度の空乏層があり，β線のエネルギー測定に適している。

表面障壁型検出器

- n型シリコン表面にエッチング処理を行い，金を薄く蒸着させて酸化膜被膜を作りp型とする。
- 生じる空乏層は非常に薄く，窓厚も薄いためα線などの重荷電粒子線のエネルギー測定に適している。

リチウムドリフト型検出器

- p-n接合部にLiイオンを熱拡散させることによって真性半導体領域が生成される。ここで，逆バイアス電圧を印加することによって真性半導体領域および両端の空乏層は拡張され，厚い有感層(数cm)を作ることができる。
- Si(Li)型では，低エネルギーX線やβ線のエネルギー測定，Ge(Li)型ではX線やγ線のエネルギー測定に適している。

高純度ゲルマニウム検出器

- リチウムドリフト型は，Liを熱拡散させることによって厚い有感層を得ることができたが，しかし常温ではLiが移動し真性半導体領域が元のp型に戻ってしまうため常時冷却する必要がある。この欠点を補うため近年では高純度のGeの作成が可能になっており，Liを拡散しなくても十分な真性半導体領域が作れるようになった。
- バンドギャップエネルギーが小さいため使用時には液体窒素で冷却する必要がある。
- HPGeと表記することがある。
- 高純度型はGeのみで，Siでは現在のところできない。

表1 半導体検出器のまとめ

検出器の種類	空乏層の厚さ[mm]	測定放射線	液体窒素による冷却
p-n接合型	〜3	β線，X線	常温可
表面障壁型	〜1	α線(重荷電粒子線)，β線	常温可
Si(Li)型	〜10	低エネルギーX線，β線(^{14}Cの低エネルギーβ線も可能)	使用時冷却
Ge(Li)型	〜30	X線，γ線	常時冷却
HPGe型	〜50	X線，γ線	使用時冷却
CdTe	〜3	X線，低エネルギーγ線	常温可
HgI$_2$	〜10	X線，低エネルギーγ線	常温可
GaAs	<1	X線，低エネルギーγ線	常温可

Point

- 荷電粒子のGeにおける電子・正孔対生成当たりの平均消費エネルギー(ε値)は2.8eV，空気における1イオン対生成当たりの平均消費エネルギー(W値)は33.97eVであり，Ge中の方が空気中よりも10倍程度生成量が多くなる。密度は2,000倍高いので感度はおよそ2万倍程度高くなる。
- 分解時間が100nsecと短い(GM計数管数100μsec，比例計数管数μsec，電離箱1μsec)。
- エネルギー分解能が1％以内と非常によい(シンチレーション検出器では10％程度，グリッド付き電離箱2％程度)。

第5章 放射線計測学
2 発光現象，化学作用などを利用した検出器

細田正洋・中谷儀一郎

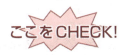

✓ Check2-1 ☞ シンチレーション検出器

- シンチレーション検出器は吸収した放射線エネルギーが直ちに蛍光を発する現象を利用している。放射線が物質中に入射すると励起する。基底状態に戻る際そのエネルギーの一部を直ちに発光（シンチレーション）として放出する発光現象が起こる。この物質をシンチレータと呼び，無機（結晶）シンチレータと有機（結晶）シンチレータに分類される。
- 発光は微弱なので光電子増倍管（フォトマル）で光を電気信号に変換増幅して放射線を計測する。

✓ Check2-2 ☞ 熱ルミネセンス線量計

- 熱ルミネセンス線量計は熱発光を利用している。放射線が結晶中に入射すると価電子帯で電子・正孔対が生成される。電子と正孔はそれぞれの捕獲中心に捕獲される。加熱することによって電子と正孔が再結合する。そのエネルギーが発光中心に与えられ発光する（熱ルミネセンス）。発光量を光電子増倍管にて検出することにより積算線量の測定が可能となる。アニーリング（熱処理）を行うことにより再使用が可能となる。

✓ Check2-3 ☞ ガラス線量計，光刺激ルミネセンス線量計

- 着色ガラス線量計は着色を利用している。放射線照射により色中心ができ着色される。一度着色されたら元に戻らない。着色度合から吸光度を測定し，校正曲線から吸収線量を求める。積算線量の測定が可能。銀ガラス，コバルトガラスが用いられている。
- 蛍光ガラス線量計は紫外線刺激による発光（ラジオフォトルミネセンス）を利用している。放射線の入射によって価電子帯で電子・正孔対が生成される。電子が銀イオン（Ag^+）に捕獲されることによってAg^0発光中心を形成する。正孔が銀イオン（Ag^+）に捕獲されることによってAg^{2+}発光中心を形成する。これらの発光中心は紫外線照射によって励起状態となり，元の状態（放射線が照射された直後の状態）に戻るときに発光する。
- このほかに酸化アルミニウムを利用した光刺激ルミネセンス（OSL）線量計がある。

✓ Check2-4 ☞ 化学線量計とフィルム線量計

- 放射線による化学反応を利用した検出器を化学線量計と呼ぶ。鉄線量計（フリッケ線量計）は$Fe^{2+} \rightarrow Fe^{3+}$の酸化反応を利用したものである。セリウム線量計は$Ce^{4+} \rightarrow Ce^{3+}$の還元反応を利用したものである。大線量領域での吸収線量の絶対測定が可能である。
- 放射線照射によるフィルムの黒化（$Ag^+ \rightarrow Ag^0$潜像）を利用し，全体の黒化度を測定する。フィルムバッジとして個人被ばく線量計などに利用されてきた。

表1　放射線の種類と対象となる測定器のまとめ

対象放射線	測定対象	検出器
α線	放射能	ガスフロー型計数管(GM，比例) シンチレーション検出器(ZnS(Ag)，CsI(Tl)，液体 など) 固体飛跡検出器(エッチピット)
α線	エネルギー	表面障壁型Si半導体検出器 グリッド電離箱 ガスフロー型比例計数管 液体シンチレーション検出器
β線	放射能	端窓型GM計数管 ガスフロー型計数管(GM，比例) シンチレーション検出器(液体，プラスチック，アントラセン，スチルベン)
β線	エネルギー	シンチレーション検出器(液体，プラスチック，アントラセン，スチルベン) Si(Li)半導体検出器 ガスフロー型比例計数管
γ線	放射能	シンチレーション検出器(NaI(Tl)，BGO など) ウェル型電離箱(キュリーメータ) 半導体検出器(高純度Ge，Ge(Li)，CdTe など)
γ線	エネルギー	シンチレーション検出器(NaI(Tl)，BGO，CsI(Tl) など) 半導体検出器(高純度Ge，Ge(Li)，CdTe　など)
n線	低速(熱)中性子	BF_3比例計数管 ホウ素被膜比例計数管 ^{3}He比例計数管 LiI(Eu)シンチレーション検出器 核分裂電離箱 金箔検出器
n線	(高)速中性子	ロングカウンタ ガス入り反跳比例計数管 対電離箱 ホニャックボタン アルベド型線量計 有機シンチレーション検出器
X線，γ線	照射線量測定	自由空気電離箱(絶対測定可) 空洞電離箱(指頭型，平行平板(シャロー)型) 熱ルミネセンス線量計 蛍光ガラス線量計　　ただし電離箱との校正が必要 OSL線量計
X線，γ線	吸収線量測定	空洞電離箱(指頭型，平行平板(シャロー)型) 外挿電離箱 化学線量計(フリッケ，セリウム：絶対測定可) 熱量計(カロリーメータ：絶対測定可) 熱ルミネセンス線量計 蛍光ガラス線量計 OSL線量計

2-1 シンチレーション検出器

無機シンチレータ

- γ(X)線計測に適したシンチレータが多い。
- 一般的に実効原子番号，密度ともに高いため，γ(X)線の検出効率が高い。また，発光効率が大きい。
- このためX線やγ線のエネルギー測定に適している。
- 発光減衰時間 τ が長い欠点がある。
- NaI(Tl)，CsI(Tl)，ZnS(Ag)，LiI(Eu)，BGO($Bi_4Ge_3O_{12}$)などがある。

有機シンチレータ

- 荷電粒子線や高速中性子の計測に適したシンチレータが多い。
- 一般的に実効原子番号，密度ともに低いため，γ(X)線の検出効率は低い。また，発光効率が小さい。
- 実効原子番号が小さく，制動X線が放出されないためβ線やα線の測定に適している。また水素含有率が高いので弾性散乱を利用した高速中性子の検出も可能である。
- 発光減衰時間 τ が短い利点がある。
- プラスチックシンチレータ，液体シンチレータ，アントラセン，トランススチルベン，p-ターフェニールなどがある。

プラスチックシンチレータ

- 有機発光体をスチレンに溶解したものを高分子化して固体プラスチックとし，荷電粒子線や高速中性子の計測に適したシンチレータである。
- 一般的大容積の形状のシンチレータの製作が可能である。

液体シンチレータ

- 低エネルギーβ線(^{3}H：18.6keV，^{14}C：156keV)，α線および高速中性子の測定に適している有機シンチレータである。
- トルエン，キシレンなどの溶媒の中にp-ターフェニール，PPO，butyl-PDPなどの蛍光物質を第一溶質として溶解し，これに波長シフタとしてPOPOP，DM-POPOP，bis-MSBを第二溶質として溶解したものである。
- 液体シンチレーション検出器はライトパイプの中にバイアルを入れて2本の光電子増倍管により同時計数回路で計数することにより放射能の絶対測定も可能となる。
- 発光の消光作用（クエンチング）があるため計数効率が低下する。クエンチングには化学・酸素・色・濃度クエンチングがあり補正が必要になる。補正方法には，外部標準線源チャネル比法（γ線源使用），外部標準線源法，内部標準線源法，試料チャンネル比法，効率トレーサ法がある。

表1 シンチレータのまとめ

	シンチレータ	密度 [g·cm^{-3}]	実効原子番号	発光効率[°]	τ [nsec]	備考
無機	NaI(Tl)	3.67	50	2.3	230	γ 潮解性
	ZnS(Ag)	4.09	27	3.0	200	α
	CsI(Tl)	4.51	54	0.95	1100	γ, α
	LiI(Eu)	4.06	52	0.75	1200	γ, n 潮解性
	BGO	7.13	72	0.23	300	γ
有機	アントラセン	1.25	5.8	1.0	30	α, β, n 昇華性
	トランススチルベン	1.15	5.7	0.6	7	α, β
	p-ターフェニール	1.12	5.8	0.55	4〜12	α, β, n
	プラスチック	1.03	5.7	0.5	3〜5	α, β, n
	液体	0.87	5.6	0.7	3〜4	α, 低エネルギーβ, n

1) 発光効率＊はアントラセンを1.00とする。
2) PET用検出器としてはBGO($Bi_4Ge_3O_{12}$)のほかにLSO(Lu_2SiO_5：Ce)やGSO(Gd_2SiO_5：Ce)などがある。

MEMO
特殊なシンチレータとして，気体シンチレータはXe，Kr，He，窒素ガスなどが用いられ，β線γ線が混在する中で重荷電粒子線の測定に用いられる。

5 放射線計測学

2-2 熱ルミネセンス線量計

用語解説

アニーリング
照射前に，捕獲中心の電子を完全に放出させるために，加熱処理を行うこと。
- アニーリングによって繰り返し使用が可能である。

グロー曲線
素子を加熱発光させるときに縦軸に相対発光強度，横軸に加熱温度(時間)をとったグラフのこと。

フェーディング
放射線照射後，時間の経過とともに応答(感度)が低下していく現象のこと。

熱ルミネセンス線量計(TLD：Thermo Luminescence Dosimeter)
- 個人被ばく線量や線量分布などの測定に使用される。
① 線量計として小型化でき任意の大きさや形を選べる。
② 放射線場を乱さず測定対象物質の中に埋め込める。
③ 10^9 Gy/s 程度まで感度の線量率依存性がない。大線量域で感度の上昇(超直線性)がある。
④ 熱処理(アニーリング)を行うことで再利用できる。反復利用できるが1度の読み取りで発光は消去するため，測定値は1回しか読み取れない。
⑤ 素子ごとに感度差がある。
⑥ フェーディングがあるため測定値に対する補正が必要である。

グロー曲線
- 曲線下の面積が吸収線量(発光量)に比例する。
- グロー曲線のピークをグローピークと呼ぶ。
- 素子の読みとりに必要な加熱温度と特性が分かる。

フェーディング
- 素子の違いにより異なる特性を示す。アニーリング条件の違いや大線量の照射によっても異なる特性を示す。
- グローピークの温度が低いとフェーディングは大きくなる。
- 蛍光ガラス線量計＜TLD＜フィルムバッジ
- 強い光(光フェーディング)や機械的刺激(トリボルミネセンス)に影響を受ける。

光電子増倍管
- 発光現象を利用した測定器に用いられる。
- 発光を光電陰極面(バイアルカリ：K-Cs-Sb)(トライアルカリ：Na-K-Cs-Sb)で光電子に変換する(約10〜30%の割合で変換される)。
- 光電子を多段電極(Cs_3Sb，BeO，[GaP(Cs)])で増幅し大きなパルスを得る。
- 光電子1個が多段電極に衝突し δ 個の二次電子が放出すれば，N 段の多段電極の光電子増倍管の増幅率 M は，$M = \delta^N$ となる(10段で4個の放出で 10^6 倍の増幅率になる)。
- 増幅率(10^5〜10^7)は印加電圧に依存するため安定した高圧電源が必要である。

表1　TLD素子のまとめ

特性 \ 物質	LiF	BeO	Mg_2SiO_4:Tb	$CaSO_4$:Tm	$CaSO_4$:Mn	CaF_2:Mn
実効原子番号	8.2	7.5	10	15	15	16
主グローピーク[℃]	195	180	190	220	110	260
線量範囲[Gy]	10μ〜10^3	20μ〜10	50μ〜10	1μ〜10	0.5μ〜10	100μ〜10
エネルギー依存性*	1.25	0.9	8	10	13	13
フェーディング	5%/3月	6%/月	5%/月	5%/月	8%/月	8%/月
その他	組織吸収線量の測定　感度：低い　線量率依存性：小			個人被ばく線量の測定，環境測定　感度：高い　線量率依存性：小		

* ^{60}Coのγ線に対する感度比

2-3 ガラス線量計，光刺激ルミネセンス線量計

用語解説

蛍光ガラス線量計
銀活性リン酸塩ガラスの紫外線照射による発光作用を利用している線量計である。

着色ガラス線量計
着色作用を利用した線量計である。

光刺激ルミネセンス線量計
アルミナの可視光照射による発光を利用している線量計である。
OSL（optically stimulated luminescence）線量計とも呼ばれている。

蛍光ガラス線量計

- ガラス素子に放射線を照射後，紫外線（365 nm）をあてるとオレンジ色（橙色：だいだい色）（615 nm）の発光がある。この現象を「ラジオフォトルミネセンス」という。
- 発光中心が失われないため，何回でも読み取りが可能である。発光のビルドアップがあるため，24時間経過後もしくは70℃で30〜40分程度の前加熱処理（プレヒート）後読み取りを行う。
- 測定線量範囲が広い（10 μGy 〜10 Gy）。
- フェーディングが極めて小さい（1%以下/年）。
- 素子の感度のバラツキが小さい。
- エネルギー依存性があるためSnのフィルタを用いて使用する。
- アニーリング（加熱処理）で再利用できる。

着色ガラス線量計

- 放射線照射により色中心ができ着色される。一度着色されたら元に戻らない。
- 分光光度計を用いて吸光度を測定し，校正曲線から吸収線量を求める。
- 銀ガラス，コバルトガラスが用いられ，積算線量の測定が可能で，比較的大線量の吸収線量測定が可能である。

光刺激ルミネセンス線量計

- 素子（Al_2O_3：C）に放射線を照射後，可視光（532 nm：緑色光）をあてると青色光（420 nm）の発光がある。この現象を「光刺激ルミネセンス」という。
- 発光量は，吸収線量に比例する。
- 何回でも測定値の読み取りが可能である。
- 測定線量範囲が広い（10 μGy 〜10 Gy）。フェーディングが極めて小さい。
- 線量率依存性が小さい。
- エネルギー依存性が比較的小さい。
- 素子は温度や湿度，衝撃の影響を受けにくいが，素子の感度にバラツキがある。
- イメージングフィルタを使用することで3次元画像情報が得られる。
- アニーリングには可視光を照射する。

Point

個人被ばく線量計として蛍光ガラス線量計や光刺激ルミネセンス線量計（OSLD）が利用されており，それぞれガラスバッジ，ルクセルバッジと呼ばれている。フィルム線量計は，フィルムバッジとして最近まで個人被ばく線量計として使用されていた。

5 放射線計測学

表1 個人被ばく線量計の比較

	TLD	蛍光ガラス線量計	OSL線量計	フィルムバッジ
検出部	Mg_2SiO_4, $CaSO_4$, LiFなど	銀活性リン酸塩ガラス	酸化アルミニウム（アルミナ）	X線フィルム（ハロゲン化酸）
測定線量範囲	1μGy〜10Gy	10μGy〜10Gy	10μGy〜10Gy	100μGy〜数Gy
測定対象放射線	X, γ, β, 熱n(LiF)	X, γ, β, 熱〜高速n	X, γ, β, 熱〜高速n	X, γ, β, 熱〜高速n
読み取り方法	加熱により発光	紫外線照射発光	可視光(レーザー)照射発光	光の吸収度(黒化度)
読み取り回数	1度だけで消去	何度でも読み取り可能	何度でも読み取り可能	何度でも読み取り可能
アニーリング	加熱処理で再利用	加熱処理で再利用	可視光照射で再利用	再利用不可
フェーディング	比較的大きい	極めて小さい	極めて小さい	極めて大きい
エネルギー依存性	素子による	大きい	やや大きい	大きい
方向依存性	小さい	中	中	大きい

2-4 化学線量計とフィルム線量計

用語解説

化学線量計
化学反応を利用した線量計で大吸収線量の絶対測定が可能である。

フリッケ線量計
空気を飽和した希硫酸に硫酸第一鉄を溶かし込んだ水溶性の線量計。

セリウム線量計
硫酸の中にセリウム塩を溶かし込んだ水溶性の線量計。

G値
放射線吸収エネルギー100eV当たりに生成された分子または原子数である。単位は[100eV^{-1}]である。

放射線化学収量
物質に吸収された平均エネルギー当たりに生成，分解，変化して生じる特定物質の量である。その単位は[mol・J^{-1}]である。
- 放射線化学収量は基本的にはG値をSI単位[mol・J^{-1}]で表したものである。

化学線量計
- フリッケ線量計，セリウム線量計が放射線治療領域などで利用されている。
- そのほかにベンゼン-水線量計（フェノールの生成量を紫外線の吸光度として分光光度計で測定），メチレンブルー（脱色量を比色計で測定），クロロホルム-BCP（変色量を比色計で測定）などがある。

フリッケ線量計
- $Fe^{2+} \rightarrow Fe^{3+}$の酸化反応を利用したものである。
- Fe^{3+}に304 nmの光を照射しその吸光度を測定する。
- G値：15.5[100eV^{-1}] = 1.61[μ mol・J^{-1}]（放射線化学収量）
- 溶存酸素量の影響を受ける。
- 測定線量範囲は30〜400Gy程度である。

セリウム線量計
- $Ce^{4+} \rightarrow Ce^{3+}$の還元反応を利用したものである。
- G値：2.34[100eV^{-1}] = 0.243[μ mol・J^{-1}]（放射線化学収量）
- 測定線量範囲は10^2〜10^5Gy程度である。
- 溶存酸素に影響を受けないが純水が必要である。

G値と感度の関係
- G値が大きいものほど感度はよい。

フィルム線量計
- 広義の化学線量計のことでフィルムバッジとして個人被ばく線量計などに広く利用されてきた。
- 放射線照射によるハロゲン化銀の還元作用を利用。
- 潜像の現像定着を行い，フィルムの黒化度を濃度計で測定し線量に変換している。$Ag^+ \rightarrow Ag^0$の還元反応。
- 保存性に優れるが高温多湿での保管には注意を要する。潜像退行現象（フェーディング）は温度，湿度，現像までの時間に大きく影響される。
- 測定結果を得るのに時間を要し，方向依存性も大きい。
- 検出下限値：X・γ(0.1mSv)，β(0.2mSv)，熱中性子(0.1mSv)，高速中性子(0.2mSv)
- 通常上限値は100 mSv程度である（数Svまで可能）。
- 放射線治療の線量分布の測定にも使用されている。

Point

酸化・還元とは？
$Fe^{2+} \rightarrow Fe^{3+}$の酸化は
　プラス（+）が増えている（"人が参加している"）から酸化
$Ce^{4+} \rightarrow Ce^{3+}$と$Ag^+ \rightarrow Ag^0$の還元は
　プラスが（+）が減っている（"利益が減っている"）から還元
とイメージすると覚えやすい。

放射線計測学

第5章 放射線計測学
3 エネルギー，放射能，中性子および吸収線量測定

細田正洋・中谷儀一郎

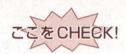

✓ Check3-1 ☞ X線，γ線およびα線・β線のエネルギー（スペクトル）測定

● X線の線質を表す方法として，(1)エネルギースペクトル，(2)半価層，(3)実効エネルギー，(4)実効波長などがある。一般には連続X線エネルギーの表記には半価層が用いられる。γ線のエネルギー測定では，NaI(Tl)シンチレーション検出器や半導体検出器などによるエネルギースペクトルの測定が用いられる。α線とβ線のエネルギーの測定には，グリッド電離箱，半導体検出器やガスフロー比例計数管などが用いられる。

✓ Check3-2 ☞ 放射能の絶対測定と相対測定

● 放射能の測定には絶対測定法と相対測定法がある。絶対測定法は，何かと比較することなく定義に基づいた測定によって目的とする量を求めることができる方法である。(1)定位立体角測定法，(2)β-γ同時計数法（γ-γ），(3)2π,4πガスフロー型計数管を用いる方法，(4)液体シンチレーション検出器による方法などがある。相対測定法は，すべて同じ条件で標準線源と試料の測定を行い比較することで目的量を求める方法である。試料と同核種の標準線源（放射能が既知）を使用。同じ電離箱による電離電流を比較する方法もある。

✓ Check3-3 ☞ 中性子の測定

● 中性子の測定には，低原子番号物質（水素など）との弾性衝突や荷電粒子放出反応などの核反応の結果生じた荷電粒子を測定する。低速（熱）中性子の測定に用いられる測定器には，荷電粒子放出反応や核分裂反応，放射化などを利用して測定する。高速中性子の測定に用いられる測定には，弾性衝突を利用した測定器が多い。

✓ Check3-4 ☞ 吸収線量の測定，高エネルギーX線・電子線の測定および標準偏差

- <u>吸収線量の測定</u>には，<u>ブラッグ-グレイの空洞理論</u>を用いる。気体電離に基づいた物質内の吸収線量測定に関する理論である。条件として（1）空洞の挿入により入射放射線や<u>二次電子が乱されない微小空洞</u>（2）物質とガスの<u>平均質量衝突阻止能比は放射線エネルギーによって変化しない</u>（3）<u>二次電子は物質中</u>で物質の構成原子の軌道電子と多数回衝突することで<u>すべてのエネルギーを失う</u>ことが必要となる。空洞理論を忠実に再現したものに<u>外挿電離箱</u>がある。電極間隔を自由に変えることができる（形状は平行平板）。横軸に電極間距離，縦軸に単位体積当たりの電離量をプロットする。グラフ上で電極間隔が0まで外挿し電離量を求めることで，すべての物質中について吸収線量の測定が可能となる。<u>皮膚表面吸収線量</u>や<u>二次電子平衡が成立しない物質内境界面</u>などの<u>吸収線量</u>の測定も可能である。

- <u>高エネルギーX線・電子線の吸収線量測定には</u>，<u>X線，γ線の測定には</u><u>ファーマ型電離箱線量計</u>が用いられる。<u>10MeV以下の電子線の測定には</u><u>平行平板（シャロー）型電離箱線量計</u>が用いられる。<u>10MeV以上の電子線の測定には</u>ファーマ型もしくはシャロー型が用いられる。

表1 放射線の量と単位のまとめ

分類	量 名称	記号	単位 SI	単位 特別名称	対象放射線および定義物質
放射線場の量	フラックス（線束）	$\dot{N}$	s^{-1}		
	エネルギーフラックス	$\dot{R}$	$W(J \cdot s^{-1})$		
	（粒子）フルエンス	Φ	m^{-2}		
	エネルギーフルエンス	Ψ	$J \cdot m^{-2}$		
	フルエンス率	$\dot{\Phi}$	$m^{-2} \cdot s^{-1}$		
	エネルギーフルエンス率	$\dot{\Psi}$	$W \cdot m^{-2}(J \cdot m^{-2} \cdot s^{-1})$		
相互作用関係量	断面積	σ	m^2	特別単位：b $(1b=10^{-28}m^2)$	
	質量減弱係数	μ/ρ	$m^2 \cdot kg^{-1}$		非荷電粒子線
	質量エネルギー転移係数	μ_{tr}/ρ	$m^2 \cdot kg^{-1}$		非荷電粒子線
	質量エネルギー吸収係数	μ_{en}/ρ	$m^2 \cdot kg^{-1}$		非荷電粒子線
	質量阻止能	S/ρ	$J \cdot m^2 \cdot kg^{-1}$		荷電粒子線
	線エネルギー付与	L_Δ	$J \cdot m^{-1}$		荷電粒子線
	W値	W	J		荷電粒子線
	放射線化学収量	$G(x)$	$mol \cdot J^{-1}$		荷電粒子線
線量計測量	吸収線量	D	$J \cdot kg^{-1}$	Gy	すべての荷電粒子線，すべての物質
	カーマ	K	$J \cdot kg^{-1}$	Gy	非荷電粒子線，すべての物質
	シーマ	C	$J \cdot kg^{-1}$	Gy	一次荷電粒子線，すべての物質
	照射線量	X	$C \cdot kg^{-1}$		X線，γ線 物質：乾燥空気
	吸収線量率	$\dot{D}$	$J \cdot kg^{-1} \cdot s^{-1}$	$Gy \cdot s^{-1}$	
	カーマ率	$\dot{K}$	$J \cdot kg^{-1} \cdot s^{-1}$	$Gy \cdot s^{-1}$	
	シーマ率	$\dot{C}$	$J \cdot kg^{-1} \cdot s^{-1}$	$Gy \cdot s^{-1}$	
	照射線量率	$\dot{X}$	$C \cdot kg^{-1} \cdot s^{-1}$		
放射能関係量	放射能	A	s^{-1}	Bq	
	壊変定数	λ	s^{-1}		
	空気カーマ率定数	Γ_δ	$m^2 \cdot J \cdot kg^{-1}$	$Gy \cdot m^2 \cdot Bq^{-1} \cdot s^{-1}$	

3-1　X線, γ線およびα線・β線のエネルギー (スペクトル) 測定

連続X線エネルギーの表示方法
- 半価層を用いて表すことが多い。
- エネルギー依存性の小さい線量計(電離箱線量計)
- X線管から吸収板までの距離は50cm, 照射野をできるだけ小さく(1～2cm φ)する。X線管から線量計までの距離は100cmとする。線量計は床壁から30cm以上離す。
- 吸収板の純度・使用X線エネルギーの範囲は,
  Al：99.8%以上(10 keV ～10 MeV)
  Cu：99.2%以上(35 keV ～8 MeV)
  Pb：99.9%以上(350 keV ～3.5 MeV)

図1　半価層測定のための幾何学的配置

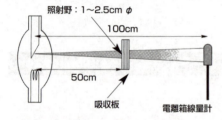

＊ここで示した幾何学的配置は, 過去の国家試験に出題された条件である。実際には, 吸収板をX線管焦点に近づけ, 吸収板と線量計との距離をできる限り離して測定を行う。

- 減弱曲線の吸収板のない状態から空気衝突カーマ率の相対値(I/I_0)が半分(0.5)になる厚さを第1半価層(H_1)という。相対値の半分になる厚さからさらに半分(0.25)になる厚さを第2半価層(H_2)という。$H_1 < H_2$となる。
- 第1半価層(H_1)／第2半価層(H_2)を均等度という。1に近いほど, 線質が均等であることを示している。特性X線では1となる。

図2　減弱曲線(H_1：第1半価層, H_2：第2半価層)

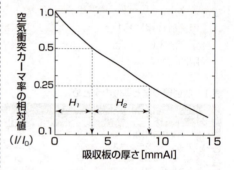

Point

第2半価層(H_2)／第1半価層(H_1)を不均等度というが, "式の上が2下が1と頭でっかちで安定しないので不均等度" と覚えるとよい。

γ線スペクトルの測定

- NaI(Tl)，HPGe，Ge(Li)，CdTeが用いられる。
- ^{137}Csでは，特性X線ピーク，後方散乱ピーク，コンプトンエッジ(端)，全エネルギー吸収ピーク(光電ピーク)が検出される。
- ^{60}Coでは，2.5 MeV(1.17＋1.33)のサムピークが検出される。
- ^{35}Sでは，消滅放射線ピーク(0.511 MeV)，シングルエスケープピーク(全エネルギー吸収ピーク−0.511 MeV)，ダブルエスケープピーク(全エネルギー吸収ピーク−1.022 MeV)が検出される。
- エネルギー分解能Rは，

$$R[\%] = \frac{\text{FWHM}}{E_p} \times 100$$

FWHM：半値幅(full width at half maximum)[eV]
E_p：全エネルギー吸収ピークのエネルギー[eV]

α・β線のエネルギー測定

- α線のエネルギー測定には，表面障壁型半導体検出器，グリッド電離箱，ガスフロー型比例計数管，液体シンチレーション検出器が用いられる。
- β線のエネルギー測定には，Si(Li)半導体検出器，アントラセン，プラスチックシンチレーション検出器，液体シンチレーション検出器が用いられる。また，Al吸収板を用いて吸収曲線からβ線の最大エネルギーを求めるフェザー法，ハーレイ法，簡便法がある。

図3　^{137}Csのγ線エネルギースペクトル

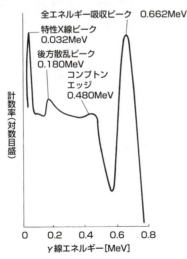
a　^{137}Csのγ線エネルギースペクトル

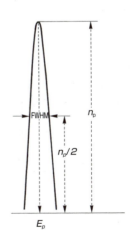
b　半値幅

3-2 放射能の絶対測定と相対測定

放射能の絶対測定
- 定位立体角測定法，β-γ(γ-γ)同時計数法，2π・4πガスフロー型計数管，液体シンチレーション検出器などを用いた方法がある。

定位立体角測定法
- 一般には端窓型GM計数管を用いる。放射能をAとすると，次式から求めることができる。

$$A = \frac{N}{\eta \cdot G \cdot f_W \cdot f_S \cdot f_b \cdot f_t \cdot f_m}$$

- η：検出器の固有効率$\eta_\text{η}$
- G：線源と検出器との幾何学的効率

$$G = \frac{1}{2}\left(1 - \frac{d}{\sqrt{d^2+r^2}}\right)$$

　　d：線源と検出器との距離
　　r：GM計数管の半径

- f_W：検出器までの空気と入射窓による吸収の補正係数
- f_S：線源内での自己吸収による補正係数

$$f_S = \frac{1}{\mu s}(1 - e^{-\mu s})$$

　　μ：線減弱係数，s：線源の厚さ

- f_b：試料支持台による後方散乱による補正係数
- ＊後方散乱の影響を減少させるため，支持体は低原子番号のものを使用する。また，は飽和させて補正する。
- f_τ：分解時間による数え落としに対する補正係数

$$f_\tau = 1 - n\tau$$

　　τ：分解時間

- f_m：多重計数に対する補正係数。内部消滅ガスの減少に伴ってf_mは増加する。

表1　放射能の絶対測定における補正項目の比較

補正項目	定位立体角測定法	ガスフロー比例計数管	ガスフローGM計数管	液体シンチレーション
検出器の固有効率	○	○	○	○
幾何学的効率	○	4π：1 2π：0.5	4π：1 2π：0.5	×
入射窓による減弱	○	×	×	×
空気層による減弱	○	×	×	×
線源の自己吸収	○	○	○	×
後方散乱	○	△(4π不用)	△(4π不用)	×
分解時間	○	×	○	×

β-γ(γ-γ)同時計数法
- β線とγ線（γ線を2本）を同時に放出する核種の測定に使用される。
- β線用検出器（GM計数管：n_β）とγ線用検出器（NaI(Tl)シンチレーション検出器：n_γ）を相対的に配置し，同時計数回路（n_c）に接続すると，放射能Aは，

$$A = \frac{n_\beta \cdot n_\gamma}{n_c}$$

より求めることができる。

$$n_\beta = A \cdot \eta_\beta \quad n_\gamma = A \cdot \eta_\gamma \quad n_c = A \cdot \eta_\beta \cdot \eta_\gamma$$

　　η_β：β線用検出器の計数効率
　　η_γ：γ線用検出器の計数効率

2π・4πガスフロー型計数管を用いた方法
- 線源を管内に置き計数ガスを流しながら測定する。
- GM計数管ではQガス（ヘリウム99％＋イソブタン1％），比例計数管ではPRガス（P10：アルゴン90％＋メタン10％）を使用する。
- 定位立体角測定法での補正項目一部が省略できる。

液体シンチレーション検出器を用いた方法

- 線源をシンチレータに溶かし込んでいるため4π計測が可能。
- 幾何学的効率がよく（G = 1），補正項目はほとんど省略されるがクエンチングの補正（p.159）が必要となる。

相対測定

- 試料と同形状の標準線源を使用し，すべて同条件で試料と標準線源（放射能が既知）を測定し比較することで放射能を求める方法。

Point
GM計数管の数え落とし補正

$$m = \frac{n}{1-n\tau} \text{ [cps]}$$

m：（数え落とし補正後）真の計数率[cps]
n：GM計数管の計数率[cps]
τ：分解時間[s]
注）単位をcpsと秒にそろえて代入すること

3-3 中性子の測定

低速（熱）中性子の測定に用いられるのは？

- 荷電粒子放出反応や核分裂反応，放射化などを利用して測定する。
- BF$_3$比例計数管は^{10}BF$_3$ガスを比例計数管内に封入したものである。^{10}B$(n, \alpha)^7$Li反応により生成されたα線が管内を電離する。
- ホウ素被膜比例計数管は^{10}Bを固体薄膜の形で管壁に焼きつけた計数管で^{10}B$(n, \alpha)^7$Li反応を利用している。
- ^{3}He比例計数管は^{3}Heガスを比例計数管内に封入したものである。^{3}He$(n, p)^3$H反応により生成された陽子が管内を電離する。
- LiI(Eu)シンチレータは^{6}Li$(n, \alpha)^3$H反応を利用している。
- 核分裂計数管は電極に濃縮ウラン（U$_3$O$_8$）を塗布したもので，核分裂の結果生じた核分裂片のエネルギーが非常に大きく，出力パルスが大きい。γ線が混在している場でも分離測定が容易である。
- 核分裂電離箱は電極に濃縮ウランを塗布することで電離電流を増大させている。核分裂片がアルゴンガスを電離し電離電流を計測する。
- 金箔検出器は^{197}Au（金の安定同位体）に熱中性子を照射することによって放出するγ線を計測する。

高速中性子の測定に用いられるのは？

- 弾性衝突を利用した測定器が多い。
- <u>ロングカウンタ</u>はBF₃比例計数管の周りをパラフィンで覆うことにより高速中性子が減速する〔$^{10}B(n, \alpha)^7Li$反応断面積が大きくなる〕。広いエネルギー領域にわたり感度が均一(<u>熱〜高速中性子の測定が可能</u>)である。
- <u>ガス入り反跳比例計数管</u>は水素ガスやメタンガスを直接管内に封入し，弾性衝突により生じた反跳陽子を計測する。ポリエチレンやパラフィンなどを被膜したり管内に置いたりすることによって組織吸収線量の測定に用いられるものを<u>Hurst型比例計数管</u>という。
- <u>対電離箱</u>はγ線に対して高感度の電離箱とγ線と中性子に対してほぼ等しい感度をもつ電離箱を1対にしたものである。「γ線と中性子に対して高感度の電離箱によって得られた値」から「γ線に高感度の電離箱から得られた値」を差し引くことにより高速中性子の吸収線量の測定が可能となる。
- <u>ホニャックボタン</u>はZnS(Ag)の粉末を<u>ルサイトなどの含水素物質</u>と混ぜ合わせたものである。ルサイトから弾性衝突によって発生した反跳陽子がZnS(Ag)を発光させる。
- <u>アルベド型線量計</u>は高速中性子が人体で散乱されたときの熱中性子を熱ルミネセンス線量計などで測定する。アルベドとは中性子が物質に当たった際の後方散乱を意味する。
- <u>有機シンチレーション検出器</u>は，<u>アントラセン</u>，<u>液体シンチレータ</u>や<u>プラスチックシンチレータ</u>は含水素物質であるので，弾性衝突を利用して高速中性子の測定に用いられる。

表1 主な中性子検出方法

検出方法	検出原理	相互作用	測定器
反跳陽子法	高速中性子と水素原子との弾性衝突の結果生じた反跳陽子を測定する。	$^1H(n, n)^1p$	ガス入り反跳比例計数管，反跳陽子シンチレータ(有機シンチレータを使用)
荷電粒子放出反応法	核反応によって放出する荷電粒子を測定する。	$^{10}B(n, \alpha)^7Li$	BF₃比例計数管
		$^3He(n, p)^3H$	^3He比例計数管
		$^6Li(n, \alpha)^3H$	LiI(Eu)シンチレータ
核分裂反応法	核分裂反応の結果生じた核分裂片を測定する。	$^{235}U(n, f)$	核分裂計数管，核分裂電離箱
放射化法	中性子を吸収することによる物質の放射化反応によって生成した放射性核種を測定する。	$^{197}Au(n, \gamma)^{198}Au$	金箔検出器

(日本放射線技術学会 監修:放射線技術学シリーズ 放射線計測学, p.50, オーム社, 2003.より一部改変引用)

3-4 吸収線量の測定，高エネルギーX線・電子線の測定および標準偏差

吸収線量の測定
ブラッグ-グレイの空洞理論
- 媒質内の微小空洞内で吸収されるエネルギー（D_g）は，$D_g = J_g \cdot W_g [\mathrm{J \cdot kg^{-1}}]$ で表される。
- 二次電子束は乱さないから媒質中も同じ二次電子束が通過することになる。物質と気体の単位質量当たりの平均吸収エネルギーの比はそれぞれの平均質量衝突阻止能比に等しくなる（なぜなら，阻止能＝エネルギー損失率＝物質のエネルギー吸収量）。式で表すと，

$$D_m = J_g \cdot W_g \cdot S_g^m [\mathrm{Gy}]$$

J_g：微小空洞気体の単位質量当たりに生じたイオン対数
W_g：気体のW値[J]（乾燥空気で33.97 eV = 5.44×10^{-18} J）
S_g^m：空洞内気体に対する吸収物質の平均質量衝突阻止能比

- この原理はあらゆる放射線と物質に対応している。
- 空洞電離箱や外挿電離箱ではブラッグ-グレイの空調理論によって吸収線量を評価することができる。

照射線量適用範囲での吸収線量測定
- 空洞電離箱により得られた照射線量が適用できるエネルギー域（数MeV以下）では，電子平衡が成立しているため以下のように吸収線量に換算することができる。

$$D = X \cdot W_{air}/e [\mathrm{Gy}]$$

X：照射線量[$\mathrm{C \cdot kg^{-1}}$]
W_{air}：乾燥空気のW値[J]
e：電気素量（1.6×10^{-19} [C]）

高エネルギーX線・電子線の吸収線量測定
- 空洞電離箱の指示値から補正式で吸収線量を算出すること。

- 吸収線量 $D = M \cdot N_{D,W} \cdot k_Q$
  M：補正後の線量計の指示値
  $M = \overline{M}_{raw} \cdot k_{TP} \cdot k_{pol} \cdot k_S \cdot k_{elec}$
  $\overline{M}_{raw}$：3回以上の測定によって得られた線量計の指示値の平均値
  k_{TP}：温度気圧補正係数
  k_{pol}：極性効果補正係数
  k_S：イオン再結合補正係数
  k_{elec}：電位計補正係数（電離箱と電位計を一体として校正した場合は1.0としてよい）
  $N_{D,W}$：水吸収線量校正定数
  $N_{D,W} = N_C \cdot k_{D,X}$
  N_C：コバルト校正定数
  $k_{D,X}$：各種電離箱の校正定数
  k_Q：線質変換係数

計数値と標準偏差，計数率と標準偏差，バックグラウンドを引いたときの標準偏差
- 計数値と標準偏差（誤差）

$$N_S \pm \sqrt{N_S} \, [\mathrm{count}]$$
$$\sqrt{N_S}/N_S = 1/\sqrt{N_S} \times 100\%$$

を**相対誤差**という。
試料の計数値 N_S [count]

- 計数率と標準偏差（誤差）

$$\frac{N_S}{t_S} \pm \sqrt{\frac{N_S}{t_S^2}} \, [\mathrm{cpm}]$$

試料の計数値 N_S [count]と測定時間 t_S [min]

- バックグラウンドを引いたときの標準偏差(誤差)

$$\left(\frac{N_S}{t_S}-\frac{N_b}{t_b}\right) \pm \sqrt{\frac{N_S}{t_S^2}+\frac{N_b}{t_b^2}} \quad [\text{cpm}]$$

測定時間の配分　　$\dfrac{t_b}{t_S}=\sqrt{\dfrac{N_b}{N_S}}$

N_S：試料の計数値[count]
t_S：試料の測定時間[min]
N_b：バックグラウンドの計数値[count]
t_b：バックグラウンドの測定時間[min]

- 計数率計の相対誤差(時定数 CR があるとき)

$$\frac{\sigma}{N_S}=\sqrt{\frac{1}{2N_S CR}}\times 100 \, [\%]$$

σ：標準偏差(誤差)
N_S：試料の計数率[cps]
CR：時定数[秒]

第6章　診療画像技術学

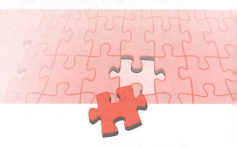

第6章 診療画像技術学
1 診断用X線装置

北間正崇・竹内文也

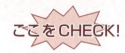

✓ Check 1-1　☞ 診断用X線装置

- 診断用X線装置（X線装置）は，p.175の図1や図2に示すようにさまざまな装置から構成される。
- X線発生装置は，X線高電圧装置（高電圧発生装置とX線制御装置）やX線源装置などに分類され，X線源装置はX線管とX線管容器からなるX線管装置と照射野限定器に分類される（p.175 図2）。
- 形名や用語の多くはJIS（日本工業規格）で定義されている（p.175 表1，p.176 表2）。例えば，管電圧，管電流，撮影時間である。
- X線管には，ガラスバルブの中に陰極と陽極が封入されており，陰極にはフィラメントや集束電極が，陽極にはターゲットがある。
- X線管は，陽極が固定された構造で小容量X線装置に用いられる固定陽極X線管と，陽極が回転する構造の回転陽極X線管に分類される。特殊な用途のX線管として，乳房撮影用X線管や格子制御形X線管などがある。
- X線管では管軸方向でX線空間強度分布が不均等（ヒール効果）となり，回転陽極X線管では焦点外X線によりX線画像のコントラストが低下する。

✓ Check 1-2　☞ X線管の特性

- X線管の管電圧や管電流，焦点寸法などの関係は管電圧-管電流特性や管電流特性，ブルーミング値で表される。X線管では，空間電荷のため低管電圧で大管電流を流すことは困難である。

✓ Check 1-3　☞ 許容負荷

- X線管の負荷には短時間負荷と長時間負荷，混合負荷があり，それぞれ許容負荷が異なる。許容負荷を超えた過大な負荷をX線管に加えることは，焦点面やX線管装置の機能低下につながる。

✓ Check 1-4　☞ X線高電圧装置

- X線高電圧装置は，X線管に供給する電気エネルギーの発生と制御のすべての構成要素を組み合わせたもので，高電圧発生装置とX線制御装置から構成される。方式により変圧器式，インバータ式，コンデンサ式や，定電圧形X線高電圧装置がある。

図1　X線発生装置（単相2ピーク装置）

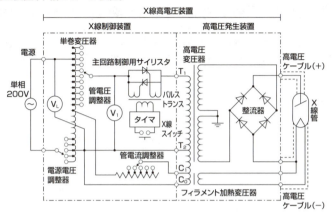

図2　診療用X線装置

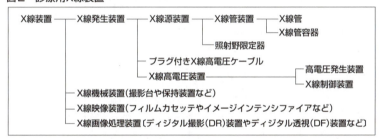

表1　X線高電圧装置の形名

X線高電圧装置の種類・用途		1項	2項	3項
変圧器形インバータ式	撮影，透視用	IRF	公称最大管電流 mA	公称最高電圧 kV
	撮影専用	IR		
コンデンサエネルギー蓄積形インバータ式	撮影，透視用	CIRF	公称最大管電流時間積 mAs	
	撮影専用	CIR		
蓄電池エネルギー蓄積形インバータ式	撮影，透視用	BIRF	公称最大管電流 mA	
	撮影専用	BIR		
変圧器式	歯科撮影*	RDP		
	撮影，透視用**	RF		
	撮影，透視用***	TRF		
コンデンサ式	撮影，透視用	CRF	公称撮影用コンデンサ容量 μF	
	撮影専用	CR		

例：IRF - 1000 - 150
　　　1項　2項　3項

*　　単相交流電源を電源とし，主として歯科撮影（パノラマ断層撮影など）に用いる．
**　　単相交流電源を電源とする2ピーク形．
***　三相交流電源を電源とする6ピーク形，12ピーク形または定電圧形．

（一般社団法人日本画像医療システム工業会 QA 委員会：医用X線高電圧装置通則 JIS Z4702:1999 ガイド，p8，表3より引用．http://www.jira-net.or.jp/commission/hyoujunka/04_information/pdf/jira-qa019.pdf）

表2　JISで定義されている用語の例（JIS Z4702より）

用語	内容
管電圧	X線管の陽極と陰極との間に印加される電位差。
管電流	X線照射中にX線管の陽極に衝突する電子ビームによって流れる陽極電流。
撮影時間	撮影に有効な対放射線量が得られる時間。X線高電圧装置により図3のような違いがある。

図3　撮影時間

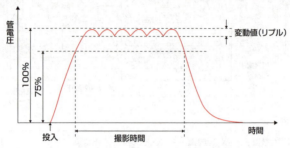

a　インバータ式・6ピーク形・12ピーク形X線高電圧装置

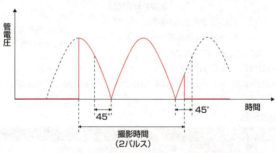

b　2ピーク形X線高電圧装置

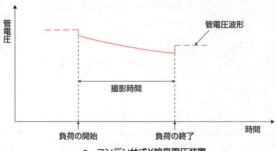

c　コンデンサ式X線高電圧装置

1-1 診断用X線装置

用語解説

X線管
陰極から電界で加速した電子ビームをターゲットに当て，その衝撃でX線を発生させる真空管。

陰極
X線管のうち負電位となる部分。

陽極
X線管のうち正電位となる部分。

乳房撮影用X線管
軟部組織の撮影に必要な軟X線を発生させるための低管電圧用X線管。

格子制御形X線管
格子電極により高電圧側でX線を開閉できるX線管。

焦点外X線
焦点以外の陽極面から放射されるX線。

照射野限定器（X線可動絞り）
X線照射野を調整する制限器。

X線管

図1 回転陽極X線管

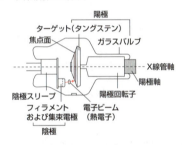

陰極

- フィラメントでは電流で加熱して熱電子を発生させる。

図2 回転陽極X線管の焦点

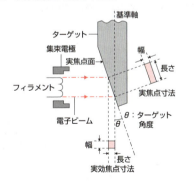

- 集束電極では，発生した熱電子を細いビームに絞る。

陽極

- 陰極で発生した電子が衝突しX線が発生するところをターゲットと呼んでいる。
- 回転陽極X線管では，陽極の陽極回転子（ロータ）と，管外の固定子（ステータ）により，誘導電動機の原理でターゲットを高速回転させる。
- ターゲットにおいて実際に電子ビームが衝突する部分を実焦点といい，基準面への実焦点の垂直投影を実効焦点という。
- 実焦点面と基準軸とがなす角をターゲット角度という。
- フィラメント前面から発生した熱電子によって形成される焦点を正焦点，フィラメントの側面・後面から発生した熱電子によって形成される焦点を副焦点という。
- 正焦点と副焦点の大きさは集束電極の構造と陰極と陽極の距離（電極間距離）で変化する。

図3 正焦点と副焦点

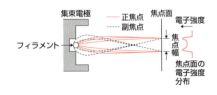

乳房撮影用 X 線管

- 発生させた X 線の吸収を低減するため，ベリリウムを X 線放射窓に使用する。
- モリブデンターゲットとモリブデンフィルタを組み合わせて用い特性 X 線を利用することでコントラストを増す。
- 低管電圧での電界を強くするために陰極-陽極間距離を短くする。
- 微小石灰化を検出するために 0.1〜0.3mm の微小焦点を使用する。

格子制御形 X 線管

- 格子電極の電位を陰極より負電位にすることで陰極からの電子ビームを遮断できる。
- コンデンサ式 X 線高電圧装置と組み合わせて使用する。

X 線空間強度分布とは？

- X 線強度は陰極側で強く陽極側で弱くなる（ヒール効果）。
- 陰極からの高速電子はターゲットのある深さまで到達して X 線を発生させるため，陽極側に放射された X 線ほどターゲット内部での減弱が大きい。

図4　ヒール効果

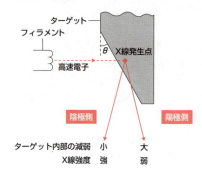

- ターゲット角度が小さいほど内部での減弱が大きいため分布の変化が著しい。

焦点外 X 線

- 焦点に衝突する高速電子によって発生した 2 次電子が焦点以外のターゲットに衝突して発生する。
- 焦点外 X 線により画像のコントラストが低下する。
- 焦点外 X 線の線質は焦点近傍が最も軟質であり，焦点から離れるほど硬質となる。
- 固定陽極 X 線管ではターゲット面積が小さいため，ほとんど問題にならない。
- X 線可動絞りの奥羽根により影響を低減できる。

図5　焦点外 X 線

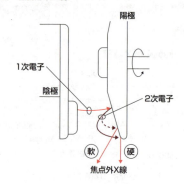

照射野限定器（X 線可動絞り）

- 上羽根，下羽根，奥羽根などからできており，主材料は鉛板である。
- X 線照射せずに照射野を確認できる。

図6　照射野限定器（X 線可動絞り）

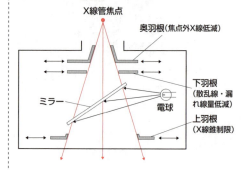

1-2 X線管の特性

用語解説

管電圧
X線管の陽極と陰極との間に印加される電位差のこと。

管電流
X線照射中にX線管の陽極に衝突する電子ビームによって流れる陽極電流のこと。

管電流特性
管電流とフィラメント電流との関係のこと。

ブルーミング値
実効焦点の特性を表す値のこと。

管電圧
- 管電圧はピーク値を[kV]で表示する。管電圧の許容誤差は±10%以内とする。

管電流
- 管電流は平均値[mA]で示す。
- コンデンサ式X線高電圧装置を用いて行う撮影の場合は，波高値[mAp]で示す。
- 管電流の許容誤差は±20%以内とする。管電流は一般に陽極側で測定するが，金属外囲器のX線管を用いた場合は，陰極側回路に流れる電流とする。

管電圧-管電流特性とは？
- 管電圧と管電流との関係であり，空間電荷制限領域と温度制限領域で表される。
- 空間電荷制限領域では，空間電荷(陰極-陽極間に残留した熱電子)が存在し，管電流は管電圧 V の3/2乗に比例し，陰極-陽極間距離 d の2乗に反比例する。この領域で流れる管電流を空間電荷制限電流という。
- 温度制限領域では，フィラメント(加熱)電流が大きくなりフィラメント温度が上がると，熱電子放出量が増え管電流が大きくなる。この領域で流れる管電流を飽和電流という。
- 低管電圧・大管電流ほど空間電荷制限電流が流れ，高管電圧・小管電流ほど飽和電流が流れる。

管電流特性
- フィラメント電流が小さい領域では飽和電流で，大きい領域では空間電荷制限電流でX線管が動作する。
- 焦点が小さいほど熱電子の通路が狭くなり，空間電荷が増加する。
- 低管電圧で大管電流であるほど，熱電子どうしの間隔が狭く，反発力が強いため，焦点寸法が大きくなる。

ブルーミング値
- 管電流の大きさによって焦点寸法が変化する現象をブルーミング現象という。
- 規定の負荷条件で得られた2つの解像限界の比の値としてブルーミング値を測定する。

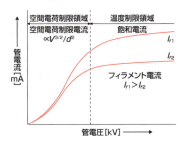

図1 管電圧-管電流特性
(V：管電圧，d：電極間距離)

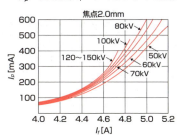

図2 管電流特性
(I_p：管電流，I_f：フィラメント電流)

1-3 許容負荷

用語解説

許容負荷
X線管に供給できる電気エネルギーの最大値。

短時間負荷
撮影を行う場合に相当する電気エネルギーをX線管に供給すること。

長時間負荷
透視を行う場合に相当する電気エネルギーをX線管に供給すること。

混合負荷
短時間負荷と長時間負荷が混合したもの。例えば，スポット撮影や集団検診撮影，高速連続撮影。

負荷とは？
- X線管の陽極に電気エネルギーを供給すること。

許容負荷
- X線を発生するために，X線管の陽極に加えられる電力を陽極入力（X線管入力）といい，次式によって与えられる。

$P = U \times I \times f \times 10^{-3} \, [\mathrm{kW}]$
U：管電圧[kV]，I：管電流[mA]，
f：リプル百分率で定まる定数
 $f = 1.00$：リプル百分率が10%以下の場合
 $f = 0.95$：リプル百分率が10%を超え25%以下の場合
 $f = 0.74$：リプル百分率が25%を超える場合

図1　リプル百分率

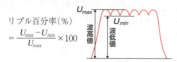

- ただし，リプル百分率は図1の式によって求める。
- ヒートユニットはX線管の入力を表す特別な単位であり，表1の式によって求める。
- 1HUは0.71Jで換算する。

短時間負荷
- 負荷時間はおよそ<u>数ms～数s</u>であり大管電流が流せる。許容負荷は主に焦点面の温度によって制限を受ける。
- 短時間許容負荷増大の条件は以下の5つである。
  * <u>実焦点面積を大きくする</u>。
  * <u>ターゲット角度を小さくする</u>。
  * <u>陽極の回転数を上げる</u>。
  * <u>焦点軌道直径を大きくする</u>。
  * <u>管電圧波形のリプル百分率を小さくする</u>。
- 実焦点の単位面積当たりの最大入力（陽極入力の最大許容値）を比負荷といい，陽極回転数と焦点軌道直径との積の平方根におおよそ比例する。

表1　ヒートユニット

ヒートユニット	HU値	1s当たりのHU値
単相全波整流回路，単相半波整流回路または自己整流回路の場合	$U \times I \times t$	$U \times I$
三相全波整流回路またはこれと同等のリプル百分率をもつ回路の場合	$U \times I \times t \times 1.35$	$U \times I \times 1.35$
定電圧回路の場合	$U \times I \times t \times 1.41$	$U \times I \times 1.41$
コンデンサ式の場合	$0.71 \times C \times (U_1^2 - U_2^2)$	$0.71 \times C \times (U_1^2 - U_2^2)$

U：管電圧[kV]，I：管電流[mA]，t：負荷時間[s]，C：コンデンサ容量[μF]，U_1：放電開始時管電圧，U_2：放電終了時の管電圧

長時間負荷

- 負荷時間はおよそ数十s〜数十minであり，小管電流しか流せない。許容負荷は主に陽極全体の温度によって制限を受ける。
- 長時間許容負荷増大の条件は，陽極熱容量を大きくすることと，冷却効率を高めることである。
- 加熱曲線は，経過時間（負荷時間）とともに熱量が蓄積されていく状態を表し，冷却曲線は，最大熱容量を蓄えた状態から経過時間（冷却時間）とともに残留する熱量が減少する状態を表す。

図2　加熱曲線と冷却曲線

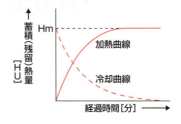

1-4 X線高電圧装置

用語解説

2ピーク形X線高電圧装置
電源の各周期ごとに2つのピーク値をもつ整流出力電圧が得られるようにした，単相電源で作動する変圧器式X線高電圧装置(p.175 図1)のこと。

高電圧ケーブル
高電圧発生装置で発生した高電圧をX線管に導くもの(p.175 図1)。

巻数比
高電圧変圧器の1次電圧・電流と2次電圧・電流との関係を表す数値のこと。

6ピーク形・12ピーク形X線高電圧装置
電源の各周期ごとに6個あるいは12個のピーク値をもつ整流出力電圧が得られるようにした，三相電源で作動する変圧器式X線高電圧装置のこと。

定電圧形X線高電圧装置
出力管電圧のリプル百分率が4%を超えない電圧波形を出力するX線高電圧装置のこと。

インバータ
直流を交流に変換する装置。

2ピーク形X線高電圧装置

- 管電圧の調整：電源設備からの電力を単巻変圧器で高電圧変圧器の1次側で調整する。
- 管電圧前示機構：管電圧を直接入力して設定する機構。高電圧変圧器の1次電圧をもとに管電圧を表示する。
- 管電流の調整：管電流は管電流選定回路によって変化させる。空間電荷補償回路によって管電圧変化に伴う管電流の変化を補償する。
- 撮影時間の調整：撮影時間は限時装置（タイマ）で選択する。タイマにより1次電圧V_1を任意の時間だけ高電圧変圧器に加える。
- X線出力：変圧器式装置の管電圧波形はピーク波形を繰り返す。X線出力は撮影時間と管電流に比例する。すなわち，管電流時間積に比例する。

高電圧ケーブル

- 高電圧ケーブルは250pF/m程度の浮遊静電容量をもち，管電流が少ない場合，高電圧波形は平滑化される。

巻数比

- 2次電圧は1次電圧の巻数比倍で，2次電流は1次電流の巻数比分の1である。
- 1次と2次の電圧・電流は実効値で表示される。

表1 変圧器式X線高電圧装置の構成

名称	整流器の数	リプル百分率(%)	巻線の形式	1次電圧Eに対する管電圧V(aは巻数比)	配線図
2ピーク	4	100	-	$V=\sqrt{2} \cdot aE$	図1a
6ピーク	6	13.4	△-Y	$V=\sqrt{2} \cdot \sqrt{3}aE$	図1b
二重6ピーク	12	13.4	△-Y・Y	$V=2\sqrt{2} \cdot \sqrt{3}aE$	図1c
12ピーク	12	3.4	△-Y・△	$V=\sqrt{2} \cdot \sqrt{3}a_\triangle E\cos(\pi/12)+\sqrt{2}a_\triangle E\cos(\pi/12)$ 一般に，(2次巻線が△結線での巻数比$a_\triangle$)=$\sqrt{3} \cdot$(2次巻線がY結線での巻数比a_Y)	図1d

定電圧形X線高電圧装置

- 一般には，6ピーク形もしくは12ピーク形X線高電圧装置の高電圧直流出力側に平滑用コンデンサを接続し，この出力端とX線管との間に高電圧制御素子（テトロード管）を直列に接続したもの。
- 出力管電圧のリプル百分率が4%を超えない電圧波形を出力するX線高電圧装置。

コンデンサ式X線高電圧装置とは？

- ●電気エネルギーを高電圧コンデンサに蓄え，その放電によってX線に1回の負荷を供給するようにした，撮影用コンデンサの容量 $2\mu F$ 以下でX線照射の開閉を高電圧側で行うX線高電圧装置のこと。
- 格子制御形X線管と組み合わせて使われる。
- 特徴：家庭用電源で使用でき，電源変動の影響が少なく，再現性がよい。
- 長所：X線出力は充電電圧（管電圧）と放電電荷量（管電流時間積）で決まる。最大管電流は許容負荷で決まる。X線量が同一の場合，管電流が大きいほど撮影時間は短くなる。
- 短所：放電電荷量の増大とともに管電圧が指数関数的に減少するため，放電電荷量とX線量は正比例しない。

インバータ

- 半導体スイッチによる電流のON/OFFを利用する。
- スイッチングによるノイズ（電磁波）を発生し，ほかの機器に悪影響を及ぼすことがある。
- スイッチングにより電圧と電流が変化し

図1 変圧器式X線高電圧装置における整流方式

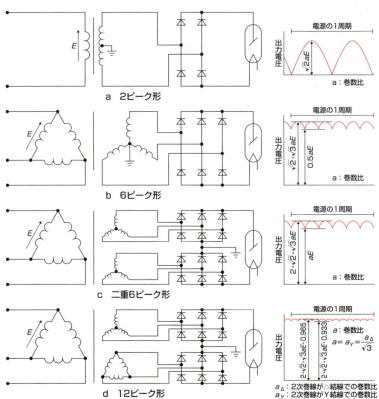

a 2ピーク形
b 6ピーク形
c 二重6ピーク形
d 12ピーク形

ているときに損失（電圧×電流）が大きくなる。インバータ周波数が高いほどスイッチング損失が大きい。
- 共振回路を備えた共振形インバータと，共振回路がない方形波（非共振形）インバータがある。
- 共振形インバータでは方形波形インバータに比べてノイズの発生や損失が小さい。

インバータ式X線高電圧装置とは？

- ●X線照射中に直流電力を交流電力に変換して，必要な高電圧を得るX線高電圧装置。
- 電源：単相，三相，蓄電池，コンデンサが使われる。
- DC-DC変換：チョッパでパルス化しフィルタで平滑化することで直流電圧の値を変える。主に方形波インバータで管電圧を制御するために使われる。パルス幅（デューティ比）で直流電圧を調整する。
- 高電圧変圧器：インバータ周波数を高くすることで，小型化できる。一方，インバータ周波数が高くなると，鉄損の増大や絶縁の低下が問題となる。
- 全波整流回路，高電圧ケーブル（平滑化）：インバータ周波数の高周波化により，高電圧ケーブルの浮遊静電容量でリプル百分率が低減する。
- 高い精度で調整するため，管電圧と管電流のフィードバック制御が行われる。

表2 インバータ式における管電圧・管電流制御と損失

インバータ	制御			スイッチング損失
	管電圧	管電流	フィラメント電流	
方形波（非共振形）	DC-DCコンバータでのパルス幅変調制御	フィラメント電流で制御	フィラメントを高周波交流加熱するインバータで制御	大
共振形	インバータ周波数とフィラメント電流との組み合せ			小

図2 方形波(非共振形)インバータ回路

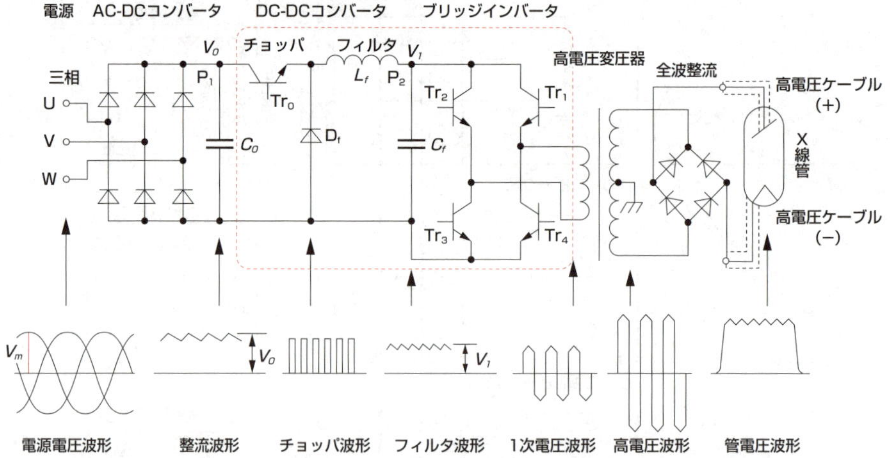

図3 共振形インバータ回路

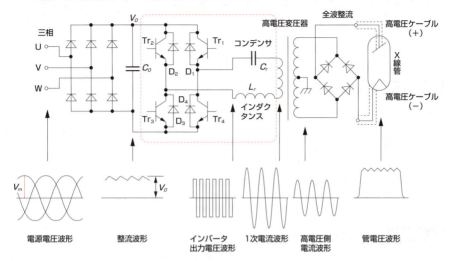

第6章　診療画像技術学
2 撮影システム・超音波検査

杉森博行・小笠原克彦

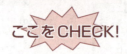

ここを CHECK!

✓ Check2-1, 2, 3　☞　イメージインテンシファイア(I.I.)／撮像装置・TVモニタ・自動露出機構／グリッド

- X線TV装置は，人体を透過したX線画像を可視像に変換するイメージインテンシファイア(I.I.)，I.I.の光をCCDカメラに入力する光学系（タンデムレンズ），I.I.の可視光像を電気信号に変換する撮像装置（撮像管・CCDカメラ），電気信号を映像信号に変換する映像回路，映像信号を描出する画像表示装置で構成される。リアルタイムで観察可能。
- 散乱X線は，照射野が大きく，被写体が厚く，管電圧が高くなるほど増加する。グリッドは散乱X線量を減少させるために，フィルムなどの受像面の前に置き使用する。

✓ Check2-4　☞　各種X線装置

- 乳房X線撮影装置は，乳房内の微小石灰化を検出するために，モリブデンターゲットによる低エネルギーX線を利用し，圧迫板により圧迫して撮影を行う。
- 放射線診断部門で扱われるX線撮影システムには，上記のほか，パノラマX線撮影装置，可搬型X線撮影装置，血管撮影用X線装置，間接撮影用ミラーカメラ，骨塩定量測定装置，無散瞳眼底カメラなどがある。

✓ Check2-5　☞　CR装置・フラットパネルディテクタ・DSA装置

- デジタルの撮影システムとして，CR装置，FPD，DSA装置がある。FPDではリアルタイムでの観察ができるが，CR装置ではできない。

✓ Check2-6, 7　☞　超音波検査装置／超音波検査

- 超音波診断装置とは，異なる媒質境界での超音波パルス反射を用いて生体の軟部組織の断層像を得る装置をいう。探触子，高周波パルス発振器，高周波増幅器，DSC回路などで構成される。
- 超音波検査は，腹部，循環器，表在臓器を対象に，被ばくせずに非侵襲に行うことができる。腹部超音波検査では，Bモードにてアーチファクトに注意しながら，肋間走査などを行う。

表1　CCDと撮像管の比較

比較項目	CCD	撮像管
空間分解能	高い(マトリックス数)	低い(ビームスポット直径)
ダイナミックレンジ	広い	狭い
残像・焼き付き	少ない	あり
機械的強度	強い	ガラス製のため弱い
歪み，磁界の影響	なし(少ない)	あり(多い)
消費電力	少ない	多い
経年変化	半永久的	劣化あり

図1　X線TV装置の構成

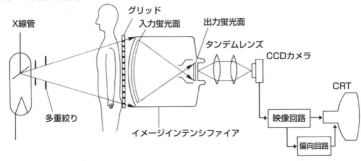

(小倉　泉 著, 福士政広 編: 診療放射線技師イエロー・ノート 3rd edition, メジカルビュー社, 2012. より引用)

図2　眼底カメラの照明(赤外)光の流れ

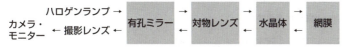

図3　CR読取り装置の原理

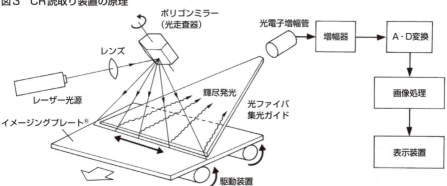

(小倉　泉 著, 福士政広 編: 診療放射線技師イエロー・ノート 3rd edition, メジカルビュー社, 2012. より引用)

2-1 イメージインテンシファイア(I.I.)

用語解説

I.I.
人体を透過したX線画像を忠実に明るい可視像に変換するための真空管のこと。

I.I.
- 入射窓:メタル(アルミニウム)
- 入力蛍光面:CsI(ヨウ化セシウム)
  - 発光:青(波長ピーク420nm)
  - 発光スペクトルと光電面のスペクトルが一致するため、X線吸収率が大きい。
- 光電子を加速・集束する電圧:25〜30kV
- 出力蛍光面
  硫化亜鉛系蛍光体 P20;(Zn, Cd)S:Ag
  - 発光:黄緑色(波長ピーク530〜540nm)
  - 若干の残光特性を有する。
  - 蛍光体層が厚いほど空間分解能が悪い。
- 出力蛍光面の輝度
  - (像の拡大率の逆数)^2×陽極電圧
  - 視野が小さいほど出力輝度は暗くなる。
- 可変視野管:集束電極の電圧を変化させ、視野を制御する。
- デットマンタイプ:人がスイッチを押している間だけ作動する構造。

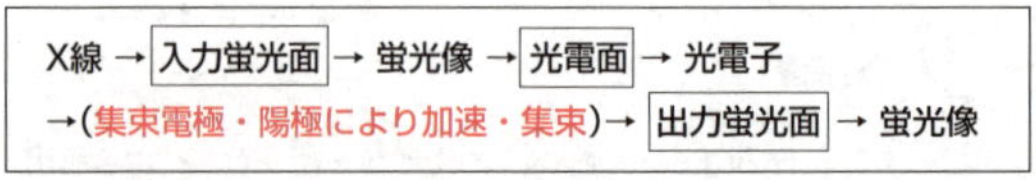

入力面の特徴
- CsIの微細柱状構造とそれに伴う厚膜化によるX線変換効率の向上。
- CsIの微細柱状構造(ライトガイド効果)
  ・膜厚:400μm、直径:5〜10μm
  ・横方向への光散乱を防止。

I.I.の特性
- 変換係数、コントラスト比、解像度、量子検出効率(DQE)、空間分解能(MTF)、像歪み、輝度分布のこと。
- 変換係数:入射X線の線量率に対する出力蛍光面の平均輝度の比。
- コントラスト比:X線遮蔽板を置いた場合と置かない場合の出力輝度の比。
- 量子検出効率(DQE):入射X線のS/N(信号対雑音)比とI.I.出力像のS/N比のエネルギー比。
- 空間分解能:入力面にスリットを置き、出力面からMTFを計算する。
  ・入力視野が小さいほど空間分解能はよい。
  ・空間分解能は中心部と周辺部で異なる。
- 像歪み:糸巻き歪
  ・原因:X線錐の広がりと彎曲した入力面。
  ・入力面の視野が大きいほど像の歪みは大きい。

図1 イメージインテンシファイアの構造

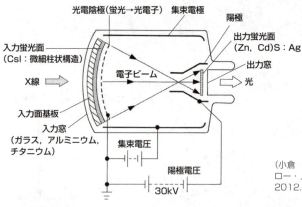

(小倉 泉 著, 福士政広 編:診療放射線技師イエロー・ノート 3rd edition, メジカルビュー社, 2012.より引用)

図2 基本動作

X線 → 入力蛍光面 → 蛍光像 → 光電面 → 光電子
→(集束電極・陽極により加速・集束)→ 出力蛍光面 → 蛍光像

2-2 撮像装置・TVモニタ・自動露出機構

用語解説

撮像管
電子ビームの走査により可視像を電気信号に変換する電子管のこと。

CCDカメラ
入射光のエネルギーに比例した電荷を蓄積する電荷結合素子のこと。

液晶モニタ
液晶層に電圧をかけることによって，バックライトの透過光を調整する画像表示装置のこと。

自動露出機構
任意の部位について常に同一濃度のX線写真を得るための機構のこと。

被写体厚特性
被写体厚とフィルムおよび撮影時間との関係のこと。被写体厚が厚くなるほど，撮影時間が長くなり，写真濃度は低下する。

応答時間特性
照射停止信号からX線管への電力供給が停止するまでの遅れ時間のこと。撮影時間が短いほど，写真濃度は上昇する。

CCDカメラ
- 光導電膜の電気抵抗が光の強弱に応じて変化することを利用した撮像管。
- ビジコン，プランビコン，サチコン

液晶モニタ
- 構造：バックライト→偏向板→電極→液晶層→電極→液晶
- 2枚の偏向板と液晶層：バックライトの透過光を調整
  ・電圧ON　　：光が遮断
  ・電圧OFF　：光が透過

自動露出機構
- 種類：イオンタイマ，半導体タイマ，フォトタイマ
- フォトタイマ：X線による蛍光体からの発光量により，撮影時間の制御を行う。
- バックアップタイマ：自動露出機構の動作不良時などに対応するための最大撮影時間。

応答時間特性
- カセッテ前面検出方式：管電圧が低いほど，写真濃度は低下。
- カセッテ後面検出方式：管電圧が低いほど，写真濃度は上昇。
- 被写体厚特性：短時間撮影領域で悪くなる。

図1　フォトタイマの基本構成

(小倉　泉 著，福士政広 編:診療放射線技師イエロー・ノート 3rd edition，メジカルビュー社，2012．より引用)

2-3 グリッド

用語解説

グリッド
薄い鉛箔とX線吸収の少ない中間物質の薄い板を交互に配置し，フィルムなど受像面の前に置く器具のこと。

幾何学的性能
グリッド比，グリッド密度，集束距離などのこと。

物理的性能
露出倍数，選択度，コントラスト改善度のこと。

グリッドの目的
- X線受像面に入射する散乱X線量を減少させることにより，X線像のコントラストを改善すること。
- 散乱線を増やす原因
  - 被写体が厚い
  - 照射野が大きい
  - 管電圧が高い

グリッド
- 中間物質：アルミニウム，紙，木，合成樹脂，炭素繊維強化樹脂
- 平行グリッド：箔の面が互いに平行で入射面に垂直。集束距離が無限大。
- 集束グリッド：箔の面の延長が1つの直線に集束。

幾何学的性能
- グリッド比(r)
  - グリッドの中心部における鉛箔(h)と鉛箔の間隔(D)の比。
  - グリッド比が高いほど，散乱線除去効果が高い。
  - グリッド密度(N)：グリッド中心部における1cm当たりの鉛箔の数。
- 集束距離(f_0)：鉛箔の面の延長が集束する線からグリッドの入射面までの距離。

物理的性能
- 露出倍数(B)
  - 入射全X線の強度と透過全X線強度の比。
  - 小さいほうがよい。
  - 全X線透過率の逆数。
- 選択度(Σ)
  - 1次X線透過率と散乱X線透過率の比。
  - 大きいほうがよい。
- コントラスト改善度(K)
  - 1次X線透過率と全X線透過率の比。
  - 大きいほうがよい。

Point
グリッドによる1次線のカットオフとは，グリッドの水平方向・垂直方向・傾斜によりX線が減弱することをいう。グリッドは構造上，落下や衝撃に弱く，落下や衝撃はリス目のむらや濃度むらにつながる。グリッドの取り扱いと撮影時の配置には十分注意しなければならない。

図1 散乱X線除去用グリッド

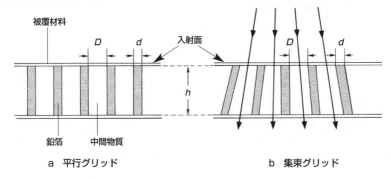

a 平行グリッド　　　　　b 集束グリッド

(小倉　泉 著, 福士政広 編:診療放射線技師イエロー・ノート 3rd edition, メジカルビュー社, 2012.より引用)

2-4　各種X線装置

用語解説

拡大撮影
被写体－フィルム間距離を離し，画像を2〜6倍に拡大すること。

パノラマX線撮影装置(パントモグラフィ)
全歯牙を1枚のフィルムに展開して撮影する装置のこと。

骨密度測定装置
X線の透過量から生体内の骨密度(骨塩量)を測定する装置のこと。

可搬型X線装置
ポータブルX線装置ともいわれ，病室で使用する院内回診用撮影装置のこと。

頭・腹部血管用X線装置
動きの少ない部位を対象とした連続血管撮影用X線装置のこと。

間接撮影用ミラーカメラ
蛍光板上の被写体透過X線による蛍光像を，ミラーレンズにより間接撮影用フィルムに縮写するもの(間接撮影)。

無散瞳眼底カメラ
瞳孔を通して眼底を照明し撮影するカメラのこと。

乳房X線(マンモグラフィ)装置に必要な機能
- 乳房内の微小石灰化・腫瘍などの微細病変の描出が可能なこと。
- 低エネルギーX線：25〜35kV
- X線焦点：モリブデン(特性X線を発生)
- 付加フィルタ：モリブデン，ロジウム

乳房を圧迫する理由
- 散乱X線を減少させ，乳腺組織の重なりを少なくするため。
- 圧迫板の条件：X線の吸収が少なく，破損しにくい。
- 胸壁側の補正：ヒール効果の利用(胸壁側－陰極，乳頭側－陽極)。

拡大撮影
- 微小焦点X線管：拡大率が大きいほど半影も大きくなる。

パノラマX線撮影装置(パントモグラフィ)
- デンタルフィルム
  - ・増感紙を使用しない。
  - ・管電圧，管電流は固定。
- パナグラフィ：口腔内に体腔用X線管を挿入し，上顎・下顎の外周にフィルムを設置し撮影。
- オルソパントモグラフィ
  - ・X線をスリット状に放射しながらX線管とフィルムを回転させながら撮影。
  - ・全顎撮影，全歯牙撮影。
- セファロX線撮影装置
  - ・歯科矯正に用いる頭部X線規格撮影装置。
  - ・長期間の経過観察のために再現性が必要。

骨密度測定装置
- MD法：アルミニウム階段と中手骨の画像を解析。

Point
早期乳癌は，微小石灰化・微細腫瘤病変を伴うが，脂肪が多い乳腺組織とのX線吸収差が非常に小さい。そのため，高解像度・高コントラストな画像を得るために低管電圧・特性X線を利用する。

- SXA法：単一エネルギーのX線により橈骨・踵骨を測定。
- QCT法：X線CTによりファントムと腰椎の同時スキャン時のCT値を測定。
- DXA（DEXA）法：高低2種類のエネルギーのX線吸収により骨と軟部組織を識別して測定。

可搬型X線装置
- 小容量電源：インバータ式（現在の主流），コンデンサ式
- 機能：狭い病室で旋回反転が可能，X線管装置支持アームが自由自在（あらゆる部位が撮影可能）。
- 外科用（手術室用）X線装置
  - 外科用CアームX線TV装置。
  - 透視と撮影の両方の機能をもつ。

循環器用X線装置に必要な機能
●心臓の動態に対応した，高速で連続的な撮影ができること。

頭・腹部血管撮影用X線装置
●近年は受像系がI.I.からFPDへ移行。
- シネ撮影
  - I.I.の出力像をシネカメラで撮影。
  - DSA装置によるデジタル血管撮影。
- バイプレーン装置
  - 交互の高速X線照射による同時2方向撮影。
  - I.I.ブランキングにより散乱線の影響防止。
- X線発生装置
  - テトロード制御方式，インバータ式。
  - 被ばく低減を目的としたパルス透視。

間接撮影用ミラーカメラ
- 胃集検用X線装置
  - I.I.の出力像をI.I.スポットカメラによりロールフィルムに撮影（間接撮影）。
- 胸部集検用X線装置
  - 直フード型と曲フード型
  - 希土類蛍光板の使用

眼底撮影の対象疾患
●糖尿病網膜症，高血圧性変化，緑内障，脳卒中などの診断や病期判定など。
- 撮影部位：眼球（後極部）の網膜，視神経乳頭，黄斑部，中心窩，脈絡膜，血管など。
- 使用目的：健診（スクリーニング）
- 撮影：赤外光による照明によりCCDカメラの画像を観察しながら位置決めを行う。位置決め後，ストロボの可視光線によりインスタントフィルム，CCDなどにより撮影される。ストロボの発光により縮瞳が起きるため，連続撮影はできない。
- 撮影画角：45°，変倍レンズでは拡大して描出できるが，視野が狭くなる。

図1　眼底画像　　　　　　　　(p.vii 口絵参照)

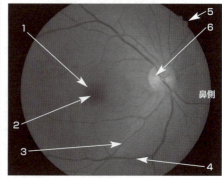

1：黄斑部　　4：網膜静脈
2：中心窩　　5：上下マーカ
3：網膜動脈　6：視神経乳頭

（長島宏幸 著，福士政広 編：診療放射線技師イエロー・ノート 3rd edition, メジカルビュー社, 2012.より引用）

2-5 CR装置・フラットパネルディテクタ・DSA装置

用語解説

CR装置
イメージングプレート（IP）に蓄積したX線エネルギーをレーザービームにより取り出す装置のこと。

フラットパネルディテクタ（FPD）
人体を透過したX線を半導体により電気信号に変換する線装置のこと。

DSA装置
血管造影検査の画像をデジタル収集し，画像処理を行う装置のこと。

CR装置
- イメージングプレート（IP）
  - X線吸収が大きい（ダイナミックレンジが広い）。
  - 繰り返し使用が可能。
  - 輝尽発光の高い輝尽性蛍光体（$BaFBr:Eu^{2+}$）
- 読み取り装置
  - 励起用レーザ（He-Neレーザ，AlGaInP系半導体レーザ）
  - ポリゴンミラー（回転多面鏡）
  - 輝尽発光光検出系（集光ガイド・光電子増倍管）
- 画像処理時間に数十秒かかるため，リアルタイムでは観察できない。
- CR装置の画像処理
  - 階調処理，（マルチ）周波数処理，エネルギー・サブトラクション処理

フラットパネルディテクタ（FPD）
- X線変換方式
  - 直接変換方式（アモルファスセレン半導体）
  - 間接変換方式（シンチレータ・フォトダイオード）
- リアルタイムでの観察が可能。

Point
X線装置は近年，イメージングプレート（IP）による撮影からフラットパネルディテクタ（FPD）による撮影に移行している。

DSA装置

- 特徴
  - コントラスト分解能が高い。
  - 空間分解能がフィルム法に比べて低い。
  - 視野はI.I.またはFPDのサイズによって制限される。
- サブトラクション(差分)処理
  - 時間差分法
  - エネルギー差分法
- 画質：空間分解能，濃度分解能，時間分解能

- 画像処理
  - リマスキング(体動のずれなどのアーチファクト補正)
  - エッジ強調とスムージング
  - リカーシブルフィルタ(画像のSN比改善)
  - ピクセルシフト(ライブ像とマスク像を一致させる)

図1 DSA装置の構成

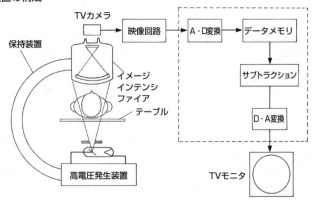

(小倉 泉 著，福士政広 編:診療放射線技師イエロー・ノート 3rd edition, メジカルビュー社, 2012.より引用)

2-6 超音波検査装置

用語解説

音響インピーダンス（Z）
物資の密度（ρ）と物質中の音速（c）の積のこと。

超音波の減衰
距離（L）と周波数（f）の積に比例する。周波数が高くなるほど，深部の映像化が難しくなる。

超音波検査の特徴
リアルタイムで表示可能，非侵襲的検査で患者に苦痛を与えない，など。

超音波装置の分解能
距離分解能，方位分解能，スライス厚分解能のこと。

超音波の減衰

- 超音波の物理特性：反射，屈折，吸収，散乱。
- 原理：物質境界から反射してきた超音波を電気信号に変換。
- 反射強度：異なる媒質境界での反射強度は音響インピーダンスに依存する。
- 使用周波数：
  体表部：7.5〜10 MHz　高周波数
  その他：3.5〜5 MHz　低周波数
- 走査方式：機械走査，電子走査（リニア，コンベックス，セクタ）
- 表示モード：A，B，M（循環器），D（血流）
- ドプラ法：反射してきた超音波の変化を画像化。血流測定が可能。

超音波検査の特徴

- 軟部組織の描出に優れている。
- 小型軽量で可搬性が高い。
- ドプラ法により血流情報が得られる。
- ガス・骨などの影響を受けやすい。

超音波装置の分解能

- 距離分解能：ビーム方向の識別能。周波数が高いほど向上する。
- 方位分解能：走査方向の識別能。周波数が高いほど向上する。
- スライス厚分解能：断層像の厚みの方向の分解能。

プローブの種類

- リニア（腹部・表在臓器），セクタ（心臓・腹部），コンベックス（腹部）
- 振動子：PZT（ジルコン酸チタン酸鉛）

表1　低周波数と高周波数の比較

	低周波数	高周波数
波長	長い	短い
空間分解能	悪	良
到達する深さ	深い	浅い

図1　超音波画像の分解能

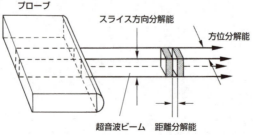

（長島宏幸 著, 福士政広 編：診療放射線技師イエロー・ノート 3rd edition, メジカルビュー社, 2012.より引用）

2-7 超音波検査

腹部超音波検査時の注意点
- アーチファクト，消化管ガスの対策
  - 注意すべきアーチファクト：サイドローブ(副極)，多重反射，鏡面効果，レンズ効果
  - 消化管ガスの対策
    - 検査前の食事制限
    - 膀胱充満時の検査
- 走査
  - 右肋間走査(肝，右腎，胆嚢など)
  - 左肋間走査(脾，左腎など)
  - 正中矢状走査(縦走査)(肝，膵，血管系など)
  - 横断走査(横走査)(肝，膵，血管系など)
  - 肋骨弓下走査(肝，肝静脈，門脈，胆嚢など)
- 主な疾患の腹部超音波像
  - 嚢胞(内部の無エコー，後方エコーの増強，境界鮮明)
  - 胆石(高エコー，音響陰影)
  - 脂肪肝(肝腎コントラストの上昇)
  - 肝細胞癌(モザイクパターン，外側陰影，後方エコーの増強)
- 超音波造影剤：微小気泡，ハーモニック(非線形信号)
- 循環器の超音波検査
  - Bモード(心臓の形態，動き、大きさ)
  - ドプラモード(血行動態や弁の評価)

図1 心窩部縦走査

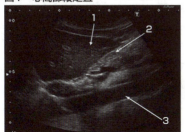

1：肝左葉 2：膵臓 3：腹部大動脈

図2 心窩部横走査

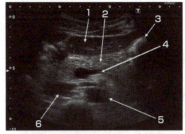

1：肝左葉 2：膵臓 3：胃 4：脾静脈
5：腹部大動脈 6：下大静脈

図3 右肋弓下走査

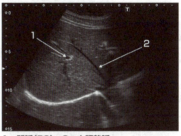

1：門脈(P8) 2：中肝静脈

図4 右肋間走査

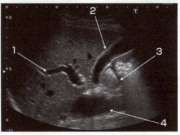

1：門脈(P8) 2：胆嚢 3：十二指腸
4：下大静脈

図5 左肋間走査

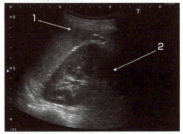

1：脾臓 2：左腎臓

第6章 診療画像技術学
3 X線撮影

杉森博行・長島宏幸

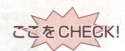
ここをCHECK!

✓ Check3-1 　☞　X線の性質，写真効果，被ばく低減

- X線撮影は被写体に合わせた管電圧，管電流，撮影距離を設定して行う。散乱線が発生する場合はグリッドなどを用いて散乱線を除去する。
- X線撮影では少なからず被ばくするので，患者の被ばくを最小限にするように努めなければならない。簡易的に最も効果のある被ばく低減法は付加フィルタを用いることである。
- X線撮影ではポジショニングのために基準点・線・面を用い，体表面から深在性の各臓器の位置を知り目標部位を撮影する。

✓ Check3-2 　☞　頭部のX線撮影

- 頭部のX線撮影は脳・神経科領域の診断，耳鼻科領域の診断，外傷などで撮影される。

✓ Check3-3 　☞　脊椎のX線撮影

- 脊椎のX線撮影は脊髄損傷，圧迫骨折，脊髄腫瘍，椎間板ヘルニアなどの診断で撮影される。頸椎や腰椎は側面像で機能撮影を行う。

✓ Check3-4 　☞　体幹部のX線撮影

- 胸部のX線撮影は胸水，気胸などの診断で撮影される。腹部のX線撮影は腹水，フリーエアーなどの診断で撮影される。

✓ Check3-5, 6 　☞　上肢のX線撮影／下肢のX線撮影

- 四肢のX線撮影は主に骨折の診断の際に撮影される。また肩関節，膝関節，足関節では機能撮影が行われる。

✓ Check3-7 　☞　その他のX線撮影

- 乳房撮影は乳癌の診断に用いられ，微小石灰化を描出させる。
- 歯科撮影では口内にフィルムを置き撮影する一般的な方法と口外から撮影するパノラマ撮影がある。
- 特殊撮影には断層撮影，立体撮影，拡大撮影などがある。

表1　X線撮影で用いる基準線・点

基準線・点	定義・レベル
チェンバレン線	大後頭孔後縁と硬口蓋後縁を結ぶ線
マックグレゴル線	硬口蓋後縁と後頭骨の最低点を結ぶ線
マックラエ線	大後頭孔の前縁と後縁を結ぶ線
フィッシュゴールド線	両乳様突起下縁を結ぶ線
ドイツ水平線	外耳孔上縁と眼窩下縁を結ぶ線
眼窩耳孔線（OMライン）	外耳孔中心と眼窩中心を結ぶ線
耳垂直線	ドイツ水平面と垂直で外耳孔中心を通る線
ヤコビー線	左右腸骨稜先端を結ぶ線
シェントン線	骨盤部閉鎖孔上縁と大腿骨頸部内縁を結ぶ線
足の基準線	第2足指と踵骨尖端を結ぶ線
乳様突起	第2頸椎
下顎角	第3頸椎
喉頭隆起（甲状軟骨）	第4頸椎
胸骨柄上縁（胸骨上窩）	第2，3胸椎
胸骨角	第4，5胸椎
肩甲骨下縁	第6，7胸椎
胸骨剣状突起	第9，10胸椎
肋骨弓下縁（季肋部）	第3腰椎
へそ	第3，4腰椎
腸骨稜（ヤコビー線）	第4，5腰椎
上前腸骨棘	第2仙椎
恥骨結合上縁	尾骨
恥骨結合	大転子

● 基準点・線・面は体表面から深在性の各臓器の位置を知り，ポジショニングによる目標部位に用いる。
● 撮影体位には背臥位（仰向け），腹臥位（うつ伏せ），側臥位（デクビタス，横向き），立位，坐位，半坐位，斜位などがある。
● 自然体位には外転，内転，外旋，内旋，回外，回内，伸展，屈曲（前屈，後屈，掌屈，背屈，尺屈，橈屈，底屈）がある。
● 撮影方向には腹背（前後）方向（AP），背腹（後前）方向（PA），左右方向（LR），右左方向（RL），内外方向（ML），外内方向（LM），腹背第1斜方向（LPO），腹背第2斜方向（RPO），背腹第1斜方向（RAO），背腹第2斜方向（LAO），頭尾（上下）方向，尾頭（下上）方向，掌背方向，背掌方向，底背方向，背底方向，接線方向などがある。

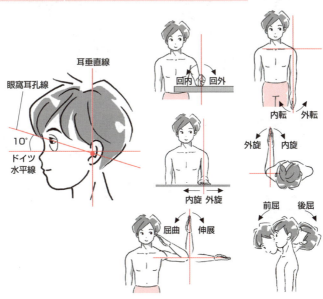

撮影方向・入射方向・呼吸・撮影条件による違い

- 撮影方向による違い

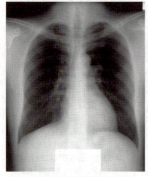
PA方向(標準)

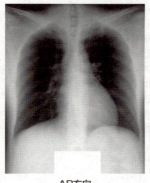
AP方向

一般的に胸部撮影は肩甲骨を肺野から除外するため，および心臓の拡大を防ぐためにPA方向で撮影される。AP方向の撮影は臥位や座位の撮影で用いられる場合がある。

- 入射方向による違い

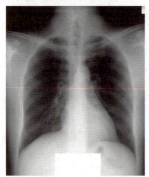
頭尾方向から入射

水平入射(標準)

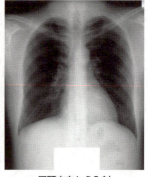
尾頭方向から入射

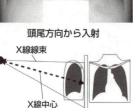

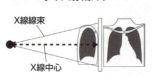

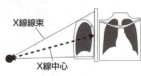

入射方向の違いにより見え方(X線像での位置関係)が変わる。図では胸鎖関節の位置はそれほど変わらないが，肺野の位置がかなり違うことがわかる。模式図ではX線中心と線束および被写体と得られる像のシェーマを示している。線束の広がりにより像の見え方が変わることがわかる。

(p.200～201の図・画像：群馬県立県民健康科学大学 寺下貴美先生ご提供)

- 呼吸による違い

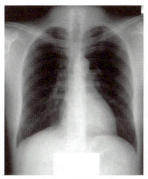
吸気(標準)

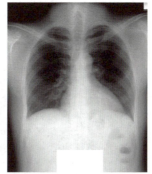
呼気

一般的に胸部撮影では肺野を大きく見せるために吸気で撮影される。呼気撮影は気胸，肺気腫の診断に用いられる。

- 撮影管電圧による違い

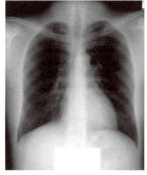
高管電圧(標準)

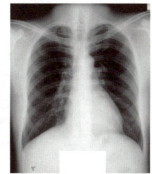
低管電圧

一般的に胸部撮影では肋骨が重なった肺野部分も診断するため，高管電圧で撮影される。図では低管電圧の場合は肋骨などがよく見えるようになっている。

- mAs値による違い

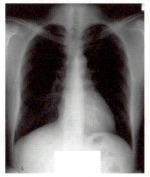
高mAs値

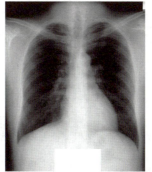
適正値(標準像)

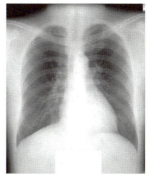
低mAs値

mAs値の違いにより写真濃度が大きく変化する。mAsは同じ写真濃度とするために被写体厚によって変化させる。

3-1 X線の性質，写真効果，被ばく低減

用語解説

散乱線
X線の相互作用により被写体などから発生したX線。

グリッド
X線撮影時に発生する散乱線を除去するための機器。

X線撮影
- <u>連続X線</u>は光子エネルギー0[keV]から管電圧まで連続的に分布している。
- <u>特性X線</u>はターゲット物質に固有の線スペクトルである。
- 単純X線撮影において<u>距離の逆2乗則</u>が成立し適応できる。
- 線束を細く絞った単一エネルギーX線は被写体に入射すると次の関係により減弱する。

$$I = I_0 e^{-\mu d}$$
I：透過X線強度
I_0：入射X線強度
μ：線減弱係数
d：被写体の厚さ

散乱線
- 散乱線は被写体，焦点外X線，多重絞り，カセッテ，撮影台などから発生し，写真<u>コントラスト</u>を低下させる。
- 散乱線の発生は管電圧，照射野の大きさ，被写体の厚さによって変化する。

表1　撮影条件と散乱線の影響

	散乱線による影響
管電圧の上昇	コンプトン散乱が増加するため大きくなる
照射野の拡大	増加するが一定で飽和する
被写体厚の増大	増加するが一定で飽和する
グリッドを用いた撮影	減少する

グリッド
- グリッドの性能はグリッド比，グリッド密度，鉛箔積などで表される。
- グリッド比は鉛箔の高さを鉛箔の間隔で除したものである。
- グリッドには「<u>平行グリッド</u>」と「<u>集束グリッド</u>」がある。また静止状態で使用する「<u>リスホルムブレンデ</u>」と，移動させて用いる「<u>ブッキーブレンデ</u>」がある。
- 集束グリッドは<u>集束距離</u>をもつため撮影距離を変更できない。
- ブッキーブレンデは鉛箔の陰影を除去するため撮影時間と運動同期を行う。

X線撮影による被ばく
- X線撮影は少なからず被ばくするため，撮影でもたらされる利益が被ばくによる害を上回るときに実施される。
- 被ばく線量を低減させる方法としては脈動率の低いX線発生装置を使用，管電圧を高くする，付加フィルタを使用，撮影距離を延長，検出器を高感度にする，グリッド比・密度を低下させ移動式から固定式にする，可動絞りを使用，カーボンカセッテを使用などがある。
- <u>付加フィルタ</u>の効果としては，アルミニウムは銅より吸収が小さい，実行エネルギーが高くなる，最高エネルギーは変わらない，低エネルギー成分が減少，X線量が減少，管球に負荷がかかる，コントラストが低下するなどがある。
- 若年者のX線撮影では，観察部位以外は遮蔽体やコリメータにて可能な限り絞る。

Point

乳房撮影装置の付加フィルタ
モリブデンやロジウムが使用され低・高エネルギー成分を減少させることができ，被ばく線量の低減とコントラストの改善が同時に行える。

3-2 頭部のX線撮影

- 撮影時は眼鏡，補聴器，入れ歯，ボタン，ネックレス，イヤリング，ヘアピンなどをはずし，髪の毛もほどく。
- 耳鼻科領域の撮影法：ウォータース法，コールドウェル法，シューラー法，ゾンネンカルプ法，ステンバース法
- 眼窩内に描出して観察する部位：内耳道（頭蓋骨正面像），視神経管（レーゼ法・戸塚法），顎関節（顎関節経眼窩撮影法）

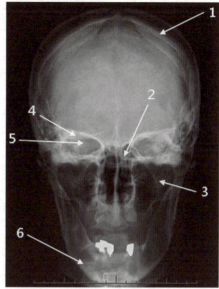

図1　頭蓋骨正面像

1：頭頂骨　2：蝶形骨洞　3：上顎洞
4：側頭骨錐体上縁　5：内耳道　6：下顎骨

図2　頭蓋骨単純X線側面像

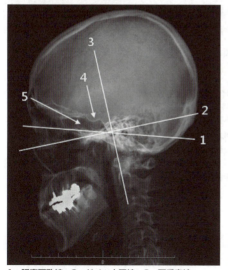

1：眼窩耳孔線　2：ドイツ水平線　3：耳垂直線
4：トルコ鞍　5：蝶形骨洞

図3　頭蓋骨単純X線半軸位像（タウン法）

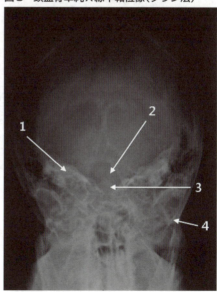

1：側頭骨岩様部　2：大後頭孔　3：環椎後結節
4：乳様突起

表1 頭部X線撮影におけるポジショニングとその観察ポイント

撮影法	体位	中心線	観察部位と特徴
頭蓋骨正面	背臥位 正中矢状面，眼窩耳孔面を垂直	正中矢状面と眼窩耳孔面の交点へ垂直入射	顔面骨，中耳，副鼻腔，縫合 眼窩内に側頭骨錐体上縁，内耳道が描出
頭蓋骨側面	側臥位または背臥位 正中矢状面と平行	トルコ鞍部（ドイツ水平面上外耳孔より2.5cm，上方2.5cm）へ垂直入射	トルコ鞍，蝶形骨洞，後頭環椎接合部，上部頸椎
タウン法	背臥位 正中矢状面，眼窩耳孔面を垂直	正中矢状面と両外耳孔を結ぶ線へ頭尾方向40°で斜入	後頭骨，トルコ鞍，錐体，大後頭孔，乳様突起，顎関節 大後頭孔内に環椎後結節が描出
頭蓋骨軸位	背臥位または坐位 頭頂がカセッテに接するまで頸部を後屈 ドイツ水平面と平行 正中矢状面を垂直	正中矢状面と両外耳孔を結ぶの交点へ尾頭方向10°で斜入	頬骨弓，副鼻腔，大後頭孔，錐体部，頭蓋底，下顎骨，卵円孔，棘孔，破裂孔
シューラー法	側臥位または坐位 正中矢状面と平行	検側外耳孔を射出点 耳垂直線上に頭尾方向25°で斜入	乳突蜂巣，顎関節，乳様突起 外耳道と内耳道が重なって描出
ゾンネンカルプ法	腹臥位または坐位 正中矢状面，ドイツ水平面とも15°顔面側，頭尾へ傾斜	検側外耳孔を射出点 非検側外耳孔後方3.5cm，上方3.5cmの点へ垂直入射	錐体，乳様突起
ステンバース法	腹臥位または坐位 正中矢状面を検側45°へ傾斜 ドイツ水平面を垂直より12°頭側へ傾ける	非検側外耳孔と外後頭隆起を結ぶ線上で，外耳孔より6cmの点へ垂直入射	耳小骨，三半規管，前庭，内耳道，乳突洞，乳様突起 錐体が垂直に描出
マイヤー法	背臥位 正中矢状面を検側へ45°傾斜 ドイツ水平面をフィルムに垂直	検側外耳孔へ頭尾方向45°で入射	錐体が垂直に描出
ウォータース法	立位または坐位 ドイツ水平面を45°傾斜 正中矢状面を垂直	前鼻棘へ垂直入射	前頭洞，上顎洞，鼻腔，眼窩，頬骨，正円孔 顔面外傷の診断に有用
コールドウェル法	立位または坐位 ドイツ水平面を20°傾斜 正中矢状面を垂直	正中矢状面上で眉間へ垂直入射	顔面骨，前頭洞，篩骨洞，眼窩，上眼窩裂，正円孔 錐体上縁が眼窩下縁に描出
レーゼ法・戸塚法	腹臥位または坐位 正中矢状面を検側55° ドイツ水平面を尾頭78°	外後頭隆起と非検側乳様突起尖端を75°二等辺三角形の2点とした時の頂点へ垂直入射	視神経管は眼窩内の下外縁に描出
頬骨弓軸位	背臥位 ドイツ水平面を45°頭側に傾斜 正中矢状面を垂直	下顎骨後面の中央で正中矢状面へ水平に対し尾頭方向35°で入射	頬骨 頬骨が外側にアーチ状に描出 顔面打撲の際に撮影
鼻骨側面	側臥位または坐位 正中矢状面と平行	鼻根部へ垂直入射	鼻骨 外傷による骨折や変形を診断

図4　頭蓋骨単純X線像（シューラー法）

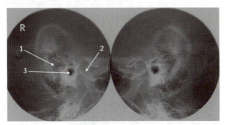

1：乳突蜂巣　2：顎関節　3：外耳道

図5　頭蓋骨単純X線像（ステンバース法）

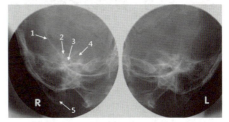

1：内後頭稜　2：上半規管　3：前庭　4：内耳道
5：乳様突起

図6　錐体を目的とした3つの撮影法の入射方向　（p.vii 口絵参照）

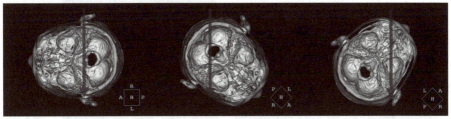

シューラー法　　　　　ステンバース法　　　　　マイヤー法

シューラー法は錐体に対し真側面に入射する。ステンバース法は錐体に対し垂直に入射する。マイヤー法は錐体に対し平行に入射する。

（群馬県立県民健康科学大学　寺下貴美先生ご提供）

図7　頭蓋骨単純X線像（ウォータース法）

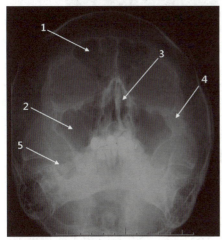

1：前頭洞　2：上顎洞　3：鼻腔　4：頬骨
5：錐体上縁

図8　頭蓋骨単純X線像（レーゼ法）

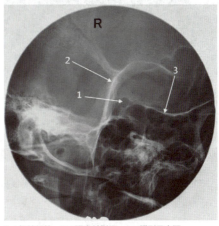

1：視神経管　2：眼窩外側縁　3：蝶形骨小翼

3-3 脊椎のX線撮影

- 上部頸椎正面撮影では開口させ近接撮影を行う。
- 頸椎斜位撮影ではフィルムより離れた側の椎間孔を観察できる。
- 腰椎斜位撮影ではドッグライン（スコッチテリア像）が観察できる。
- 上部胸椎を目的にスイマー法で撮影される。
- 脊椎側彎症による移動や変形を観察するため全脊椎撮影が行われる。

図1　頸椎単純X線正面像

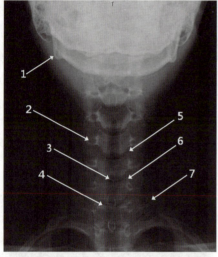

1：下顎角　2：椎弓根　3：棘突起　4：椎間腔
5：ルシュカ関節　6：鉤状突起　7：横突起

図2　頸椎単純X線斜位像（RPO）

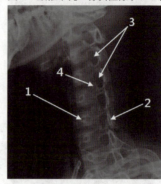

1：椎弓根
2：横突起
3：椎間孔
4：鉤状突起

図3　頸椎単純X線側面像

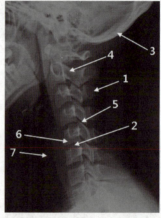

1：棘突起
2：椎間腔
3：後頭骨
4：椎弓
5：椎間関節
6：椎体
7：気管

表1　頸椎X線撮影におけるポジショニングとその観察ポイント

撮影法	体位	中心線	観察部位と特徴
上部頸椎正面（開口位）	背臥位または坐位 正中矢状面および前歯列と乳様突起尖端を結ぶ線を垂直 開口	前歯列先端と正中矢状面との交点へ垂直入射	第1頸椎（環椎） 第2頸椎（軸椎） 軸椎歯突起が環椎中央にみられ両側に間隙が観察できる
頸椎正面	坐位または背臥位 下顎下縁と外後頭隆起を結ぶ線を10°下方	喉頭隆起の正中矢状面上へ水平に対し尾頭方向10°で斜入	鉤状突起と上椎体外側下縁の間にルシュカ関節が観察できる
頸椎斜位	坐位 前額面を50° 軽度上方を向かせる	喉頭隆起の高さに尾頭方向10°で斜入	椎間孔，椎間関節，椎弓根

（次頁に続く）

（前頁からの続き）

撮影法	体位	中心線	観察部位と特徴
頸椎側面	坐位または背臥位 正中矢状面を平行 背筋を伸ばし軽度上方を向かせ両肩を下げる	喉頭隆起の高さへ垂直入射	後縦靱帯骨化症，圧迫骨折の診断
頸椎機能撮影	坐位 背筋を伸ばし両肩を下げる 前屈位は顎を引き頭部を下げ，後屈位は顎を突き出し頭部を後方にする	喉頭隆起の高さへ垂直入射	椎体の可動性，椎体間隙，椎間関節

図4　胸椎単純X線側面像

1：椎間腔
2：肋骨
3：椎体

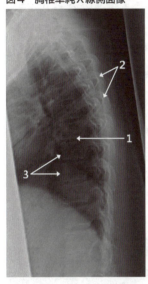

図5　腰椎単純X線正面像

1：第12胸椎
2：横突起
3：椎弓根
4：大腰筋
5：仙骨
6：棘突起

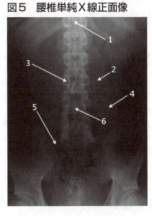

図7　腰椎単純X線側面像

1：椎弓根
2：椎体
3：下関節突起
4：上関節突起
5：椎間孔
6：棘突起

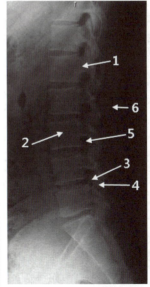

図6　腰椎単純X線斜位像（LPO）

1：横突起
2：椎弓根
3：下関節突起
4：上関節突起
5：椎弓
6：椎間関節

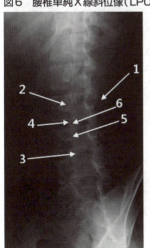

表2 胸椎，腰椎，仙椎，尾骨X線撮影におけるポジショニングとその観察ポイント

撮影法	体位	中心線	観察部位と特徴
胸椎正面	背臥位 前額面を平行 枕を使用せず膝を立てる	第7胸椎（胸椎上窩と剣状突起の中央）へ垂直入射	上部胸椎と下部胸椎は同じ濃度にならない
胸椎側面	背臥位および坐位 両上肢を挙上 正中矢状面と平行	肩甲骨下縁の高さで背側皮膚面より7cm前方へ垂直入射	第4胸椎より上方は肩甲骨，上腕骨などにより描出されない
腰椎正面	背臥位または立位 前額面を水平 枕を用い，膝を立てる	第3腰椎へ垂直入射	第12胸椎，仙椎上部，腸腰筋をフィルム内に含める
腰椎斜位	背臥位または立位 前額面を30°〜45°斜位	第3腰椎へ垂直入射	斜位にした方向とドッグライン（スコッチテリア像）の向く方向が一致する
腰椎側面	側臥位または立位 正中矢状面を平行	肋骨弓下縁の高さで背側皮膚面より7cm前方へ垂直入射	椎体，椎弓，椎間間隙，上・下関節突起，棘突起
腰椎機能撮影	側臥位または立位 前屈位は膝を組んで丸まり，後屈位は上肢を挙上，下肢を伸展する	肋骨弓下縁の高さで背側皮膚面より7cm前方へ垂直入射	椎体の可動性，椎体間隙 腰椎すべり症，椎間板ヘルニアの診断
仙椎正面	背臥位 前額面を平行 男性は膝を屈曲，女性では両下肢を伸展させる	男性では上前腸骨棘の高さへ垂直入射し，女性では恥骨結合上縁へ尾頭方向15°で斜入	排便・排尿を行う
尾骨側面	側臥位 正中矢状面を平行 両膝を屈曲	仙尾関節の背側皮膚面より4cm前方へ垂直入射	前方への骨折が明瞭に観察できる

図8 胸椎単純X線正面像

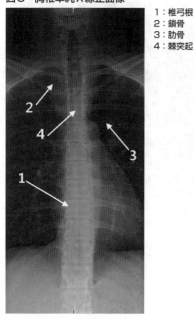

1：椎弓根
2：鎖骨
3：肋骨
4：棘突起

図9 仙骨単純X線正面像

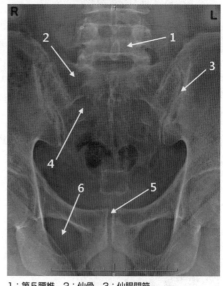

1：第5腰椎　2：仙骨　3：仙腸関節
4：仙骨孔　5：恥骨結合　6：閉鎖孔

3-4 体幹部のX線撮影

胸部X線写真
- 肺野，肺紋理，横隔膜，気管支，心陰影が観察できる。
- 高電圧，短時間，遠距離，PA方向，深吸気で撮影する。
- 肺尖撮影法には鎖骨を肺野後方に描出させるアルバース・シェーンベルグ法，ルストック法，鎖骨を肺野上方に描出させるラモー法，フラックスマン法，脊柱後彎法がある。

腹部X線写真
- 腹腔，骨盤腔臓器の形態，ガス像，異物，結石，石灰化，腫瘍などが観察できる。
- 膵臓は一般的に描出できない。
- 横隔膜は必ずフィルム内に入れる。

胸部高電圧撮影の利点
- 縦隔や横隔膜・肋骨と重なる肺病巣を描出できる。
- 患者の被ばく量が少ない。
- 気管や気管支などの含気臓器が描出できる。
- 短時間撮影ができ，小焦点が利用できる。

その他の体幹部のX線写真
- 寛骨は腸骨，坐骨，恥骨から形成されている。
- 骨盤計測撮影は妊娠中の女性に対し骨産道を計測するために行われる。
- 胸骨は正中にあり正面撮影では胸椎や縦隔と重複するため斜位像・側面像を撮影する。

図1 胸部単純X線正面像

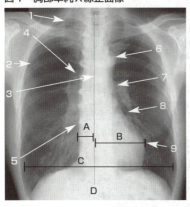

1：肺尖
2：肩甲骨内側縁
3：気管分岐部
4：右1弓：上大静脈
5：右2弓：右心房
6：左1弓：大動脈弓
7：左2弓：肺動脈幹
8：左3弓：左心耳
9：左4弓：左心室

心胸郭比 = $\dfrac{A+B}{C}$

A：右心陰影の最長径
B：左心陰影の最長径
C：胸郭内縁の最長径
D：正中矢状線

図2 胸部単純X線側面像

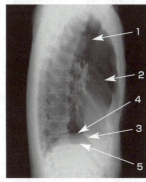

1：気管　2：右心房　3：左心室
4：右横隔膜　5：左横隔膜

(図1,2は，長島宏幸 著，福士政広 編：診療放射線技師イエロー・ノート 3rd edition，メジカルビュー社，2012．より引用)

表1　胸部，腹部X線撮影におけるポジショニングとその観察ポイント

撮影法	体位	中心線	観察部位と特徴
胸部正面	立位 上体を前かがみで肩を下げる 両手背を腰にあて肘を前に出す	正中矢状面にて胸椎6～7番の高さへ垂直入射	肺野，肺紋理，気管支，心臓，心胸郭比
胸部側面	立位，正中矢状面を平行 両腕を挙上し腰を後ろに引かせ胸を張る	正面撮影と同じ高さ 前後径の中点へ入射	病変の有無や検査目的により撮影方向を決定する
胸部側臥位正面	側臥位，フィルムを垂直 正中矢状面を平行	フィルム中心へ水平方向から入射	気胸，胸水，胸膜炎の診断

(次頁に続く)

(前頁からの続き)

撮影法	体位	中心線	観察部位と特徴
腹部臥位正面	側臥位 脊椎を伸ばし上下肢は伸展 正中矢状面を垂直	両上前腸骨棘を結んだ中点と剣状突起との中点へ垂直入射	上方に横隔膜，下方に恥骨結合 腹部臓器，ガス像 尿路系結石
腹部立位正面	立位 脊椎を伸ばし上下肢は伸展 正中矢状面を垂直	両上前腸骨棘を結んだ中点と剣状突起との中点へ垂直入射	腹水や腹腔内出血の有無 腸内ガスの観察
腎膀胱単純撮影 （KUB）	側臥位 脊椎を伸ばし上下肢は伸展 正中矢状面を垂直	両上前腸骨棘を結んだ中点と剣状突起との中点へ垂直入射	尿路結石の観察 検査前に排尿

図3 腹部臥位単純X線正面像

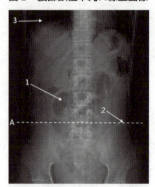

1：腸管ガス
2：腸骨稜
3：横隔膜
A：ヤコビー線

図4 腹部立位単純X線正面像

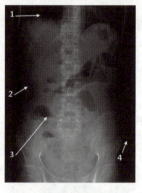

1：横隔膜
2：肝臓下縁
3：鏡面像
4：上前腸骨棘

図5 骨盤単純X線正面像

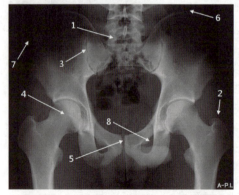

1：第5腰椎　2：大転子　3：仙腸関節　4：大腿骨頭
5：恥骨結合　6：腸骨稜　7：上前腸骨棘　8：閉鎖孔

図6 胸骨単純X線側面像

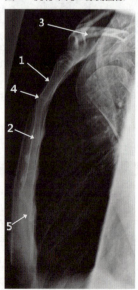

1：胸骨柄
2：胸骨体
3：鎖骨
4：胸骨角
5：剣状突起

表2 骨盤部，胸郭X線撮影におけるポジショニングとその観察ポイント

撮影法	体位	中心線	観察部位と特徴
骨盤正面	背臥位 正中矢状面を垂直 下肢は伸展，軽度内旋	ヤコビー線と恥骨結合の上縁の1/3恥骨結合側へ垂直入射	左右の閉鎖孔を同じ高さに描出する
腸骨正面	背臥位 検側をフィルムにつける 正中矢状面を45°傾斜させる	検側の上前腸骨棘と正中矢状線の中点へ垂直入射	坐骨恥骨は軸位像，寛骨臼は斜位像，大腿骨頭・大腿骨頸部は斜位像として描出する
グスマン法	立位 両下肢を均等に加重させ，計測用メジャーを股の上部で挟み込み，正中矢状面を平行にする	大転子隆起部から垂直上方5cm，前方2cmの点へ垂直入射	撮影距離を200cm，高圧撮影，負荷フィルタを使用して撮影する
マルチウス法	半坐位 下肢を伸展，内旋し，正中矢状面を垂直 撮影台と背面との角度を55°に後傾させる	左右の大転子隆起部から頭側水平方向5cmの点を結ぶ線の正中矢状線上へ垂直入射	撮影距離は100cm，高圧撮影，負荷フィルタを使用して撮影する 産科学的真結合線(最大縦径)と最大横径を計測する
肋骨正面	立位または臥位 脊椎を伸ばし上下肢は伸展 正中矢状面を垂直	観察したい肋骨へ垂直入射	上部肋骨は撮影条件を下げ深吸気にて撮影 下部肋骨は撮影条件を上げ深呼気にて撮影
肋骨斜位	立位または臥位 両上肢を挙上させ，検側背面をフィルムにつけて正中矢状面を45°傾斜する	観察したい肋骨へ垂直入射	正面撮影で観察しにくい肋骨頭や側胸部，前胸部の肋骨弓が直線状に描出される
胸骨斜位	腹臥位または立位 胸骨部をフィルムにつけ正中矢状面を垂直	胸骨体中央へ垂直に対し左背面から30°	胸骨は正中にあるため正面撮影では胸椎や縦隔と重複する
胸骨側面	坐位 正中矢状面を平行 肩を後方へそらす	胸骨中央の皮膚表面より3cm後方へ垂直入射	鎖骨，胸鎖関節，胸骨角，胸骨体，剣状突起 照射野を皮膚面まで絞る

図7 胸骨単純X線正面像

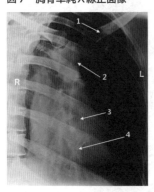

1：鎖骨
2：胸骨柄
3：胸骨体
4：剣状突起

図8 腸骨単純X線正面像

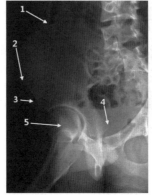

1：腸骨稜
2：上前腸骨棘
3：下前腸骨棘
4：坐骨棘
5：大腿骨頭

3-5 上肢のX線撮影

- 手根骨の撮影ではそれぞれの骨を分離するため種々の撮影法がある。
- その他の肩関節撮影法としてウエストポイント法，ストライカー法，最大挙上位法などがある。
- 肩関節撮影では手に重りをもたせ機能ストレス撮影も行われる。
- 肩甲骨側面撮影では肩甲骨がY字となるスカプラY撮影も行われる。

図1 手根骨単純X線正面像（背掌位）

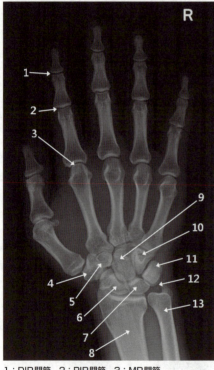

1：DIP関節　2：PIP関節　3：MP関節
4：大菱形骨　5：小菱形骨　6：舟状骨　7：月状骨
8：橈骨　9：有頭骨　10：有鉤骨　11：三角骨
12：豆状骨　13：尺骨

図2 前腕骨単純X線正面像（掌背位）

1：尺骨
2：橈骨頭
3：骨端線
4：橈骨

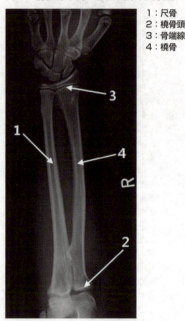

図3 肘関節単純X線正面像

1：橈骨
2：肘頭
3：尺骨
4：鉤状突起
5：肘頭窩

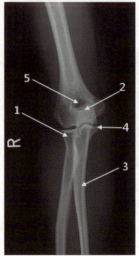

表1 手部，手関節X線撮影におけるポジショニングとその観察ポイント

撮影法	体位	中心線	観察部位と特徴
手指骨正面	坐位 手掌をフィルムにつけ伸展させる	第3指中手指節関節へ垂直入射	第1指は斜位像となる
腸骨正面	坐位 第5指をフィルムにつけ手掌を垂直にする 第1・2指の指先を合わせる	第2指中手指節関節へ垂直入射	第2〜5指の基節骨から末節骨まで重複させない 第1指は斜位像となる
手根骨・手関節正面	坐位 手掌をフィルムにつけ，肘関節を90°屈曲して手指を伸展する	橈骨と尺骨の茎状突起間の中央へ垂直入射	舟状骨の観察には手指を軽度屈曲させる
手根骨斜位	坐位 第5指をフィルムにつけ手掌面を45°回内する	舟状骨へ垂直入射	手根骨から舟状骨が分離する
手関節側面	坐位 肘関節は伸展し尺骨をフィルムにつけ，手掌を垂直から7°回外する	橈骨茎状突起へ垂直入射	橈骨と尺骨が一致し，手根骨，中手骨が一直線上に重複して描画する

図4 肩関節単純X線正面像（RPO）

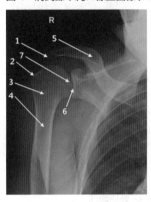

1：肩峰
2：大結節
3：小結節
4：上腕骨
5：鎖骨
6：関節窩
7：烏口突起

図5 肩甲骨単純X線側面像（RAO）

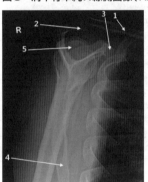

1：鎖骨
2：肩峰
3：烏口突起
4：肩甲骨
5：上腕骨頭

表2 前腕，肘関節，上腕，肩部X線撮影におけるポジショニングとその観察ポイント

撮影法	体位	中心線	観察部位と特徴
前腕骨正面	坐位 肘関節を伸展し手掌を上方へ向けやや回外する	前腕の中央へ垂直入射	手背をフィルムにつける 外側の橈骨と内側の尺骨を分離させる
前腕骨側面	坐位 上腕骨を水平にし，肘関節を90°屈曲させ，手掌は垂直より軽度回内させる	前腕の中央，やや外側へ垂直入射	前腕部は軽度回内させる
肘関節正面	坐位 上腕部を水平にし，肘関節を伸展させ，手掌を軽度外旋させる	上腕骨内側上顆と外側上顆を結ぶ線の中点から遠位側1.5cmへ垂直入射	腕橈関節，腕尺関節が描出する
肘関節側面	坐位 上腕部を水平にし，肘関節を90°屈曲させ，手掌を垂直に手の位置を3cm上げる	外側上顆突起部より45°前内方1cmへ垂直入射	上腕骨滑車の内側面と円形状の溝，上腕骨小頭が同心円に描出し，その外周に尺骨の滑車切痕が均一な間隔で描出する

（次頁に続く）

(前頁からの続き)

撮影法	体位	中心線	観察部位と特徴
肘関節軸位	坐位 上腕骨を水平にし，後面をフィルムにつけ，肘関節を最大屈曲させて手掌を外旋させる	上腕骨内側上顆と外側上顆を結ぶ線の中点へ前腕部後面に垂直な角度で斜入	関節腔と肘頭部が描出される
上腕骨正面	坐位または背臥位 上腕部後面をフィルムにつけ，肘関節を屈曲させて前腕を垂直に立たせた後，伸展する	上腕骨中央へ垂直入射	上腕骨内側上顆と外側上顆を結ぶ軸に対し垂直に入射する
上腕骨側面	坐位または背臥位 肘関節を軽度屈曲し内旋では上腕骨内側面を，外旋では上腕骨外側面をフィルムにつける	上腕骨中央へ垂直入射	上腕骨内側上顆と外側上顆を結ぶ軸に対し平行に入射する
肩関節正面	坐位または立位 検側背面をフィルムにつけ，前額面を30°手掌面は軽度内旋	上腕骨頭内側へ頭尾方向20°で斜入	肩峰と肩関節は広く観察される 烏口突起は関節腔と重複する
肩関節軸位	立位または背臥位 検側上腕を90°外転させフィルムを肩の上方に置く	腋窩に対し上下方向に上腕骨に沿って外側から内側20°で斜入	フレキシブルカセッテが使用されることもある
肩甲骨正面	坐位または立位 検側背面をフィルムにつけ前額面を20°にする 検側上腕を水平まで挙上する	肩甲骨中心へ垂直入射	肩甲骨の約半分は胸郭に重複する
肩甲骨側面 （軸位）	坐位または立位 検側の手で非検側の肩をもつ 検側上腕前方をフィルムにつける 前額面を20°	肩甲骨内側縁中央へ垂直入射	肩甲骨の扁平な面が垂直に描出される 肩甲骨が胸郭から分離し，内側縁と外側縁が一致して観察される
鎖骨撮影	坐位または立位 検側背面をフィルムにつけ，前額面と平行にする	鎖骨中央へ頭尾方向20°，尾頭方向20°で斜入	中心線のズレや照射野を絞ることができないためAP方向で撮影する

図6 鎖骨単純X線正面像

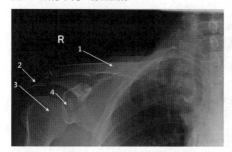

1：鎖骨　2：肩峰　3：上腕骨頭　4：関節窩

図7 肘関節単純X線側面像

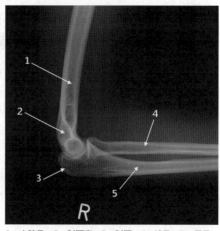

1：上腕骨　2：肘頭窩　3：肘頭　4：橈骨　5：尺骨

3-6 下肢のX線撮影

- アントンセン法は後距踵関節,中距踵関節,踵立方関節を観察することができる。
- 乳幼児の股関節撮影法には伸展位,ローレンツ位,リップステイン位,トーマス位,フロッグレッグ位,ファンローゼン法などがある。
- 機能ストレス撮影は足関節,膝関節に対して行われる。

表1 膝関節のストレス撮影法

撮影法	特徴
内・外反ストレス正面撮影法	内側・外側から加圧し,関節腔の広がりにより内側・外側側副靱帯損傷を診断する
前方引出・後方押込ストレス側面撮影法	大腿部・下腿部を固定し膝蓋骨部を前方・後方へ加圧して移動距離から前・後十字靱帯損傷を診断する

表2 足関節のストレス撮影法

撮影法	特徴
内・外反ストレス正面撮影法	内側・外側から加圧し,距骨傾斜角を計測して外側靱帯損傷や三角靱帯断裂を診断する
前方引出ストレス側面撮影法	踵骨部を固定し脛骨前面から加圧して,移動距離により外側靱帯損傷を診断する
背屈位・底屈位ストレス側面撮影法	発泡スチロールで足底面を押し背屈位,足背面を押し底屈位にする

図1 足部単純X線正面像

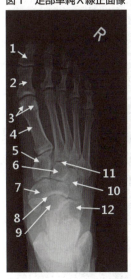

1:末節骨
2:基節骨
3:種子骨
4:中足骨
5:第1楔状骨
6:第2楔状骨
7:舟状骨
8:ショパール関節
9:距骨
10:リスフラン関節
11:第3楔状骨
12:立方骨

図2 足関節単純X線正面像

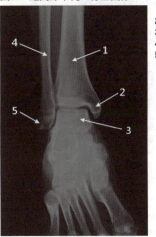

1:脛骨
2:内果
3:距骨
4:腓骨
5:外果

表3 足部,足関節,下腿X線撮影におけるポジショニングとその観察ポイント

撮影法	体位	中心線	観察部位と特徴
足部正面	坐位 膝関節を屈曲し足関節を伸展させ足底部をフィルムにつける	第3趾中足骨中央へ足尖側から7°で斜入	第2～5趾は指の先から末節骨,中節骨,基節骨があり第1趾では中節骨がない
足部側面	側臥位 足底を垂直	第1趾中足骨中央へ垂直入射	踵骨がほぼ側面で描出される
足部斜位	側臥位 第1趾側をフィルムにつけ足底を50°にする	第3趾中足骨中央へ垂直入射	中足骨が分離して描出される
踵骨軸位	坐位 足底と足の基準線を垂直にする	足底中央へ足底面に40°で下方へ斜入	内側に中距踵関節,外側に後距踵関節が描出される

(次頁に続く)

（前頁からの続き）

撮影法	体位	中心線	観察部位と特徴
足関節正面	坐位 膝を伸展し，足底，足の基準線を垂直にして10°内旋させる	内果と外果を結ぶ線の中央へ垂直入射	脛骨，腓骨遠位端の骨折では正面位から45°内旋，外旋させて撮影する
足関節側面	側臥位 腓骨側をフィルムにつけ，足の基準線を水平より10°内旋させる	脛骨内果へ垂直入射	脛骨内果と腓骨外果が距骨中央で重複する
下腿骨正面	坐位 膝を伸展し下腿を軽度内旋させる	下腿の中央よりやや外側へ垂直入射	脛骨と腓骨を分離して撮影する
下腿骨側面	側臥位 検側腓骨側をフィルムにつけ，足の基準線を水平より10°外旋させる	下腿中央で後部皮膚面へ垂直入射	脛骨と腓骨の重複を少なくして撮影する

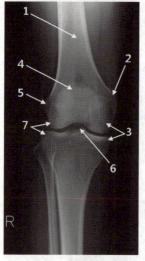

図3　膝関節単純X線正面像

1：大腿骨
2：内側上顆
3：内側顆
4：膝蓋骨
5：外側上顆
6：顆間隆起
7：外側顆

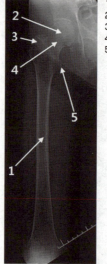

図4　大腿骨単純X線正面像

1：大腿骨
2：大腿骨頭
3：大転子
4：大腿骨頸部
5：小転子

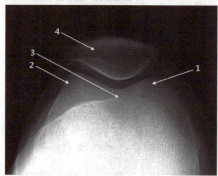

図5　膝蓋骨単純X線軸位像

1：内側顆　2：外側顆　3：腓骨粗面　4：膝蓋骨

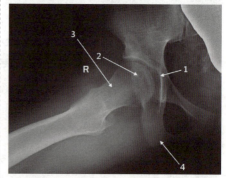

図6　股関節単純X線像（ラウエンシュタイン法）

1：寛骨臼　2：大腿骨頭　3：大腿骨頸部　4：坐骨

表4 膝関節, 大腿, 股関節X線撮影におけるポジショニングとその観察ポイント

撮影法	体位	中心線	観察部位と特徴
膝関節正面	坐位 膝を伸展し膝蓋骨が膝の中央になるよう内旋させる	膝蓋骨の尖端下方へ垂直入射	大腿骨の中央に膝蓋骨を描出し, 脛骨外側下方に腓骨頭が重複する
膝関節側面	側臥位 検側をフィルムにつけ, 膝関節の内角を130° 内・外側上顆軸を7°前傾 足関節部を8°挙上	膝蓋骨尖と後方くびれを結ぶ中点へ垂直入射	大腿骨の内果と外果が一致する
膝蓋骨軸位	腹臥位 膝関節を90°屈曲し下腿を5°内旋させる	膝蓋骨尖から尾頭方向30°で斜入	脛骨粗面と大腿骨膝蓋面を一致させる
大腿骨正面	背臥位 膝を伸展し膝蓋骨が膝の中央になるよう内旋させる	大腿骨中央へ垂直入射	大腿骨頸部, 大転子, 小転子, 寛骨臼が観察される
大腿骨側面	側臥位 骨盤部は検側を下にした斜位となり膝関節を軽度屈曲し外旋させる	大腿骨中央へ垂直入射	骨盤部の斜位角が大きくなると大腿骨頭が描出できなくなる
股関節正面	背臥位 正中矢状面を垂直 下肢を伸展させ軽度外転, 軽度内旋させる	恥骨結合上縁から上方3cmへ垂直入射	生殖腺防護を行う 人工股関節置換術後の撮影では留置した金属をフィルムに入れる
股関節軸位	背臥位 正中矢状面を垂直 検側下肢を伸展, 内旋させ非検側股関節と膝関節を90°屈曲させる 検側腸骨稜にフィルムを垂直に立てる	大腿骨頸部に対し垂直に水平方向から入射	大転子, 小転子が同一に重複する 大腿骨頸部が水平に長く描出される
ラウエンシュタイン法	側臥位 検側大腿部外側をフィルムにつけ骨盤部を45°傾斜 股関節と膝関節を90°屈曲	上前腸骨棘と恥骨結合上縁を結ぶ中点へ垂直入射	寛骨臼が観察される 大腿骨頸部の観察には適さない

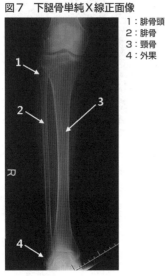

図7 下腿骨単純X線正面像

1：腓骨頭
2：腓骨
3：脛骨
4：外果

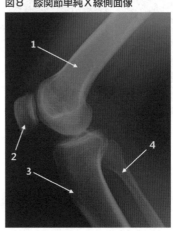

図8 膝関節単純X線側面像

1：大腿骨
2：膝蓋骨
3：脛骨
4：腓骨

3-7 その他のX線撮影

乳房撮影
- 管電圧は低電圧(25～32kV),距離は70cmで撮影する。
- 微小構造(石灰化)の描出のため高分解能の記録系を用いる。
- 圧迫圧は個人の許容限界まで行う。
- 圧迫時の分泌物は診断の手がかりとなる。
- 乳腺のほぼ全域を描出できる内外斜方向撮影と補助的な頭尾方向撮影を行う。
- 通常,両側撮影を行う。

歯科撮影
- X線管にコーン(照射筒)を装着して撮影する。
- 増感紙を使用しないノンスクリーンタイプフィルムを使用する。
- パノラマ撮影法には断層撮影方式と体腔間方式がある。

立体撮影
- 上下または左右にX線管を移動させ同一の被写体を2回撮影する。2枚の画像を並べ交差法で観察すると立体的に観察できる。
- 撮影距離の10%程度移動させる。
- 脳血管造影,気管支造影などに用いられる。

拡大撮影
- 被写体の微小構造が観察しやすく,胸部や乳房,四肢の観察に用いられる。
- 血管造影において立体撮影と組み合わせることで診断能が向上する。
- 半影の大きさは次の式で表される。

$$半影 = 焦点サイズ \times \left(\frac{被写体フィルム間距離}{焦点被写体間距離} \right)$$

図1 乳房撮影(右乳房)

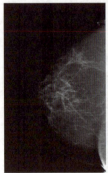
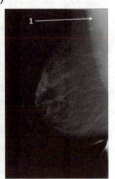

a 頭尾方向(CC)　　b 内外側斜方向(MLO)
　　　　　　　　　　1:大胸筋

図2 脳血管模擬ファントム

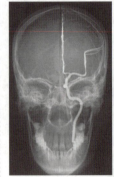
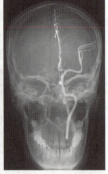

(長島宏幸 著,福士政広 編:診療放射線技師イエロー・ノート 3rd edition,メジカルビュー社,2012.より引用)

第6章 診療画像技術学
4 X線CT

杉森博行

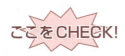

✓ Check4-1 ☞ X線CTの画像再構成

- X線CTは多方向からの投影データをコンピュータ処理にて画像再構成し，横断面が得られる。CT値は画像の濃淡に対応している。またX線CTにおける被ばく線量はCT線量指数で表される。
- スキャン状況や投影データの異常に伴い種々のアーチファクトが発生する。
- 画質への影響として空間分解能の影響，低コントラスト分解能の影響，画像ノイズの影響がある。X線CTを維持管理するため性能評価，保守管理が重要となる。

✓ Check4-2 ☞ 超高速CT，ヘリカル（らせん）CT，マルチスライスCT，3次元表示

- スリップリング機構によるヘリカル（らせん）X線CT，1スキャンで複数枚の画像データを得られるマルチスライスCT，電子ビームを用いてX線を発生させる超高速CT（電子ビームCT）がある。
- 3次元表示は手術前のシミュレーションや目的部位の立体的把握などに利用されている。画像の3次元画像表示として最大値投影法，表面表示法，ボリュームレンダリング法がある。

✓ Check4-3 ☞ 頭部のCT検査

- 頭部CT検査は，脳室，脳槽などの変形や脳梗塞，脳出血，脳腫瘍などの頭蓋内病変の診断に対し行われる。単純撮影はスクリーニング検査であり，造影検査は腫瘍や血管病変を描出する。

✓ Check4-4 ☞ 体幹部のCT検査

- 胸部X線CTは単純X線撮影にて観察しにくい胸壁に沿った病変や縦隔内病変などが観察できる。腹部X線CTでは肝臓，胆嚢，膵臓，腎臓などの病変を観察できる。特に膵臓は他のX線検査では描出困難であるが，CT検査においては明瞭に観察できる。

✓ Check4-5 ☞ その他のX線CT検査

- 四肢のCT検査は筋肉，骨，関節，血管などの観察に対し行われるが，MRI検査に移行しつつある。
- 脊髄腔CT検査（ミエロCT）は主に脊髄圧迫病変（椎間板ヘルニア）の診断に対し行われる。

表1　X線の走査方式と特徴

走査方式	特徴
Translate/Rotate方式	X線管と対向に1〜30個の検出器が設置 平行移動と回転を交互に繰り返して透過線量データを収集 1断面のスキャン時間は30秒〜5分と長い→低速スキャン
Rotate/Rotate方式	X線ビームを30°〜50°の扇状(ファン)，検出器は300〜500個 検出器とX線管が一体となって回転しデータを収集 1断面のスキャン時間は0.5〜10秒と短い
Stationary/Rotate方式	600〜2,400個の検出器をリング状に配置 検出器が固定，X線管は検出器の内側を回転 検出器が大型で，コリメータ位置の関係でX線検出効率が低下
Nutate/Rotate方式	Stationary/Rotate方式の改良形 検出器が固定，X線管を検出器リングの外側で回転 X線管の回転とともに検出器リングの地軸を章動(Nutate)させ退避

図1　X線CTの走査方式

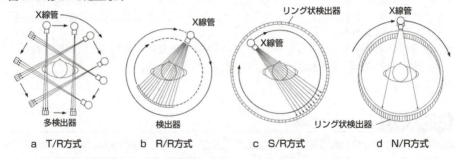

a　T/R方式　　b　R/R方式　　c　S/R方式　　d　N/R方式

(小倉　泉 著, 福士政広 編:診療放射線技師イエロー・ノート 3rd edition, メジカルビュー社, 2012.より引用)

表2　高速CTの種類と特徴

機種	特徴
超高速CT	・X線管は使用せず，電子ビームでX線を発生させる ・高速スキャン
ヘリカルCT	・X線管の連続回転と連続寝台移動 ・短時間で広範囲のデータ収集
マルチスライスCT	・複数列の検出器，コーンビームX線を用いる ・短時間で広範囲のデータ収集 ・等方位分解能が得られる

4-1　X線CTの画像再構成

用語解説

画像再構成
検出器により信号化された透過X線を断層画像に構成すること。

CT値
水を基準に組織の線減弱係数が水を0，空気を−1,000になるように表した値。

CT線量指数
単一スライスにおける吸収線量を求める指標。

空間分解能
どれほど小さいものまで区別して表示できるかを示すもの。

低コントラスト分解能
どれほどX線吸収係数の小さいものまで区別して表示できるかを示すもの。

アーチファクト
人体情報以外の二次元的障害陰影，被写体の動き，装置の故障などによって発生する擬似画像。

画像再構成

表1　画像再構成法

再構成法	特徴
逆マトリックス法	連立方程式を立て，マトリックスの解を求める方法
逐次近似法	初期値に対し各画素の総和との誤差を求めて補正する方法
逆投影法	各方向から投影された値を逆投影することにより原画像を再現する方法

- 重畳積分法・フィルタ補正逆投影法：そのまま逆投影すると星状のボケを生じるため，元の投影データに<u>画像再構成関数</u>（フィルタ）を<u>コンボリューション</u>（畳み込み）することで補正する。

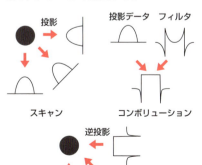

CT値

$$CT値 = K\{(\mu_t - \mu_w)/\mu_w\}$$
　μ_t：組織の線減弱係数
　μ_w：水の線減弱係数
　K：定数（水が0，空気が−1,000）

- 画像の濃淡はCT値に対応している。

CT線量指数

- X線管が回転し，X線ビームは数mm厚の扇状であることから一般撮影と同様の線量評価は困難である。
- 定められたアクリルファントムと測定位置における積算線量Dを単一スキャンで得られる断層数Nと公称スライス厚Tの積で除したもの。

$$CTDI(computed\ tomography\ dose\ index) = D/N \cdot T$$

- 管電流の増減は積算線量に比例するためCTDIも比例して変化する。

低コントラスト分解能

表2 画質に影響する要因

影響	要因
空間分解能への影響	X線管焦点サイズ,検出器数・寸法,マトリックス数,スライス厚
低コントラスト分解能への影響	X線出力,X線検出効率,ノイズ,検出器のエネルギー特性,スライス厚
画像ノイズへの影響	スライス厚,入射X線量,再構成関数,マトリックス数

- X線CTの性能評価の項目:ノイズ,コントラストスケール,コントラスト分解能(高・低),空間分解能,アーチファクト,画面の均一性
- X線CTの保守管理の項目(JIS Z 4923):ノイズ,コントラストスケール,空間分解能,スライス厚,コントラスト分解能(高・低)

アーチファクト

表3 X線CTのアーチファクト

アーチファクト	特徴
パーシャルボリューム効果	ボクセル内に混在する吸収値の異なる物質を分解できずに平均値として表示する現象
ビームハードニング効果	被写体が厚いほど連続X線の線質が硬くなりCT値が変動する効果
リングアーチファクト	検出器の不均一エラーによるリング状の線
ストリークアーチファクト	X線ビームエラーなどにより高密度物質の端から生じる線
モーションアーチファクト	患者の体動によって生じるアーチファクト

4-2 超高速CT, ヘリカル(らせん)CT, マルチスライスCT, 3次元表示

用語解説

スリップリング機構
ブラシを介して回転しているＸ線管に電源を供給する。

ヘリカル(らせん)CT
連続回転と連続寝台移動によりらせん状に投影データを収集するCT。

マルチスライスCT
検出器が複数列であり1回のスキャンで複数枚の画像を得ることができるCT。

超高速CT
電子ビームを利用したCT。

3次元画像表示
CT画像を3次元的な情報として表現する技術。
- 3次元表示は、手術前のシミュレーションや目的部位の立体的把握などに利用されている。

スリップリング機構
- Ｘ線管の連続回転のため、スリップリング上を摺動するブラシを介して電力を供給する。
- スリップリング機構により連続回転スキャンができるようになりヘリカルCTが開発された。

ヘリカル(らせん)CT
- スリップリングにより連続回転スキャンを行い、寝台を連続移動しながらスキャンを行う。
- スキャン後に任意のスライス厚・断面が得られ、3D画像を再構成できる。
- ヘリカルCTのピッチ（Ｘ線コリメーション幅と寝台移動量との比）が大きいほどアーチファクトや実効スライス厚が増大する。

ピッチ＝1回転当たりの寝台移動距離／Ｘ線コリメーション幅

マルチスライスCT
- 短時間で広範囲の撮像ができ、良好な3Dデータが得られる。高精度の3次元表示やMPR表示が可能。
- 1回転のスキャンで得られるスライス数はDASの数で決まる。
- スライス面方向と体軸方向の空間分解能が同一となる等方位性分解能が得られる。

超高速CT
- Ｘ線管は用いず、電子ビームを加速・偏向させてターゲットリングにあて、Ｘ線を発生。
- 機械的運動がないため高速撮影が行える。

表1　3次元表示法

3次元表示法	特徴
最大値投影法 （MIP：Maximum Intensity Projection）	投影線上の最大CT値を用いて画像を表示する方法 血管を立体表示、回転表示させることにより3次元的な把握が可能
サーフェイスレンダリング法 （SR：Surface Rendering）	画像を2値化し立体データを作成した後、階調の陰影付を行う方法 表面以外の情報が失われてしまう欠点がある
ボリュームレンダリング法 （VR：Volume Rendering）	光の透過度をCT値に変換し、光線減衰を立体的に算出して画像を得る方法 重複している臓器を3次元的に把握できる
多断面再構成法 （MPR：Multiplanar Reconstruction）	任意の断面像、断層厚を作成する方法 CT値の情報を損なわずに表示できる

Point

DAS（Data Acquisition System）
データ収集システムのことで，検出器の各チャンネルからの電気信号をA-D変換し，画像再構成装置に転送する。

3次元表示におけるアーチファクト
3次元表示における代表的なアーチファクトは「きしめん現象」と「階段状アーチファクト」がある。「きしめん現象」とは，血管など細い部位の3次元表示の場合，体軸方向に厚さをもった画像が出現する。「階段状アーチファクト」とは，球状の部位を3次元表示した場合，表面に階段状の段差が出現する。いずれもスライス厚の厚いデータを用いた場合に出現し，設定スライス厚を薄くし，ピッチを小さくすることで減少できる。

4-3 頭部のCT検査

図1 大脳基底核レベル

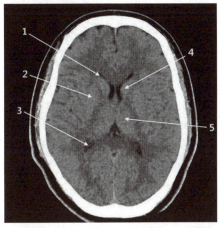

1：側脳室前角　2：被殻　3：側脳室後角　4：尾状核
5：視床

図2 後頭蓋窩レベル

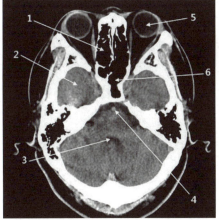

1：篩骨洞　2：側頭葉　3：第4脳室　4：脳底動脈
5：眼球　6：蝶形骨洞

図3 副鼻腔（骨条件表示）

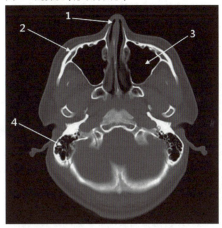

1：鼻腔　2：頬骨　3：上顎洞　4：乳突蜂巣

図4 スカウトスキャン

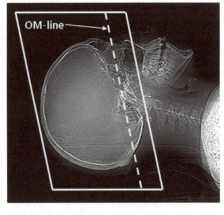

- 頭部の基準面は<u>眼窩耳孔面</u>（<u>OMライン</u>）を用いる。
- スライス厚は通常5mmにて撮影するが，後頭蓋窩ではアーチファクトが生じるため1-2mmにて撮影する。
- 脳は左右対称であるため比較診断を行う。
- 白質（髄質）と灰白質（皮質）のCT値は灰白質の方が高い。
- 手術後の脳動脈瘤クリップや義歯はアーチファクトの原因となる。

表1　頭部の疾患とCT所見

頭部の疾患	CT所見
脳腫瘍, 脳梗塞, 脳壊死, 脳浮腫	等吸収値
くも膜下出血	脳槽への高吸収値
急性期の出血	高吸収値
硬膜外血腫	脳表に沿った凸レンズ形
硬膜下血腫	三日月形
慢性期の出血	時間により吸収値が変化
水頭症	脳室が拡大

- 眼窩, 副鼻腔, 側頭骨の観察ではウィンドウ幅を狭めウィンドウレベルを目的組織に合わせて観察し, 骨(骨折)の観察ではウィンドウレベルを上げウィンドウ幅を広げて観察する。
- 眼窩内異物の診断は薄いスライス厚で撮影し, 再構成画像にて多方向から観察することが有用である。
- 下顎骨は外傷性骨折が多く, 骨折状態や治療法決定のためにMPR画像や3D画像が作成される。

図5　頭部前額断

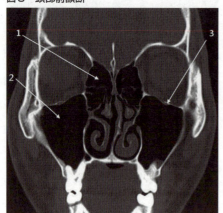

1：篩骨洞　2：上顎洞　3：眼窩下壁

図6　側頭骨拡大再構成

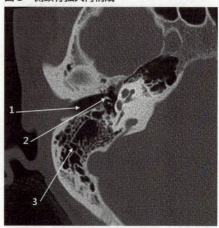

1：外耳道　2：耳小骨　3：乳突蜂巣

図7　頭部拡大再構成

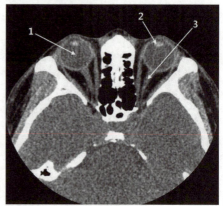

1：眼球　2：水晶体　3：視神経

4-4 体幹部のCT検査

胸部X線CT

- 肺疾患は単純CTでも多くの情報が得られ、縦隔疾患では造影CTが有用である。
- 胸部の基準点は胸骨上切痕であり、患者は両上肢を挙上させ吸気時にて撮影する。
- ウィンドウレベル、ウィンドウ幅を肺野の観察できる条件と、縦隔やリンパ節の観察ができる条件に調整し、異なる2枚の画像を出力する。
- 空気や心臓の拍動などによりアーチファクトが発生しやすい部位である。
- ヘリカルスキャンは画像の連続性があり、結節の内部や辺縁、周囲組織との関係などが明瞭に把握できる。
- 肺血管性病変は造影剤を使用して検査する。
- 高周波強調関数により微細な陰影が明瞭に観察できるが、過度の強調を施すとアンダーシュートアーチファクトが発生する。
- 肘静脈から造影剤を注入しながら上肺野の撮影を行うと、造影剤によるアーチファクトが生じるため注意が必要である。
- 肺びまん性疾患では拡大高分解能画像（HRCT）により明瞭な形態学的情報が得られる。
- 心臓造影検査はボーラス注入および心電同期撮影を行い、冠動脈や左心室を観察する。

図1　肺動脈レベル

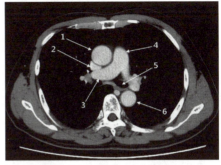

1：上行大動脈　2：上大静脈　3：右肺動脈
4：肺動脈幹　5：左主気管支　6：下行大動脈

図2　胸骨柄レベル

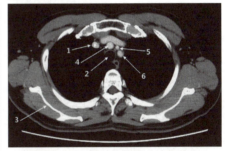

1：腕頭静脈　2：気管　3：肩甲骨　4：腕頭動脈
5：左総頸動脈　6：左鎖骨下動脈

図3　気管分岐レベル

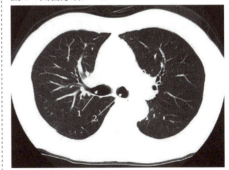

1：右主気管支　2：左主気管支

腹部X線CT

- 上腹部X線CTの撮影領域は通常，横隔膜上縁から腎臓下縁まで撮影する。
- 腹部の基準点は剣状突起である。
- 腹部臓器のCT値は脂肪＜胆嚢＜副腎＜腎臓＜膵臓・血管＜脾臓・筋肉＜肝臓となる。
- 肝臓は血管に富む臓器であり造影剤の使用により疾患を描出できる。
- 肝内胆管や総胆管の拡張は単純CTにて低吸収域で描出される。
- 脂肪肝は正常肝や肝動脈に比べ低吸収域（黒く描出）となり，結石は高吸収(白く描出)となる。
- 腎臓は経静脈性に注入された造影剤が排泄されるため，容易に観察できる。
- 消化管では仮想内視鏡画像（バーチャルエンドスコピー）を作成することができる。CTコロノグラフィー（CTC）として検査が行われる。
- 硫酸バリウムを用いた消化管検査後の撮影や胃腸ガス，蠕動運動はアーチファクトが発生する。
- 絶食は午前中の検査では当日の朝食，午後の検査では当日の昼食とする。水，お茶などの水分制限はされない。
- 骨盤部は骨からのアーチファクトが生じる。アーチファクト低減のための画像フィルタがある。
- 膀胱の検査ではオリーブ油やヨード造影剤希釈液を注入して検査をすることもある。
- 造影CT後の画像を用いてMPR，MIP，3D画像を作成する。

図4　肝・脾臓レベル（単純）

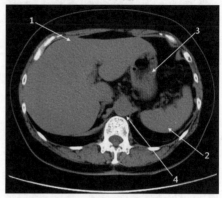

1：肝臓　2：脾臓　3：胃　4：腹部大動脈

図5　膵・腎臓レベル（造影）

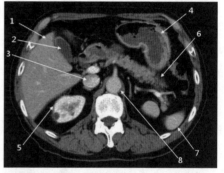

1：肝臓　2：胆嚢　3：下大静脈　4：胃　5：右腎
6：膵臓　7：脾臓　8：大動脈

図6　腸骨稜レベル（造影）

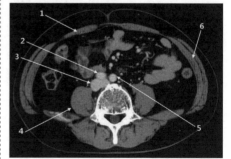

1：腹直筋　2：右総腸骨動脈　3：右総腸骨静脈
4：大腰筋　5：左総腸骨動脈　6：腹斜筋

4-5 その他のX線CT検査

四肢のX線CT検査
- 四肢の基準点は観察部位に近い関節を用いる。
- 基本的には検側のみを撮影するが比較診断を行う場合には左右両肢をそろえて撮影する。
- 関節造影後のCT撮影は有用であり、MPR像にて観察する。
- 骨折の観察は3次元表示にして簡易に観察でき、手術前の情報として有用である。

図1 肩関節関節造影

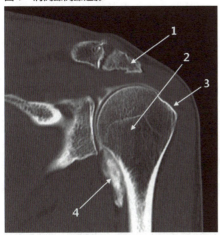

1：肩峰　2：上腕骨頭　3：大結節　4：造影剤

脊髄腔のX線CT検査（ミエロCT）
- 造影剤は腰椎から穿刺し、くも膜下腔へ注入する。
- 通常は脊髄腔造影後にCT検査を施行する。
- 横断像と共にMPR像を作成して診断する。

図2 腰椎ミエロCT

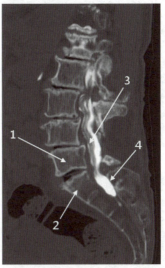

1：第5腰椎
2：第1仙椎
3：馬尾神経
4：造影剤

3次元CT血管造影（3D-CTA）
- 静脈下にて造影剤を急速注入し、高濃度に造影されるタイミングにてヘリカルスキャンを行う。
- 得られたボリュームデータを画像再構成し、3次元画像を作成する。

図3 3次元CT血管造影（脳血管）

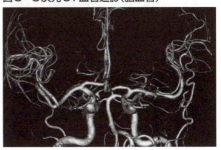

リアルタイムCT（CT透視）
- CT撮影後の投影データを迅速に画像再構成して，時間分解能を向上させた方式を利用する検査である。
- 肺癌や骨腫瘍などの生検時の位置確認に利用されるCT透視が行われる。

ダイナミックCT
- 自動注入装置にて大量の造影剤を静脈内にボーラス注入させながら，同一部位を連続撮影する方法。
- ボーラストラッキング法によりCT値を監視した後，最適なタイミングで撮影に移行する。
- 単純像，早期動脈相，後期動脈相，門脈相，遅延相（平衡相）の撮影により，肝臓や膵臓の質的診断を行える。

図4 ダイナミックCT

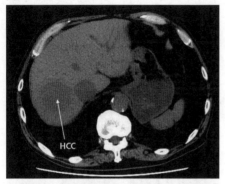

a 単純像

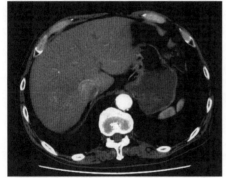

b 早期動脈相

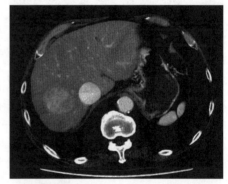

c 後期動脈相

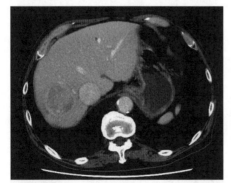

d 門脈相

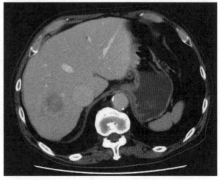

e 平衡相

第6章 診療画像技術学
5 MRI

杉森博行

✓ Check5-1 ☞ MRIの構成
- MRIは核磁気共鳴現象を利用して任意の断層像を得るための検査機器である。MRIは<u>静磁場磁石</u>，<u>傾斜磁場コイル</u>，<u>シムコイル</u>，<u>RFコイル</u>から構成されている。

✓ Check5-2 ☞ MRIの撮像原理
- <u>核スピン</u>が静磁場方向にそろうことで<u>歳差運動</u>を行う。その状態でRF波を照射すると核スピンが励起され，停止により励起された核スピンは元の状態へ<u>緩和</u>する。この際に組織によって異なる電磁波が発生し，形態画像として認識することができる。
- 傾斜磁場を用いてスライス位置・厚さの選択し，X軸，Y軸の方向の位置を把握する。

✓ Check5-3 ☞ MRIの撮像法
- 種々の撮像法により<u>パルスシーケンス</u>が異なる。
- 画像の<u>S/N比</u>に影響する因子として静磁場強度，信号加算回数，スライス厚，ピクセルサイズ，TR，TE，FOVなどがある。日常点検項目としてS/N比，均一性，スライス厚，空間分解能，幾何学的歪みがある。

✓ Check5-4 ☞ 脳・脊髄のMRI検査
- 頭部のMRI検査は脳腫瘍や血管障害，てんかんなどの診断や，脳下垂体，眼窩，顎関節などの観察に対し行われる。
- 脊髄の検査においてMRI検査は任意に撮像方向を設定でき，造影剤を用いずに脊髄腔を撮像できるためCT検査よりも有利である。

✓ Check5-5 ☞ 体幹部のMRI検査
- 胸部のMRI検査は胸部の腫瘍や炎症などの診断や，心臓，血管の観察に対し行われる。腹部のMRI検査は腹部の腫瘍，嚢胞，炎症，血管病変の診断や胆管の観察などに対し行われる。骨盤部のMRI検査では子宮，卵巣，前立腺，膀胱などの腫瘍や炎症の診断に対し行われる。特に妊娠中の女性にはX線CT検査を施行できないためMRI検査が有効となる。

✓ Check5-6 ☞ その他のMRI検査
- 四肢のMRI検査では股関節の大腿骨頭壊死や変形性股関節症の診断，膝関節の半月板，前・後十字靭帯，内・外側側副靭帯の観察が主であり，そのほか肩関節，手関節足関節に対しても行われる。
- MRアンギオグラフィは造影剤を用いずとも血管走行を描出できる検査である。

MRIの特徴とCTとの比較
①骨や空気によるアーチファクトがない
②仰臥位に寝たまま任意の断面像を撮像できる
③軟部組織のコントラスト分解能が優れる
④血管の検出能が優れる
⑤石灰化やガス体の情報は得られない
⑥3D撮像が容易に可能
⑦金属(磁性体)により欠損アーチファクトが発生する
⑧検査時間が長い

表1　MRIのアーチファクト

アーチファクト	特徴
モーションアーチファクト	患者の体動(眼球や嚥下運動)，呼吸移動(胸腹部)，血管・脳脊髄液(CSF)・心臓の拍動，腸管運動が原因である
強磁性体によるアーチファクト	体内外の金属(強磁性体)により画像の歪みや欠損像が生じる 非磁性体では強磁性体ほどの影響はないが画像が歪む
化学(ケミカル)シフトアーチファクト	水と脂肪のプロトン共鳴周波数の違い(3.5ppm)により，隣接する境界にて周波数エンコード方向に出現する バンド幅を狭めると増加し，高磁場装置にて多くみられる
打ち切りアーチファクト (トランケーションアーチファクト)	2次元フーリエ変換にて，コントラストの強い境界面が縞目状となり出現する ピクセルサイズを小さくすると軽減できる
折り返しアーチファクト	FOVを小さくして撮像すると，FOVより外の組織が位相エンコード方向に折り返して画像と重なる 表面コイルの使用やFOVを広げることにより対処できる
クロストークアーチファクト	マルチスライス法にて，スライス間隔(ギャップ)が狭いときやスライスを交差して撮像するときに生じる スライス厚の境界にはスライス厚の10%程度のギャップを設定する
ゴーストアーチファクト	血管や心臓の周期的な拍動により位相エンコード方向に等間隔で見られる 心拍同期法や，位相と周波数エンコード方向を変換することにより対処できる
血流(フロー)アーチファクト	フローボイド現象やTOF効果により血管の信号強度が変化すること
磁場不均一性によるアーチファクト	シミングの不良や環境要因が原因となり画像が歪む SE法では軽減されるが，脂肪抑制法を用いる場合やGE法では不均質な画像となる

図1　超電磁MRI装置の構成

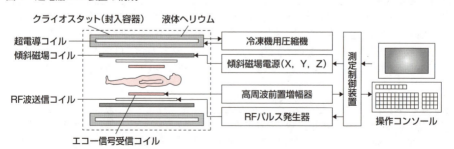

232

5-1 MRIの構成

用語解説

静磁場磁石
核磁気共鳴に必要な静磁場を作る磁石。

傾斜磁場コイル
スライス断面やエコー信号の取得のため静磁場に線形傾斜を与える。

シムコイル
静磁場の均一性を向上させるためのコイル。

RFコイル
原子核を励起するためのRF波を送信し，被写体からのMR信号を受信する。

静磁場磁石

超電導磁石（1.0〜3.0T）
- ソレノイド上で永久電流によって対軸方向に安定な磁場が得られる。
- 超電導状態を維持するために冷却が必要となる。
- 冷却には液体ヘリウムを用いる。
- クエンチングが発生する。
- MRシステムには緊急減磁装置が必要である。

常電導磁石（0.15〜0.3T）
- 上下2つの磁石で構成され磁場は垂直方向で得られる。
- 運転経費が安く，設置面積が小さい。
- 0.3T以下の低磁場用は重量が重たい。
- オープン形に適しており，MRIガイド下で行うIVRに有利である。
- 温度依存性があるため断熱材やヒーターにより恒温制御を行う。

傾斜磁場コイル
- 傾斜磁場コイルはX・Y・Z方向の3組から構成される。
- 傾斜磁場コイルの振動により撮像中に騒音が発生する。

シムコイル
- パッシブシム：鉄片を用いて調整する方法。
- アクティブシステム：シムコイル（電磁石）により電気的に調整。
- シミングにより均一磁場が確保される。

RFコイル

送信RFコイル
- 均一なRF波を撮像部位に加えるコイル。
- MR信号の受信を兼用する送受信コイルもある。
- 高周波発生RFアンプからパルス波を供給する。

受信RFコイル
- MR信号のS/N比と均一性の向上のために使用する。
- 表面（サーフェイス）コイル：撮像対象を表面からあてがうように使用。表面コイルはS/N比を向上させる。表面コイルのコイル面は静磁場と平行に置く。
- QD（クワドラチャー）コイル：2つの直行するコイルで同時に受信。
- ボリュームコイル：撮像対象全体的に包み込む形状。
- フェーズドアレイコイル：小さな表面コイルを組み合わせS/N比・撮像領域を向上。

Point

クエンチング
なんらかの原因で超電導状態を維持できず，常電導状態に戻る現象。発熱とともに冷媒（液体ヘリウム）の急激な蒸発を引き起こす。

磁気・電波遮蔽
磁気シールドは漏洩磁場を小さくするもの，電波シールドは外部からのRF波を防止するもの。

6 診療画像技術学

5-2 MRIの撮像原理

用語解説

核スピン
原子核の自転のこと。

歳差運動
核スピンが倒れかかっているコマのような首振り運動をすること。

励起
共鳴周波数のRF波を照射し核スピンが倒れ，位相がそろった状態。

緩和
RF波の停止により励起した核スピンが定常状態に戻ること。

- 核スピンの緩和の際に電磁波が発生する。これを受信することでMR信号を得る。

T1緩和
励起された核スピンが静磁場方向に回復する過程。

T2緩和
励起された核スピンの位相がばらけていく過程。

位相エンコード
X軸またはY軸の傾斜磁場により位相を変化させる。

核スピン
- 原子核が自転することにより磁石の性質をもつ。
- 核スピンに静磁場を加えるとランダムな方向に向いていたものが静磁場方向にそろう。

歳差運動
- 共鳴周波数はラーモア方程式で計算される。

共鳴周波数 ω [MHz]
　= 磁気回転比 γ × 静磁場強度 Bo [T]

T1緩和
- 電磁波強度は指数関数的に増大し，その時定数である0.63まで増大する時間をT1値という。T1は静磁場強度が強いほど長くなる。

T2緩和
- 電磁波強度が指数関数的に減少し，その時定数である0.37まで減少する時間をT2値という。

位相エンコード
- 位相の変化を座標として取得する。
- 位相エンコードはマトリックス数だけ実行する。

撮像時間 = 繰り返し時間 TR [ms] × 位相エンコード数 MAT × 信号加算回数 NEX

周波数エンコード
- X軸またはY軸の傾斜磁場により共鳴周波数を変化させる。
- 座標を周波数に置き換えて取得する。フーリエ変換することで各位置の信号強度に変換する。
- 合成信号であることにより複数個（256個）の位置情報を同時に取得する。

Point

自由誘導減弱信号（FID）
緩和の際に発生する電磁波。周波数は励起で照射したRF波と同じである。

図1 印加電圧と収集イオン数の関係

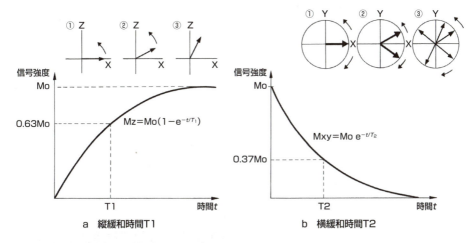

a 縦緩和時間T1　　b 横緩和時間T2

(小倉　泉 著, 福士政広 編:診療放射線技師イエロー・ノート 3rd edition, メジカルビュー社, 2012.より引用)

5-3 MRIの撮像法

用語解説

パルスシーケンス
RF波，傾斜磁場の印加とデータの受信の順序を表したもの。

S/N比
信号雑音比のこと。全体の信号量に対して必要な信号の量を比率で表したもの。

パルスシーケンス

① スピン・エコー（SE）法：90°パルスと180°パルスの2回のRFパルス信号を用いてMR(エコー)信号を収集。

② マルチ・エコー法：SE法でエコー収集後さらに180°パルスを照射してエコー信号を収集。プロトン密度強調画像とT2強調画像が得られる。

③ グラジェント・エコー（GRE）法：任意角度（90°以下）パルスと傾斜磁場の反転を利用して収集。

④ エコー・プラナー（EPI）法：1回の励起で読み取り傾斜磁場を高速振動させMR信号を収集する高速撮像法。磁場不均一の影響が大きく，S/N比，空間分解能は低い。機能MRIに有用。

S/N比

表1　S/N比に影響する因子

要因	S/N比
静磁場強度	強いほど高い
信号加算回数	多いほど高い
スライス厚	厚いほど高い
ピクセルサイズ	大きいほど高い
TR(繰り返し時間)	長いほど高い
TE(エコー時間)	短いほど高い
FOV(撮像視野)	大きいほど高い

図1　パルスシーケンス

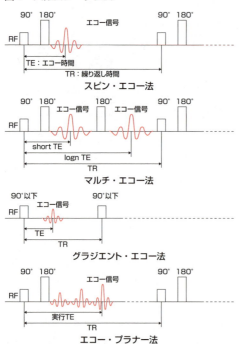

Point

信号加算回数
エコーデータ加算回数。同じエコーデータを回数分収集する。撮像時間は回数分増加し，S/N比は回数のルート2倍向上する。

FOV（Field of View）
撮像領域の大きさのこと。S/N比は面積の大きさに比例する。FOVを大きくしても撮像時間は変化しない。

5-4 脳・脊髄のMRI検査

頭部のMRI検査

表1 頭部の疾患とMRI所見

頭部の疾患	MRI所見
脳腫瘍	T2強調画像で高信号
慢性期の脳出血	T1強調画像で高信号
超急性期脳梗塞	拡散強調画像で高信号
慢性期の脳梗塞	T2強調画像で高信号

- 脳脊髄液を抑制したT2強調画像は,脳梗塞の診断に欠かせない撮像法である。
- 造影検査におけるT1強調画像では脂肪が高信号となるため,脂肪抑制法を利用して撮像する。
- 機能画像(ファンクショナルMRI)は,神経活動による脳局所血行動態をBOLD効果により画像化する方法である。
- 頭部では検査中に口を動かしたり唾を飲み込んだりすると,体動によるアーチファクトが生じる。

脊髄のMRI検査

- 脊椎,脊髄,椎間板などの疾患に対し行われる。
- 高速SE法のT2強調画像とSE法のT1強調画像にて矢状断像を撮像し,病変部に対してT1またはT2強調画像の横断像を撮像する。
- 頸椎部では脳脊髄液の拍動によるアーチファクトが生じる。
- 胸椎の冠状断や水平断像では椎体位置を確認するため,頸椎または腰椎を撮像視野内に含める。
- 脊髄腫瘍ではGd造影剤を用いたT1強調画像を撮像する。
- 部分フーリエ法にて強いT2強調画像により,造影剤を使用せずに脊髄腔撮像(MRミエログラフィ)ができる。

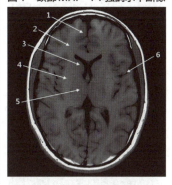

図1 頭部MRI　T1強調水平断像

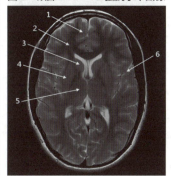

図2 頭部MRI　T2強調水平断像

1：灰白質　2：白質　3：尾状核　4：淡蒼球
5：視床　6：シルビウス裂

図3 腰椎MRI　T2強調矢状断像

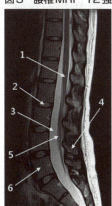

1：脊髄円錐
2：椎間板
3：硬膜腔(脊髄液)
4：棘突起
5：馬尾神経
6：第5腰椎

5-5 体幹部のMRI検査

図1 腹部MRI

1：肝臓
2：胃
3：脾臓

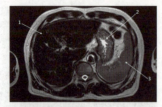

a　T2強調水平断像

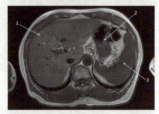

b　T1強調水平断像

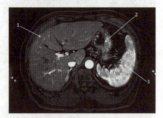

c　脂肪抑制造影T1強調水平断像

図2　骨盤MRI　T2強調矢状断像

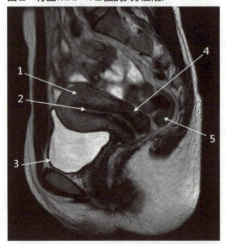

1：子宮体部　2：子宮内膜　3：膀胱　4：子宮頸部
5：直腸

胸部のMRI検査

- 胸部は体動や運動によるアーチファクトが発生するため工夫が必要である。
- Gd造影剤を使用する心臓検査では肺との磁化率の違いによりアーチファクトが発生する。
- 心電図同期や呼吸同期を用いた高速SE法のT2強調画像や，SE法のT1強調画像を撮像する。

腹部のMRI検査

- 腹部は動きによる影響をなくす撮像条件の設定が必要である。
- 撮像シーケンスは呼吸同期を用いた高速SE法のT2強調画像や呼吸停止下による高速GE法のT1強調画像を撮像する。
- 肝細胞癌はT2強調画像で高信号となり，Gd-EOB-DTPA造影剤を用いたダイナミック検査によるT1強調画像では動脈相で高信号，肝細胞相で低信号となる。

骨盤部のMRI検査

- 骨盤内臓器は呼吸性移動が少なく，組織コントラストを高く描出できる。
- 撮像シーケンスは，高速SE法のT2強調画像やSE法のT1強調画像にて横断像，矢状断像を撮像する。

Point

検査部位とコイル

検査	コイル
頭部	ヘッドコイル
頸部	頸部専用コイル
胸椎・腰椎	スパインコイル サーフェースコイル
胸部・腹部・骨盤部	ボディコイル フェーズドアレイコイル
四肢	サーフェースコイル
乳房	乳房コイル

5-6 その他のMRI検査

四肢のMRI検査
- 各関節に適用した表面コイルを使用し、片側のみの撮像ではできる限り磁場中心に配置し撮像する。
- 撮像シーケンスは高速SE法のT2強調画像を主体とし、横断像、各関節に対する矢状断像、冠状断像を撮像する。

乳房のMRI検査
- 病変や腫瘍の検出、状態、進展度の描出などに対して行われる。
- 脂肪抑制のT1、T2強調画像を撮像する。
- 造影Dynamic撮像でのtime intensity curve(TIC)の解析が良悪性の診断に利用される。

図1　肩関節MRI　T2強調冠状断像

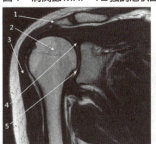

1：鎖骨
2：上腕骨頭
3：三角筋
4：関節唇
5：関節窩

図2　膝関節MRI　T2強調矢状断像

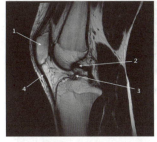

1：膝蓋骨
2：後十字靱帯
3：前十字靱帯
4：膝蓋靱帯

図3　肘関節MRI　T2強調冠状断像

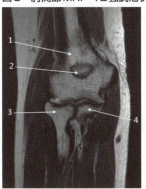

1：上腕骨
2：肘頭窩
3：橈骨頭
4：尺骨

図4　乳房MRI　造影後脂肪抑制T1強調矢状断像

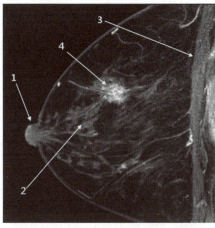

1：乳頭　2：乳腺　3：大胸筋　4：腫瘤

MRアンギオグラフィ

① <u>タイムオブフライト法</u>(TOF：time of flight)スライス面にRFパルスを与えると，静止している部分は縦緩和が起こらず低信号となるが，流入してくる血管は与えていないため高信号として描出される。

② <u>フェイズコントラスト法</u>(PC：phase contrast)血流はエコー信号に位相のずれが生じ，傾斜磁場を与えることにより位相情報を血流の流れとして描出できる。血流速度を反映した画像や血流方向などの情報が得られる。

表1　MRアンギオグラフィの撮像法

撮像法	特徴
2D-TOF法	静脈などの遅い血流の信号も描出できる。スライス面に対し平行に走る血管は低信号となる。
3D-TOF法	体軸方向の分解能が向上しS/N比が高い。静脈など遅い血流は描出困難となる。
2D-PC法	短時間で撮像でき，厚いスライス厚により血管の概観像が得られる。
3D-PC法	S/N比が高く，広範囲にて複雑な血管走行を描出できる。

図5　頭部MRA　3D-TOF　MIP像

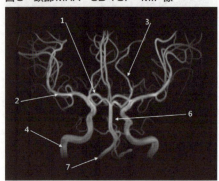

a　正面像

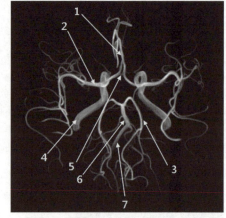

b　尾側からの観察

1：前大脳動脈　2：中大脳動脈　3：後大脳動脈
4：内頸動脈　5：前交通動脈　6：脳底動脈　7：椎骨動脈

図6　頭部MRV　Phase-contrast法　MIP像

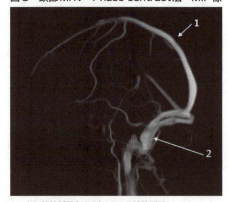

1：上矢状静脈洞(SSS)　2：S状静脈洞

第6章　診療画像技術学
6 造影検査

菊池明泰

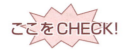

✓ Check6-1 　☞ 造影剤とは

- 造影剤とは，画像診断の際に組織器官と周辺造影検査のコントラストを上昇させ，目的部位を明瞭にするための薬剤である。
- 使用する造影剤は生体に無害であり，目的の臓器が容易に造影できること，さらに検査後は速やかに体外に排泄，除去できることなどが重要となる。
- 検査目的により，造影剤の種類（消化管用，血管用など）が異なるので注意が必要である。

✓ Check6-2 　☞ 血管造影

- 血管系は大きく肺循環（小循環）と体循環（大循環）に分けられる。また血管造影は動脈系と静脈系があり，それぞれ造影手技に違いがある。
- 動脈を選択的に造影するためには，カテーテルを用いる。カテーテルは主に経皮的に体内に挿入され，挿入部位は撮影部位により異なり，足の付け根（鼠径部）もしくは腕の動脈が用いられる。また，撮影する部位によりカテーテルの種類，形状，長さなどが異なる。頭頸部血管，心血管，腹部血管および四肢の血管の構造と，どの血管から細かい血管が派生していくのかを正しく理解していく必要がある。

✓ Check6-3 　☞ 泌尿器造影・子宮卵管造影

- 泌尿器造影は非イオン性ヨード型造影剤を使用する。主に経静脈的に造影剤を投与する方法が用いられている。時間経過とともに撮影し腎臓・尿管・膀胱の機能を観察する。
- 子宮卵管造影は，不妊症の診断や子宮・卵管の形状などの観察に対し行われる。油性造影剤を逆行性に注入し撮影する。

✓ Check6-4 　☞ 上部消化管・注腸造影

- 上部消化管造影は胃を主体とした検査で，口腔，咽頭，食道，十二指腸を一連の検査として行う。集団検診と精密検査に分けられる。
- 注腸造影は逆行的に硫酸バリウムと空気を送り込み検査を行う。大腸は盲腸，上行結腸，横行結腸，下行結腸，S状結腸，直腸，肛門からなる。

✓ Check6-5　☞ 胆道系造影・その他の造影検査

- 胆道系造影は経口法と経静脈法，内視鏡を用いる方法（内視鏡的逆行性胆管膵管造影）などがある。
- 経皮的に超音波やX線透視装置を使い，目的とする部位に直接穿刺し造影する方法もある。
- その他の造影検査では，腰椎に穿刺し直接造影剤を注入する脊髄腔造影や関節腔造影，唾液腺造影，気管支造影，リンパ管造影などがある。

✓ Check6-6　☞ 治療的応用

- 治療的応用1（血管系IVR）では，超音波装置やX線透視装置を用いて，リアルタイムに画像を得ながら動脈にカテーテルを挿入し，バルーンカテーテル，ステントを用いた拡張術や，塞栓コイルやゼラチンスポンジを用いた塞栓術が行われる。
- 治療的応用2（非血管系IVR）では，超音波装置，X線透視装置を使用して経皮的もしくは内視鏡的に消化管，総胆管，気管支などの拡張術が行われる。

表1　造影検査と治療内容の関係

検査項目		病気の発見	治療
上部消化管造影 注腸検査など	→	潰瘍，腫瘍，狭窄の発見	→ 手術や狭窄部へのステント留置
経静脈性腎盂造影 点滴注入腎盂造影など	→	結石，狭窄の発見	→ 体外衝撃波結石破砕術 尿管へのステント留置
経口胆嚢造影 点滴注入胆嚢胆管造影 内視鏡的逆行性胆管膵管造影	→	総胆管結石 黄疸の精密検査 腫瘍の発見	→ 胆管結石除去術 総胆管へのステント留置 経皮経肝胆管ドレナージ（PTCD）
血管造影	冠動脈 →	狭窄部や梗塞部位の特定	→ 冠動脈血管形成術（PCI）
	腹部血管 →	腫瘍，出血部位の同定，術前検査	→ 経カテーテル動脈塞栓術（TAE）

> **MEMO**
> 造影検査は，診断のための検査だけではなくそのまま治療につながる場合も少なくない。試験でも治療内容を中心に数多く出題されている。検査で使用している造影剤の種類だけではなく，検査内容や治療方法についても詳しく理解しておく必要がある。

6-1 造影剤とは

用語解説

造影剤
目的部位のコントラストを上昇させるために体内に入れる薬剤。陰性造影剤と陽性造影剤がある。

ヨード系造影剤
モノマー(単量体)とダイマー(2量体)に分類することができる(表1)。この中で特に尿路血管系ヨード造影剤は，非イオン性モノマーが多く用いられており血漿より浸透圧は高い。

MRI造影剤
常磁性のガドリニウム(Gd-DTPA)や鉄(Gd・EOB-DTPA)などが使用され，撮像部位における周囲プロトンとの相互作用によって造影効果を示す。

硫酸バリウム
主に消化管の検査に用いられ，流動性がよい，付着性が高い，沈殿しにくい，凝集しないことなどが条件となる。

油性ヨード造影剤
粘稠度が高いためリンパ管，子宮卵管造影のみに使用。

造影剤
- 陰性造影剤は低密度であり，投与するとX線の吸収が少なくなり写真上陰性に写るもの(CO_2，空気，MRI造影剤など)。
- 陽性造影剤は原子番号が大きく，X線吸収が大きく写真上陽性に写るもの(ヨード系造影剤，硫酸バリウムなど)。

ヨード系造影剤
- 尿路系造影剤の多くは尿とともに排泄され，脳血液関門は通過しない。
- ヨード系造影剤で急速注入を行うとほぼ全例に熱感があり，過敏症の場合には発疹やくしゃみを伴うこともあるので注意が必要。
- ヨード系造影剤の副作用は，くしゃみ，発疹，熱感，血管痛，嘔吐，悪心，冷汗，顔面蒼白，血圧低下，呼吸困難があげられる。

MRI造影剤
- 副作用はCTなどのヨード系造影剤に比べ頻度は非常に少ないが，症状としては腰痛，背部痛などがある。
- Gd-DTPAはT1緩和時間を短縮させる。また排泄経路は尿路系である。

硫酸バリウム
- 硫酸バリウムでの禁忌患者
  ○誤嚥の可能性がある患者
  ○結腸閉塞の可能性がある患者
  ○消化管穿孔の可能性がある患者
  上記患者で検査が必要な場合は，消化管用水溶性ヨード造影剤を使用。

油性ヨード造影剤
- 造影検査前は原則的に絶食(嘔吐の原因となるため)，水分摂取は脱水を防ぐため制限しないことが多い。

表1　ヨード系造影剤の分類

化学構造による分類		主な使用方法	禁忌
モノマー	非イオン性	尿路・血管造影や造影CT	
	イオン性	尿路造影，血管造影，造影CT	脳室・脳槽・脊髄腔造影
ダイマー	非イオン性	脊髄腔造影，関節造影，子宮卵管造影	
	イオン性	尿路・血管造影および造影CT，静脈性胆道造影	

Point

アナフィラキシー様反応とは？？
造影剤によるアレルギー反応のひとつであり，即効性と遅発性がある。禁忌疾患は喘息，腎不全，ヨード過敏症などである。即効性では呼吸困難を伴い重篤化することがあるので注意が必要である。

造影検査ではよく略語が用いられる。

PTC (percutaneous transhepatic cholangiography)	経皮経肝胆道造影
IVP (intravenous pyelogram)	経静脈性腎盂造影
RP (retrograde pyelography)	逆行性腎盂造影
ERC (endoscopic retrograde cholangiography)	内視鏡的逆行性胆管造影
HSG (hysterosalpingography)	子宮卵管造影
DIP (drip infusion pyelography)	点滴静注腎盂造影

これらの略語，使用部位などを理解しておこう。

6-2 血管造影

血管造影の分類
● 脳血管造影，心臓・大血管造影，腹部血管造影，四肢動脈造影，静脈造影に分類できる。このほかに造影剤を使用しない右心カテーテル法がある。

脳血管造影
● 頭部血管では総頸動脈と椎骨動脈が描出される。
- 内頸動脈は頭蓋内栄養血管であり，造影により眼動脈，前・中大脳動脈，前・後交通動脈などを観察（図1，2）。
- 椎骨動脈は小脳，延髄の栄養血管であり，造影により脳底動脈，後大脳動脈，後交通動脈などを観察。

心血管造影
● 心臓を栄養する血管は左2本（左前下行枝，左回旋枝）右1本（右冠動脈）。
- 心臓を栄養する血管は，左の冠動脈のほうが広い範囲を栄養（図3，4）。
- 心血管の重なりを考慮し多方向より撮影。→バイプレーンなどを使用。
- スワンガンツカテーテルは心拍出量，肺動脈圧，右心室圧，右心房圧の測定に使用。
- 左室造影ではインジェクターを用いて造影剤を急速注入。
- 左室造影像の拡張，収縮期容積をコンピュータにて計測し，駆出率を算出（図5）。
- 心血管のバイパス手術では内胸動脈を使用。

● 大血管は胸部大動脈から肋間動脈，気管支動脈，食道動脈が分岐。胸部大動脈造影は，大動脈瘤，大動脈解離，動脈管（ボタロー管）開存症の診断に対し行われる。

図1　内頸動脈

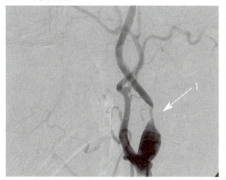

1：内頸動脈の部分狭窄部

図2　内頸動脈　側面

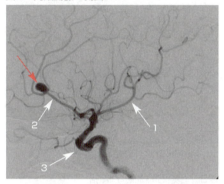

1：中大脳動脈　2：前大脳動脈　3：内頸動脈
→：動脈瘤

図3　左冠動脈

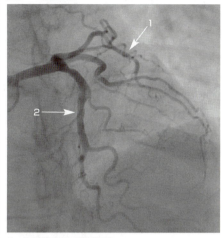

1：回旋枝　2：前下行枝

図4　右冠動脈

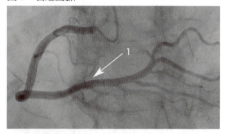

1：右冠動脈

図5　左室造影　拡張末期

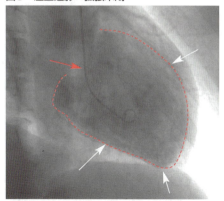

白矢印：左室内腔　→：造影カテーテル

腹部血管造影

- 腹腔動脈，上・下腸間膜動脈，腎動脈，腰動脈，下横隔膜動脈，総腸骨動脈などが描出．大動脈瘤，動脈硬化症の診断にも有効．
- 腹腔動脈造影では総肝動脈，脾動脈，背膵動脈，胃十二指腸動脈が描出（図6）．
  ○総肝動脈はさらに固有肝動脈と胃十二指腸動脈に分岐．
  ○脾動脈はさらに左胃大網動脈へ．
- 総肝動脈にカテーテルを留置しそこから造影剤を注入しながらX線CT検査→CTA．
- 上腸間膜動脈造影では肝疾患に対して門脈を観察．
  ○上腸間膜動脈にカテーテルを留置し，そこから造影剤を注入しながらX線CT検査→CTAP（上腸間膜動脈では"P"が付くことに注意）．
- 肝臓の血流位相は動脈相→門脈相→静脈相の順（図7，8）．
- 腎動脈は第1～2腰椎の高さから左右に分岐．
  ○腎・副腎疾患や腎血管性高血圧の診断のために造影検査を実施．
- 総腸骨動脈は内腸骨，外腸骨動脈に分岐．
- 内腸骨動脈は骨盤内臓器（結腸，直腸，膀胱，子宮など）の栄養血管．

四肢動脈造影

- 上肢の動脈は鎖骨下動脈から腋窩動脈，上腕動脈となり3分枝（尺骨動脈・椎骨動脈・骨間動脈）に．
- 下肢の動脈は外腸骨動脈から大腿動脈，膝窩動脈となり3分枝（前・後脛骨動脈，腓骨動脈）に．
- 四肢の造影検査では外側にハレーションを生じることがあるため，補償フィルタや人工パットなどを使用．
- 四肢動脈造影は閉塞性動脈硬化症やバージャー病，透析患者による動静脈短絡（シャント）の狭窄診断に実施．

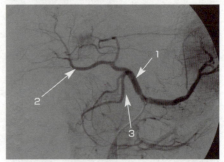

図6　腹腔動脈　動脈相

1：腹腔動脈　2：右肝動脈　3：胃十二指腸動脈

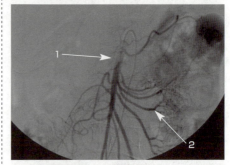

図7　上腸間膜動脈　動脈相

1：上腸間膜動脈　2：空腸動脈

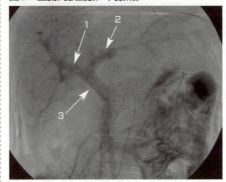

図8　上腸間膜動脈　門脈相

1：門脈右枝　2：門脈左枝　3：門脈

6-3 泌尿器造影・子宮卵管造影

泌尿器造影
- 主に経静脈性腎盂造影，点滴注入腎盂造影，逆行性腎盂造影などがあり，非イオン性モノマー型ヨード造影剤を用いる場合が多い。子宮卵管造影では油性ヨード造影剤もしくは水性ヨード造影剤を用いる。
- 腎臓は後腹膜腔臓器で，右腎のほうが左腎に比べ低い位置にある。
- 腎皮質内の腎小体（ボウマン嚢：糸球体）と尿細管で生成した尿→腎杯を通り腎盂へ。
- 尿管結石はカルシウム結石が多い→X線吸収が高い。
- 尿酸シスチン結石の場合：X線吸収が低くKUB（kidney ureter bladder）では描出が難しい。
- 尿路結石の除去：非侵襲的な体外衝撃波結石破砕術（ESWL：extracorporeal shock wave lithotripsy）
- 息止めは通常呼吸で行うが腎臓が入らない場合は吸気で撮影することもある。

経静脈性腎盂造影
(IVP：intravenous pyelography)
- 非イオン性モノマー型造影剤を使用し腎臓を造影。
- 前処置は絶食とし，水分は造影剤による腎機能障害を起こさぬよう制限はしない。
- シリンジにて造影剤を経皮的に用手法で注入する。
- 検査法は静注後3，5，10，20分のように経時的に撮影し（図1），立位でも撮影する（図2）。
- 排泄後の立位撮影→膀胱排泄機能の評価や，遊走腎の確認。

点滴注入腎盂造影
- 非イオン性モノマー型ヨード造影剤100m*l*を点滴法にて10〜15分かけて注入し造影する検査法。
- 静注後5，10，20分と経時的に背臥位で撮影する。
- 尿管，膀胱への排泄を確認。膀胱への排泄が悪い場合は追加撮影を実施。
- 形態的変化に重点をおいた検査法である。

逆行性腎盂造影
- 膀胱鏡を用いてカテーテルを尿管へ挿入し逆行性に腎臓を造影する方法。
- イオン性モノマー型ヨード造影剤を希釈して使用。
- IVPにて腎盂が描出されない場合に適応。

子宮卵管造影
(HSG：hysterosalpingography)
- 子宮頸部にカニューレを挿入し逆行性に造影する方法。
- 使用する造影剤は主に油性ヨード造影剤（図3）。
- 用手法により注入→加える圧力で卵管疎通性の評価。
- 排出状況確認のため，24時間後に追加撮影する場合がある。

> **Point**
> 泌尿器系の造影は経時的に撮影していく場合が多い。水腎症などの場合は尿管などの描出が不良の場合があり，追加撮影をすることがある。

図1　経静脈性腎盂造影15分後

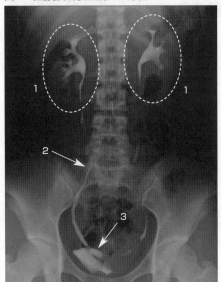

1：腎臓　2：尿管　3：膀胱

図2　経静脈性腎盂造影　立位

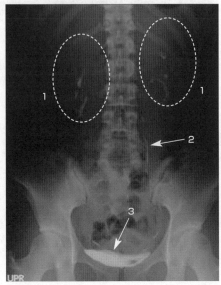

1：腎臓　2：尿管　3：膀胱

図3　子宮卵管造影

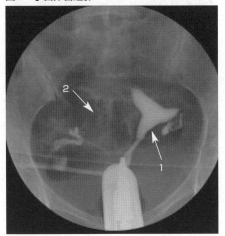

1：子宮内腔　2：卵管

6-4 上部消化管・注腸造影

上部消化管
- 胃を主体とした検査で、口腔、咽頭、<u>食道</u>、<u>十二指腸</u>を一連の検査として実施。
- 上部消化管
- 集団検診（人間ドック）と精密検査（正確な情報収集）。
- 前処置は当日絶飲食とし、検査前に蠕動運動抑制剤（<u>抗コリン薬</u>）を筋肉注射。
- 消泡剤は胃内に生じる泡を消す目的で使用。
- 胃は、食道→噴門→穹窿部→胃体部→胃角部→前庭部→幽門→十二指腸へと移行。
- 胃の病変位置を記述できる区分法→ストマップ。
- 食道造影
- 食道は3箇所の生理的狭窄がある食道入口部、気管分岐部、食道裂孔。
- 嚥下障害、憩室、狭窄、潰瘍、腫瘍の診断および隣接臓器による食道への圧排の確認。

硫酸バリウム検査での撮影法
- 粘膜法、充満法、二重造影法、圧迫法といった方法が消化管造影（表1）。
- <u>粘膜法</u>：少量の造影剤を薄く均等に付着→粘膜壁の凹凸を描出。
- <u>充満法</u>：造影剤を充満させて撮影（図1）。
- 立位充満法→硫酸バリウムの重さを使い胃の形（伸展不良）や位置異常、胃角部の変形など辺縁の不整を確認。
- 腹臥位充満法→小彎・大彎・十二指腸球部の辺縁確認。
- <u>二重造影法</u>：硫酸バリウムと空気を適量使用（図2）。
- 発泡剤（陰性造影剤）を使用→胃壁を伸展させて撮影。
  胃粘膜面の微細な凹凸を体位変換で描出。
- 胃全体に硫酸バリウムを付着させる方法。
  ①撮影台の傾斜を利用。
  ②患者を反時計回りに回転させる。
  ③患者の腰部を左右にふる。
- 半立位第2斜位像（シャッキー像）：胃上部（食道・胃接合部・穹窿部）を観察（図3）。
- <u>圧迫法</u>：硫酸バリウムの充満部位
- 凹凸病変を圧迫して撮影→隆起病変・陥凹病変の観察。
- 圧迫コーンと脊椎間に観察部位を含めて圧迫。

注腸造影
- <u>十二指腸</u>、<u>大腸</u>の造影検査で、盲腸、上行結腸、横行結腸、下行結腸、S状結腸、直腸、肛門からなる。
- 十二指腸造影
- 小腸は、胃→十二指腸→空腸→回腸→回盲部（バウヒン弁）→大腸へと移行。
- 十二指腸→十二指腸球部から空腸曲（トライツ靱帯）。
- 十二指腸造影は潰瘍診断や膵臓疾患の診断に対し実施。
- 注腸造影：大腸の造影検査（図4）
- 二重造影法が主流→充満法、粘膜法、圧迫法も用いる。
- Brown変法は前処置として食事管理、水分補給、下剤投与。
- 検査時に蠕動運動抑制剤（<u>抗コリン薬</u>）を筋肉注射。
- 狭窄・癒着・憩室・ポリープ・炎症性疾患、腫瘍などの診断に対し実施。
- 空気の注入時に大腸穿孔を起こす可能性あり。
- その他
- 蠕動運動抑制剤の禁忌疾患→前立腺肥大、緑内障、重篤な心疾患など。これらの患者には原則使用できない。
- <u>腸穿孔や腸閉塞の症例</u>→硫酸バリウム製剤は禁忌。<u>水溶性ヨード剤</u>を使用。

表1 上部消化管での撮影法

撮影体位	撮影部位	注意点
背臥位正面像	胃角部	
背臥位第1斜位像	前庭部・十二指腸球部	バリウムは穹窿部と前庭部で振り分け
背臥位第2斜位像	胃体部・小彎・大彎	
腹臥位第2斜位像	胃上部	半立位で撮影
	胃下部	頭低位で撮影

Point

- 胃角部後壁の病変を描出するのに，圧迫法（立位）と背臥位二重造影法は有効である。
- アップルコアサイン（図5）は大腸進行癌の代表的な所見であり，腸管がりんごの芯のように観察されることから，こう呼ばれる。
- ネットワークパターンは大腸表面の溝で作られている網目模様の粘膜のこと。
- 注腸造影では，撮影体位より見える部位が異なる点に注意。
- 技師法の改正により，下部消化管撮影時に技師が肛門よりカテーテルを挿入し，造影剤と空気の注入を行うことが可能になった。

図1 胃バリウム立位充満像

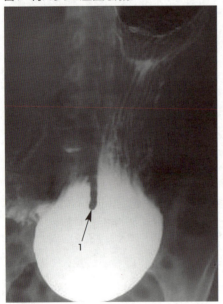

1：胃角部

図2 胃バリウム背臥位第1斜位二重造影

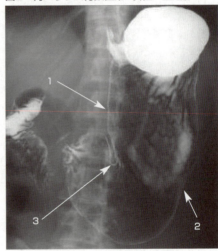

1：小彎　2：大彎　3：胃角部

図3 胃バリウム シャツキー像

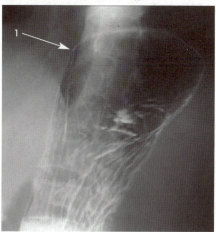

1：穹窿部

図4 注腸造影 S状結腸側面像

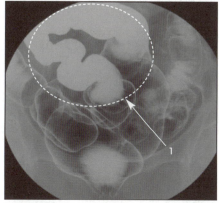

1：S状結腸

図5 注腸造影 アップルコアサイン

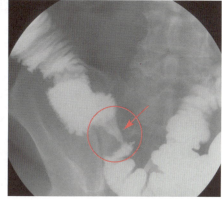

→：アップルコアサイン

6-5 胆道系造影・その他の造影検査

胆道系造影
- 点滴や経静脈的に胆道系造影を行う方法，内視鏡を用いる方法，直接穿刺して造影する方法などがある。
- 胆道系造影法
- 肝臓は胆汁の生成を行う実質性臓器である。
- 胆嚢→肝臓からの胆汁を貯える臓器。食物に応じて収縮し胆汁を流出。
- 肝臓から胆管への排泄機能を利用→経口法・経静脈法。
- 胆嚢収縮試験→胆嚢が造影されている場合に，脂肪食（卵黄製剤かチョコレート）を服用し30分後に撮影。
- 膵臓→右から左へ頭部～体部～尾部 ランゲルハンス島からインシュリンを分泌。
- 経口胆嚢造影
- 経口投与された造影剤は小腸から吸収→肝臓～胆嚢。
- 造影剤濃度が高くなる10～12時間後に撮影。
- 点滴注入胆嚢胆管造影（DIC：drip infusion cholecystography）
- 胆管系に排泄されるイオン性ダイマー型ヨード造影剤を点滴注入。
- 経時的に撮影しCT撮影することもある。
- 経皮的経肝的胆道造影（PTC：percutaneous transhepatic cholangiography）（図1）
- 肝内胆管を透視下・超音波下に直接穿刺し造影剤を注入→肝機能不全や胆管系閉塞疾患に対して実施。
- 内視鏡的逆行性胆管膵管造影（ERCP：endoscopic retrograde cholangiopancreatography）（図2，3）
- 内視鏡（ファイバースコープ）を用いて逆行性に胆嚢・膵管を造影する方法→ファーター乳頭よりチューブを膵管，胆管に挿入し造影。

図1　PTC画像

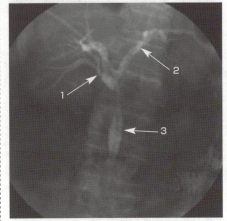

1：右肝内胆管　2：左肝内胆管　3：総胆管

図2　ERCP画像

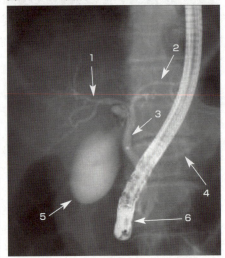

1：右肝内胆管　2：左肝内胆管　3：総胆管
4：膵管　　　　5：胆嚢　　　　6：内視鏡

Point
ERCPにおいて閉塞などにより造影されない場合には，その先の情報を知るためMRCP検査（MRI）をすることがある。

図3　ERCP模式図

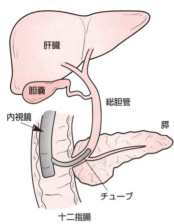

図4　脊髄腔造影 正面像

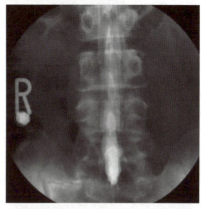

図5　脊髄腔造影 側面像

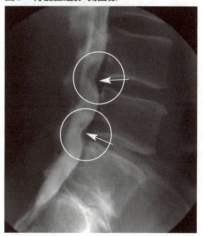

矢印：狭窄部

図6　関節腔造影 左肩正面

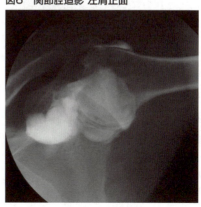

その他，造影検査

- 脊髄腔造影（ミエログラフィ），関節腔造影，唾液腺造影，気管支造影，リンパ管造影などがある。
- 脊髄腔造影（ミエログラフィ）（図4, 5）
- 側臥位にて腰椎穿刺→くも膜下腔に非イオン性ダイマー型ヨード造影剤を注入（X線透視下）。
- 造影剤注入後，撮影台の傾斜を利用し造影剤を移動させ撮影。
- 頸椎疾患では腹臥位にて撮影。
- 関節腔造影（図6）
- 各関節腔に水溶性ヨード造影剤を注入。→空気も注入し二重造影を行う。
- 関節腔内の滑膜，軟骨，関節包などを観察。
- 唾液腺造影
- 耳下腺・顎下腺の開口部より注射器を挿入。→油性造影剤を注入。
- 炎症，腫瘍，唾石の診断に対し実施。
- 気管支造影
- 気管支鏡にてメトラゾンデを使用。
  →非イオン性ダイマー型ヨード造影剤を使用。
- 気管，気管支の形態，気管支疾患，肺癌の診断。
- リンパ管造影
- 内頸静脈と鎖骨下静脈の静脈角で血管と合流。
- 第1，2足趾管の皮膚を切開。→リンパ管を分離し注射針を挿入（キンモンス法）。
- 悪性リンパ腫の診断のため施行。

6-6 治療的応用

インターベンショナルラジオロジー（IVR：interventional radiology）
- X線透視，血管造影，超音波などを用い，リアルタイムの画像でカテーテルを使用し造影および治療を行うこと。対象は血管系と非血管系に分けられる。
- 経皮経カテーテル血管形成術
- 血管の狭窄，閉塞部に対してバルーンカテーテルを挿入し圧迫拡張。さらにステントを挿入し疎通をはかる。
- <u>冠動脈血管形成術（PCI：percutaneous coronary intervention）</u>（図1）
- バルーンやステント以外にDCA（directional coronary athrectomy）やロータブレータが使用される。
- 肺動脈（ファロー四徴候），心臓内の弁，腎動脈（狭窄部），四肢動脈（動脈硬化症）の血管などに実施。
- ステントはチタンなどでできた網目状のものでバルーンを用いて拡張する。
- 現在では血栓ができづらい薬剤溶出ステント（DES：drug eluting stent）を使用。
- DCA（directional coronary athrectomy）は，狭窄部をカッターで切断し拡張させる方法である。
- ロータブレータはカテーテル先端にあるダイヤモンド粒子を高速回転させ，血管内の石灰化病変を粉砕させる方法である。
- <u>経カテーテル動脈塞栓術（TAE：transcatheteric arterial embolization）</u>
- カテーテルを使用し，造影結果（図2）をもとに，動脈内に物質を詰め血行を遮断。
- カテーテルを目的部位に進めるため，ガイドワイヤーを使用。
- 肝細胞癌に対しては，栄養血管となる動脈を塞栓。
- 塞栓にはゼラチンスポンジ（図3）やコイルを使用。
- 癌細胞には抗癌剤，油性造影剤を使用。
- 転移性脳腫瘍は適応外。
- 経皮経カテーテル血栓溶解術（PTR：percutaneous transluminal recanalization）
- 血栓形成の血管に対し→溶解剤を注入。
- 冠動脈（心筋梗塞），脳血管（脳梗塞）に対し実施。
- 動脈注入法
- 腫瘍組織の栄養血管にカテーテルを選択的に挿入し抗癌剤を注入。
- 1回注入法とカテーテル留置（リザーバー）持続注入法がある。
- 下大静脈フィルタ留置術
- 下肢や骨盤静脈からの血栓を捕獲→肺動脈血栓症の再発を防ぐためステント（フィルタ留置）。

図1　PCI症例

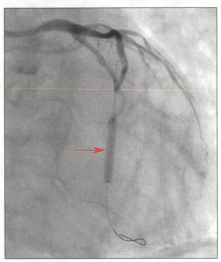

左冠動脈（左前下行枝）に対しバルーン（矢印→）拡張およびステント留置。

図2　固有肝動脈造影

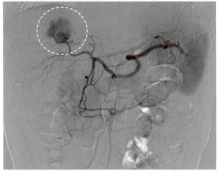

囲み内の黒く染まっている部分が肝臓癌。

図3　TAE

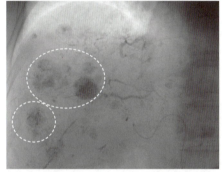

囲み内：抗癌剤を動注後、ゼラチンスポンジを注入。

非血管系IVR

- 超音波装置、X線透視装置を使用して経皮的もしくは内視鏡的に消化管、総胆管、気管支などの拡張術を行うこと。
- 内視鏡的食道・胃静脈瘤硬化療法（EIS：endoscopic injection sclerotherapy）
  - 肝硬変による門脈圧亢進症にて併発する食道静脈瘤において内視鏡を使用し硬化剤を注入する方法。
  - 静脈瘤破裂予防のため。
  - 経皮経カテーテル食道静脈瘤硬化療法（BRTO：balloon occluded retrograde transvenous obliteration）
  - 消化器、消化管系の吻合部狭窄や腫瘍
    →バルーンカテーテルで拡張。

- 経皮経肝胆管ドレナージ（PTCD：percutaneous transhepatic cholangiographic drainage）
  - 経皮的経肝的胆道造影（PTC：percutaneous transhepatic cholangiography）後に留置チューブを挿入し胆汁を体外へ。
    →黄疸（胆汁）や肝膿瘍（膿瘍）排出による症状の軽減。
- 胆管結石除去術
  - 経皮的に胆管へ内視鏡を挿入。
    →バスケットカテーテル（**図4**）による結石の砕石、および除去。
    →ステントを挿入し拡張させ留置。
- 腸重積整復術
  - 消化管用水溶性ヨード造影剤を使用。
    →経肛門的に逆行性に注入し整復。
    →バルーンカテーテルで拡張。
- ステント留置（**図5**）
  - 気管、気管支、食道、胆管系の著しい狭窄など。
- 拡張術
  - 消化器、消化管系の吻合部狭窄や腫瘍。
    →バルーンカテーテルで拡張。

図4　バスケットカテーテル

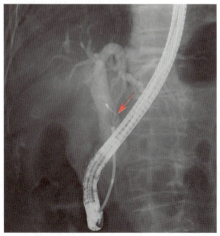

矢印：バスケットカテーテル

図5　総胆管内ステント留置

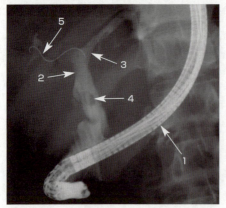

内視鏡を用いて総胆管内にステントを留置。
1：内視鏡　2：総胆管　3：ステント
4：総胆管結石　5：ガイドワイヤー

> **Point**
> IVRの目的は，
> ・腫瘍組織への栄養血管に対する塞栓
> ・出血に対する止血・予防
> ・狭窄・閉塞に対する拡張・溶解
> ・抗癌剤の動脈注入
> などがある。
> 試験でもこの分野は多く出題されており，これら治療内容について細かく理解する必要がある。

第 7 章　核医学検査技術学

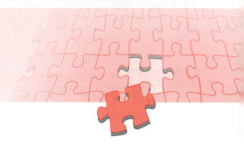

第7章 核医学検査技術学
1 核医学検査の心得

福士政広

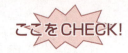

✓ Check 1-1　☞　核医学検査の技師の役割

●核医学はその他の分野と異なり多少の特異性をもつ。そのため各個人でそれをしっかりと把握する必要があり，常に念頭に置いて行動しなくてはならない。核医学検査での技師の役割は，ペイシェントケア・装置管理・薬剤管理・検査の進行・放射線線量管理などがある。

✓ Check 1-2　☞　医療リスクマネジメント

●放射線技師としての業務は大なり小なりあるものの，必ずリスクを伴う。これは避けられないことであるため，医療リスクマネジメントが非常に重要な意味をもつ。また，労働災害の発生確率を分析したものにハインリッヒの法則がある。

✓ Check 1-3　☞　放射性物質の安全取扱

●核医学検査で使用される放射性医薬品は液体状のものが多い。そのため，飛散・こぼれによる汚染の可能性がある。そこで，放射性物質の安全取扱（汚染防止・汚染時処理）が重要である。

1-1 核医学検査の技師の役割

核医学検査での技師の役割
● 大別して，①ペイシェントケア，②装置管理，③薬剤管理，④検査の進行，⑤放射線線量管理がある。

①ペイシェントケア
- 患者本人であることを確認する。
- 前処置が正しく行われていることを確認する。
- 妊娠は相対的に禁忌であるため，妊娠中の場合は適切な指導をする。
- 検査の説明をていねいに行う。
- 検査ベッドへの移動などに介助を行う。

②装置管理
- 装置の稼動状態をチェックする。
- 欠陥の発生した場合，責任をもってその事象を報告，必要な修理を依頼，適切な文書を整え，その他の適切な手段をとる。
- 適切なコリメータやエネルギーウィンドウを選択する。

表1　管理区域の限度

内容	限度数値
実効線量	1.3 mSv/3月
空気中の放射性物質の濃度	空気中濃度限度の1/10（3月平均）
放射性物質によって汚染される物	表面密度限度の1/10

表2　表面密度限度

区分（核種）	表面密度[Bq/cm^2]
α線を放出する放射性同位元素	4
α線を放出しない放射性同位元素	40

③薬剤管理
- 放射性医薬品投与の介助をする。
- 投与量が正確かチェックする。
- 投与時間などの正確な投与量の記録をする。

④検査の進行
- 適切なプロトコルを選択する。
- 患者の正確な体位を確認する。
- 検査中も患者の様子を確認する。
- 適切なプログラムで必要なデータ解析が完了したか確認する。

⑤放射線線量管理
- 放射性物質の受領，保管，使用および廃棄を同一の用紙に記録する。
- 放射性物質の保管および遮蔽を法律・規則に従い実施する。
- 人，装置，環境の放射能汚染を防止する。
- 放射能汚染が生じた場合，適切な手段を講じ正確に報告する。
- 環境（管理区域を含む）を定期的に監視する。

> **Point**
> 核医学検査での技師の役割は，ペイシェントケア，放射線安全管理および医療安全対策を行い，核医学検査機器および関連機器・器具などの品質保証・品質管理を実行する。

1-2 医療リスクマネジメント

用語解説

リスク
医療行為などにより人の身体・精神的な健康に障害や損害を与える確率のこと。

医療リスクマネジメント
可能な限りリスクを減少させるために医療機関が組織として行う方策および行動のこと。

ハインリッヒの法則
1件の重大な災害の裏には29件のかすり傷程度の軽災害があり，その裏には「ヒヤリ」，「ハット」の300件の体験があるという法則である。

インシデントレポート
医療現場で，患者に傷害を及ぼすまでに至らなかったが，医療事故に発展する可能性があった出来事の報告書。また，「ヒヤリ」，「ハット」の事例をまとめたものである。

医療リスクマネジメント

- 具体的には予防策の実効，日常業務の安全手順の遵守および事後処理。
  ①責任の所在の明確化
  ②事故への対応原則の習熟
  ③精度・品質管理の実行
  ④安全手順の履行と習熟
  技師は以上をはっきりと明確にした上で核医学検査を行わなくてはならない。

リスボン宣言

1. 差別なく良質の医療を受ける権利
2. 医療機関や医師を自由に選ぶ権利（選択の自由）
3. 十分で理解可能な説明後に自身に関わる決定（同意または拒否）を自由に行う権利（自己決定の権利）
4. 意志のない患者での法的代理人の必要性
5. 法的無能力の患者での法的代理人の必要性
6. 患者の意志に反する処置や治療の原則禁止
7. 疾病や医療情報について，提供を受ける権利およびその提供を拒否する権利や情報を得る代理人を選択する権利
8. 死後も含めた患者情報の守秘期待権（守秘義務）
9. 苦痛緩和や尊厳を保った終末ケアを受ける権利
10. 宗教的支援を受ける権利

Point

インシデントレポートは事故当事者の個人的責任を追及するのではなく，収集した情報を分析し，医療事故防止の改善策を検討し実施する目的に使用するものである。

1-3 放射性物質の安全取扱

放射性物質の安全取扱
●具体的なものとして，汚染防止対策と汚染時の処置がある。

汚染防止対策
① 核医学検査施設に入室するときは，専用の履き物に履き替える。
② 放射性物質や放射性廃棄物を取り扱うときは，専用の作業衣や手袋を着用する。
③ 放射性物質を取り扱う作業台，バットなどはポリエチレンろ紙で覆う。
④ 放射性物質を取り扱う場所は最小限に限定する。
⑤ 核医学検査施設に不要なものをもちこまない。
⑥ 核医学検査施設での飲食，喫煙および化粧は禁止する。
⑦ 空気中に飛散するおそれのある放射性物質を取り扱う場合は，フードを使用する。
⑧ 核医学検査施設から退出するときは，ハンドフットクロスモニターやGMサーベイメータなどを用いて身体表面および持ち出し物品の汚染検査を行う。

汚染時の処置
① 放射線管理責任者へ通報する。
② 汚染区域への関係者以外の立ち入りを禁止する。
③ GMサーベイメータなどを用いて汚染の程度の確認と汚染部位のマーキングをする。
④ 汚染区域外への汚染拡大防止措置をとる。
⑤ 除染剤を用いて迅速な除染作業をする。

Point

放射線被ばく防護の3Cの原則（contain・confine・control），外部被ばく防護の3原則（距離・遮蔽・時間）および内部被ばく防護の3D，2Cの原則（希釈dilution，分散dispersion，除去decontamination），（閉じこめcontainment，集結concentration）を適宜採用する。

第7章　核医学検査技術学
2 放射性医薬品

福士政広

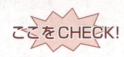

✓ Check2-1 ☞ 放射性医薬品の種類

- 放射性医薬品は<u>シングルフォトン放射性医薬品</u>と<u>ポジトロン放射性薬剤</u>に分類できる。シングルフォトン放射性医薬品はシンチグラフィやSPECT検査に用いられ，高い物質透過性を有するγ線放出核種でα・β⁻壊変を伴わず，単一エネルギーピークをもった核種が理想である。また，ポジトロン放射性薬剤はPET検査に用いられる放射性医薬品で，炭素C，窒素N，酸素O，フッ素Fなどの多くの生体成分や生理活性物質の<u>生体構成元素</u>である。

✓ Check2-2 ☞ ジェネレータ

- 放射性核種を自家溶出するために<u>ジェネレータ</u>を用いる。ジェネレータは，<u>過渡平衡</u>を利用したもので，親核種を<u>カラム</u>に吸着させ，壊変で生じる娘核種を溶離液で溶出する装置で，この操作を「<u>ミルキング</u>」という。

✓ Check2-3 ☞ 標識法・品質管理

- 放射性ヨウ素は<u>直接標識法</u>もしくは<u>間接標識法</u>を用いて標識を行う。^{99m}Tcはそのまま使用するか，標識化合物キットに混和させるだけの簡便法である。ただし，各標識化合物キットにより種々の調整法がある。また，ポジトロン薬剤は<u>自動合成装置</u>を用いて標識を行う。
- 放射性薬剤は管理を怠ると<u>放射線自己分解</u>や加水分解，酸化や還元，吸着や沈着などの品質の劣化を引き起こす。そのため標識後の薬剤に各種の試験を行い，品質管理を行うことが必要である。

✓ Check2-4 ☞ 集積機序

- 放射性医薬品の組織・臓器への集積は<u>能動輸送</u>や<u>化学吸着</u>，<u>レセプター結合</u>，<u>受動輸送</u>（拡散）などの薬剤特有の動態を示す。各種検査の特徴と放射性医薬品の集積機序を関連して覚えることが重要である。

✓ Check2-5 ☞ 副作用

- ^{131}I-アドステロールはその他の放射性医薬品に比べて副作用の報告が多いため，<u>ヨウ素過敏症</u>や18歳未満の患者への投与を避けるなどの禁忌を守り，希釈した注射液をゆっくり静注して<u>アルコールショック</u>を防止する。
- その他の放射性医薬品についても患者の容態を観察するなどして副作用には十分注意する。

✓ Check2-6 ☞ 内用療法

- 放射性医薬品はイメージングとしてのみ利用するのではなく，非密封放射性同位元素治療として体内からの放射線（主としてβ線）により治療を行う。イメージング用の放射性医薬品と治療用の放射性医薬品では適する条件が異なる。

2-1 放射性医薬品の種類

用語解説

シングルフォトン放射性医薬品
原子核の壊変により光子を放出する薬剤のこと。

ポジトロン放射性薬剤
壊変により陽電子を放出する薬剤のこと。
- 生体構成元素の同位体(炭素 ^{11}C, 窒素 ^{13}N, 酸素 ^{15}O, フッ素 ^{18}F)。

シングルフォトン放射性医薬品
- $\alpha \cdot \beta^{-}$壊変を伴わないもの。
- ガンマカメラでは,単一エネルギーで100〜200keVの核種が理想。
- 有効半減期が短いもの。
- 薬理作用がなく,臓器・組織との親和性が高いもの。
- 標識しやすく,副作用がないもの。

ポジトロン放射性薬剤(表2)
- 生体構成元素の同位体(炭素 ^{11}C, 窒素 ^{13}N, 酸素 ^{15}O, フッ素 ^{18}F)。
- フッ素(^{18}F)は生体内構成元素に含まれていないが,水素や水酸基との等価性が高いため用いられる。
- 水,酸素,ブドウ糖,脂肪酸などの生理活性物質やその類似化合物。
- 生体内の生理学・生化学的状態を画像として描出する。
- 半減期が非常に短い。
- サイクロトロンにより製造する。

Point

治療分野の核種の半減期も覚えておこう
^{60}Co:5.3年　^{192}Ir:74.2日
^{198}Au:2.7日　^{226}Ra:1622年

表1　放射性医薬品の物理的性質

核種	半減期	壊変形式	γ線[keV]	主な製造方法
^{51}Cr	27.7日	EC	320	サイクロトロン
^{59}Fe	45日	β^-	1099($+\beta$線)	原子炉
^{57}Co	270日	EC	122	サイクロトロン
^{62}Cu	9.7分	β^+	511	ジェネレータ
^{67}Ga	78時間	EC	93, 185, 300	サイクロトロン
^{68}Ga	68分	β^+	511	ジェネレータ
^{81m}Kr	13秒	IT	190	ジェネレータ
^{82}Rb	1.3分	β^+	511	ジェネレータ
^{89}Sr	50日	β^-	なし(β線のみ)	原子炉
^{99m}Tc	6時間	IT	140	ジェネレータ
^{111}In	2.8日	EC	173, 245	サイクロトロン
^{123}I	13時間	EC	159	サイクロトロン
^{131}I	8日	β^-	364($+\beta$線)	原子炉
^{133}Xe	5日	β^-	80($+\beta$線)	原子炉
^{137}Cs	30年	β^-	662($+\beta$線)	原子炉
^{201}Tl	73時間	EC	71($+\beta$線)	サイクロトロン

表2　ポジトロン製剤の製造方法

核種	半減期	ターゲット	核反応	1次生成物
^{11}C	20分	N_2 N_2+H_2	$^{14}N(p,\alpha)^{11}C$	$^{11}CO_2$, ^{11}CO $^{11}CH_4$
^{13}N	10分	CO_2 H_2O	$^{12}C(d,n)^{13}N$ $^{13}C(p,n)^{13}N$ $^{16}O(p,\alpha)^{13}N$	$^{13}N_2$ ^{13}NOx
^{15}O	2分	N_2+O_2 N_2+CO_2	$^{14}N(d,n)^{15}O$ $^{15}N(p,n)^{15}O$	$^{15}O_2$ $C^{15}O_2$
^{18}F	110分	$H_2^{18}O$ $Ne+F_2$	$^{18}O(p,n)^{18}F$ $^{20}Ne(d,\alpha)^{18}F$	$^{18}F^-$ $^{18}F_2$

7　核医学検査技術学

2-2 ジェネレータ

用語解説

ジェネレータ
カラムに吸着した親核種の壊変で,できる短半減期の娘核種を溶出する装置のこと。

ミルキング
放射平衡にある親核種から娘核種をくり返し分離する操作のこと。

ジェネレータ
- 現在,主に使用されているものは $^{99}Mo-^{99m}Tc$ ジェネレータおよび $^{81}Rb-^{81m}Kr$ ジェネレータがあり,$^{99}Mo-^{99m}Tc$ ジェネレータのカラムはアルミナ(Al_2O_3),$^{81}Rb-^{81m}Kr$ ジェネレータにはイオン交換樹脂が用いられている。
- $^{99}Mo-^{99m}Tc$ ジェネレータの親核種のみが β^- 壊変である。

ミルキング
- $^{99}Mo-^{99m}Tc$ ジェネレータでは極大に達する時間が23時間であるため,^{99m}Tc のミルキングは1日に1回行う。ただし,過渡平衡に達する時間は72時間程度である。また,$^{90}Sr(T_{1/2}\ 28.8y)-^{90}Y(T_{1/2}\ 64.1h)$ は親核種と娘核種の半減期が1000倍程度大きくなるので永続平衡となる。

表1 医療用ジェネレータの種類

ジェネレータ	$Z_1 \to Z_2$	極大に達する時間
$^{62}Zn(EC, 9.3h) - ^{62}Cu(\beta^+, 9.74m)$	30 → 29	58m
$^{68}Ge(EC, 271d) - ^{68}Ga(\beta^+, 68m)$	32 → 31	14.3h
$^{81}Rb(EC, 4.58h) - ^{81m}Kr(IT, 13.0s)$	37 → 36	2.2m
$^{82}Sr(EC, 25.6d) - ^{82}Rb(\beta^+, 1.27m)$	38 → 37	19m
$^{99}Mo(\beta^-, 66h) - ^{99m}Tc(IT, 6h)$	42 → 43	23h
$^{113}Sn(EC, 115d) - ^{113m}In(IT, 1.66h)$	50 → 49	18h

表2 ジェネレータのカラムと溶離液

ジェネレータ	カラム	溶離液
$^{99}Mo-^{99m}Tc$	アルミナ(Al_2O_3)	生理食塩水(0.9%NaCl)[強電解質]
$^{81}Rb-^{81m}Kr$	イオン交換樹脂	ブドウ糖[非電解質],ガス(空気・酸素)

Point
$^{68}Ge-^{68}Ga$ ジェネレータは,PET装置の校正用線源として使用される。$^{62}Zn-^{62}Cu$ などのポジトロン産生ジェネレータは,サイクロトロンがない施設での利用が今後見込まれる。

2-3 標識法・品質管理

用語解説

直接標識法（放射性ヨウ素のタンパク質標識法）
ヨウ素イオンをクロラミンTヨードゲン法や酵素（ラクトペルオキシダーゼ）などの酸化剤で酸化して得られるヨウ素を標識する方法。

間接標識法（放射性ヨウ素のタンパク質標識法）
ボルトンハンター（Bolton-Hunter）試薬などを用いて間接的に放射性ヨウ素を標識する方法。

自動合成装置
ポジトロン薬剤をコンピュータ制御で自動的に合成する装置のこと。

放射線自己分解
放射性原子から放出されたβ線やγ線が周囲の分子に作用して、重合や酸化、還元、脱アミノ、転移などを起こすこと。

薬剤の品質保証の試験
確認試験、純度試験、発熱性物質試験、無菌試験などを行う。

スズ還元法

- ^{99m}Tcの標識法で、^{99m}Tcはジェネレータから^{99m}TcO$_4^-$の化学形で取り出す。このときの^{99m}Tcの酸化数は+7価である。^{99m}TcO$_4^-$と標識したい化合物と塩化第一スズ（還元剤）入りのバイアル瓶に入れると^{99m}TcO$_4^-$は塩化第一スズのSn（Ⅱ）により還元され+3～+5価の^{99m}Tcイオンとなり、標識したい化合物とキレートを形成するかタンパク質に吸着することにより標識される。

^{99m}Tc調剤時の注意点

- 標識キットは陰圧にする。
- 1キットに1注射器を用い、他の薬剤との混和を防ぐ。
- HMPAOは薬剤の安定性が悪いので、標識後30分以内に用いる。
- MAAやスズコロイドは2～3時間以内に使用する。

自動合成装置

- 自動合成装置は術者の無用な被ばくを避け、再現性よく無菌的に製剤するために用いる。

表1　^{99m}Tc標識化合物キットと調整法

薬品(キット)名	調整法と注意点	標識時間
ECD	2バイアルキット	30分
HMPAO	溶出後2時間以内の^{99m}TcO$_4^-$	3分
MIBI	95～99℃，15分加熱	15分+15分放冷
MAG3	95～99℃，15分加熱	15分+15分放冷
テトロホスミン(TF)	軽く振とう，^{99m}TcO$_4^-$を加え過ぎない	15分
HSA	軽く振とう，泡立てない	3分
ピロリン酸	よく振とう	3分
DTPA	よく振とう	3分
MAA	よく振とう	15分
DMSA	よく振とう	5～10分
MDP, HMDP	アルコールの混入注意	5～10分
スズコロイド	スズ溶液に^{99m}TcO$_4^-$を容量1：1で添加	20～30分

2-4 集積機序

用語解説

能動輸送
細胞膜を通じて行われる物質輸送のうち，物質の濃度勾配に逆らってエネルギーを消費して移動するもの。

受動輸送
物質がその濃度や電位の高低にしたがって移動して均一になろうとする現象を拡散といい，拡散によって膜を通過して移動すること。

化学吸着
化学的な相互作用により固体表面に弱い結合力で沈着すること。

レセプター結合
標的細胞の受容体（レセプター）にホルモンや薬剤が結合すること。

表1 放射性医薬品の集積機序

集積機序		薬剤	検査
能動輸送	イオン輸送	$^{99m}TcO_4^-$	甲状腺，唾液腺，胃粘膜
		$^{201}TlCl$	心筋血流，甲状腺腫瘍
	生合成前駆体	$Na^{123}I, ^{131}I$	甲状腺
		$^{123}I, ^{131}I$-MIBG	副腎髄質，心筋交感神経機能
		$^{123}I, ^{131}I$-アドステロール	副腎皮質
		$^{111}InCl_3$	骨髄
	エネルギー代謝	^{123}I-BMIPP	心筋脂肪酸代謝
		^{18}F-FDG	腫瘍（PET）
	薬物代謝	^{99m}Tc-MAG3	腎動態
		^{99m}Tc-PMT, ^{99m}Tc-HIDA	肝・胆道
化学吸着		^{99m}Tc-MDP, ^{99m}Tc-HMDP	骨
		^{67}Ga-クエン酸	腫瘍
貪食作用		^{99m}Tc-スズコロイド	肝臓，リンパ節，骨髄
		^{99m}Tc-フチン酸	肝臓
レセプター結合		^{123}I-IMZ	脳神経
		^{99m}Tc-GSA	肝受容体
		^{111}In-ペンテトレオチド	神経内分泌腫瘍
拡散（受動輸送）	単純拡散	$^{99m}TcO_4^-$	脳
		$^{133}Xe, ^{81m}Kr$	肺
	脂肪性拡散	^{123}I-IMP, ^{99m}Tc-HMPAO, ^{99m}Tc-ECD	脳血流
		^{99m}Tc-MIBI, ^{99m}Tc-TF	心筋血流
毛細血管塞栓		^{99m}Tc-MAA	肺
体腔内局在		^{99m}Tc-HAS, ^{99m}Tc-赤血球	心プール
		^{111}In-DTPA	脳脊髄腔

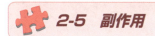
2-5 副作用

用語解説

ヨウ素過敏症
ヨウ素（ヨード）を摂取することにより拒否反応（悪心や血圧低下，ショックなど）を引き起こす症状。

アルコールショック
アルコールにより拒絶反応を起こすこと。
^{131}I-アドステロールには微量のエタノールが含まれる。

アルコールショック
- アルコールショックを起こさないために，^{131}I-アドステロールは2倍以上薄めてゆっくり静注する。

表1 放射性医薬品の投与禁忌・副作用

薬剤	対象疾患(患者)
^{131}I-アドステロール(禁忌)	①ヨウ素過敏症 ②妊婦 or 妊娠している可能性のある患者 or 授乳中の患者 ③18歳未満(卵巣の被ばくが多いため)
^{123}I, ^{131}I(禁忌)	妊婦(胎盤通過性がある)
^{99m}Tc-MAA(相対的禁忌)	①肺高血圧症 ②膠原病 ③右心側から左心側へシャントのある患者
^{111}In-DTPA	①頭蓋内圧亢進から乳頭浮腫が認められる患者 ②後頭蓋窩の腫瘍が疑われる患者 　①・②とも脳ヘルニアを起こす可能性がある
薬剤	まれに起こす症状
^{99m}Tc-MIBI	①口内苦味感 ②金属臭 　①・②は神経症状として20％ほどの患者に現れる ③過敏症(アナフィラキシー様症状) ④ショック
^{99m}Tc-DTPA	ショック(0.1％未満)
^{99m}Tc-ECD	ショック・嘔気・嘔吐(0.1％未満)

2-6 内用療法

用語解説

非密封放射性同位元素治療(内用療法)
ある一定量の放射性薬剤を体内に投与して悪性腫瘍や機能障害を治療するもの。

非密封放射性同位元素治療(内用療法)

- 治療用の放射性薬剤に適している条件
  ① β 線を放出する。
  ② 目的臓器・組織に特異的に集積する。
  ③ 目的臓器・組織に長く停滞する。
  ④ 物理的半減期が比較的長い。
- 甲状腺の吸収線量の計算は「Quimbyの式」を用いる。
- ^{89}Srは骨転移の疼痛緩和が目的であり,根治治療目的では用いない。
- ^{89}Srの投与量は1回2.0MBq/kgであるが,最大141MBqまでとする。
- 退出基準
  ^{131}I:500MBq
  ^{89}Sr:200MBq
  ^{90}Y:1,184MBq

主な内用療法

① ^{131}Iによる甲状腺癌(分化型)や甲状腺機能亢進症の治療
② ^{131}I-MIBGによる神経芽細胞腫や褐色細胞腫の治療
③ ^{89}Srによる転移性骨腫瘍の疼痛緩和療法
④ ^{131}Iによるモノクローナル抗体による癌治療
⑤ ^{153}Smによる転移性骨腫瘍の疼痛緩和療法
⑥ ^{90}Yによる悪性リンパ腫の治療
⑦ ^{177}Lu-DOTATATEによる神経内分泌腫瘍の治療
⑧ ^{223}Ra(塩化ラジウム)による転移性骨腫瘍の治療,また α 核種として ^{212}Bi, ^{211}At, ^{225}Ac, ^{213}Biおよび ^{149}Tbなどが諸外国では使用されている。

$$吸収線量[Gy] = \frac{(135 \times 投与量[MBq] \times 24時間摂取率[\%] \times 有効半減期[日])}{(3.7 \times 甲状腺重量[g] \times 8 \times 100)}$$

$$甲状腺重量[g] = 表面積[cm^2] \times 左右両葉の直径の平均[cm] \times 0.323$$

表1 内用療法

薬剤	半減期	治療対象	
^{131}I	8日	甲状腺癌(分化型) 甲状腺機能亢進症	
^{131}I-MIBG		神経芽細胞腫 褐色細胞腫	→ 副腎髄質の腫瘍
^{89}Sr	50日	転移性骨腫瘍	
^{90}Y	64時間	非ホジキンリンパ腫の放射免疫療法	

第7章 核医学検査技術学
3 核医学検査の臨床

福士政広

✓ Check3-1 ☞ 脳神経系

- 脳血流シンチグラフィは，血液脳関門（BBB）を通過することができる脂溶性のトレーサーが主に使用されている。Diamox負荷試験が行われ，半定量的な解析方法としてPatlak法がある。

✓ Check3-2 ☞ 循環器系

- 心筋血流シンチグラフィは，運動負荷やジピリダモール薬剤負荷試験が行われ，虚血性心疾患に有用である。また，SPECT画像によるブルズアイ表示が行われる。
- 心機能を目的とした心プールシンチグラフィは，^{99m}Tc-HSAなどをボーラス注入後，ファーストパス法または平衡時法の心電図同期収集を行う。壁運動，駆出率（EF），心室TACなどの解析が行われる。

✓ Check3-3 ☞ 骨・腫瘍・炎症

- 骨シンチグラフィは，ハイドロキシアパタイトに選択的に集積するリン酸化合物を用いる。病変部は，ホットスポットまたはコールドスポットとして認められる。
- 腫瘍シンチグラフィに使用される^{67}Ga-citrateは便に排泄されるため，前処置に下剤投与，排便が必要となる。その他，PET検査の^{18}F-FDGが用いられる。
- センチネルリンパ節シンチグラフィは，乳癌や悪性黒色腫などで試みられている。

✓ Check3-4 ☞ その他のシンチグラフィ

- 甲状腺シンチグラフィは，Na^{123}I，^{99m}TcO$_4^-$を使用し，ヨウ素摂取率の解析が行われる。さらに，T$_3$抑制試験によって有用性が高くなる。
- 肝シンチグラフィは，Kupffer細胞の貪食を利用したコロイドがトレーサーとして利用される。
- 腎シンチグラフィは静態画像と，レノグラムでGFRやRPFを評価する動態画像に分類される。
- 副腎シンチグラフィは，使用する放射性薬剤の違いによって副腎皮質または副腎髄質を描出する。
- 肺血流シンチグラフィに使用する^{99m}Tc-MAAは，肺毛細血管に微小塞栓を起こし，血流に依存した分布を示す。肺換気シンチグラフィは放射性ガスを用いて行い，肺血流と合わせて診断する。

✓ Check3-5　☞ 機能検査の原理

- 機能検査は<u>試料測定法</u>と<u>体外測定法</u>に分類することができ，体外測定法の1つである<u>動態機能検査</u>はいろいろな検査で用いられる。
- 機能検査を理解するためには<u>TAC</u>や<u>コンパートメント解析</u>，<u>パトラックプロット</u>などの原理をよく理解する必要がある。

✓ Check3-6　☞ 各種機能検査

- 機能検査には<u>甲状腺ヨウ素摂取率測定</u>や<u>循環血液量測定</u>，<u>赤血球寿命検査</u>，<u>鉄代謝測定</u>，<u>シリングテスト</u>などがある。それぞれの検査について，大まかな検査の流れと正常値を押さえておく。

✓ Check3-7　☞ in vitro 検査

- in vitro 検査には<u>DSA</u>や<u>CPBA</u>，<u>RIA</u>，<u>RRA</u>，<u>IRMA</u>などの検査法がある。各測定法の原理，特性をよく理解する。

表1 主な核医学検査

検査の種類	使用核種	投与量[MBq]	検査開始時間	異常所見	備考
脳血流	^{99m}Tc-HMPAO ^{99m}Tc-ECD	370〜740	5〜30分	陰性像	長時間の分布
	^{123}I-IMP	111〜222	早 15〜30分 遅 3〜5時間	陰性像	再分布有り
脳神経	^{123}I-IMZ	167〜222	3時間後	陰性像	神経伝達機能
	^{123}I-イオフルパン	118〜185	3〜6時間	陰性	黒質線条体
心筋血流	^{201}TlCl	74〜111	早 5〜10分後 遅 3時間後	陰性像	再分布有り
	^{99m}Tc-MIBI ^{99m}Tc-tetrofosmin	370〜740	30分〜3時間	陰性像	長時間の分布
心筋梗塞	^{99m}Tc-PYP	370〜740	2〜3時間	陽性像	急性〜亜急性期に分布
交感神経	^{123}I-MIBG	111	早 15〜30分 遅 3〜4時間	陰性像	ノルエピネフリン類似物質
脂肪酸代謝	^{123}I-BMIPP	74〜185	30〜60分	陰性像	直前絶食
心機能	^{99m}Tc-HSA(-D)	555〜740	注入直後	──	解析が必要
骨	^{99m}Tc-HMDP ^{99m}Tc-MDP	555〜740	3〜6時間	陽性像 陰性像	検査直前に排尿
腫瘍	^{67}Ga-citrate	74〜185	2〜3日	陽性像	下剤投与
	^{201}TlCl	74〜111	早 10分後 遅 2〜3時間	陽性像	前処置なし
	^{123}I-MIBG	111	1〜4日	陰性	神経芽腫・褐色細胞腫
	^{111}I-ペンテトレオチド	122	4時間, 24時間, 必要に応じ48時間	陽性	神経内分泌腫瘍
炎症	^{67}Ga-citrate	74〜185	2〜3日	陽性像	下剤投与
センチネルリンパ節	^{99m}Tc-Snコロイド ^{99m}Tc-フチン酸	37〜55	6時間後	陽性像	局所注射
唾液腺	^{99m}Tc-O$_4^-$	111〜370	5〜10分	──	1時間絶飲食
甲状腺	^{99m}Tc-O$_4^-$	74〜185	20〜30分	──	ヨード制限無
	Na^{123}I, Na^{131}I	1.85〜7.4 経口投与	3, 24時間後	──	ヨード制限有
副甲状腺	^{99m}Tc-MIBI	370〜740	早 10分後 遅 2時間後	陽性像	肝排泄性
	^{201}TlCl, ^{99m}Tc-O$_4^-$	74〜185	10〜20分	陽性像	サブトラクション
肝	^{99m}Tc-Snコロイド ^{99m}Tc-フチン酸	74〜185	15〜30分	陰性像	前処置なし
肝アシアロ受容体	^{99m}Tc-GSA	74〜185	直後	陰性像	TACが有用
肝胆道系	^{99m}Tc-PMT	74〜185	5分後		絶食
異所性胃粘膜	^{99m}Tc-O$_4^-$	185〜370	5, 10, 20, 30, 45, 60分	陽性像	メッケル憩室
腎動態	^{99m}Tc-DTPA	74〜185	直後	──	GFR評価
	^{99m}Tc-MAG3	185〜370	直後	──	RPF評価
腎静態	^{99m}Tc-DMSA	74〜185	1〜2時間後	陰性像	長時間の分布
副腎皮質	^{131}I-アドステロール	18.5〜37	3, 5, 7日後	陽性像	甲状腺ブロック
副腎髄質	^{123}I-MIBG	111	6, 24時間後	陽性像	甲状腺ブロック
肺血流	^{99m}Tc-MAA	111〜185	5分後	陰性像	一過性の塞栓
肺換気	^{133}Xeガス	185〜370	直後	陰性像	閉鎖回路要
	^{81}Krガス	185〜370	直後	陰性像	閉鎖回路不要
消化管出血	^{99m}Tc-HSA(-D)	555〜740	5分後	陽性像	経過観察有

7 核医学検査技術学

3-1 脳神経系

用語解説

BBB
血液脳関門(blood-brain barrier)の略で，脳実質の防御機構となっている。

甲状腺ブロック
ルゴール液やKIを服用して，遊離した放射性のヨードが甲状腺へ集積することを防止(目的：被ばく低減)する。

甲状腺ブロック

- 脳血流シンチグラフィは，脳血管障害，てんかん，認知症に有用である。薬剤は，BBBを通過する必要があるため，脂溶性が使用されており，血流に比例した集積を示す。^{123}I-IMP(図1)は，甲状腺ブロックが必要であるが，脳への集積率は多く，コントラストは比較的よい。また，脳実質への再分布が認められるため，低血流域の壊死部分と壊死に至っていない部分の区別に有用である。一方，^{99m}Tc-HMPAO，^{99m}Tc-ECD(図2)は，甲状腺ブロックの必要がなく，長時間の分布を示す。再分布がないため，ダイナミック収集を行い，TACの傾きから脳血流を評価するPatlak法が行われる。また，検査は閉眼状態の仰臥位で行い，血流低下の検出が困難な場合では，Diamox負荷試験によって明瞭に検出可能となる。脳循環を示すパラメータは，脳血流量(CBF)，脳血液量(CBV)，血管内通過平均時間(MTT)，血管内抵抗(CVR)があり，MTTはCBVをCBFで除して得られる。

- その他，^{133}Xe生理食塩水またはガスも使用可能である。

- 脳神経シンチグラフィは，てんかんの焦点の検出に有用であり，神経伝達物質のレセプターに選択的に結合する^{123}I-IMZを用いる。甲状腺ブロックが必要である。

- その他の検査は，腰椎穿刺でくも膜下腔に^{111}In-DTPA(37MBq)を注入して行う脳脊髄腔シンチグラフィや，PET検査の^{18}F-FDG，^{15}Oや^{18}F-DOPAなどがある。

図2 ^{99m}Tc-ECDによる脳血流シンチグラフィ

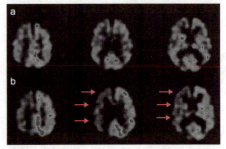

a 安静時
b Diamox負荷時
矢印(→)で著明な血流低下が認められる。
(p.viii 口絵参照)

図1 ^{123}I-IMPによる脳血流シンチグラフィ

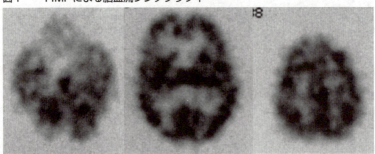

認知症

- 脳認知症で最も多いのはアルツハイマー型認知症であるが，脳血管性認知症，レビー小体型認知症，前頭側頭型認知症（FTD）の4つが認知症の4大原因である。
- アルツハイマー型認知症（AD）は，脳の神経細胞と神経細胞の間にシミのような老人斑（アミロイド斑）ができたりして，脳が萎縮する。海馬や，後帯状回，頭頂葉の内部の楔前部および頭頂葉に血流異常が認められる。
- レビー小体型認知症（DLB）は，脳の内部に異常なタンパク質（レビー小体）が蓄積して神経細胞が障害されて起こる認知症で後頭葉の血流低下が特徴である。
- 前頭側頭型認知症（FTLD）は，脳の前頭葉が萎縮して起こる認知症で，アルツハイマー型認知症のような記憶障害が初期には見られないのが特徴で前頭葉の血流低下がある。
- 脳血管性認知症は，脳の血管が詰まったり（脳梗塞），破れたり（脳出血）して，その周辺の脳の機能が障害されて起こる認知症で前頭葉にある中大脳動脈や前大脳動脈に脳出血や脳梗塞が起こりやすいため，前頭葉に異常が現れる。脳血管障害の原因としては，脳梗塞，血栓症，脳塞栓症，脳出血，くも膜下出血などがある。

3-2 循環器系

用語解説

ブルズアイ
短軸断層像を心尖部を中心に心基部を外側にして同心円状に配列して表示する。上：前壁，下：後・下壁，左：中隔部，右：側壁となる（図1）。

ブルズアイ

- 心筋血流シンチグラフィは，狭心症，心筋梗塞，梗塞後の心筋生存能などに有用である。^{201}Tlは，K$^+$と同様な挙動を示すため，^{201}TlClはNa$^+$-K$^+$ポンプによって心筋細胞に集積する。また，再分布現象が生じるため，washout rateが算出可能となる。一方，^{99m}Tc-MIBI（図2），-tetrofosminは脂溶性の化合物であり受動拡散によって心筋に取り込まれる。^{201}Tlと比較し^{99m}Tc製剤は，エネルギーが高いため，下・後壁の描出が良好であり，半減期が短いため，投与量を多くできる。また，心電図同期SPECT収集によって，心機能解析を行うことが可能である。^{201}TlCl，^{99m}Tc-MIBI，-tetrofosminでは絶食を行う。

- 冠動脈の狭窄率が90%以下の場合，安静時の心筋血流シンチグラフィでは虚血部位を検出できない。そのため，運動負荷や薬剤負荷を行い，虚血部位を検出する。運動負荷ではトレッドミル，エルゴメータを使用し，薬剤負荷ではジピルダモール，ATPドブタミンを投与する。

EF

$$EF = \frac{EDC - ESC}{EDC}$$

EDC：拡張末期カウント
ESC：収縮末期カウント

図1 ブルズアイ表示

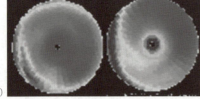

（p.viii 口絵参照）

- 心プールシンチグラフィは，局所壁運動機能，循環時間，心拍出量，短絡率，左右の駆出率（EF）に有用である。ファーストパス法は，RIをボーラス投与後，心臓を初回に循環する間にデータ収集するもので，2～5心拍の加算画像であるため画質が悪い。通常，壁運動の解析に有利なRAO30°で撮像し，心拍量を算出するためにLAOで収集する。一方，平衡時法は，RIの分布が平衡に達した時点で心電図同期収集を行う。通常，RAOまたはAP，LAO40°，LAO70°の3方向を基本として撮像する。

- 心筋梗塞シンチグラフィで使用する^{99m}Tc-PYPは，心筋梗塞の急性期にリン酸化合物が集積することを利用して，梗塞部位を陽性像として描出する。そのため，骨にも集積が認められる。

- 正常な心筋は脂肪酸代謝が優位であるが，虚血や低酸素状態となると脂肪酸の代謝が低下し，グルコースの代謝が増加する。心筋脂肪酸代謝シンチグラフィは，これを利用し，虚血性心疾患を陰性像として評価する。また，検査では絶食が必要である。

- その他，心筋交感神経機能シンチグラフィやPET検査における^{18}F-FDGなども行われている。

図2 ^{99m}Tc-MIBIによる心筋血流

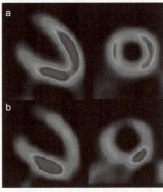

a 安静時　b 負荷時　（p.viii 口絵参照）
負荷時では血流の低下が認められる。

3-3 骨・腫瘍・炎症

用語解説

造骨型
骨硬化像を呈し，前立腺癌に多い。

溶骨型
浸潤性の骨破壊によって骨透過像を呈す。

センチネルリンパ節
癌細胞がリンパ管を通過して最初に到達するリンパ節である(別名：見張りリンパ節)。

溶骨型

- 骨シンチグラフィ(図1)は，骨転移，原発性骨腫瘍，骨折などに有用である。骨転移は，好発部位が赤色骨髄の分布に一致しているため，躯幹骨に多く認められる。^{99m}Tc-HMDP，-MDPはハイドロキシアパタイトのPO_4^{-3}とイオン交換，化学的吸着するため骨に集積する。そのため，造骨型の転移性骨腫瘍は集積を認め(ホットスポット)，溶骨型の転移性骨腫瘍は集積が低下する(コールドスポット)。尿に排泄されるため，撮像直前に排尿を行う。

- 転移性骨腫瘍は多発正集積増加を示すことが多く，広範囲に骨転移が進展すると骨全体の集積が増強する super scan (図2)，beautiful bone scan と呼ばれる状態を示す。

図1 骨シンチグラフィ

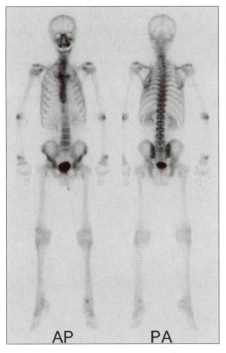

AP　　　　PA

図2 super scan 像

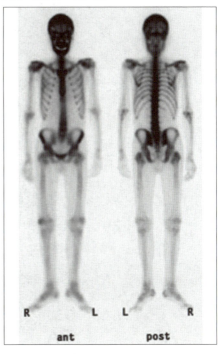

ant　　　　post

- [67Ga-citrateシンチグラフィ](図3)は，悪性リンパ腫，肺癌，炎症性疾患などに有用である。67Ga-citrateの集積機序はトランスフェリンが関与しているとされている。また，このRIは静注後24時間以内では尿に排泄され，その後，便に排泄される。そのため，前処置に下剤の投与と排便を行う。撮像は93，184，296 keVの3ピークを利用し，中エネルギー用コリメータを用いる。

センチネルリンパ節

- [センチネルリンパ節シンチグラフィ](図4)は，乳癌，悪性黒色腫，食道癌，胃癌に利用されている。この検査の目的はセンチネルリンパ節の同定である。手術においてセンチネルリンパ節に癌細胞がなければ，リンパ節郭清を行わず，縮小手術が可能となる。RIの投与は，皮内注射，皮下注射や病変部の周囲に注入する。そのため，投与部位は放射能が残留し，カウントが高くなる。トレーサー粒子径の違いによって，センチネルリンパ節の描出に違いが生じる。

- PET検査の18F-FDGは糖代謝のイメージングであり，ヘキソキナーゼによってリン酸化され，その後，解糖系の代謝を受けずに細胞内に停留する([メタボリックトラッピング])。最後にホスファターゼによって脱リン酸化され，細胞外へ排出される。腫瘍はヘキソキナーゼの作用が上昇し，ホスファターゼの作用が低下するため，正常細胞より多く集積する。また，脳，心筋，肝臓，大腸などに生理的集積する。排泄機序は尿であるため，尿路系に強く集積する。また，炎症性疾患にも集積するため，これらとの鑑別は困難なことがある。陰性となりやすい腫瘍は，高分化肝細胞癌，胃癌，粘液生産性の癌や泌尿器系の腎癌，膀胱癌などである。さらに血糖値が高値である場合（食事，糖尿病など），診断精度が低下する。そのため，検査は，RI投与前4～6時間の絶食し，撮像直前に排尿を行う(図5)。

- その他，201TlCl，131I-MIBGを用いた甲状腺腫瘍シンチグラフィ，123I-IMPを用いた悪性黒色腫，99mTc-MDPを用いた神経芽細胞腫などがある。

図3　67Gaシンチグラフィ

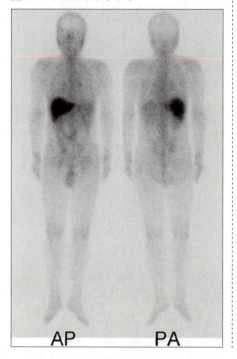

図4 乳癌におけるセンチネルリンパ節シンチグラフィ

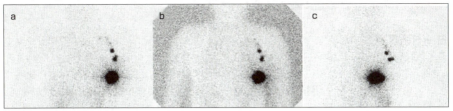

a 正面像　b transmission像　c 斜位像（投与後6時間の撮像）

図5 ¹⁸F-FDG-PET検査の食事の影響

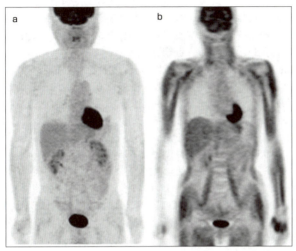

a 健常
b 食事の影響（血糖値　150）
bでは骨格筋への集積が増加している。
黒部分は集積部分である。

3-4 その他のシンチグラフィ

ヨード制限
- 1〜2週間のヨードが多く含まれた食品（海藻類）などの摂取制限である。
- 甲状腺シンチグラフィ（図1）は，甲状腺機能のヨウ素摂取率測定が行われ，バセドウ病などに有用である。さらに，T3抑制試験またはTSH刺激試験は，甲状腺機能亢進症と単純性甲状腺腫との鑑別に有用である。Na^{123}I，Na^{131}Iは経口投与し，前処置にヨード制限を行う。経口投与されたヨードはtyrosine基と結合し，甲状腺ホルモンのT$_4$（thyroxine）またはT$_3$（triiodothyronine）へと合成される。そのため，甲状腺の機能を反映する。Na^{131}Iは，β線を放出するため，被ばく線量が大きくなる。一方，^{99m}TcO$_4^-$は静注し，ヨード捕獲機構によって甲状腺へ集積する。^{99m}TcO$_4^-$による甲状腺シンチグラフィはヨード制限を要しない。
- 副甲状腺シンチグラフィは，副甲状腺機能亢進症に有用である。^{201}TlClは副甲状腺の血流に依存した分布と甲状腺に集積を示す。そのため，^{99m}TcO$_4^-$などで甲状腺を描出し，甲状腺の集積部分をサブトラクションする方法が用いられる。^{99m}Tc-MIBIも副甲状腺と甲状腺に集積するが，後期像では甲状腺の集積がwash outされ，副甲状腺のみが描出される。
- 肝シンチグラフィの集積機序は網内系のKupffer細胞の貪食を利用しているため，正常な部分に集積し，病変部はコールドスポットとなる。
  肝アシアロ受容体シンチグラフィ（図2）は，肝細胞のアシアロ糖蛋白（ASGP）受容体と特異的な親和性を有するGSAを利用している。そのため，肝機能を評価することが可能である。その指標はTACによる心臓のカウント数と肝臓のカウント数を用いて得られる。また，肝機能障害が高度になるほど，肝臓への取り込みが遅延し，逆に心プール残存量は多くなる。
- 腎動態シンチグラフィ（図3）で使用する^{99m}Tc-DTPAは糸球体で特異的にろ過され，尿細管から排泄されないため，腎糸球体ろ過率（GFR）が評価できる。また，^{99m}Tc-MAG3は近位尿細管で排泄される

図1 ^{99m}TcO$_4^-$による甲状腺シンチグラフィ

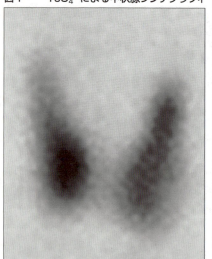

図2 アシアロ糖蛋白受容体シンチグラフィ

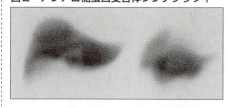

図3 ^{99m}Tc-DTPAによる腎シンチグラフィ

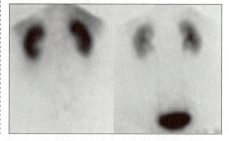

ため，腎血漿流量（RPF）が評価できる。これらは，レノグラムを用いて行われる。また，フロセミド（利尿剤），カプトプリル（降圧剤）を用いて負荷を行うこともある。

- 副腎皮質シンチグラフィは，副腎腫瘍やクッシング症候群に有用である。^{131}I-アドステロールは，副腎皮質で産生されるステロイドの前駆物質であるため，皮質に集積する。この薬剤は，エチルアルコールが含まれるため30秒以上かけてゆっくり静注する。また，核種に^{131}Iを使用しているため，β線の被ばくを低減するため甲状腺ブロックが必要であり，投与量が多くできない。デキサメタゾン抑制試験によって正常副腎は描出されなくなる。
- 副腎髄質シンチグラフィは，褐色細胞腫の診断に有用である。^{123}I-MIBG（図4）は，ノルアドレナリンと類似構造をもつため，ノルアドレナリン貯蔵顆粒に集積する。前処置は，レセルピンや三環系抗うつ剤の投与を中止し，甲状腺ブロックを行う。
- 唾液腺シンチグラフィは，唾液腺腫瘍，ワルチン腫瘍，シェーグレン症候群に有用であり，レモン汁を用いた負荷試験によって診断能が向上する。

V・Qミスマッチ

● 肺血流分布と肺換気分布が異なること。

- 肺血流シンチグラフィ（図5a）は，肺梗塞などの肺血流障害の診断に有用である。^{99m}Tc-MAAは血流量に応じて一過性に肺毛細血管を塞栓するため，肺血流に比例したRI分布像が得られる。以後分解されて尿へ排泄される。RI投与は通常，臥位で行うが，肺高血圧症の場合は坐位で行う。肺換気シンチグラフィ（図5b）は閉塞性肺疾患や肺梗塞などに有用である。^{133}Xeガスは閉鎖回路が必要である。検査は^{133}Xeを最大吸入によってボーラス投与し，1回吸入相，平衡時相，洗い出し相の3相からなり，肺機能評価が可能である。また，肺血流シンチグラフィと組み合わせることで診断能が向上する。^{81m}Krは，^{81}Rbジェネレータより溶出され，半減期が13秒と短いため被検者の被ばくは少ないが，洗い出し検査は向いていない。そのため，検査は持続吸入を行い，肺容量分布を評価する。

図4　^{123}I-MIBGシンチグラフィ

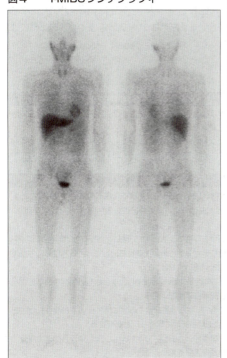

図5

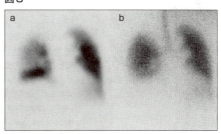

a　肺血流シンチグラフィ
b　肺換気（^{81m}Kr）シンチグラフィ

3-5 機能検査の原理

用語解説

試料測定法
生体内にRIを投与した後，経時的に採取した血液などの体液や尿，糞便などの生体サンプルを測定する方法のこと。

体外測定法
生体内にRIを投与した後，一定時点における臓器・組織への分布率を測定する摂取率測定のこと。

動態機能検査
体外測定法の1つで，体内でのRIの連続的移動を測定して臓器機能の評価をする方法のこと。

TAC
時間放射能曲線（time activity curve）のこと。関心領域（ROI）内の計数率変化曲線をさす。

コンパートメント解析
いくつかのコンパートメント（ブロック）から構成されるコンパートメントモデルを用いて薬物の挙動を解析すること。

パトラックプロット
脳・肝臓・腎臓などの臓器クリアランスをグラフ的に計算するもの。

動態機能検査
- 動態機能検査には以下の2つの方法がある。
  ① RIの移動を曲線で表す方法
  ② RIの移動をイメージとして捉え，各種の指標を抽出・評価する方法

TAC
- このTACを用いてレノグラムなどの動態解析や，心プールデータからの左室駆出率（EF）・心拍出量（CO）などのパラメータ解析を行う。

パトラックプロット
- 他にも各種機能検査は循環時間測定や血流量測定において，さまざまな原理によりこれを測定する。

表1 各測定法の分類

試料測定法	体外測定法
循環血流・血漿・赤血球量測定，赤血球寿命，鉄代謝測定，シリングテスト（p.284）	甲状腺ヨウ素摂取率測定（p.283），心プール，脳局所血流量測定，レノグラム

表2 循環時間・血流量測定の原理

測定対象	方法	原理
循環時間	2点間循環時間	2つの検出器を用いて放射能曲線を描き，それぞれの曲線の重心間の時間をとる
	Oldendolf法	脳などの実質臓器で放射能曲線の1次微分曲線の極大・極小が平均通過時間に相当する
	area over height法	系内残留放射能曲線の面積を0時における高さで除した値が平均通過時間となる
血流量	Stewart-Hamilton法	出口における濃度から単位時間当たりの流出量を算出して，これを積分して血流量とする。心拍出量の測定に用いられる
	洗い出し（wash out）法	系内のトレーサが十分に飽和されていると仮定し，洗い出しの係数をかけることにより血流量を求める。局所脳血流量に利用
	height over area法	一般に，系の容量V・流量F・平均通過時間Tの間にはF＝V/Tが成り立つことから，area over height法から容易に求めることができる
	クリアランス法	特定の臓器などに高率に摂取されるトレーサを利用し，流量中からの消失曲線，もしくは臓器摂取曲線から血流量を求める

3-6 各種機能検査

用語解説

甲状腺ヨウ素摂取率測定
甲状腺に集積した放射性ヨウ素を体外測定することにより甲状腺機能を知る検査のこと。

循環血液量測定
^{51}Cr や ^{99m}Tc を用いて，術前術後や心不全・腎不全などの場合に循環動態を把握するために血流量を測定する方法のこと。

赤血球寿命検査
赤血球を ^{51}Cr で標識し，再び体内に投与して赤血球の破壊される状態を観察する検査のこと。

鉄代謝測定
血漿中のトランスフェリン結合鉄の一部を ^{59}Fe で標識し，その消失を観察することにより赤血球の生成と崩壊を定量的に評価する方法のこと。

シリングテスト
尿中排泄されたビタミン B_{12} の放射能を測定することで，吸収を定量的に測定する方法のこと。

甲状腺ヨウ素摂取率測定

- 検査法の詳細は甲状腺シンチグラフィ（p.280）で示す。
- 甲状腺ヨウ素摂取率は以下の式を用いて算出する。

$$甲状腺ヨウ素摂取率[\%] = \{P_A - P_B / K(S_A - S_B)\} \times 100$$

$$甲状腺ヨウ素摂取率[\%] = \frac{P_A - P_B}{K(S_A - S_B)} \times 100$$

K：標準線源と投与患者線源の比
P_A：患者甲状腺部分の計数率
S_A：標準線源の計数率
P_B, S_B：患者および標準線源のバックグラウンド

循環血液量測定

- 循環する血液は，血液量・赤血球量・血漿量について評価できる。
- 希釈法（放射化学に詳細）の原理に基づいて測定する。
- 循環血漿量は ^{125}I を用いると循環血漿量・赤血球量との2重測定ができる。
- 循環血液量・赤血球量・血漿量は以下の式で算出する。

$$循環血液量[ml] = \frac{標準試料の放射能[cpm/ml] \times 標準試料の希釈倍数 \times 投与量[ml]}{投与直後の血液放射能[cpm/ml]}$$

$$循環赤血球量[ml] = 循環血液量[ml] \frac{ヘマトクリット[\%]}{100} \times 0.92$$

$$循環血漿量[ml] = \frac{標準試料の放射能[cpm/ml] \times 100 \times 投与量(5ml)}{投与直後の放射能[cpm/ml]}$$

表1　血液の機能検査

検査	核種	概要
循環血液量	^{51}Cr	クロム酸ナトリウムの標識赤血球を静注し，10分後に採血したものをウェル型シンチレーションカウンタで測定する。
	^{99m}Tc	採血した血液に$^{99m}TcO_4^-$を加えて再投与し，10・30分後に採血したものを測定し投与直後の放射能を求める。
循環赤血球量	^{51}Cr	^{51}Crの循環血液量と同様に測定する。また，ヘマトクリット値を測っておく。
	^{99m}Tc	^{99m}Tcの循環血液量と同様に測定する。また，ヘマトクリット値を測っておく。
循環血漿量	$^{125}I, ^{131}I$	採血した血液に$^{125}I, ^{131}I$-HASを加えて再投与し，10・20・30分後に採血したものを測定し投与直後の放射能を求める。甲状腺ブロックを忘れずに行い，標準試料に投与した血漿1mlを1,000倍に希釈したものを用いる。

赤血球寿命検査

- 赤血球の平均寿命は120日であるが，^{51}Crを使った検査では赤血球のみかけの半寿命を求める。
- 検査法として，まず採血した血液にクロム酸ナトリウムを標識して再投与し，30分または24時間後に反対側の肘静脈から採血する。その後も1カ月間は3日間隔で採血を続け，最初の測定に対するカウント数が50％になる日数を求める。

鉄代謝測定

- 鉄代謝の測定は血漿中のトランスフェリンをクエン酸第二鉄(^{59}Fe)で標識して再び投与し，経時的に採血して放射能量を測定する。

シリングテスト

- ビタミンB_{12}の吸収を測定する場合，尿および糞便中の放射能を測定するものとホールボディカウンタで放射能の減衰を求める方法がある。
- シリングテストではシアノコバラミンを服用した後に24時間の蓄尿から尿中排泄率を求める。
- 悪性貧血の検査などに用いる。

> **Point**
> 血液試料を用いるもの，尿試料を用いるもの，糞便試料を用いるものの区別をする。

表2　各種機能検査の正常値

検査	正常値
甲状腺ヨウ素摂取率	3時間値：5〜15％，24時間値：10〜35％　40％↑は機能亢進症，10％↓は低下症
循環血液量	60〜75ml/kg
循環赤血球量	25〜30ml/kg
循環血漿量	35〜45ml/kg
赤血球半寿命	28〜40日(およそ30日)
鉄代謝(血漿鉄)	120(80〜160)$\mu g/dl$
ビタミンB_{12}(シリングテスト)	12％↑　4％↓は吸収低下

3-7 in vitro検査

用語解説

DSA
飽和分析法のことで，血清に外部よりRI標識物質を加えて不飽和部分への取り込みをみることにより間接的にホルモンなどの量を知る方法のこと。

CPBA
蛋白を抗体の代わりに用いてRI標識物質と非標識物質を競合反応させる方法。

RIA
「放射免疫測定法」のことで，RIで標識した抗原と，それに対してつくられた抗体との結合が非標識抗原の添加により競合的に阻害されることによって，その抗原濃度を知る方法のこと。

RRA
放射受容体測定法のことで，標的細胞のレセプターに結合したホルモンや薬物と，これに対する標識物質と非標識物質の競合反応から活性物質の測定を行う方法のこと。

IRMA
免疫放射定量法のことで，抗体に非標識抗原を加え，さらにRIで標識した抗体を反応させて，反応しなかった標識抗体の放射能を測定する方法のこと。

DSA
- T_3-uptakeや不飽和鉄結合能などの検査に用いる。

RRA
- RIAと比べて抗体の代わりにレセプターを用いるので，生物活性に密接に関連した測定が可能。

IRMA
- RIAでは標識した抗原を用いるのに対し，IRMAでは標識した抗体を用いる。

表1 in vitro検査の概要

検査	成立条件	長所・問題点
CPBA	・目的物質の特異的結合蛋白の存在 ・目的物質の抽出精製 ・RI標識が可能 ・B/F分離が可能	・問題点：目的物質の抽出精製が繁雑である
RIA	・抗原が得られる ・抗体の作成が可能 ・抗原に標識が可能 ・B/F分離が可能	・長所：高感度，精度・特異性が高い，多数の検体を一度に処理可能 ・問題点：真の生物活性を反映していない，抗体の影響を受けて見かけ上の低値を示すことがある
RRA	・純粋なホルモンから標識が可能 ・標識物質がレセプターに結合する活性を保持するもの ・B/F分離が可能	・問題点：ホルモンの測定において感度・再現性が十分とはいえない，レセプターが変性しやすい
IRMA	・特異性の高い抗体が得られる ・抗体にRIを標識できる ・抗体が固相化できる	・RIAと比べての利点：高感度，特異性が高い，測定領域が広い，反応時間が速い，標識が容易 ・問題点：フック現象が生じやすい

Point

^{125}Iの有用性

^{125}Iは頻繁にin vitroに用いられる。これは，①ウェル型シンチレーションカウンタでの検出効率が高く，②防護が容易であり，③反応性に富み，④無担体で高純度のものから非放射能の高い標識物質が得られ，⑤半減期が60日のため有効期間が長い，といった長所をもつためである。

第7章 核医学検査技術学
4 ガンマカメラ

福士政広

ここをCHECK!

✓ Check4-1 ガンマカメラ装置の構成

- ガンマカメラ装置は，コリメータ，検出器，位置演算回路，波高分析器，収集メモリ，CPUなどから構成される。また，検出器はシンチレータと光電子増倍管からなる。
- ガンマカメラ装置の種類は，1検出器型，2検出器型（対向固定，90°固定や角度可変），3検出器型，4検出器型，リング型に分類され，検出器が多くなるほど高感度となる。

✓ Check4-2 ガンマカメラによるデータ収集と画像処理

- データ収集の方法は，スタティック収集，ホールボディ収集，ダイナミック収集，心電図同期収集，SPECT（single photon emission CT）収集がある。収集データは，データ収集時間または収集カウント，収集マトリックス，サンプリング角度などのパラメータに依存している。
- SPECT収集で得た投影データは，スムージングフィルタやButterworthフィルタなどの前処理を行い，画像再構成が行われる。また，その前後で，減弱補正，散乱線補正や分解能補正が行われる。

✓ Check4-3 シンチグラフィの動態解析

- 画像は，静態画像と動態解析を行う動態画像に分類される。動態解析は脳血流，心機能，心筋血流，甲状腺機能，肝機能，腎機能などが評価可能である。また，QGSは心電図同期SPECT収集データを4次元的に解析する。
- アーチファクトは放射性医薬品，被検者，術者，装置・機器の不良に由来する原因に分類される。

✓ Check4-4 ガンマカメラ装置のQA・QC

- 基本性能は，固有分解能，固有感度均一性，固有画像歪，エネルギー分解能，計数率特性が定義されており，これらはコリメータをはずした状態で測定する。また，総合分解能，総合感度均一性，総合画像歪，有効視野は，コリメータを装着した状態で測定する。
- 点検・調整は，毎日行う項目（始業点検，エネルギーウィンドウの調整，バックグラウンドカウント，固有または総合感度均一性）から1週間，3カ月，6カ月ごとに行う。

図1 ガンマカメラの概要

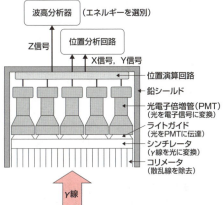

図2 光電子増倍管

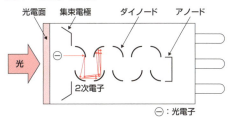

表1 ガンマカメラの種類

ガンマカメラの種類	特徴
1検出器型	基本形であるが感度が低い
2検出器型(対向固定)	ホールボディ収集に有用
2検出器型(角度可変)	心筋SPECTなどへの応用可能で，最も汎用的
2検出器型(90°固定)	心筋SPECTに有用であるが，ホールボディ収集は不可能
3検出器型	脳，心臓などのSPECTに最適
4検出器型	脳専用機
リング型	SPECT専用機

図3 画像再構成の流れ

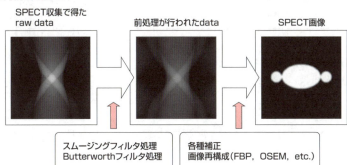

4-1 ガンマカメラ装置の構成

用語解説

コリメータ
散乱線を除去するものである。

検出器
γ線を電気信号に変換するものである。

マルチチャンネル波高分析器
入力信号を波高値ごとに解析する装置である。

コリメータ
- コリメータは、鉛の材質で製作され、数千個〜数万個の穴があいている。穴の形状は、効率が最もよい六角形が主流である。
- コリメータの種類は、計測するγ線のエネルギー、性能や形状によって分類される。
- コリメータは、孔径が大きく、隔壁厚が薄く、長さが短いほど高感度となる。

検出器
- シンチレータはNaI(Tl)を使用し、γ線を光に変換する。NaI(Tl)シンチレータの特徴は、単結晶、高透明度、潮解性があり、温度変化に弱い。また、発光量はγ線がシンチレータに与えたエネルギーに比例している。
- 光電子増倍管はシンチレータからの光が光電面に入射すると光電子を放出し、ダイノードによって増幅し、電流として出力する。

マルチチャンネル波高分析器
- 散乱されたγ線はエネルギーが低くなりシンチレータ内でも発光量が減少する。マルチチャンネル波高分析器はこの発光量が入力されると、発光量に比例した波高値を分析し、シンチレータ内に入力されたエネルギーごとの計数(エネルギースペクトル)を求められるため、散乱線除去に使用されている。

表1 コリメータの種類

計測するγ線エネルギー	性能別	形状別
低エネルギー用：50〜100keV(^{99m}Tc，^{123}I，^{201}Tl，etc.)	高感度型	平行多孔(プラナー，SPECT)
中エネルギー用：160〜300keV(^{67}Ga，^{81m}Kr，^{111}In)	汎用型	ピンホール(画像拡大)
低エネルギー用：50〜100keV(^{131}I，etc.)	高分解能型	ファンビーム(画像拡大，SPECT)
これらの組み合わせによって、コリメータの種類が決定される。【例】低エネルギー用高分解能型平行多孔コリメータ		バイラテラール(2方向像)
		スラントホール(SPECT)
		ダイバージング(画像縮小)
		コンバージング(画像拡大)

図1 各コリメータの被写体・投影像との関係

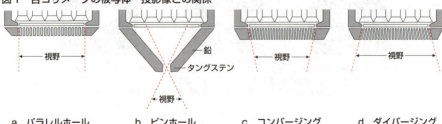

a　パラレルホールコリメータ　　b　ピンホールコリメータ　　c　コンバージングコリメータ　　d　ダイバージングコリメータ

半導体カメラ

- 半導体素子（CdTe，CZTなど）を用いた検出器ではエネルギー分解能と位置分解能が向上し，軽量，コンパクトなガンマカメラの製作が可能となった。
- 半導体検出器のエネルギー分解能は1個のγ線を測定する際に生じる情報キャリアーの数で決定され半導体検出器の情報キャリアー（1次電子が作る電子正孔対）の数はシンチレータより優れており，シンチレータ検出器では10％（141 keV）程度であったエネルギー分解能が半導体検出器では3〜5％である。
- 位置分解能は，半導体では画素を構成する半導体素子のサイズがそのまま空間分解能となり，1mm程度の位置分解能が可能である。
- シンチレータに比べて小型，軽量化ができ，図2のように光電子増倍管（PMT）やアンガー方式の位置演算回路を用いない構造である。

図2　アンガー型カメラと半導体カメラの構造

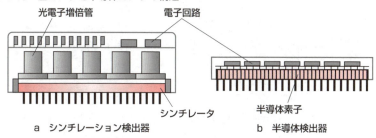

a　シンチレーション検出器　　　b　半導体検出器

- 半導体カメラの検出原理は，出力した半導体素子の座標位置がγ線の入射位置となる。マルチプレクサ回路からの信号は，検出部内の電子回路で位置信号と識別信号を発し，データ処理部で画像メモリに蓄積され各半導体素子間の感度補正や演算処理を経て画像表示される。コリメータは，必要に応じて交換可能でエネルギー使用範囲，空間分解能，感度別とガンマカメラと同様の考え方である。また，コリメータは半導体素子とコリメータ隔壁間の不感部分とのモアレ干渉を防ぐため半導体素子に1：1で対応するような構造となっている。
- エネルギー分解能は，3〜5％程度で発生する電子・正孔対の数は光電子増倍管の光電子より多く，シンチレータ検出器の10％の半分以下なので収集エネルギーウィンド内での散乱線成分が少なくなり散乱線の少ない定量画像が得られる。また，2核種同時測定においてエネルギーピークの近い核種でも精度よく測定できる。例えば，核医学検査で多く使用される^{99m}Tc（141keV）と^{123}I（159keV）の精度の高い分離収集が可能となる。
- 固有分解能は，半導体素子の大きさに依存し，1mmの分解能も実現可能であり，シンチカメラの3〜4mm（^{99m}Tc；141keV）より高い。しかし，総合空間分解能は固有分解能とコリメータにより決定され，コリメータの幾何学的分解能が結果的に総合分解能を左右する。
- 計数率特性は，10Mcps以上と高くガンマカメラの200kcpsと比較して計数率特性が優れている。
- 軽量でコンパクト化に関しては，光電子増倍管やライトガイドを使用しないことや半導体検出素子の電子回路の集積化，半導体素子の厚さが薄いため軽量でコンパクトな半導体カメラの製造が可能となっている。

- しかし，欠点として素子の値段が高価で製造技術的な問題で大視野の検出器を作ることが現在は困難である。その他，素子の均一性，漏れ電流，偏極現象および電極構造の問題など克服すべき課題が存在する。
- 図3は，心臓専用半導体SPECT装置の外観である。半導体素子はCZTが使用され半円形の検出部は74個のCZT検出モジュールとピンホールコリメータからなり，心臓を中心としたボリュームスキャンを行い3D逐次近似再構成により限定領域のSPECT像を得る装置である。従来のパラレルホールコリメータを装着したガンマカメラSPECT装置と比べ感度と分解能が向上している。

図3 心臓専用半導体SPECT装置（GE社）

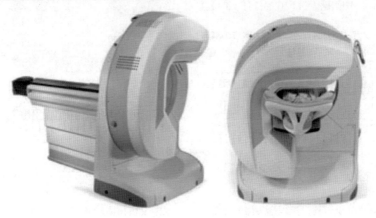

4-2 ガンマカメラによるデータ収集と画像処理

用語解説

サンプリング角度
SPECT収集時に1ステップ当たり進む角度で，回転角度を投影数（view数）で除したものである。

Butterworthフィルタ
ノイズ除去を目的とした低域通過フィルタである。

サンプリング角度
- SPECTは，サンプリング角度ごとにスタティック収集を行うステップ回転収集と，回転中にデータを収集する連続回転収集がある。通常のマトリックスは，64×64，128×128を用いる。

Butterworthフィルタ
- 画像再構成方法は，CTと同様なフィルタ逆投影法と，くり返し計算を行う逐次近似法（ML-EM, OS-EM）がある。

- コンプトン散乱成分が光電ピークに混入されるため，散乱線補正によって除去する。補正方法は，「TEW（triple energy window）法」がある。
- 減弱補正は，γ線が体内で減弱したカウントを補正する。投影データを用いる「sorenson法」，再構成した画像に対して行う「chang法」やCTを用いた方法がある。
- 分解能補正は，コリメータ開口角の影響による深さ方向の分解能低下を補正する。位置に依存した補正が可能なFDR法がある。

表1 データ収集方法の特徴

データ収集方法	特徴
スタティック収集	スポット画像を得る プリセットカウント方式は収集カウントを設定 プリセットタイム方式は収集時間を設定
ホールボディ収集	検出器またはベッドがある一定の速度で移動
ダイナミック収集	収集を開始すると一定時間ごとにデータを得るフレームモードとリストモードがあり，プールや腎機能などの動態検査に用いる
心電図同期収集	心電図で同期をかけて同位相のデータを得る 心プールのマルチゲート法に用いる
SPECT収集	体内から放出されるγ線を360°（または180°）方向から投影データとして収集し断層像を得る

図1 TEW法

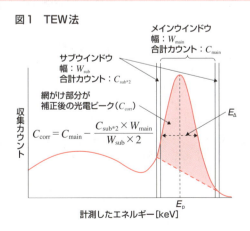

$$C_{corr} = C_{main} - \frac{C_{sub*2} \times W_{main}}{W_{sub} \times 2}$$

4-3 シンチグラフィの動態解析

用語解説

静態画像
大きさ，形，輪郭などを目的とした画像。

動態画像
機能的診断を目的とした画像。

動態画像

- 動態解析は，サンプリング時間1秒以下の心機能解析，サンプリング時間1分以内の血流解析，サンプリング時間1分以上の器官・組織機能解析に分類される。
- 解析方法は，時間放射能曲線(time activity curve：TAC)，循環時間測定，血流量測定，コンパートメント解析，パトラックプロット，希釈法などがある。
- TACは，関心領域(ROI)内の計数率の変化曲線である。
- 循環時間測定の2点間の循環時間はTACの重心までの時間となる。また，Oldendolf法は，実質臓器の平均通過時間を測定する方法であり，TACを1次微分して得られる。その他area over height法があり，残留放射能濃度曲線から算出される。
- 血流量測定のStewart-Hamilton法は，単位時間流量と放射能濃度を乗算した値を全時間で積分すると投与全量に等しくなることを利用している。その他，洗い出し(wash out)法，height over area法，クリアランス法がある。脳血流シンチグラフィの脳血流量(CBF)，心プールシンチグラフィの心拍出量，腎シンチグラフィの腎血漿流量などの評価に応用している。
- 甲状腺ヨード摂取率測定法は，基準線源を封入した甲状腺ファントムを撮像し，正味の計数(S)を求める。甲状腺ファントムと同様に撮像した被検者データから正味の摂取カウント(P)を求める。甲状腺ヨード摂取率(T)は，以下の式で求められる。

$$T = \frac{P}{S} \times 100 [\%]$$

- ^{99m}Tc-GSAによる肝機能は，TACから評価される。静注3分後と15分後の心臓カウント(H3，H15)，15分後の肝臓カウント(L15)を測定する。血中のクリアランスの指標としてHH15 = H15/H3[正常値：0.5〜0.6]が用いられる。また，肝集積の指標としてLHL15 = L15/(H15 + L15)[正常値：0.91〜0.96]が用いられる。
- 腎機能を評価するレノグラム(図1)は，3つの相に分けられる。第1相は，静注後10〜60秒に認められる急速な上昇部であり，「血管相」と呼ばれる。第2相は，1〜3分に認められる緩徐上昇部で，「分泌相」と呼ばれる。第3相は，下降部で「排泄相」と呼ばれる。
- その他，QGSは心電図同期SPECT収集データを用いて心筋血流，局所壁運動，壁厚，心内腔容積，左室駆出分画などを評価できる。

図1 レノグラムのパターン分類

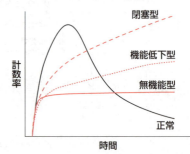

4-4 ガンマカメラ装置のQA・QC

固有分解能
- ガンマカメラ自身の性能を評価している。

総合分解能
- ガンマカメラ装置全体（コリメータの性能＋ガンマカメラ自身の性能）を評価している。
- 固有分解能は，ガンマカメラ自身の空間分解能で，広がり関数の半値幅（FWHM）や鉛バーファントムによって評価する。
- 総合分解能は，固有分解能とコリメータ分解能の総合した空間分解能である。評価方法は上記と同様。
- 固有感度均一性の測定方法は，有効視野（UFOV）外を鉛で覆い，点線源をUFOVの中心上で，UFOVの直径の5倍以上の距離に置く。得たデータから積分均一性，微分均一性を評価する。
- 総合感度均一性の測定方法は，面線源をコリメータ面に置く。得たデータから積分均一性，微分均一性を評価する。
- 固有画像歪の測定方法は，格子状鉛スリットパターンをシンチレータ面に設置し，点線源で照射する。格子線からの最大偏差を評価する。
- 総合画像歪の測定方法は，格子状鉛スリットパターンをコリメータ面に設置し，面線源で照射する。評価方法は，固有画像歪と同様である。
- エネルギー分解能（E_{reso}）の測定方法は，UFOV外を鉛で覆い，点線源をUFOVの直径の5倍以上の距離に設置し，エネルギースペクトルを求める。光電ピークのFWHM（E_Δ）とピークエネルギー（E_p）から評価する。

$$E_{reso} = \frac{E_\Delta}{E_p} \times 100 [\%]$$

- 放射能強度に依存して計数損失が生じ，放射能濃度と計数率の直線関係が失われる。計数率特性は，これらを評価したものである。測定方法は重量法，倍々希釈法，減衰法がある。
- 有効視野は，コリメータをはずし，γ線を照射したときにCRT上に描画される視野周辺の高計数部エッジを除いた直径を実大に換算して評価する。
- SPECTの性能評価は，感度，空間分解能，画像均一性，スライス厚，濃度分解能とその直線性，回転中心のズレがある。

その他の評価項目
- 複数エネルギーウィンドウの像のずれ
- 総合感度と透過率
- 遮蔽能力
- SPECT再構成後の総合空間分解能（散乱体なし，散乱体あり）
- SPECT再構成後の総合容積感度
- ホールボディ測定画像の総合空間分解能
- 検出器―検出器間感度偏差
- システムアライメント

Point

QAはquality assuranceの略で，「品質保証」の意味で，QCはquality controlの略で，「品質管理」の意味である。

表1 点検項目

	ガンマカメラ	SPECT特有
毎日	始業点検 エネルギーウインドウの調整 バックグラウンドカウント 固有または総合感度均一性	
1週間	固有画像歪 縮小率	SPECT回転中心 SPECT画像均一性 信号のgain, off set
3〜6カ月	固有および総合空間分解能 計数率特性 エネルギー分解能	SPECT空間分解能 γ線エネルギーによる画像のズレ

第7章 核医学検査技術学

福士政広

5 PET (Positron Emission Computed Tomography)

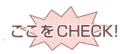
ここをCHECK!

✓ Check5-1 ☞ PET装置と概要

- PETは，陽電子放出核種からの消滅γ線を同時計測によってデータを得る。同時計測の種類は，全同時計数，真の同時計数，偶発同時計数，散乱同時計数がある。
- PET装置は，検出器，位置演算回路，波高分析器，同時計数回路，収集メモリ，CPUなどから構成される。また，検出器はブロック検出器がリング状に配列した検出器リングによって構成される。
- 現在では，PETとCTを組み合わせたPET-CT装置が多く普及している。

✓ Check5-2 ☞ PETによるデータ収集と画像処理

- データ収集の種類は，エミッションスキャン，トランスミッションスキャンがあり，2D収集または3D収集で行われる。
- 投影データは，偶発同時計数補正，散乱同時計数補正，減衰補正，減弱補正などを行い，画像再構成される。得られたPET画像は，重ね合わせ画像（fusion画像），SUVの算出に使用される。

✓ Check5-3 ☞ PET装置のQA・QC

- 基本性能は，空間分解能，散乱フラクション，感度，雑音等価計数率（NECR）があり，これらはNEMAで規格されている。
- 装置の点検・調整は，始業点検，ノーマライズスキャン，クロスキャリブレーションがある。

✓ Check5-4 ☞ PETとSPECTの比較

- PET装置はSPECT装置と比較すると，感度，空間分解能や定量性などの性能がよい。SPECT装置は機械的コリメータを使用し，PET装置は電気的コリメータによって散乱線を除去している。
- PET検査はSPECT検査と比較すると，術者の被ばく線量が多く，被検者の被ばく線量が少ない。また，PET検査は，生化学的に類似したトレーサーが使用可能である。

図1　PETスキャンの概要

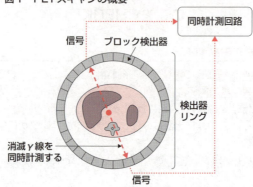

図2　ブロック検出器

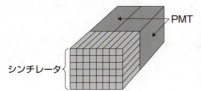

図3　検出器リング

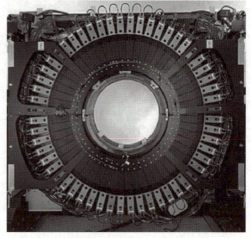

図4　結晶サイズと空間分解能

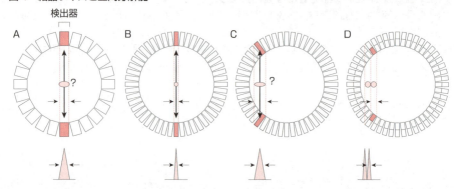

5-1 PET装置と概要

用語解説

PET
陽電子放出核種を用いて，トレーサーの体内分布を画像化するもの。

同時計数回路
同時(同時計数時間内：数×10^{-9}～$^{-10}$秒)に2つの信号が入力されたときに信号を出力する回路である。

PET

- 使用する核種は，^{11}C，^{13}N，^{15}O，^{18}Fなどで，SPECTで使用する核種と比較すると短半減期である。さらに人体を構成する元素またはそれに近いものを使用しているため，生化学的な代謝情報を得やすい。
- 消滅γ線を同時計測しているため，計測するγ線のエネルギーは使用核種に依存せず，511keV一定である。また，同時計測を行うため，電気的コリメータによって散乱線を除去している。
- 偶発同時計数は計数率の2乗に比例し，散乱同時計数は被写体厚に依存する。これらは，画質を劣化させる原因となる。

同時計数回路(図1)

- PETで使用するシンチレータは，511keVのγ線に対応しているBGO，LSO，GSOなどである。ブロック検出器は，多くのシンチレータを少ないPMTで検出する工夫である。シンチレータの性能は，高原子番号であるほど感度が高く，発光減衰時間が短時間であるほど計数損失が少なく，大量の放射線において最高計数率が上がる。また，同時計数の分解時間を短くすることができ，偶発同時計数を減少させることが可能になる。
- 近年では，TOF-PET装置(LaBr$_3$：Ce，BaF$_2$，CeF$_3$，LSO，GSOシンチレータなど)やDOI検出器などのPET技術が開発されている。

- PET-CT装置は，PET画像とCT画像が同一寝台で得られる。利点はCT画像によって詳細な解剖学的情報，ノイズ量の少ない減弱補正用データが迅速に得られる。欠点は被ばく線量の増加，種々のアーチファクト発生である。

空間分解能に影響する因子
- ポジトロンの飛程
- 消滅放射線の対向角
- 検出器のクリスタルサイズ
- 検出器のリング半径

TOF装置と通常装置のSN比
- 検出器リング直径をD，TOFによるLOR(Line of Response：同時計測線)方向の空間分解能をΔxとすると，通常装置のSNR(signal-to-noise ratio)とTOF装置のSNRの関係は

$$SNR_{TOF} \cong \sqrt{\frac{D}{\Delta x}} SNR_{non \cdot TOF}$$

となり，装置の感度が

$$\sqrt{\frac{D}{\Delta x}}$$

だけ増加する。

図1 同時計数の種類

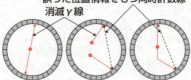

T：真の同時計数
R：偶発同時計数　2組以上の消滅γ線が同時に検出器に入射した場合
S：散乱同時計数　一方（または両者）の消滅γ線が散乱し，検出器に入射した場合

全同時計数：P=T+S+R

表1 PETで使用する主な核種

核種	半減期[分]	陽電子の最大飛程[mm]	陽電子の平均飛程[mm]	生成反応
^{11}C	20.4	4.2	1.10	^{14}N$(p,\alpha)^{11}$C
^{13}N	9.96	5.4	1.50	^{16}O$(p,\alpha)^{14}$N
^{15}O	2.07	8.2	2.50	^{14}N$(p,n)^{15}$O
^{18}F	109.7	2.4	0.60	^{20}Ne$(p,\alpha)^{18}$F ^{18}O$(p,n)^{18}$F

表2 シンチレータ性能の比較

	BGO	LSO	GSO	NaI(Tl)
感度	◎	○	○	×
時間分解能	△	◎	◎	△
エネルギー分解能	△	○	○	◎

5-2 PETによるデータ収集と画像処理

用語解説

エミッションスキャン
被検者のRI分布を計測する。

トランスミッションスキャン
被検者の減弱補正用データを得る。

ブランクスキャン
ガントリ内に何も入れずに外部線源を用いてスキャンするもので,「空スキャン」とも呼ばれる。

SUV
単位体積当たりの組織放射能濃度を投与量/被写体体積で除した値(無単位)であり,定量化指標になる。

トランスミッションスキャン(表1)

- トランスミッションスキャンは,線線源(^{68}Ga)または点線源(^{137}Cs)を用いる方法とX線CTを用いる方法がある。
- 2D(2次元)収集は,検出器の前面にタングステン製のセプタが装着され,散乱線を除去している。3D(3次元)収集は,セプタをはずし多くの検出器間で同時計測を行い,感度を上げている(表2)(図1)。

SUV

- 偶発同時計数補正は,遅延同時計測やシングル計数率(同時計測を行わない計数)から算出する方法がある。

図1 印加電圧と収集イオン数の関係

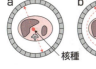
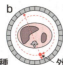

核種
外部線源またはX線CT

- 散乱同時計数補正は,コンボリューションサブトラクション法やシミュレーションを用いた散乱モデル法などがある。
- PETで使用する核種は半減期が短いため,減衰補正が重要である。核種の半減期と経過時間によって補正を行う。
- 減弱補正は,消滅γ線が体内で減弱したカウントを補正する。同時計測で得られたデータは,減弱補正が容易となる。線源によるトランスミッションデータを使用する場合,ブランクスキャンデータが必要となる。
- 2D収集における画像再構成法は,OS-EM法やRAMLA法がある。3D収集では,投影データを2D収集と同様な形式に変換してから2D収集用画像再構成を行う「FORE法」や3D投影データを直接画像再構成行う「3D-OSEM法」がある。
- PET-CTの重ね合わせ画像は,CT画像とカラー表示したPET画像を重ね合わせて作成される。このため,静態画像と動態画像の融合画像となる。

表1 トランスミッションの特性

	線源(^{68}Ga)による減弱補正	X線CTによる減弱補正
ノイズ量	多	少
スキャン時間	長(数分〜十数分)	短(数十秒)
定量性	○ (エミッションと同じγ線のエネルギー)	△ (エミッションと実効エネルギーが異なるため,変換テーブルが必要)
アーチファクト	少	多

SUV算出に必要な事項

1. 患者体重
2. 正確な投与量
3. 投与時刻
4. 補正値
5. 検査時刻
6. PET値

SUVに影響を与える因子

1. 体格
2. 撮像までの時間
3. 血糖値
4. 部分容積効果
5. ROI設定
6. 処理方法
7. 呼吸性移動

SUVには，SUVmax（ROI内の最大値）とSUVmean（ROI内の平均値）およびSUVpeak（VOI内の最大値の点から半径約0.6cmの球内（$1cm^3$）の平均値がある。

表2 2D収集と3D収集

	2D収集	3D収集
感度	△	○
体軸方向の空間分解能	○	△
散乱同時計数	少	多

図2 2D収集と3D収集

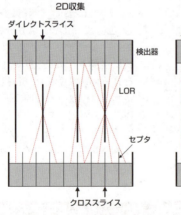
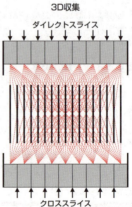

5-3 PET装置のQA・QC

用語解説

散乱フラクション
全同時計数から偶発同時計数を引いた計数に含まれる散乱同時計数の割合。

NECR
計数率におけるS/Nの指標となる。

ノーマライズスキャン
外部線源を用いて，検出器感度を調整する。

クロスキャリブレーション
計数値で得られた画素値を放射能(濃度)に変換する。

NECR

- 空間分解能は，断面内(X方向，Y方向)と体軸方向の3軸で評価され，点線源を用いて評価される。評価方法は，半値幅(FWHM)が用いられる。
- 散乱フラクションは，計数率が非常に低い状態で，scatterファントム(図2)を用いてデータを収集し，sinogramから解析される。
- 感度は単位放射能あたりの計数率で表され，単位はcps/kBqである。感度が高いほど多くの計数を得ることができる。

クロスキャリブレーション

- クロスキャリブレーションは，cross calibration factorを算出する。この値は，既知の放射能濃度を持つファントムを計測し，各種補正や画像再構成を行い評価する。

図1 印加電圧と収集イオン数の関係

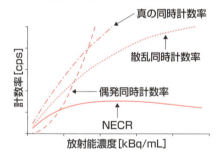

図2 scatterファントム

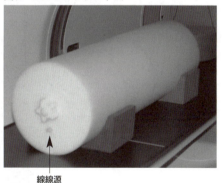
線線源

図3 感度測定用ファントム

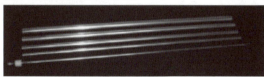

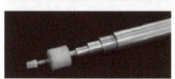

(米国NEMA規格)

	内径	外径
1	3.9mm	6.4mm
2	7.0mm	9.5mm
3	10.2mm	12.7mm
4	13.4mm	15.9mm
5	16.6mm	19.1mm

表1 PET装置の保守点検
（JESRA TI-0001＊A^{-2009}）

点検項目	頻度	評価基準
空間分解能	3カ月	仕様値の±20％以内
感度	3カ月	仕様値の±20％以内
計数率特性	定期点検後	仕様値の±20％以内（最高計数率・計数損失）

> **Point**
> NEMAとは「The National Electrical Manufacturers Association」の略で，「アメリカ電気工業会」である。PET装置の性能評価は，NEMA規格の1つであるNU2-2001に定められている。

5-4 PETとSPECTの比較

PETの特徴(図1)
- SPECTと比較して,高画質,高被ばく線量(術者)である。
- PET装置は同時計側を行っているため,電気的コリメータで散乱線を除去している。これは,SPECTで用いている機械的なコリメータより感度が高い特徴をもつ。
- PET装置の空間分解能はシンチレータのサイズに比例する。現在使用されているシンチレータのサイズは数mm程度であるため,装置の空間分解能は約4〜6 mmである。また,SPECT装置は連続結晶を使用しており,空間分解能は約8〜10 mmである。
- PET検査で使用する陽電子放出核種は,陰電子と反応し消滅γ線になるまで陽電子の飛程が存在する。この飛程は,18F核種では1〜2 mm程度であり,画像の空間分解能を劣化する原因となる。
- SPECT検査の主な核種は金属類のTcであるが,PET検査で用いられる核種は生体内を構成または類似した元素であるため,生化学的な代謝を評価しやすい。
- PET検査は511 keVの消滅γ線を用いているため,術者の防護が困難となり被ばく線量が多くなるが,核種が短半減期であるため,被検者の被ばく線量は低くなる。さらに核種が短半減期であるため,放射線管理が容易になる。また,周囲の医療従事者や介助者の被ばく低減を目的として,PET検査では投与後の被検者が検査するまで待機する部屋が必要である。

PET-CT装置(図2)
- PETは臓器などの機能的情報の描出を得意とするが,X線CT(computed tomography)やMRI(magnetic resonance imaging)が提供する形態学的情報に乏しい。そこで,この両者の情報の融合するために,PET装置とX線CT装置が一体となったPET/CT装置が開発された。近年機器メーカから販売されている装置のほとんどはPET/CT装置である。

図1 シリンジシールドの違い

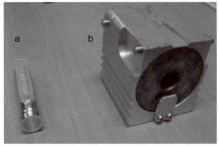

a SPECT用　　b PET用

表1 PETとSPECTの違い

	PET	SPECT
空間分解能	○	△
感度	○ (電気的コリメータ)	(機械的コリメータ)
減弱補正	○ (高精度,容易)	△
術者の被ばく	多	少
放射線防護	難	易
使用核種	生体内の構成元素 短半減期	金属類

Point

SPECTとPETを比較したときの利点と欠点を確認しよう。

図2 PET-CT装置の外観と融合画像

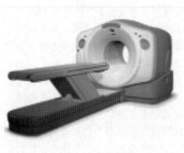

（GE社製PET-CT装置）

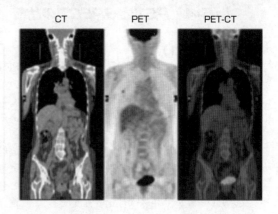

第8章　放射線治療技術学

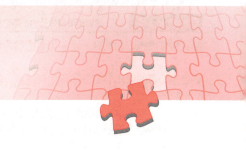

第8章　放射線治療技術学
1 放射線治療学

佐々木浩二

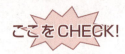

✓ Check 1-1　☞ 正常組織と腫瘍の放射線感受性

- 放射線治療による有害事象は，急性有害事象と晩期有害事象に分けられる。急性有害事象は照射期間中に発症する急性の炎症であり可逆性であるが，晩期有害事象は組織の萎縮や壊死であり，不可逆性であることが重要である。晩期有害事象は，その発症時期が照射終了後90日以降に出現するものが目安とされる。
- 放射線治療の適応があるかどうかは，治療可能比を用いることによって判断することができる。これによって，腫瘍に対して必要な線量を投与して正常組織の障害確率をできるだけ小さくする至適線量を考慮することができる。

✓ Check 1-2　☞ 放射線治療の目的と集学的治療

- 放射線治療の目的は，正常組織の耐容線量内で有害事象の発生を低く抑えて腫瘍を制御することにある。
- 治療の目的に応じて，①根治的治療，②緩和治療，③緊急照射，④予防照射などに分けられる。
- 集学的治療とは，単独治療の限界を相互に補うために，手術，放射線治療，化学療法その他の種々の治療法を組み合わせて治療成績の向上を目指すものである。

✓ Check 1-3　☞ 放射線治療計画の流れ，時間的線量配分

- 放射線治療計画の流れは，患者の診察から始まり，治療方針が決定したら，必要な画像の取得，治療計画シミュレーション，セットアップと位置の照合，照射の順に進む。治療完了後の結果の解析や晩期有害事象に対するフォローアップも重要である。
- 物理的な線量が同じであっても，1回線量，総線量，分割回数，全治療期間によって生物学的効果は異なる。時間的な線量配分の方法には，目的によって，通常分割照射，多分割照射，加速多分割照射，1回大線量照射，小分割照射など多くの方法がある。

✓ Check 1-4　☞ 生物学的等価線量と放射線感受性

- 投与線量は，腫瘍の種類，病期，治療方針によるが，基本的に正常組織の耐容線量に依存し，生物学的等価線量の代表的なものは，NSDとTDF，およびLQモデルによるBEDである。
- 腫瘍の放射線感受性は一般に，細胞が未分化で回復力の小さい組織ほど放射線感受性が高いと考えられている。

✓ Check 1-5, 6　☞ 各臓器腫瘍の放射線治療①／②

- 放射線治療の対象疾患は主に悪性腫瘍であるが，一部の良性疾患も含まれる。

✓ Check 1-7 ☞ 医療における診療放射線技師の役割と義務

● 診療放射線技師の役割，医療チームの一員としての重要性を考える。<u>医療倫理の遵守，医療安全のために必要な危機管理</u>を確認しよう。

表1 通常分割照射における正常組織の耐容線量(成人)

	体積	TD$_{5/5}$			TD$_{50/5}$			判定基準
		1/3	2/3	3/3	1/3	2/3	3/3	
骨	大腿骨頭	—	—	52Gy	—	—	65Gy	壊死
	顎関節	65Gy	60Gy	—	77Gy	72Gy	—	著明な開口障害
	肋骨	50Gy	—	—	65Gy	—	—	病的骨折
皮膚		10cm² —	30cm² —	100cm² 50Gy	10cm² —	30cm² —	100cm² 65Gy	毛細血管拡張
		70Gy	60Gy	55Gy	—	—	70Gy	壊死，潰瘍
脳・神経	脳	60Gy	50Gy	45Gy	75Gy	65Gy	60Gy	壊死，潰瘍
	脳幹	60Gy	53Gy	50Gy	—	—	65Gy	壊死，潰瘍
	視神経	50Gy 体積効果なし			—	—	65Gy	失明
	視交差	50Gy 体積効果なし			65Gy 体積効果なし			失明
	脊髄	5cm 50Gy	10cm 50Gy	20cm 47Gy	5cm 70Gy	10cm 70Gy	20cm —	脊髄炎，壊死
	馬尾神経	60Gy 体積効果なし			75Gy 体積効果なし			臨床的に明らかな神経損傷
	腕神経叢	62Gy	61Gy	60Gy	77Gy	76Gy	75Gy	臨床的に明らかな神経損傷
	水晶体	10Gy 体積効果なし			—	—	18Gy	手術を要する白内障
	網膜	45Gy 体積効果なし			—	—	65Gy	失明
頭頸部	中耳・外耳	30Gy	30Gy*	—	40Gy	40Gy*	—	急性漿液性耳炎
		55Gy	55Gy*	—	65Gy	65Gy*	—	慢性漿液性耳炎
	耳下腺	—	32Gy*	—	—	46Gy*	—	口内乾燥症（TD$_{100/5}$は50Gy）
	喉頭	79Gy*	70Gy*	—	90Gy*	80Gy*	—	軟骨壊死
		—	45Gy	45Gy*	—	—	80Gy*	喉頭浮腫
胸部	肺	45Gy	30Gy	17.5Gy	65Gy	40Gy	24.5Gy	肺炎
	心臓	60Gy	45Gy	40Gy	70Gy	55Gy	50Gy	心外膜炎
	食道	60Gy	58Gy	55Gy	72Gy	70Gy	68Gy	臨床的狭窄，穿孔
腹部	胃	60Gy	55Gy	50Gy	70Gy	67Gy	65Gy	潰瘍，穿孔
	小腸	50Gy	—	40Gy*	60Gy	—	55Gy	閉塞，穿孔，瘻孔
	大腸	55Gy	—	45Gy	65Gy	—	55Gy	閉塞，穿孔，潰瘍，瘻孔
	直腸	100cm³では体積効果なし	60Gy		100cm³では体積効果なし	80Gy		高度の直腸炎，壊死，瘻孔，狭窄
	肝臓	50Gy	35Gy	30Gy	55Gy	45Gy	40Gy	肝不全
	腎臓	50Gy	30Gy*	23Gy	—	40Gy*	28Gy	臨床的腎炎
	膀胱	—	80Gy	65Gy	—	85Gy	80Gy	症候性の膀胱萎縮・体積減少

＊ 50%以下の体積では明らかな変化は認めない。

(Emami, et al.: 放射線治療計画ガイドライン・2016. IJROBP, 21, 1991. より引用)
1.8～2Gy/回，5回/週の標準的な分割照射における評価
TD$_{5/5}$：5年間で5%に晩期有害事象を生じる線量
TD$_{50/5}$：5年間で50%に晩期有害事象を生じる線量

表2 種々の癌に対するおよその治療線量

治療線量[Gy]	癌の種類，組織型
20〜30	セミノーマ(精腫，微小病巣)，急性リンパ性白血病(頭蓋内予防照射)など
30〜45	セミノーマ(進行病巣)，ウィルムス腫瘍，神経芽細胞腫，悪性リンパ腫，皮膚癌(基底細胞癌，扁平上皮癌)，肺小細胞癌(小病巣)など
50〜65	肺小細胞癌(進行病巣)，扁平上皮癌(頭頸部癌，早期肺癌，腟癌など)，腺癌(小乳癌，小卵巣癌など)，リンパ節転移(1cm以下)，胎児性癌，髄芽細胞腫，ユーイング腫瘍，喉頭癌(1cm以下)など
70〜75	口腔癌(扁平上皮癌2〜4cm)，鼻咽腔癌(扁平上皮癌)，膀胱癌(移行上皮癌)，子宮頸癌(扁平上皮癌)，子宮体癌(腺癌)，卵巣癌(腺癌，進行病巣)，リンパ節転移(3cm以上)，肺癌(3cm以上の扁平上皮癌，腺癌)，食道癌など
80以上	頭頸部癌(扁平上皮癌，4cm以上)，乳癌(5cm以上)，リンパ節転移(5cm以上)，甲状腺癌，神経膠芽腫，軟部組織肉腫(5cm以上)，骨肉腫，悪性黒色腫

(放射線技術実線ガイド, p.856, 2002. より引用)
2 Gy/回，5回/週 分割照射

図1 直列臓器と並列臓器のモデル(ICRU62より)

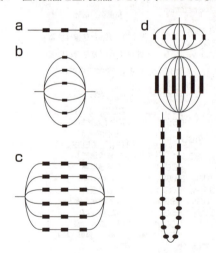

a 直列型(脊髄など)
b 並列型(肺など)
c 直並列型(心臓など)
d 並列直列複合型(腎臓など)

表3 放射線治療における有害事象

照射部位	急性有害事象	晩期有害事象
皮膚	発赤，紅斑，びらん，潰瘍，滲出液，脱毛	肥厚，色素沈着・脱色，毛細血管拡張，永久脱毛，潰瘍形成
頭部，脳神経	倦怠感，脱力感，嘔気・嘔吐，頭痛，末梢神経障害	脊髄炎，永久脱毛，下垂体機能低下
頭頸部	唾液減少，口渇，口内炎，味覚・嗅覚の変化，食欲低下，嘔気，嗄声，鼻閉，難聴，耳鳴り，目の乾燥	白内障，視力障害，口内乾燥，嗄声，顎骨壊死，甲状腺機能低下，集中力低下
胸部(呼吸器，乳腺，食道)	食道炎，嚥下困難，胸やけ，食欲低下，嘔気・嘔吐，体重減少，呼吸困難，(放射線性肺臓炎)	放射線性肺繊維症，放射線性肺臓炎，皮膚乾燥，心筋梗塞，肋骨骨折，消化管穿孔
上腹部，消化器	胃炎，胃潰瘍，食欲低下，嘔気・嘔吐，下痢，頻尿，血尿	肝臓・腎臓の機能障害，イレウス
骨盤部(泌尿器，生殖器)	頻尿，血尿，下痢，出血，生理周期異常	不妊，早期閉経，性的機能低下，イレウス，慢性下痢，膀胱萎縮，頻尿，血尿，膀胱炎
四肢(骨軟部)		運動制限，腫脹，関節の可動制限，発育障害，骨壊死

表4 パフォーマンス・ステータス

grade	performance status
0	無症状で社会活動ができ，制限を受けることなく，発病前と同等にふるまえる
1	軽度の症状があり，肉体労働は制限を受けるが，歩行，軽労働や座業はできる
2	歩行や身の回りのことはできるが，ときに少し介助がいることもある。軽労働はできないが，日中の50%以上は起居している
3	身の回りのある程度のことはできるが，しばしば介助が必要で，日中の50%以上は就床している
4	歩行や身の回りのこともできず，常に介助が必要で，終日就床を必要としている

1-1　正常組織と腫瘍の放射線感受性

用語解説

TNM分類
UICCによる悪性腫瘍の進展度(進行度)に関する国際的分類である。

正常組織の耐容線量に関する因子は2つ

- 正常組織の耐容線量(p.307 表1)は、照射される組織の種類(p.308 表2)と照射野(照射体積)の大きさに依存する(体積効果：volume effect)。

- 照射される体積に対応した正常組織の耐容線量をp.307 表1に示す。$TD_{5/5}$は、5年間に5％以下の晩期有害事象(晩期障害)の発生が予想される線量であり、耐容線量の目安とされる。化学放射線療法における耐容線量はさらに低下すると予想される。また、手術を行った部位では、耐容線量が低下することがある。

- 晩期有害事象は、白内障、脳壊死、放射線直腸炎、放射線膀胱炎、放射線肺臓炎などで、増殖が遅いまたはない臓器に生じるため回復が困難な場合が多い。これに対して急性有害事象は一時的な反応であり、下痢、食欲低下、貧血、皮膚の紅斑やびらんなどである(p.309 表3)。

- 耐容線量($TD_{5/5}$)の低い代表的な臓器は、精巣、卵巣、骨髄、水晶体であり、高い臓器は膀胱、尿管、子宮、筋肉である。

- 並列臓器(parallel organ)は、臓器の一部が障害を受けても代償が可能な臓器であり(肺、肝臓など)、照射範囲が小さい場合は臨床的に問題とならないが、直列臓器(serial organ)は、一部の障害が臓器全体の機能障害となる臓器であり、照射範囲が小さくとも耐容線量を超えると障害を起こす可能性がある(脊髄など)(p.308 図1)。

治療可能比

- 腫瘍周囲の正常組織の耐容線量と腫瘍制御線量の比として定義される。

- 治療可能比が1以上のときには、正常組織の障害が発生する線量よりも腫瘍制御線量が小さいので、放射線治療の適応となる。

- 放射線治療可能比は、腫瘍と正常組織の放射線感受性の差の影響が最も大きく関係する。

- 腫瘍の種類や進展度、正常組織の障害の程度などの多くの因子によって決まる至適線量がある(図1)。

$$\text{治療可能比} = \frac{\text{周囲正常組織の耐容線量}}{\text{腫瘍制御線量}}$$

図1　腫瘍に対する線量効果曲線

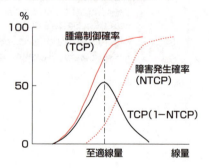

知識

ベルゴニー・トリボンドーの法則
細胞の分裂頻度の高い細胞、将来の分裂回数が多い細胞、形態および機能が未分化な細胞ほど放射線感受性が高い。

TNM分類

- TNMシステムは，3つの構成要素の評価に基づいて，病変の解剖学的進展度を記述する。
  T----原発腫瘍の拡がり（T1〜T4）
    T1〜T2：癌が臓器内に限局
    T3〜T4：癌が隣接臓器に直接浸潤
  N----所属リンパ節転移の有無と拡がり
    （N0〜N3）
  M----遠隔転移の有無（M0〜M1）
    N0, M0：転移がない
- 病期分類は，TNMのそれぞれの組み合わせから病期をまとめたものである。病期分類は組織型とともに治療選択の基本となる。
- 放射線治療計画，予後推定に有用である。
- リンパ腫ではTNM分類は用いられない。
- 治療前に得られた情報に基づく臨床分類clinical TNM（cTNM）と，病理組織学的検索に基づく病理組織学分類pathological TNM（pTNM）との2つがある。

> **知識**
> 所属リンパ節とは，臓器ごとに解剖学的に定められたリンパ液の経路である。

患者の全身状態の指標としてパフォーマンス・ステータスが用いられる

- 患者の全身状態をパフォーマンス・ステータス（PS：performance status）で表し，p.309 **表4**のように0〜4グレードの5段階で評価する。

1-2 放射線治療の目的と集学的治療

用語解説

集学的治療
種々の治療法を組み合わせて治療効果を高める治療法のこと。

温熱療法
細胞を一定温度以上に加温する方法で放射線治療や化学療法と併用される。

治療の目的に応じて放射線治療は4つに分類される

① 根治的照射：癌病巣の完全な治癒を目的として行われる（松果体腫瘍，喉頭癌，頭頸部腫瘍，早期肺癌，早期食道癌，子宮頸癌，前立腺癌，皮膚癌など）。

② 姑息・対症照射：癌の再発や転移によって生じた症状を緩和することや，癌の進行を一時的に抑制することを目的として行われる（骨転移巣に対する疼痛軽減，麻痺や脳症状のある脳転移巣の症状改善など）。なお，癌性リンパ管症による呼吸困難や胸水貯留による呼吸困難は適応とならない。

③ 緊急照射：上大静脈症候群，気道圧迫，脊髄圧迫や脳転移による麻痺などの時間的に緊急を要する治療に対して行われる。

④予防照射：病巣が明らかではないが再発や転移の危険が大きな部位に対して予防的に行われる照射(乳癌の術後照射，肺癌などの脳転移予防のための全脳照射など)。

集学的治療

- 固形癌に対する治療では，①手術(外科的な切除)，②放射線治療，③化学療法の3つが主な治療法である。
- 温熱療法，ホルモン療法，免疫賦活療法などの治療法があり，それぞれの治療法が単独で用いられることもあるが，いくつかが併用されることが多い。
- 癌の種類や進行度，年齢，全身状態，合併症の有無，患者の希望などをすべて考慮し治療法が決定される。
- 手術と放射線治療は局所療法であり，病巣が身体の一部に限局している疾患に適している。また，化学療法は全身療法であり，病巣が全身に広がる傾向が強い疾患に適している。
- 治療効果の増強を目的として，放射線治療と化学療法が併用される(化学放射線療法)。

放射線治療の特徴的事項

- 機能と形態への影響が小さいこと。
- 放射線治療は患部を切除しないで治療するので，機能と形態を損ねず温存できる。
- 侵襲が少ないので，手術にリスクを伴う高齢者や合併症を有する患者に対しても治療できる。

手術との併用

- 術前，術中，術後の3種類。
- 術前照射は，①癌の大きさを縮小させて，手術の侵襲を少なくし根治性を高くする。②領域リンパ節や癌の周囲組織の微小な癌組織を制御する。③癌細胞の活性を低下させ，手術による転移や播種を予防する。適応は，副鼻腔，下咽頭，喉頭，肺，食道，膀胱，直腸，子宮頸などの癌である。
- 術中照射は，外部照射の適応とならないような放射線感受性が低い腫瘍で，切除不能または残存病巣に対して行われることが多い。周囲の正常組織を避けて，手術中に病巣可視下に照射野を設定し，高エネルギー電子線による1回大線量照射を行う。適応は，脳，膵，胃，胆道，膀胱，直腸，骨肉腫，軟部脂肪肉腫，腹部リンパ節転移などの癌である。
- 術後照射は，手術にて切除した原発病巣の切除断端に癌組織が認められるとき，および顕微鏡レベルの病巣や所属リンパ節に対する予防的照射として行われる。
- 周術期とは手術の前後の期間を意味するが，一般に，周術期治療は術中に病巣に小線源のガイド用アプリケータを留置し術後に組織内照射を行うことをいう。

化学療法との併用

- 放射線治療に化学療法(抗がん剤)を併用した治療法を化学放射線療法と呼ぶ。放射線治療に化学療法が独立して作用し致死効果が相加効果となる場合(図1a)，致死効果が単独より大きな相乗効果となる場合(図1b)，薬剤が致死効果を増感する場合(図1c)がある。抗がん剤の併用により起こる反応には，皮膚炎の増悪，食欲低下の増悪，白血球の減少，治療完遂率の低下がある。
- 化学放射線療法の適応疾患には，頭頸部腫瘍，上咽頭癌，上顎癌，喉頭癌，小細胞肺癌，食道癌，悪性リンパ腫，膀胱癌，子宮頸癌などがある。

温熱療法との併用(増感効果)

- 温熱療法の作用機序は，細胞膜損傷や蛋白質変性であり，放射線抵抗性の癌組織中の低酸素細胞，低pH細胞，S期の細胞の感受性が高い。
- 加温方法には，電磁波加温や超音波加温が用いられる。42.5℃，40分以上，1〜2回/週，4〜5週が一般的である。

- 放射線による潜在的致死障害の回復（potentially lethal damage repair：PLDR）が熱により抑制される。
- 温熱療法には，全身加温と局所加温があり，後者は①外部加温，②組織内加温，③腔内加温に分類できる。
- 42.5℃以上に加温し，がん細胞を死滅させる治療法である。正常組織は，血管が拡張することにより熱を奪われるため温度上昇が小さい。
- 温熱療法を併用したときの細胞の感受性は，加温と放射線同時併用のときに，最も高い温熱増感比（thermal enhancement ratio：TER）が得られる。

放射線治療の治療効果に関する因子
● 線質，線量率，酸素分圧，放射線増感剤，化学療法の併用，温熱療法の併用などがある。

わが国における癌の推移
● 「がんの統計2023」から。
- 2021年における癌の部位別死亡率は，高い順に，男性では①肺，②大腸，③胃，④肝臓，⑤膵臓，女性では①大腸，②肺，③膵臓，④乳房，⑤胃，全体では，①肺，②大腸，③胃，④膵臓，⑤肝臓であった。
- 1960年代以降，癌の死亡率（粗死亡率）は男女とも増加し続けている。2021年にがんで死亡した人の数は約38万であり，男性が女性の約1.5倍である。口腔・咽頭，食道，胃，喉頭，肺，膀胱では男性の死亡率が女性の2倍以上である。一方，甲状腺では女性が男性より死亡率が高い。
- 2019年における癌の罹患率は，高い順に，男性では①前立腺，②大腸，③胃，④肺，⑤肝臓，女性では①乳房，②大腸，③肺，④胃，⑤子宮，全体では，①大腸，②肺，③胃，④乳房，⑤前立腺であった。死亡率と同様に多くの部位で男性が女性より罹患率が高い。

図1 放射線治療と化学療法の併用効果

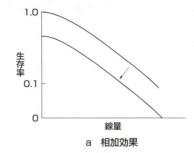
a 相加効果

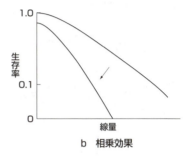
b 相乗効果

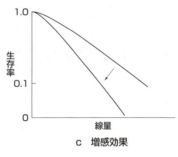
c 増感効果

>知識
>根治照射の条件は，①腫瘍体積が小さい，②周囲への浸潤が少ない，③腫瘍体積を明確に把握できる，④周囲に重篤な合併症を起こしやすい臓器がない，⑤制御困難な遠隔転移がなく，将来も生じる可能性が少ない，などである。

1-3 放射線治療計画の流れ，時間的線量配分

放射線治療計画
● 治療適応の決定から治療結果の解析までが含まれる。

図1 外部放射線治療の例

```
┌─────────────────────────────┐
│ 放射線治療の適応かどうかの選択，腫瘍 │
│ の広がりや病期・組織型などの評価，イ │
│ ンフォームド・コンセント             │
└─────────────────────────────┘
              ↓
┌─────────────────────────────┐
│ 治療方針，照射法，治療処方の決定     │
│ 固定具や補助具の製作               │
└─────────────────────────────┘
              ↓
┌─────────────────────────────┐
│ 解剖学データの取得，X線シミュレーショ │
│ ンまたはCTシミュレーション画像の取  │
│ 得，必要ならばMRI・RIその他の画   │
│ 像の取得                         │
└─────────────────────────────┘
              ↓
┌─────────────────────────────┐
│ 治療計画に用いる標的体積およびリスク │
│ 臓器体積の決定と入力（GTV，CTV， │
│ ITV，PTV，OAR，PRVなど）       │
└─────────────────────────────┘
              ↓
┌─────────────────────────────┐
│ 治療計画システムによるシミュレーショ │
│ ン，線量分布の比較および最適化     │
└─────────────────────────────┘
              ↓
┌─────────────────────────────┐
│ 照合用画像（DRR画像）の出力，MU計 │
│ 算                              │
└─────────────────────────────┘
              ↓
┌─────────────────────────────┐
│ 治療マネージメントシステムへの必要な │
│ データの送信および登録・認証       │
└─────────────────────────────┘
              ↓
┌─────────────────────────────┐
│ 必要ならば，線量計とファントムなどに │
│ よる絶対線量や線量分布の測定と検証 │
└─────────────────────────────┘
              ↓
┌─────────────────────────────┐
│ 患者セットアップと照合（定期的な     │
│ 照合）                          │
└─────────────────────────────┘
              ↓
┌─────────────────────────────┐
│ 放射線治療の実施（照射）と記録     │
└─────────────────────────────┘
              ↓
┌─────────────────────────────┐
│ 診察による，腫瘍の反応，有害事象   │
│ の確認（治療中の治療効果確認）     │
└─────────────────────────────┘
              ↓
┌─────────────────────────────┐
│ 治療終了後の定期的な診察とフォローア │
│ ップ（治療後の治療結果解析と評価，晩 │
│ 期有害事象の確認）                │
└─────────────────────────────┘
```

時間的な線量配分
● 腫瘍制御と正常組織の有害事象に大きな影響がある。腫瘍は全治療期間が延長すると照射中も加速再増殖を起こす。

- 通常（単純）分割照射は，基本となる分割照射の方法で，2 Gy前後の線量を1日1回，週当たり5回照射する方法である。
- 多分割照射は，1回線量を少なくして正常組織の回復を待つために6時間以上の時間間隔で1日2〜3回照射する方法である。1日2回法では1.2 Gy程度を1回線量とし，晩期有害事象を抑えて総線量を増やすことが可能である。小細胞肺癌，中咽頭癌に適用される。過分割照射と表現されることがある。
- 加速多分割照射は，1回1.3〜2 Gyを1日2回あるいは3回照射し，合計線量は変化させずに照射期間を短縮し，照射中の腫瘍再増殖の影響をおさえ局所制御率の向上を目的とする照射法である。
- 1回大線量照射法は，1回に大線量を投与する方法で術中照射や定位放射線手術（SRS）で用いられる。
- 小（寡）分割照射は，1回線量を3〜6 Gy程度とし，週1〜3回照射する方法である。ケロイド手術創に対する電子線照射，定位照射や重粒子線治療などで用いられる。
- split course法は，照射期間中に一定の休止期間をとる方法で，休止期間中の正常組織の回復や腫瘍の再酸素化を利用している。

分割照射の効果は4つのRで説明される
● 分割照射では，①正常組織の亜致死損傷（sublethal damage：SLD）からのRe-covery（回復），②照射による増殖抑制後の生存細胞のRepopulation（細胞再増殖）（一般に腫瘍細胞の再増殖は正常細胞より遅い），③低酸素腫瘍細胞のRe-oxygenation（再酸素化），④照射による細胞周期のReassortment（同調）が起こり，細胞周期の再分布（redistribution）が生じる。これらのことにより正常組織と腫瘍組織の感受性の差が生じる。

1-4 生物学的等価線量と放射線感受性

用語解説

生物学的等価線量
生物学的効果を考慮した照射効果の評価方法である。

生物学的等価線量

- 1回線量が大きいほど生物学的効果は大きく、いろいろな分割方法を用いた場合の等価量変換式が必要となる。
- NSD(nominal standard dose：名目標準線量)は，正常結合組織の耐容線量に対する等価性からEllisによって導かれた。分割方法の変更には対応できない。

$$総線量(D) = NSD \times 治療日数(T)^{0.11} \times 治療回数(N)^{0.24}$$

- TDF(time dose fractionation factor)は，NSDを照射の中断や照射途中の分割方法の変更に対応できるようにするために，Ortonによって提唱された。

$$TDF = 照射回数(n) \times 1回線量(d)^{1.538} \times 照射間隔の平均(t)^{-0.169} \times 10^{-3}$$

- LQモデル(linear-quadratic model)は，放射線による染色体異常が低線量域では線量に比例し，高線量域では線量の二乗に比例すると仮定したモデルである。

$$SF = \exp(-\alpha D - \beta D^2)$$

SFは細胞生存率(surviving factor)。臨床的にα/β値は，早期もしくは急性期反応(骨髄，皮膚，腸管など)とほとんどの腫瘍組織に対しては大きく(10 Gy前後)，晩期反応(正常組織：脊髄，肝臓，腎臓，肺など)に対しては小さい(3 Gy前後)。

- BED(biological effective dose：生物学的効果線量)は，LQモデルから異なる分割効果の比較のために導かれた。

$$BED = E/\alpha = D \times \{1 + d/(\alpha/\beta)\}$$
E：生物学的効果
$$E = n(\alpha d + \beta d^2) = D(\alpha + \beta d)$$

LQモデルには，分割間隔などの時間的因子が含まれていない。

> **知識**
> 体幹部定位照射が保険適用となる対象疾患は，原発性肺癌，転移性肺癌，原発性肝癌，転移性肝癌，脊髄動静脈奇形などで，その直径が5cm以内のものであるが，腎癌や膵癌にも応用されている。

腫瘍の放射線感受性

- 放射線感受性の高い主な腫瘍は，白血病，精上皮腫(セミノーマ)，ウィルムス腫瘍，神経芽細胞腫，髄芽細胞腫，悪性リンパ腫，多発性骨髄腫，松果体胚腫，ユーイング肉腫などである。
- 放射線感受性の低い主な腫瘍は，骨肉腫，線維肉腫，胃癌，大腸癌，腎癌，悪性黒色腫，神経膠腫，甲状腺分化癌などである。

放射線治療の効果判定

● 放射線治療の効果は，腫瘍がどれくらい縮小したかを4つの段階で評価する。

- CR(complete response)：腫瘍が完全に消失した状態
- PR(partial response)：腫瘍の大きさの和が30%以上減少した状態
- SD(stable disease)：腫瘍の大きさが変化しない状態
- PD(progressive disease)：腫瘍の大きさの和が20%以上増加，かつ5mm以上増加した状態，あるいは新病変が出現した状態
- 放射線の効果の判断には，奏効率が用いられる。

奏効率(%) = 100・(CR + PR)/全症例数

1-5 各臓器腫瘍の放射線治療①

腫瘍は生物学的に良性と悪性に分類される
- 腫瘍は，組織学的な発生から<u>上皮腫</u>と<u>非上皮腫</u>に分類される。
- <u>上皮性悪性腫瘍</u>は，扁平上皮癌，腺癌，移行上皮癌などに分類される。
- <u>扁平上皮癌</u>の主な発生部位は，皮膚，口腔，頭頸部，食道，肺，子宮頸部，肛門などであり，<u>放射線感受性が高い</u>。<u>癌真珠</u>は扁平上皮癌で見られる所見であり，核を含んだ角質からなる同心円上の構造物である。
- <u>腺癌</u>の主な発生部位は，肺，消化器，乳腺，子宮体部，前立腺，卵巣などである。
- <u>移行上皮癌</u>は，膀胱癌，尿管癌などである。

脳，脊髄の放射線治療
- 主な適応疾患は，神経膠芽腫，星細胞腫，髄芽腫，脳室上衣腫，悪性リンパ腫，松果体腫瘍，転移性脳腫瘍，ジャーミノーマ（胚腫）などである。<u>髄芽腫，脳胚芽腫や悪性度の強い脳室上衣腫</u>などでは，<u>全脳全脊髄照射</u>が行われる。
- <u>脳定位放射線治療</u>が行われる主なものは，<u>転移性脳腫瘍や神経膠腫</u>などの悪性腫瘍と，良性腫瘍の<u>聴神経鞘腫，髄膜腫，下垂体腫瘍，頭蓋咽頭腫，脳動静脈奇形</u>と三叉神経痛などである。

頭頸部の放射線治療
- 主な適応疾患は，ほとんどが<u>扁平上皮癌</u>であり，<u>放射線感受性が高く</u>，口腔癌，上咽頭・中咽頭・下咽頭癌，喉頭癌，眼窩腫瘍，上顎癌，唾液腺腫瘍などである。
- <u>喉頭癌</u>は，根治的治療の適応で，頸部リンパ節への転移頻度は舌癌や咽頭癌よりも低く，線量分布の改善のために<u>くさびフィルタ</u>が用いられる。<u>左右対向2門照射法</u>が用いられることが多い。
- <u>上顎癌</u>では<u>くさびフィルタを用いた直交2門照射法</u>が用いられるが，近年では<u>IMRT</u>が推奨されている。<u>縮小手術</u>，<u>動注化学療法</u>との3者<u>併用</u>療法が行われることが多い。

肺，縦隔の放射線治療
- 主な適応疾患は，非小細胞肺癌，小細胞肺癌，胸腺腫，胸壁癌，甲状腺腫瘍，胚細胞腫瘍，悪性リンパ腫，上大静脈症候群などである。
- <u>局所進行癌</u>では，<u>化学放射線治療が標準治療</u>である。
- <u>小細胞肺癌</u>は<u>放射線感受性が高く</u>，限局型では放射線治療が根治治療として行われ，<u>予防的全脳照射</u>（PCI）が行われる。
- 末梢型<u>非小細胞肺癌Ⅰ期</u>は，<u>体幹部定位放射線治療</u>（<u>SBRT</u>：stereotactic body radiotherapy）の適応である。

消化器の放射線治療
- 主な適応疾患は，食道癌，大腸癌，肛門癌，原発性肝細胞癌，胆管癌，胆嚢癌，膵癌などである。
- <u>胃癌</u>，<u>肝癌</u>，<u>胆管癌</u>，<u>膵癌</u>，<u>大腸癌</u>は<u>根治的放射線治療の適応とはならない</u>。
- 食道癌の標準治療は化学療法+手術である。

泌尿器の放射線治療
- 主な適応疾患は，前立腺癌，膀胱癌，陰茎癌，精巣腫瘍である。
- <u>前立腺癌</u>の罹患率は上昇しており，早期癌の発見が多くなっている。早期では放射線単独で根治が期待できる。外部放射線治療では，<u>3次元原体照射</u>，<u>強度変調放射線治療（IMRT）</u>や粒子線治療が行われ，また^{125}Iシード線源を用いた<u>永久挿入治療</u>や^{192}Ir高線量率密封小線源による<u>組織内照射</u>が行われる。

婦人科の放射線治療
- 主な適応疾患は，子宮頸癌，子宮体癌，腟癌，外陰部癌などである。
- <u>子宮頸癌</u>の放射線治療の<u>成績は手術と同等</u>で，<u>有害事象は放射線治療のほうが少ない</u>。根治照射では，<u>外部照射（全骨盤照射）</u>と<u>密封小線源治療（腔内照射）</u>を組み合わせる。照射は，外部照射の後で腔内照射を行うことが多く，<u>外部照射の途中で中央遮蔽</u>を行い直腸や膀胱の障害を防ぐ。晩期有害事象で多いものは直腸炎，直腸出血，不全骨折である。

種々の癌に対する治療線量
- 癌の放射線治療における投与線量は，癌の種類や組織型に依存する（p.308 表2）。

1-6 各臓器腫瘍の放射線治療②

乳腺の放射線治療
- 早期の乳癌に対する乳房温存療法では、術後に乳房接線照射が行われ、根治的乳房切除術と同等の成績が得られている。接線照射では、ハーフフィールドやウェッジフィルタを用いることがある。
- 乳癌は腺癌のなかでは放射線感受性が高く、化学療法やホルモン療法と組み合わせた治療が行われる。
- 遠隔転移への対症療法としても放射線治療が有効である（骨、脳、肺、胸膜などへの転移）。
- 腋窩リンパ節転移の有無は有力な予後因子である（センチネルリンパ節が重要）。
- 50 Gyの接線照射後、腫瘍巣に10 Gyの追加（ブースト）照射を行うことがある。これには、電子線照射を用いることが多い。
- 急性期有害事象は、放射線性皮膚炎、亜急性期有害事象として放射線性肺臓炎、晩期有害事象は、皮膚色素沈着・色素脱失、皮膚毛細血管拡張、上肢浮腫、肋骨骨折、心膜炎、組織壊死、および2次発がんなど。

骨・軟部組織，皮膚の放射線治療
- 原発性骨腫瘍では、ユーイング肉腫の放射線感受性が高く、次いで巨細胞腫、骨肉腫、悪性線維性組織球腫（MFH: malignant fibrous histiocytoma）、脊索腫と続き、軟骨肉腫は放射線感受性が低い。
- 軟部組織腫瘍では、PNET（primary neuroectodermal tumor）、骨外ユーイング肉腫、横紋筋肉腫などは感受性が高く、MFH、粘液型脂肪肉腫、平滑筋肉腫、円形細胞型脂肪肉腫なども感受性がある。線維肉腫は一般に抵抗性である。
- 骨軟部原発の悪性腫瘍に対して、重粒子線による治療が期待されている。
- 皮膚癌（基底核細胞癌、有棘細胞癌）は、放射線治療の適応であり、高エネルギー電子線治療が行われる。また、悪性黒色腫は放射線抵抗性で重粒子線治療の有効性が期待されている。皮膚T細胞リンパ腫（菌状息肉症など）には電子線による全身照射（TSET: total skin electron therapy）が行われる。
- 骨転移は、肺癌、乳癌、前立腺癌に多く、疼痛の緩和と、病的骨折、脊髄圧迫、脳神経症状の予防や改善を目的とした放射線治療が行われる。また、全身療法として^{89}Srによる核医学治療が行われる。

リンパ系組織の放射線治療
- ホジキンリンパ腫と非ホジキンリンパ腫に分けられ、どちらも放射線感受性が高い。
- ホジキンリンパ腫では隣接したリンパ節を含めたマントル照射法および逆Y字照射法が用いられ、根治治療の対象である。
- 非ホジキンリンパ腫では、限局した低悪性度リンパ腫に対しては放射線療法単独治療が行われるが、中等度以上では化学療法が主体となる。
- 中枢神経系悪性リンパ腫に対しては、化学療法と全脳照射が行われる。

白血病
- 白血病では、骨髄移植や末梢血幹細胞移植の前処置として全身照射（TBI: total body irradiation）が行われる。間質性肺炎の発生を軽減するために10 cGy/min以下の低い線量率で、肺の総線量は遮蔽体を用いることによって8 Gy以下として照射され、総線量は10〜12 Gyで5〜6回の分割照射を行うことが多い。この照射は腫瘍細胞の根絶と免疫抑制を目的としている。
- 全身照射法には、水平ビームで長いSSDを用いるlong SSD法、ガントリーが焦

点を中心として回転するスイープビーム法，ガントリーがアイソセンタを中心として回転し，床に近いレベルで照射するビーム移動法，患者を水平に移動する寝台移動法などがある。

小児腫瘍の陽子線治療

- 髄芽腫の陽子線治療は，X線治療よりQOL（quality of life）が高い。上衣腫では術後照射が行われ，高い無病生存率が得られている。非定型奇形腫様/ラブドイド腫瘍で良好な治療成績が得られている。
- 骨軟部腫瘍では，横紋筋肉腫やユーイング肉腫，骨肉腫，軟骨腫瘍，脊索腫に用いられている。
- 神経芽腫に利用され，後腹膜臓器の線量低減，2次癌リスクや消化器症状の軽減が期待できる。

良性腫瘍の放射線治療

●主な適応疾患は，翼状片，甲状腺眼症，ケロイド，血管腫，動静脈奇形，下垂体腺腫，頭蓋咽頭腫，髄膜腫，聴神経鞘腫などである。

放射線治療による有害事象

●照射部位別の急性および晩期有害事象をp.309 表3に示す。造血臓器が照射されることにより白血球減少，血小板減少，貧血など骨髄抑制の早期反応が起こる。
- 有害事象は，部位以外に，放射線の線質，照射体積，1回線量，分割回数，総線量，照射期間，化学療法の併用，固定具や着衣の有無などにも影響を受ける。

1-7 医療における診療放射線技師の役割と義務

医療倫理
- 医療において人体に放射線を照射する目的は，診断画像を得ることや，がん細胞を死滅させることなどである。
- 放射線治療における，照射行為の正当化は医師や歯科医師の責任である。
- 放射線治療における，照射行為の最適化は医師および診療放射線技師が行うことができる。
- 放射線治療においても，放射線被ばくの最適化が必要である。
- 守秘義務がある。

チーム医療
- 狭い意味では同一医療職種内で複数のスタッフが協調的に行動すること。広い意味では複数の医療専門職が有機的協調的に医療行為を行うこと。
- チーム医療を円滑に進めるためには，①専門性の向上，②医療スタッフ（職種）の役割の拡大，③医療スタッフ間の情報共有・連携が重要である。
- 診療放射線技師が，診療の補助として行うことができる行為は，①静脈路に造影剤注入装置を接続する行為(静脈路確保のためのものを除く)，造影剤を投与するために当該造影剤注入装置を操作する行為，当該造影剤の投与が終了した後に抜針および止血を行う行為，②下部消化管検査のために肛門にカテーテルを挿入する行為，当該カテーテルから造影剤および空気を注入する行為，③画像誘導放射線治療のために肛門にカテーテルを挿入する行為，当該カテーテルから空気を吸引する行為である。

安全を守るための技術
- 放射線治療患者の権利を尊重し，患者およびその家族と医療者との円滑なコミュニケーションを図り，十分な情報提供と説明を行う。放射線治療台への移動など患者の介助を安全に行う。
- 放射線治療機器の品質保証/品質管理（QA/QC）を確実に行い，照射精度を担保する。
- 患者確認および患者データの確認を行う。
- インシデントの自発的報告を徹底する。

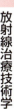

第8章 放射線治療技術学
2 放射線治療機器

佐々木浩二

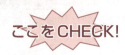
ここをCHECK!

✓ Check2-1　☞　コバルト遠隔照射装置

- コバルト遠隔照射装置は外部放射線治療を行うための装置で，人工的に作られた放射性物質線源（^{60}Co線源）から得られるγ線が用いられる。^{60}Coは，放出される光子のエネルギー，半減期，比放射能および製造方法などが外部放射線治療に適していたことからこれまで広く用いられた。

✓ Check2-2, 3, 4　☞　電子直線加速器　円形加速器①／円形加速器②／原子炉

- 医療用直線加速器は放射線治療において最も多く用いられており，X線や電子線を用いた外部照射に利用されている。
- 粒子加速器では加速される粒子が電荷を有している必要があり，電場を粒子加速方向に対して供給しなければならない。加速器の種類によって，加速電場の作り方と電場が粒子を加速するためにどのように作用するかが異なっている。
- 医学に用いられる静電場加速器には，表在や慣用X線管と中性子発生器がある。周期型加速器には，直線加速器（リニアック），マイクロトロン，ベータトロン，サイクロトロン，シンクロトロンなどがある。

✓ Check2-5　☞　定位放射線治療装置，治療計画装置

- 定位放射線治療は，^{60}Coからのγ線や直線加速器からのX線による細いビームを用いて多方向から放射線を照射する照射法で，病巣に高い線量を集中させ周囲の正常組織への線量を抑えることが可能で，ガンマナイフ，リニアックサージャリ，サイバーナイフなどがある。
- 放射線治療計画においては，X線シミュレータやCTシミュレータによって腫瘍，リスク臓器の位置および照射範囲を決定するための画像を収集し，治療計画システムを用いて患者体内の線量分布を計算する。

✓ Check2-6　☞　照射位置の確認，補助具，品質管理

- 治療患者の固定には，シェルなどの専用の固定具が用いられ，照射位置の確認のためにリニアックグラフィが撮影される。
- 患者表面の形状に応じた線量分布の改善を目的として，ボーラス，補償フィルタ，くさびフィルタが用いられる。
- 放射線治療の高い質を維持するためには品質管理が重要であり，計画的なQCプログラムの作成と実施が必要である。

図1 放射線治療用直線加速器の構成

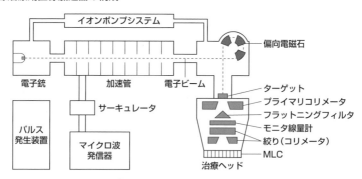

表1 外部放射線治療装置の保守管理項目と点検頻度

頻度	項目	許容誤差
毎日	線量管理 　線量モニタシステム校正	±3%(X) ±4%(e)
	幾何学的誤差の管理 　X線照射野の数値表示と光表示 　距離計チェック 　X線アイソセンタ指示器のチェック	
毎週	線量管理 　線量モニタシステム校正	±2%(X) ±3%(e)
毎月	線量管理 　電子線深部線量または校正深との線量比 　対称性,平坦度(簡単な点検)	±3%または2mm 1.03(X) 1.05(e)
	幾何学的誤差の管理 　X線照射野,数値表示と光表示 　電子線照射野数値表示と光表示 　ビーム軸の指示(入射点) 　　　　　　　　(射出点) 　アイソセンタからの指示点の変位(十字ワイア,フロント,サイドポインタなど) 　線源アイソセンタ距離 　治療台の垂直上下 　治療台アイソセントリック回転軸	±2mm ±2mm ±2mm ±3mm ±2mm ±2mm ±2mm 2mm

XはX線,eは電子線に対する許容誤差

頻度	項目	許容誤差
6カ月	線量管理 　線量モニタシステム再現性 　線量モニタシステム直線性 　1日の安定性 　X線深部線量または校正深との線量比 　平坦度(精密な点検)	±0.5%(X,e) ±2%(X) ±3%(e) ±2%(X) ±3%(e) ±2%または2mm 1.06(X) 15mm(e)
	幾何学的誤差の管理 　アイソセンタからのビーム軸の変位	±2mm
毎年	線量管理 　(線量モニタシステム) 　架台角度依存性 　(〃)運動照射中の安定性 　(〃)運動照射の終了位置 　架台角度による深部線量安定性 　深部線量曲線 　出力係数	±3%(X,e) ±2%(X,e) ±5%,3° ±2mm(X,e) ±2%(X,e) ±2%(X)
	幾何学的誤差の管理 　照射野限定システムの平行・直角性 　架台回転(目盛りのゼロ位置) 　放射線ヘッドの横揺れ,縦揺れ(〃) 　照射野限定システムの回転(〃) 　治療台のアイソセントリック回転(〃) 　治療台の天板回転(〃) 　治療台の天板の横揺れ,縦揺れ(〃) 　治療台の天板の縦方向の剛性	±0.5° ±0.1° ±0.1° ±0.5° ±0.5° ±0.5° ±0.5° 5mm

(日本放射線腫瘍学会:外部放射線治療装置の保守管理プログラム,1992.より改変引用)

2-1 コバルト遠隔照射装置

用語解説

コバルト遠隔照射装置
放射性物質からのγ線を利用した外部放射線治療装置である。

コバルト遠隔照射装置

- 重要な特性は，①γ線エネルギーが高いこと，②比放射能が高いこと，③半減期が比較的長いこと，④空気カーマ率定数が大きいこと，⑤構造がシンプルで安定していることなどである。
- ^{60}Coの生成は，

$$^{59}_{27}Co + ^{1}_{0}n \rightarrow ^{60}_{27}Co + \gamma$$

- 比放射能は，6.5 TBq/gや12.6 TBq/gのものが使用されている。
- γ線のエネルギーは，1.17 MeVおよび1.33 MeV（平均1.25 MeV）であり，β線（最大エネルギー320 keV）は線源容器で遮蔽されるため混在しない。
- 半減期は，5.27年である。
- 線源の減衰は，1.1%／月であるので，1半減期程度の間隔で線源交換が必要である。
- 半価層は，1.2 cmPbであり，水中における最大線量深（d_{max}）は0.5 cmである。
- 線源はステンレススチールカプセル内に封入されており，その形状には，コイン形，ペレット形，ウェハー形がある。線源の直径が小さく，比放射能の大きいペレット形が最もよく用いられる。
- 線源直径が小さいほど物理的半影は小さくなるが，線源の価格が高くなるので，コストと半影の大きさとの妥協点である直径1.5 cm程度が選ばれることが多い。
- 一般的な放射能は，185～370 TBq（5,000～10,000 Ci）のオーダーで，線源から80 cmの距離における一般的な線量率は1～2 Gy/min程度である。
- コバルト遠隔照射装置の線源のサイズは，直線加速器の線源のサイズよりも大きいので，半影も大きい。
- 照射ヘッドには，線源の保管の役目もあり，線源の開閉機構には，線源スライド（移動）式や線源回転式が用いられる（図1）。
- 線源がビームオフの位置にあっても装置からの放射能の漏れは存在する。装置ヘッド部からの漏れは照射口が閉鎖されているときに1mの距離で空気カーマ率が70μGy/h以下であるように遮蔽される。

Point

コバルト遠隔照射装置は，医療用直線加速器に置き換わっており，これまでコバルトが用いられた症例には4～6 MVのX線による治療が行われている。通常照射では^{60}Co線源は用いられなくなったが，近年画像誘導に用いるためのMRIと^{60}Co線源を組み合わせた装置が開発されている。

Point

直線加速器で加速した電子のエネルギーが大きくなると（主に7～10 MeV以上），ターゲットやコリメータなどからの制動放射線による光核反応によって速中性子が発生する。施設の遮蔽計算においてはこれを考慮する必要がある。

図1　^{60}Co遠隔照射装置のシャッタ・絞り機構

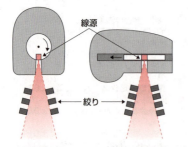

線源回転方式　　線源スライド方式

- 絞りを皮膚面に近づけたときには，絞りからの2次電子により皮膚線量が増加するので<u>2次電子濾過板</u>（材質は，カドミウム，錫，銅，黄銅など）が使用されるが，現在の装置では15 cm以上離れているため装備されていないものが多い。
- 医療用直線加速器とコバルト遠隔照射装置の比較を**表1**に示す。

表1　直線加速器からのX線とコバルト遠隔照射装置からのγ線の比較

	直線加速器（X線）	コバルト遠隔照射装置
放射線エネルギー	4〜25 MV	1.17, 1.33 MeV
焦点サイズ	1〜2 mm（小）	1〜2 cm（大）
治療位置での出力	2〜10 Gy/min（大）	0.5〜1.0 Gy/min（小）
最大線量深	1〜3.5 cm	0.5 cm
SAD	100 cm	80〜100 cm
半影	（小）	（大）

2-2　電子直線加速器

用語解説

電子直線加速器
真空中で電子を直線的に加速する装置で，外部放射線治療に用いる。

電子直線加速器

- <u>直線加速器</u>は，<u>高周波の電場</u>を利用して<u>電子</u>を加速する。電子以外の荷電粒子も加速が可能である。
- <u>電子直線加速器</u>には，「<u>定在波型</u>」と「<u>進行波型</u>」がある。加速管の長さは，一般的に<u>進行波型の方が定在波型よりも長く</u>，<u>材質には高純度の銅</u>が用いられる。
- 10^3 MHz（Lバンド）から 10^4 MHz（Xバンド）までの周波数の<u>マイクロ波</u>の電場を用いて4〜25 MeVの運動エネルギーまで電子を加速する。最もよく用いられるのは<u>3,000MHz</u>程度の<u>Sバンド</u>である。加速周波数を高くするほど加速管の長さは短くできる。
- <u>マイクロ波発振管</u>には，それ自体でマイクロ波を発生し<u>自励発振管</u>である<u>マグネトロン</u>と，<u>増幅管</u>で外部に前段マイクロ波発振器が必要な<u>クライストロン</u>がある。<u>マイクロ波は導波管を介して加速管に供給</u>される。
- 電子の加速では，陽子やイオンと比べて質量が小さいため，同一エネルギーでも

その速度は大きくなる。したがって，速度を求める場合には，相対性理論を考慮しなければならない。静止質量 m_0 の電子が速度 v で運動しているとき，この電子の質量を m，光速を c とすると，電子のエネルギー E は，$\beta = v/c$ とすると

$$E = mc^2 - m_0c^2 = \left(\frac{1}{\sqrt{1-\beta^2}}-1\right)m_0c^2$$

したがって，電子は1 MeVの運動エネルギーで光速の0.94倍に達する。

- <u>バンチャーの役割</u>は，①加速管の構造を変化させてマイクロ波の位相速度を電子のスピードに一致させ，電子を入射時の小さい速度から光速まで連続的に変化させる。②電子銃から入射された広い位相範囲に一様に分布している電子をできるだけ狭い位相範囲に集めてエネルギーを均一にすることである。
- <u>高エネルギーX線</u>の水中での照射野内線量分布を均一にするために<u>平坦化（フラットニング）フィルタ</u>が用いられる。その<u>形状と材質はX線エネルギーに依存</u>する。
- <u>電子線</u>を治療に用いる場合には，ターゲットや平坦化フィルタは使用されず，<u>散乱箔（スキャッタリングフォイル）</u>によって電子ビームが拡散されて強度分布が平坦となる。

- 直線加速器の構成（p.321 図1）
  ① 加速部：電子を加速する主要な部分で加速管，電子銃，集束コイル，真空装置，マイクロ波発振管，マイクロ波を加速管に導く導波管および立体回路素子などで構成される。
  ② 偏向部：加速された電子の方向を偏向電磁石の磁界により治療台方向に向ける部分であり，電子のエネルギーを均一化する役割もある。加速管が治療台に垂直に配置されている装置では装備されない。電子ビームの変更方式には，90°偏向，270°偏向およびスラローム偏向がある。
  ③ パルス変調器：電子銃やマイクロ波出力管にパルス電力を供給するための電源装置である（加速器の出力は，単位時間における電子の入射パルス数によって制御されている）。直流高圧電源，充電チョーク，パルス成形回路網（PFN：pulse forming network），DeQ'ing回路，パルストランス，サイラトロンで構成される（図2）。
  ④ ターゲット：重金属（銅，金，白金など）製で，電子を衝突させて連続エネルギー分布をもつ制動X線を発生させる。材質は，X線発生効率，融点，および中性子の発生を考慮して選ばれる。
  ⑤ 照射ヘッド：照射野限定装置（コリメータ）や線量をモニタするモニタ線量計などの機構が収納されている。照射野を標的の形に一致させるために，マルチリーフコリメータ（multileaf collimator：MLC）を装備するものが多い。
  ⑥ 冷却装置：加速管の温度制御および各発熱部の冷却のための装置である。
  ⑦ イオンポンプ：加速管を高真空に保つためのポンプシステムである。
  ⑧ 支持装置：固定または回転架台，回転駆動機構など支持機構である。
  ⑨ 制御器：治療に必要な操作器および加速器の運転を制御するための各種回路である。
  ⑩ 治療台：患者を乗せて治療をするための寝台であり，フロア形，ラム形，ロボット制御などの種類がある。

図2　パルス変調回路

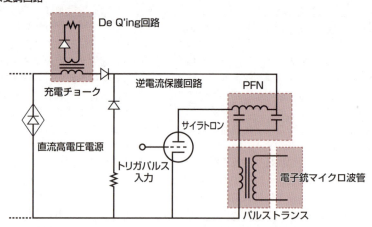

2-3 円形加速器①

用語解説
円形加速器
磁場によって粒子の軌道を偏向させて，円形軌道により周期的に加速させる装置のこと。

円形加速器
①ベータトロン
- ベータトロンは，交流励磁により発生する交流磁場によって，電子を円形軌道で周期的に運動させる。粒子の加速は交流磁場によって発生する電界による。
- ベータトロンは，電子加速に用いられ，重荷電粒子の加速はできない。また，X線と電子線が利用できるが，X線の出力は低いため，臨床的には主に電子線治療に用いられる。
- 「ドーナツ管」と呼ばれる加速管を磁極ではさむ構造で，ドーナツ管の材質はガラスまたはセラミックであり，その内部は真空で，電子は加速エネルギーの増加に関係せず一定の円軌道上（安定軌道）で加速される（図1）。
- 電子を安定軌道で加速するための条件を「磁束密度の2倍の法則」または「ベータトロン条件」と呼ぶ。ウェハーは，磁束密度を調整してこの条件を維持するために用いられる。

- ベータトロンで利用できる電子線のエネルギーは4〜30 MeVであり，パルス状に発生する。

②サイクロトロン
- サイクロトロンは，直流磁場により荷電粒子を周期的に円運動させて，一定周期の高周波電界によって加速する。
- 加速管の中心のイオン源から発生した荷電粒子は，1対のディー電極の間で加速され，そのエネルギーが増加するにつれて回転半径が大きくなる（図2）。
- 高周波電圧の周波数によって，円運動の半周ごとに極性が変わることにより加速が行われる。
- 利用されるビームは，偏向電磁石により磁場外に取り出される。
- サイクロトロンでは，一般に電子の加速はできず，陽子や重イオンの加速に用いられる。
- 高エネルギー粒子の加速を実現するために，ビーム収束性を高めたAVFサイクロトロン（粒子の軌道に沿って磁場を変化させる）やシンクロサイクロトロン（粒子の速度に同期して高周波電場の周波数を変化させる）が使用される。
- サイクロトロンのビームは連続的に発生するが，シンクロサイクロトロンのビームはパルス状に発生する。
- BNCTの陽子線源として用いられる。

図1 ベータトロンの構造

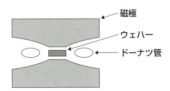

図2 サイクロトロンの概念図

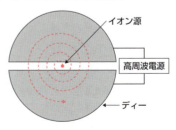

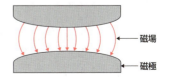

Point
電子は質量が小さく，容易に光速に近づくため相対論的領域に入り，その質量の増加により同調周期が変化するためサイクロトロンでは加速ができなくなる。

2-4 円形加速器②，原子炉

用語解説

原子炉
原子核反応を持続させる装置のこと。

シンクロトロン(図1)

- シンクロトロンは，荷電粒子の加速に伴って磁場の強度を大きくすることによって粒子の円軌道半径が一定に保たれるように加速される。したがって，偏向電磁石の磁場は可変である。
- 電子シンクロトロンと重粒子シンクロトロンがあり，後者は陽子線治療や重粒子線治療に用いられている。
- 電子シンクロトロンにおける電子の加速は，加速電極の高周波電界によって行われる。
- 重粒子シンクロトロンの加速は，軌道上の高周波加速空洞で行われ，高周波の周波数を粒子の加速に応じて変化させる必要がある。
- シンクロトロンには，荷電粒子を予備加速するための入射器が必要である。入射器は荷電粒子を生成するためのイオン源と前段加速のための直線加速器などで構成される。
- シンクロトロンでは，円軌道の半径を大きくすることによって，粒子をより高いエネルギーに加速することが可能である。

マイクロトロン(図2)

- マイクロトロンは，直流磁場により荷電粒子を周期的に円運動させて，一定周期の高周波電界によって小型の共振加速空洞内で加速する。
- ビームの取り出しは，デフレクションチューブを任意の軌道位置に移動させることにより簡単にでき，任意のエネルギーの電子線を取り出すことができる。
- 加速電子ビームのエネルギーは単色に近い。また，ビーム電流が高くビーム輸送による損失が少ないため，出力の大きな電子線やX線が得られ，ビームを複数の部屋で利用することも可能である。

- レーストラックマイクロトロンは，同一軌道上で電子を加速するもので，高いエネルギーが得られ，装置の小型化が可能である。2つの半円形電磁石の間に小型の直線加速器が挿入されている。

原子炉

- 実用となっているのは核分裂炉である。^{235}Uに熱中性子を照射して発生する核分裂による速中性子を水，重水，グラファイトなどで減速させて熱中性子とする。原子炉ではカドミウムやホウ素などを含んだ制御棒で核分裂の連鎖反応を制御し臨界を維持する。
- 放射性医薬品の製造や，減速した熱中性子を利用した中性子捕捉療法に用いられる。

図1 シンクロトロンの構成

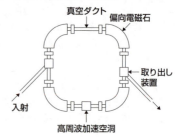

図2 マイクロトロンによる加速

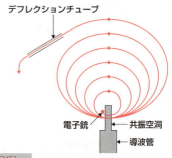

確認

シンクロトロン放射とは，光速に近い高エネルギーの電子または陽電子が磁場中を通過するとき，磁場によって軌道を曲げられて軌道の接線方向に電磁波を放出する現象である。「放射光」とも呼ばれる。

2-5 定位放射線治療装置，治療計画装置

用語解説

ガンマナイフ
多数の ^{60}Co 線源を半球状に配置し，コリメートされた細いビームを病巣に集中させて照射する装置。

リニアックサージャリ
直線加速器からのX線ビームを専用のコリメータやMLCによって細いビームに成形し，病巣に集中させて照射する方法。

サイバーナイフ
ロボットアームに取り付けられた直線加速器からの細いX線ビームを集光照射することで病巣を治療する定位放射線治療システム。X線透視位置認識システムにより腫瘍の位置を確認する。

X線シミュレータ
放射線治療装置と同じ幾何学的条件をもったX線透視装置。

CTシミュレータ
CT撮影から治療計画までを行う装置。

放射線治療計画システム
空間的な線量分布を計算により求めるコンピュータシミュレーション装置。

ガンマナイフ

- 多数（200個程度）の ^{60}Co γ 線源を半球状に配置し，細いビームをコリメートするための専用コリメータを用いる。
- 機械的な可動部が少ないため幾何学的位置精度が高い。また，多くの線源で同時に照射するので照射時間がリニアックサージャリより短い。
- ガンマナイフパーフェクションが開発され，192個の ^{60}Co γ 線源を用い，3種類（4 mm, 8 mm, 16 mm）のコリメータサイズの組み合わせで複雑な標的に対する照射が短時間で可能となった。すべての線源からの放射線が一つの焦点に向かうように各コリメータは設計されている。

リニアックサージャリ（医療用直線加速器による定位照射）

- 最大4〜5 cm径くらいまでの病巣に対応できる。
- 位置の精度を±1 mm以内に維持しなければならないため，毎回の精度確認が必要であり，位置精度を維持するために専用の固定具を用いる。
- 1回で治療線量を投与する照射法を「定位放射線手術（stereotactic radiosurgery：SRS）」，複数回に分割して照射するものを「定位放射線治療（stereotactic radiotherapy：SRT）」と呼ぶ。

直線加速器による定位放射線治療に必要な事項

- 照射中心の固定精度（施設基準）は，頭頸部では2 mm以内で，体幹部では5 mm以内でなければならない。
- 体幹部での保険適応疾患は，原発病巣の直径が5 cm以内で転移病巣のない原発性肺癌または原発性肝癌，および3個以内で他病巣のない転移性肺癌または転移性肝癌，転移病巣のない前立腺癌，および脊髄動静脈奇形である。また，放射線治療を専ら担当する常勤の医師，診療放射線技師と放射線治療に関する機器の精度管理などを専ら担当する者が必要である。
- 治療計画用CT装置，3次元放射線治療計画システム，照射中心に対する患者の動きや臓器の体内移動を制限する装置，微小容量電離箱線量計または半導体線量計および水ファントムまたは水等価個体ファントムが必要である。

X線シミュレータ

- X線シミュレータは放射線源が診断用のX線管であるほかは，アイソセントリックなガントリー回転機構や治療台の幾何学的条件などが高エネルギー治療装置と同じである。
- 照射野を表示するためのワイヤ絞りを装備し，任意の角度から照射時と同じ体位で透視による照射野のシミュレーションおよび照合用画像の撮影が可能である。一般に，比較的単純な治療計画に使用される。また，標的体積の時間的な変化を確認するために用いられる。コーンビームCTを撮影できるものもある。

CTシミュレータ

- CTシミュレータの構成要素は，①ラージボアCTスキャナ，②ルームレーザーポインタ（患者整位とマーキングのため），③治療装置の寝台と同じ治療体位を再現できる平坦な寝台（フラット天板），④画像処理や再構成が高速に行えるワークステーションである。呼吸管理を必要とする場合には，治療装置に装備されるものと同じ専用の呼吸管理システムが必要である。

放射線治療計画システム

- 放射線治療計画システムでは，標的体積や照射条件などの決定と線量分布シミュレーションを行う（p.314 図1）。
- 治療計画において変更可能な主なパラメータは，ビームエネルギー，照射角度，線量荷重，門数，照射野サイズ，ボーラス，くさびフィルタなどである。
- 治療計画において体内の不均質を考慮するためには，CT値と電子濃度の相互関係の把握が重要で，あらかじめ電子濃度の明らかなファントムを用いて計測しておく必要がある。軟部組織ではCT値と電子濃度の関係は直線的であるが，骨のように実効的な原子番号が大きくなると直線の傾きが変化する。
- 2次元画像による位置照合のために，beam's eye viewでの透過像であるデジタル再構成画像（DRR：digitally reconstructed radiography）を作成できる。
- 密度の異なる体内の組織（筋肉，脂肪，肺，骨など）の吸収線量を計算するためには，不均質補正が可能な線量計算アルゴリズムが必要である。

DVHは特定の臓器体積内の線量値の度数分布

- 線量体積ヒストグラム（dose volume histograms：DVH）は，標的やその周囲にある特定臓器の任意の線量を有する体積を度数分布で表示する。
- 3次元線量分布に含まれる情報を集約し治療計画の定量的な評価のための非常に重要な手段である。「微分DVH」と「累積DVH」の2つの表現方法がある。累積DVHを用いて線量に対する体積百分率を表示するのがより一般的で，線量と対比した体積を確認したい場合に有用である。
- 治療計画の評価指標として，D_{95}（95％以上の体積が照射される線量［Gy］），V_{20}：20Gy以上の線量が照射される体積などが用いられる。
- 治療計画の評価には，Homogeneity Index（HI）や，Conformity Index（CI）なども用いられる。

図1　累積DVHの例

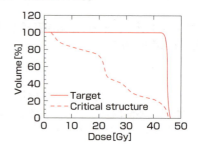

2-6 照射位置の確認，補助具，品質管理

照射位置の確認はリニアックグラフィ

- 高エネルギーX線による照射位置の確認写真を「リニアックグラフィ」と呼ぶ。位置の照合では，X線シミュレータによる照合用画像またはCTシミュレータによるDRRと比較され，照射野を変更したときには必ず撮影される。
- フィルム，CR（computed radiography），EPID（electric portal imaging device system）が用いられる。EPIDでは照射中の照射位置確認が可能である。
- 最新の治療装置では，ガントリーに撮影が可能なX線管とディテクタを装備しており，解像度の高い2方向撮影やコーンビームCTによって，より高精度な位置合わせが可能である。照射ごとに標的部位を確認してから行う放射線治療は画像誘導放射線治療（IGRT：image-guided radiation therapy）と呼ばれる。

線量分布の改善

- ボーラス，補償フィルタとくさびフィルタがある。ビーム入射面が平坦でない場合に，体内の線量分布を改善する目的で用いられる。
- ボーラスは，高エネルギー電子線治療で用いられることが多く，組織等価物質で作成され，皮膚表面に直接配置されるため皮膚保護効果を保つことができない。
- 補償フィルタは，高密度物質で作成されることが多く，通常，加速器ヘッドに装着され，高エネルギーX線治療において用いられる。皮膚保護効果は保たれる。
- 物理的なくさび（ウエッジ）フィルタは，高エネルギーX線やγ線の放射線強度に勾配を発生させるために加速器ヘッドに取り付けられる。材質は，鉛や鉄などが用いられることが多い。非物理くさびフィルタは，照射中に段階的にコリメータの一方を閉じることにより物理的なくさびフィルタと同様の線量勾配を発生させるもので，線質の硬化がなく，落下の危険性がない。

> **知識**
> 照射野を整形する器具には，高エネルギーX線治療で用いられる遮蔽用鉛ブロックやシャドートレイ，MLC（multileaf collimator），電子線治療に用いられる照射筒などがある。

Point

線量分布を連続的に傾斜させるためにくさびフィルタが用いられる。くさび角度は，「標準測定深（10 cm）において放射線ビーム軸上を通過する等線量曲線上で，放射線ビーム軸から等距離で幾何学的照射野寸法の1/4幅だけ離れた2点を結ぶ線の傾き」とJIS4714において定義されている（図1）。

図1 くさび角度（JIS4714より）

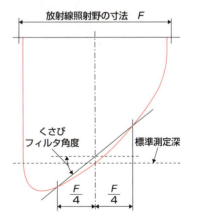

固定具の役割

- 治療中の体位を固定することと，シミュレーションから治療実施まで患者の体位（位置）の再現性を高い信頼性で維持することである。
- 頭頸部領域では，通常，熱可塑性のシェ

ルを用いて位置再現性を向上させる。
- 高い精度を要求される照射では，シェルのほかにバキューム形成による固定具などが用いられる。

患者位置決めのための器具
- レーザポインタにはフロントポインタとサイドポインタがあり，患者皮膚に描かれた皮膚マークと照合される。電子線治療は表在性の標的を治療するため，SSD法を用い，患者皮膚面にサイドポインタを合わせるか，深さ計を用いて位置を合わせる。

外部放射線治療装置の品質管理項目
- 線量管理項目と幾何学的精度管理項目がある。
- 線量評価と幾何学的精度の不確かさや誤差の低減のために品質管理が行われ，精度の高い治療と治療成績の向上が得られる。
- 外部放射線治療装置の管理項目と試験頻度，許容誤差をp.321 表1にまとめた。
- 深部線量の変化がある場合にはエネルギー変動の可能性があるので，ビーム調整または再測定を行う必要がある。
- 放射線治療施設はリファレンス線量計を備えなければならない。
- リファレンス線量計の校正は1年に1度行うことが望ましい。
- リファレンス線量計は，光子線ではファーマ形が，電子線・陽子線・重粒子線ではファーマ形または平行平板形が用いられる。

密封小線源治療に関する品質管理
- 密封小線源治療では，線量校正に標準線源または参照線源を用いる。低線量率小線源ではウェル形電離箱と線源ホルダが，高線量率小線源では空中での測定(サンドイッチ法)またはウェル形電離箱が用いられる。
- 密封小線源治療装置の品質管理は，線源出力の測定や寸法など線源に関することと，線源位置精度，タイマ精度などのアプリケータや照射装置に関することである。詳細は「密封小線源治療-診療・物理QAガイドライン：日本放射線腫瘍学会，2013」を参照すること。

> **知識**
> 密封小線源治療は，低いエネルギーの線源による空間的線量分布の集中，短時間に大線量を投与できる時間的線量配分の2つの点で外部照射よりも有利である。代表的な線源配置法に，マンチェスター法，クインビィ法，メモリアル法，パリ法，次元平均法などがある。

表1　各線質におけるリファレンス線量計の形状

線質		リファレンス線量計の形状
光子線		ファーマ形
電子線	($R_{50} \geq 4$ g cm^{-2})	ファーマ形または平行平板形
	($R_{50} < 4$ g cm^{-2})	平行平板形
陽子線	($R_{res} \geq 0.5$ g cm^{-2})	ファーマ形または平行平板形
	($R_{res} < 0.5$ g cm^{-2})	平行平板形
炭素線	(SOBP幅 ≥ 2 g cm^{-2})	ファーマ形または平行平板形
	(SOBP幅 < 2 g cm^{-2})	平行平板形

第8章 放射線治療技術学
3 吸収線量の評価

佐々木浩二

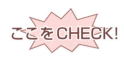

✓ Check3-1 ☞ X線出力と補正係数

- 高エネルギーX線の線量評価に用いられる深部線量関数には，SSDを一定とした場合には深部量百分率（PDD），SADを一定とした場合には組織最大線量比（TMR）が用いられる。
- 電離箱線量計を用いて測定された指示値には，温度気圧補正係数，極性効果補正係数，イオン再結合補正係数，電位計補正係数などの補正が必要である。
- 必要な補正が行われた指示値に対して，水吸収線量校正定数と線質変換係数を乗じることにより吸収線量を求めることができる。

✓ Check3-2 ☞ 深部線量関数と出力係数

- 高エネルギーX線の媒質中での減弱は，深部量百分率，組織空中線量比，組織最大線量比および組織ファントム線量比によって表される。また，高エネルギー電子線の媒質中での減弱は，深部量百分率を用いて表される。
- 高エネルギーX線出力の照射野に対する変化は，出力係数によって表される。
- 高エネルギーX線の線質は線質指標（$TPR_{20,10}$），高エネルギー電子線の線質は深部量半価深（R_{50}）によって知ることができ，線質変換係数はこれらの線質に対する関数である。

✓ Check3-3 ☞ モニターユニットおよび吸収線量の計算

- 放射線治療の臨床においては種々の形状の照射野を扱うことになるが，一般に正方形照射野に対する基本データとして多くの測定値を取得しておき，正方形照射野のデータから任意の形状の照射野における出力や深部線量関数を導く方法が用いられ，このときに等価照射野が用いられる。
- 照射ビームを修飾する因子としてくさびフィルタやシャドウトレイがあり，その透過率を補正するための係数としてくさび係数やトレイ係数が用いられる。
- 高エネルギー放射線治療における実際の投与線量は，モニターユニット（MU）値によって決定され，その計算には，照射野や深さの関数である深部線量関数や出力係数，透過率補正係数などが用いられる。

✓ Check3-4 ☞ 吸収線量の計算

- 標準計測法12における水吸収線量の計測および計算は，放射線の種類が変わっても同じ形式で表される。
- 密封小線源治療における吸収線量の計算方法には，線源構造を考慮した方法と線量率定数および各種補正関数を利用した方法がある。

図1 深部量関数の説明図

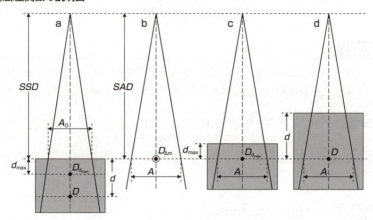

a：PDD　　c・d：TMR　　b・d：TAR
PDDではSSD一定，TMRおよびTARではSAD一定
D　　：吸収体中のある深さdにおける吸収線量
$D_{d_{max}}$　：最大深d_{max}における吸収線量
$D_{\Delta m}$　：空中組織吸収線量
A_0　：表面における照射野
A　　：目的としている深さにおける照射野

表1 深部線量関数の測定における設定

深部線量関数	距離の設定	基準深
深部線量百分率：PDD	SSD 一定	最大線量深
組織空中線量比：TAR	SAD 一定	空中線量（ビルドアップキャップ装着）
組織最大線量比：TMR	SAD 一定	最大線量深
組織ファントム線量比：TPR	SAD 一定	任意の基準深

距離に関する用語
- 線源表面間距離 source surface distance（SSD）：線源から患者またはファントム表面までの距離
- 線源検出器間距離 source chamber distance（SCD）：線源から検出器（電離箱）までの距離
- 線源標的間距離 source target distance（STD）：線源から標的内の関心点までの距離
- 線源回転軸間距離 source axis distance（SAD）：線源から装置の回転軸までの距離

3-1 X線出力と補正係数

高エネルギーX線出力(線量)の評価には2つの方法がある(出力校正の手順)

- ①SSD(source surface distance)を一定とする方法、②SAD(source axis distance)を一定とする方法で、近年では②を用いる場合が多い。
- 出力の測定は、中心軸上の校正深(d_c：水中の深さ10 cm)で行い、SSD一定の場合にはPDDを、SAD一定の場合にはTMRを用いて線量最大深吸収線量を求める。
- X線出力の校正における照射野の大きさは10 cm×10 cmで、測定ではリファレンス線量計(ファーマ形電離箱)円筒の幾何学的中心を校正深と一致させる。
- 測定された指示値$\bar{M}_{raw}$に$N_{D,w}$が与えられた測定環境と異なることに対する補正を行い、表示値M_Qとする(Qは測定線質を示す)。

$$M_Q = \bar{M}_{raw} \cdot k_{TP} \cdot k_{elec} \cdot k_{pol} \cdot k_s \quad (1)$$

- 校正点吸収線量$D(d_c)$を求める(以下SAD一定の場合)。

$$D(d_c) = M_Q N_{D,w} k_Q \quad (2)$$

- 線量最大深吸収線量$D(d_{max})$を求める。

$$D(d_{max}) = \frac{D(d_c)}{TMR(d_c)} \quad (3)$$

SSDセットアップの場合には、分母は$PDD(d_c)$を用いる。

- モニタ単位当たりの線量最大深吸収線量DMU(dose monitor unit)[Gy/MU]を求める。

$$DMU = \frac{D(d_{max})}{N} \quad (4)$$

(N：校正に用いたMU)

- 標準計測法12における校正深d_cは、光子線では10[g cm^{-2}]であり、電子線では$0.6R_{50} - 0.1$[g cm^{-2}]、陽子線・炭素線ではSOBPの中心である。
- 標準計測法12における基準照射野は、光子線、電子線、陽子線、重粒子線いずれでも10 cm×10 cmである。

線量計の指示値に対する補正係数

- 温度気圧補正係数k_{TP}は、通気性がある電離箱で、標準状態に対する測定時の電離箱空洞内空気の温度と気圧による質量の変化を補正する係数である。

$$k_{TP} = \frac{273.2 + T}{273.2 + T_0} \cdot \frac{P_0}{P} \quad (5)$$

基準条件：$T_0 = 22.0$[℃]、$P_0 = 101.33$[kPa]

- 極性効果補正係数k_{pol}は、電離箱線量計の印加電圧の正負を切り替えることにより生じる応答の違いを補正するための係数である。

$$k_{pol} = \frac{|\bar{M}^+_{raw}| + |\bar{M}^-_{raw}|}{2|\bar{M}_{raw}|} \quad (6)$$

$\bar{M}^+_{raw}$、$\bar{M}^-_{raw}$は正および負それぞれの印加電圧での電位計表示値。
$\bar{M}_{raw}$は通常使用する極性での電位計表示値。

- イオン再結合補正係数k_sは、照射によって電離体積内にできたイオン対が、再結合によって失われることに対する補正係数である。

$$k_s = a_0 + a_1\left[\frac{M_1}{M_2}\right] + a_2\left[\frac{M_1}{M_2}\right]^2 \quad (7)$$

M_1、M_2は印加電圧V_1、V_2における電位計表示値。
a_0、a_1、a_2はV_1/V_2に対応した定数。
通常使用する印加電圧V_1と、V_1の1/2以下の電圧V_2の2つの電圧を用いる(2点電圧法)。

印加電圧を定格以上にすると，電離イオンによる2次電離や絶縁破壊を起こす可能性があるので避ける。

● 電位計補正係数 k_{elec} は，電離箱と電位計を個別に校正（分離校正）した場合の補正係数で，1つの系として校正した場合には1.0である。分離校正を行った場合には，電位計の校正は3年に1回以上行う。

● 水吸収線量校正定数 $N_{D,w}$ ［Gy/"nC"］は，水の吸収線量を直接評価できる定数で，電離箱の材質や形状に依存する。
日本では $^{60}Co\gamma$ 線を基準線質とした $N_{D,w}$ が，医用原子力技術研究振興財団（線量校正センター）より与えられている。
ただし，単位中の"nC"は電位計の指示単位の設定に依存する。

● 線質変換係数 k_Q は，線量計の校正に用いた基準線質と異なった測定対象の線質に対する電離箱の応答の変化を補正する係数。線質指標の関数であり，電離箱に依存する（炭素線では電離箱の形式だけに依存）。

• 線質指標は，X線では組織ファントム比 $TPR_{20,10}$，電子線では深部量半価深 R_{50}，陽子線では残余飛程 R_{res} である。

● 全擾乱補正係数 P_Q は，大きさをもつ電離箱を水中に挿入したときに起こる放射線場の乱れを補正するための係数である。

$$P_Q = P_{cav} \cdot P_{dis} \cdot P_{cel} \cdot P_{wall} \tag{8}$$

• P_{cav} は電子フルエンスの変化を，P_{dis} は電離箱の幾何学的中心と測定の実効中心との変位を，P_{cel} は円筒形電離箱の中心電極と空気との不等価性を，P_{wall} は電離箱壁および防浸材質と水との不等価性を補正するための係数である。

知識

放射線の種類と物質との相互作用関連用語

光子線：干渉性（レイリー）散乱，非干渉性（コンプトン）散乱，電子対生成，光核反応

電子線：電離，励起，原子核衝突，制動放射，多重散乱，クーロン力

陽子線，重粒子線：弾性散乱，非弾性散乱，原子核破砕反応（フラグメンテーション）

中性子：弾性散乱，非弾性散乱，原子核破砕反応，中性子捕獲，荷電粒子放出，核分裂

3-2 深部線量関数と出力係数

用語解説

深部量百分率（PDD：percent depth dose）
ビーム軸上の最大深吸収線量に対する，ある深さの吸収線量の百分率。

組織最大線量比
（TMR：tissue maximum ratio）
線源からの距離が同じ点におけるビーム軸上の最大深吸収線量に対するある深さの吸収線量比。

組織ファントム線量比
（TPR：tissue phantom ratio）
TMRとは基準となる深さのみが異なる深部量関数で，任意の深さに対するある深さの吸収線量比。

組織空中線量比（TAR：tissue air ratio）
線源からの距離が同じ点におけるビーム軸上の空中組織吸収線量に対する，ある深さの吸収線量比。

出力係数（OPF：output factor）
照射野の大きさの変化に対する出力の変化を表す。10 cm×10 cmの照射野とある照射野における基準点吸収線量の比。

深部量百分率
（PDD：percent depth dose）

● 表面での照射野がA_0のとき，ビーム軸上の深さdの点における深部量百分率$PDD(d, A_0)$は，

$$PDD(d, A_0) = \frac{100 D(d, A_0)}{D(d_{max}, A_0)} \quad (1)$$

d_{max}は，線量最大深

（p.332 図1a）

組織最大線量比
（TMR：tissue maximum ratio）

● 線源からの距離が同じ点における，ビーム軸上の深さd，その深さでの照射野がAのとき，組織最大線量比 $TMR(d, A)$は，

$$TMR(d, A) = \frac{D(d, A)}{D(d_{max}, A)} \quad (2)$$

（p.332 図1c, d）

組織ファントム線量比
（TPR：tissue phantom ratio）

$$TPR(d, A) = \frac{D(d, A)}{D(d_r, A)} \quad (3)$$

● TMRは，TPRの基準深を最大深とした特別な場合である。
● 一般的に，d_rには10 cm深が用いられる。

組織空中線量比
（TAR：tissue air ratio）

● 線源からの距離が同じ点におけるビーム軸上の深さdの点における組織空中線量比 $TAR(d, A)$は，

$$TAR(d, A) = \frac{D(d, A)}{D_{\Delta m}(A)} \quad (4)$$

$d_{\Delta m}(A)$は，空中組織吸収線量

（p.332 図1b, d）

出力係数（OPF：output factor）

● 基準照射野10 cm×10 cmに対する任意の照射野サイズAでの吸収線量の比。基準深d_rでの出力係数$OPF(d_r, A)$は，

$$OPF(d_r, A) = \frac{D(d_r, A)}{D(d_r, 10cm \times 10cm)} \quad (5)$$

$$(SAD 一定)$$

（図1）

基準深（d_r）は，TMRを用いるときには最大線量深を，TPRを用いるときには一般的に10 cm深を用いる。

> **知識**
>
> 加速器からのX線出力は，絞り開口部の大きさに応じて変化する．しかし，加速器の線量制御はモニタ線量計によって行われているので，必ずしもX線出力が絞りの開度のみに依存しない．近年，出力係数を全散乱係数 S_{cp} と表記し，コリメータ散乱係数 S_c とファントム散乱係数 S_p の2つの因子に分離した出力変化の考慮が行われている．
>
> $$S_{cp}(s) = S_p(s) \cdot S_c(c)$$
>
> s はファントムに投影されたアイソセンタ平面における照射野サイズ，c はコリメータ開度．

散乱係数（SF：scatter factor）

- ビーム軸上の深さ d の点における1次光子のみによる吸収線量に対する全吸収線量の比 $SF(d, A)$ は，

$$SF(d, A) = \frac{TAR(d, A)}{TAR(d, 0)} \tag{6}$$

- $TAR(d, A)$ は照射野 A における TAR，$TAR(d, 0)$ はゼロ照射野の TAR である．

各深部線量関数および出力係数は照射野，線質，深さなどに依存する

- PDD，TMR，TAR，OPF は，照射野の大きさとビームの線質（エネルギー）に依存する．
- PDD は，SSD に依存する．また，TPR や TMR は，SAD が40 cm 以上では SAD に依存しない．
- 高エネルギー X線では深さによってエネルギーがほとんど変化しないため，電離量および吸収線量のそれぞれの相対値（PDD と PDI）は一致するが，電子線では深さに応じてエネルギーが変化するため一致しない（PDI は，percent depth ionization：深部電離量百分率）．
- OPF，SF は SSD に大きく依存しない．
- TMR などの深部量関数の相対測定では，電離箱の実効中心を位置の基準とする．円筒形電離箱の実効中心は，光子線では 0.6 r_{cyl}，電子線では 0.5 r_{cyl}，炭素線では 0.75 r_{cyl} 線源側，陽子線では幾何学的中心である．平行平板形電離箱では電離

空洞内前面の中心である．

深部線量の測定によって線質（エネルギー）を知ることができる

- 高エネルギー X線の線質指標 $TPR_{20,10}$ は，SCD 100 cm，照射野 10 cm × 10 cm における深さ 20 g cm^{-2} と 10 g cm^{-2} の吸収線量の比である．
- 高エネルギー電子線の平均入射エネルギー E_0 MeV は，深部量半価深 R_{50} g cm^{-2} を用いて

$$E_0 = 2.33 \cdot R_{50} \tag{7}$$

で表される．

- R_{50} は深部電離量半価深 I_{50} g cm^{-2} を用いて

$$R_{50} = 1.029 I_{50} - 0.06 \text{ g cm}^{-2} \quad (I_{50} \leq 10 \text{ g cm}^{-2}) \tag{8}$$
$$R_{50} = 1.059 I_{50} - 0.37 \text{ g cm}^{-2} \quad (I_{50} > 10 \text{ g cm}^{-2}) \tag{9}$$

で表され，R_{50} が電子線の線質指標として用いられる．

- 陽子線の線質指標には，残余飛程 R_{res} が用いられる．測定深 z g cm^{-2} における R_{res} は，

$$R_{res} = R_p - z \tag{10}$$

- R_p g cm^{-1} は実用飛程で，ブラッグピークもしくは SOBP 最深部より深部で吸収線量が最大値の10%になる深さである．

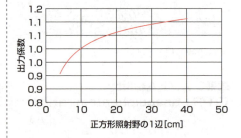

図1　照射野と出力係数の関係（10 MV X線）

3-3 モニターユニットおよび吸収線量の計算

用語解説

等価照射野
任意の照射野形状と同じ深部線量特性をもつ標準照射野。

等価照射野

- PDD，TMR，TAR，OPFは，照射野が等しい面積であってもその形状が異なれば異なる。ある矩形照射野と同じPDDを示す正方形照射野を，その矩形照射野の「等価正方形」という。同じ意味の円形照射野を「等価円」という。これらはTMR，TAR，OPFにも適用できる。
- 矩形照射野の面積と周囲の長さの比が等しいときには，PDD，TMR，TAR，OPFもほぼ一致する。矩形照射野の幅W，高さHのとき，等価正方形の1辺Aは，

$$A = \frac{2 \cdot W \cdot H}{W + H} \quad (1)$$

これは，「面積周囲長比法（Area / Perimeter method：A/P法）」と呼ばれる。

ビームを修飾する因子として透過率がある

- 透過率は，ビームを修飾するくさびフィルタやシャドウトレイなどに対して用いられる。
- くさび係数（wedge factor：WF）とは，くさびフィルタ（wedge filter）による出力の減少を考慮するための係数である。

$$WF(A) = \frac{D_{\text{wedge}}(d_c, A)}{D(d_c, A)} \quad (2)$$

$D_{\text{wedge}}(d_c, A)$は，照射野Aでくさびフィルタを使用したときの校正点吸収線量で，$D(d_c, A)$は同じ照射野でフィルタを使用しないときの校正点吸収線量である。

- トレイ係数（tray factor：TF）とは，鉛ブロックなどで照射野を成形するときに用いるシャドウトレイによる出力の減少を考慮するための係数である。くさびフィルタと同じ様に表される。

$$TF(A) = \frac{D_{\text{tray}}(d_c, A)}{D(d_c, A)} \quad (3)$$

- いずれの係数も照射野サイズおよび深さによって変化する。

外部照射ではMU値によって実際の吸収線量を決定する

- 高エネルギー放射線治療において，実際の投与線量はモニターユニット（monitor unit：MU）値によって決定される。MU値は，深部線量関数，出力係数，透過率係数などから計算で求めることができる。
- MU値の計算は，SAD一定の場合には，

$$MU = \frac{D(d, A) \cdot w_i}{DMU \cdot TMR(d, A) \cdot OPF(A) \cdot WF \cdot TF} \quad (4)$$

- $D(d, A)$は，深さdの線量評価点に投与される吸収線量
- w_iは，対象とするビーム（門）の投与線量荷重比
- DMUは1モニタ単位当たりの基準点吸収線量
- $TMR(d, A)$は，深さd，一辺Aの等価正方形照射野における組織最大線量比
- $OPF(A)$は，一辺Aの等価正方形照射野における出力係数である。

ただし，SSD一定の場合には，

$$MU = \frac{100 \cdot D(d, A_0) \cdot w_i}{DMU \cdot PDD(d, A_0) \cdot OPF(A_0) \cdot WF \cdot TF} \quad (5)$$

$TMR(d, A)$が$PDD(d, A_0)/100$に置き換わる。

照射野 A_0 がファントム表面で定義されることと，PDDが百分率であることに注意する必要がある。出力係数もSSD一定の条件で測定したものを用いる。

- <u>線量評価点における吸収線量の計算</u>は，一門ごとに吸収線量を求め（SAD一定の場合），

$$D(d,A) = DMU \cdot MU \cdot TMR(d,A) \cdot OPF(A) \cdot WF \cdot TF \quad (6)$$

複数門の場合はこれを合計する（SSD一定の場合も同様である）。

- <u>照射時間の計算</u>は，評価点における吸収線量を線量率で除して求める。
- <u>電子線治療における線量投与</u>は，一般に<u>線量最大深に対して計算</u>される。照射野の大きさの違いは，出力係数（コーン係数）で補正される。MU値の算出には，DMUと出力係数のみを考慮する。

MU値を計算で求める問題

【対向2門照射の例】

10MVのX線を用いてSADを一定として対向2門照射を行う。前方Aと後方Bから，線量比2:1で3Gy照射する場合のMU値を求める。

それぞれの照射野サイズは10 cm×10 cm，各深さのTMRは，TMR(8, 10×10) = 0.89，TMR(12, 10×10) = 0.80，
1モニタ単位当たりの基準点吸収線量は1.0 cGy/MUとする。
式3(p.337)に各値を代入して(10 cm×10 cmのOPFは1.0)

A：
$$MU = \frac{3 \times 100 \times (2/3)}{1.0 \times 0.89 \times 1.0} = 225$$

B：
$$MU = \frac{3 \times 100 \times (1/3)}{1.0 \times 0.80 \times 1.0} = 125$$

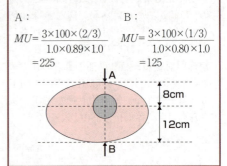

Point

- 照射野サイズが10 cm×10 cmで標準化されているので出力係数は1.0である。このサイズ以外では数値をグラフや表から補間や近似により求めることになる。照射野が正方形でない場合には，等価照射野を求めておく必要がある。
- くさび係数やトレイ係数は，くさびフィルタやトレイを使用した場合にのみ考慮する必要がある。
- 1 Gy = 100 cGy
- 温度気圧補正係数の計算では，水吸収線量校正の基準条件，$T_0 = 22.0$℃，$P_0 = 101.33$ kPaを記憶しておくとよい。

3-4 吸収線量の計算

標準計測法12における水吸収線量の計算(フォーマリズム)

- フォーマリズムは，線種にかかわらず同じである。
- 基準線質Q_0のビームで照射された場合の水吸収線量D_{w,Q_0}は，

$$D_{w,Q_0} = M_{Q_0} N_{D,w,Q_0} \tag{1}$$

M_{Q_0}：表示値
N_{D,w,Q_0}：水吸収線量校正定数

- 基準線質Q_0と異なる線質Qで照射された場合の水吸収線量$D_{w,Q}$は，

$$D_{w,Q} = M_Q N_{D,w,Q_0} k_{Q,Q_0} \tag{2}$$

k_{Q,Q_0}：線質変換係数

- 表示値M_{Q_0}はN_{D,w,Q_0}が与えられた環境と異なることに対する補正を施した値である。

$$M_{Q_0} = \bar{M}_{Q_0}^{raw} k_{TP} k_{elec} k_{pol} k_s \tag{3}$$

- ここで，必要とされる補正係数については3-1 (p.333～334) に示す。
- 基準線質Q_0は，日本では現在^{60}Co線源からのγ線である。
- 炭素線において，スキャニング法を用いる場合には線量率が非常に高くなるため，一般再結合と初期再結合の影響を考慮する必要がある。一般再結合補正係数k_sは2点電圧法で，初期再結合補正係数k_s^{ini}は収集される電離電流と飽和電流の関係から求める。

密封小線源治療における吸収線量の計算

- 空気カーマ強度S_Kは，線源の強度を表す。

$$S_K = \dot{K}_\delta(d) \cdot d^2$$

$\dot{K}_\delta(d)$は自由空間中の校正点での空気カーマ率[Gy・h^{-1}]，dは校正点までの距離[cm]である。

- 明示放射能A_{app}[mCi]は，カプセルを透過した放射能で見かけの放射能を表す。

$$A_{app} = \frac{S_K}{(\Gamma_\delta)_X \left(\dfrac{W}{e}\right)} \tag{4}$$

$(\Gamma_\delta)_X$は照射線量率定数[R・cm^2・mCi^{-1}・h^{-1}]

- ラジウム等価質量M_{eq}[mg]は，

$$M_{eq} = \frac{S_K}{(\Gamma_\delta)_{Ra,0.5} \left(\dfrac{W}{e}\right)} \tag{5}$$

$(\Gamma_\delta)_{Ra,0.5}$は厚さ0.5 mmの白金に覆われた^{226}Raの照射線量率定数Γ_δで，W/e(W値)は空気中で1対のイオンを作り出すのに必要なエネルギーである(33.97 J/C)。

- 古典的線量計算式(線源からの距離，容器による減弱を補正した空気照射線量から水中の組織吸収線量への変換を行う)

$$\dot{D}(r) = A_{app} \cdot f_{med} \cdot (\Gamma_\delta)_X \cdot \frac{1}{r^2} \cdot T(r) \cdot \dot{\phi}_{an} \tag{6}$$

f_{med}は照射線量から組織への吸収線量変換係数[cGy・R^{-1}]，$\dot{\phi}_{an}$は非等方性定数，$T(r)$は組織減弱係数，rは線源中心からの距離。

- 線量率定数および各種補正関数を利用した計算式(AAPM TG-43U1)
- 線源中心からの距離r，線源長軸となす角度θで定義された点の吸収線量率$\dot{D}(r,\theta)$は，

$$\dot{D}(r,\theta) = S_K \cdot \Lambda \cdot \frac{G_L(r,\theta)}{G_L(r_0,\theta_0)} \cdot g_L(r) \cdot F(r,\theta) \tag{7}$$

Λは線量率定数[cGy・h^{-1}・U^{-1}]，$G_L(r,\theta)$は幾何学関数[cm^{-2}]，$g_L(r)$は，放射状線量関数，$F(r,\theta)$は非等方性関数，r_0=1 cmは線源長軸から基準点までの距離，θ_0は線源長軸と基準点がなす角度($\pi/2$)。

第8章 放射線治療技術学
4 照射術式

佐々木浩二

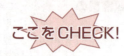

✓ Check4-1 ☞ 標的体積と線量評価点

● 放射線治療計画を行って空間的線量分布を求めるためには，標的となる腫瘍の体積およびリスク臓器の体積を決定することが必要である．これらの体積の定義はICRU50および62において定義されており，処方線量を投与するための線量評価点はICRU基準点として定義されている．

✓ Check4-2 ☞ 照射法

● 外部放射線治療において，SSD一定法ではそれぞれのビームの方向で皮膚面が正確な距離（公称SSD）になるように患者を移動する必要があるため，標的がアイソセンタにくるように患者を配置して患者移動を要しないSAD一定法（アイソセントリック法）を用いることが多い．
● 照射法には，ガントリーをある方向に固定して照射する固定照射法，照射中に移動させる運動照射法のほかに，術中照射法，全身照射法，定位照射法，強度変調放射線治療法などがある．

✓ Check4-3 ☞ 放射線の特徴と分布

● 高エネルギーX線やγ線ではエネルギーに応じたビルドアップがあるので，皮膚保護効果が期待できる．高エネルギー電子線は一定の飛程をもつため，標的となる病変が表在性の場合に用いられ，病巣よりも深い部分にリスク臓器が存在する場合に有効である．
● 外部放射線治療における空間的線量分布は等線量曲線で表され，ビームの特性や治療計画の比較に利用される．

✓ Check4-4 ☞ 粒子線治療の特徴

● 粒子線治療では，ブラッグピークによって線量の集中性が高く正常組織への影響を軽減でき，重イオン線では生物学的効果が高いという利点から，X線では難治性であった腫瘍に対してその効果が期待される．

✓ Check4-5 ☞ 密封小線源治療

● 密封小線源治療は，侵襲的な照射法であるが，病巣に大線量を集中させることができ，局所制御も良好である．また，正常組織への線量を低く抑えることができ，機能温存効果も高い．

✓ Check4-6 ☞ 非密封核種内照射療法と退出基準，その他の治療法

- 放射性同位元素から放出されるβ線を用いた<u>非密封核種内用療法</u>は，腫瘍特異的に特定の放射性同位元素が取り込まれることを利用した治療である。
- 非密封の放射性核種を投与された患者および放射性照射器具（密封小線源）を永久挿入された患者に対しては，定められた<u>退出基準</u>を遵守する必要がある。

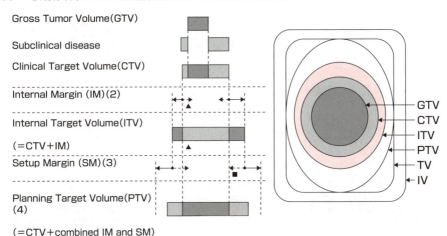

図1　放射線治療における照射体積（ICRU 50および62より）

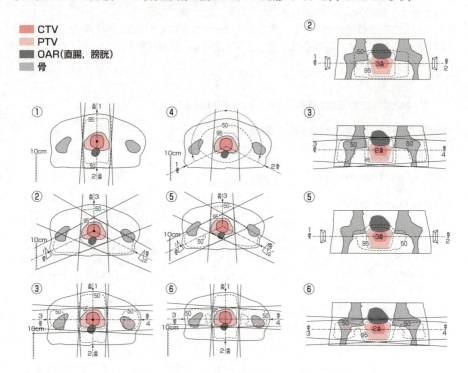

図2　前立腺癌に対する6つの放射線治療計画の比較
①対向2門照射　②⑤3門照射　③⑥4門照射　④振子照射
⑤と⑥はMLCを使用（95％等線量曲線で囲まれたTVが減少している）（ICRU 62より）

■ CTV
■ PTV
■ OAR（直腸，膀胱）
■ 骨

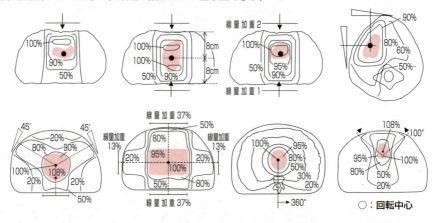

図3　いろいろな照射法における線量分布とICRU基準点
（赤色範囲はPTVを示し，黒色の点はICRU基準点を示す）

4-1 標的体積と線量評価点

空間的線量分布の決定は？
- ICRU 50と62による体積の定義を用いる（p.341 図1）。
- 照射体積の定義は，3次元治療計画には必要条件であり，ICRU-50および62において，いくつかの標的（target）と要注意臓器（organ at risk）が定義されている。これらの定義は，治療結果の比較における基本となる。
- 肉眼的腫瘍体積（gross tumor volume：GTV）は，触知できるか視覚的に実証できる悪性腫瘍の範囲および位置である。
- 臨床標的体積（clinical target volume：CTV）は，実証可能なGTVとその周辺に存在する微視的な浸潤（sub-clinical disease）などを含む組織の体積である。
- 内部標的体積（internal target volume：ITV）は，CTVに内部マージン（internal margin：IM）を加えたものである。内部マージンは，患者の参照構造（通常，骨の解剖学的な位置など）に対するCTVの大きさと位置の変化量（例えば呼吸と膀胱または直腸内容物による変位量，嚥下，心拍，蠕動などの生理学的な変化）を考慮することを目的としている。
- 計画標的体積（planning target volume：PTV）は，すべての幾何学的な変化量の影響を考慮して処方された線量をCTVに確実に投与するための幾何学的な概念である。セットアップにおける不確かさ（set-up margin：SM），治療装置などの許容誤差値（公差）および治療の間の変化を含む。
- 治療体積（treated volume：TV）は，腫瘍医によって治療の目的を達成するのに最適であると決定された線量の等線量曲線（曲面）によって囲まれる体積である。
- 照射体積（irradiated volume：IV）は，正常組織の耐容にとって有意であると考えられる線量が照射される体積である。
- リスク臓器（organ at risk：OAR）は，同一線量での腫瘍の治療効果を明らかに上回る有害事象発生確率をもった臓器である。その存在が放射線治療計画や投与線量の決定に影響を及ぼす。
- 計画リスク臓器体積（planning organ at risk volume：PRV）は，PTVと同じように，OARに対する不確かさを考慮した体積である。
- 原体指標（conformity index：CI）は，PTVに対する線量の収束性を表しており「CI = TV/PTV」で表される。PTVがTVに内包されているときに使用できる。CIが小さいほうが線量集中性がよいことを表す。

線量評価点はICRU基準点
- 標的基準線量の評価点は一般にICRU基準点が用いられる（p.342 図3）。
- ICRU基準点は，①1門照射では，ビーム軸上の標的体積中心。②対向2門照射で等しい重みづけの場合には，両ビーム入射点の中間。③対向2門照射で異なる重みづけの場合には，ビーム軸上の標的体積中心。④対向以外の2門照射および多門照射では，ビーム軸上の標的体積中心（ビーム中心軸の交点）。⑤回転照射では，標的体積の中心でありビーム回転軸中心でもある。狭い角度の振子照射では，標的体積の中心は回転中心と異なる。
- 投与される線量の不確かさは5％，機械的な空間的不確かさは5 mm以内の精度で管理する必要がある（ICRU）。定位照射やIMRTのような高精度放射線治療に対しては，これ以上の精度が求められる。

図1 2つの照射設定方法

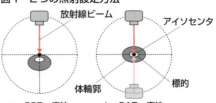

a SSD一定法　　b SAD一定法
　　　　　　　　（アイソセントリック法）

4-2 照射法

標的体積に対する照射術式は？
- SSD法とSAD法がある。
- SSD一定法は，線源と表面間の距離を一定として照射する方法で，主に高エネルギー電子線や深部治療用X線による治療において用いられる。
- SAD一定法は，「アイソセントリック法」とも呼ばれ，一般に高エネルギーX線治療装置やコバルト治療装置による照射に用いられる。SADが一定であるので，アイソセンタに投与線量基準点を合わせることにより多門照射や運動照射などが実施できる(p.343 図1)。

固定照射法は，放射線治療における基本的な照射法である(p.342 図2)
- 1門照射は，表面から数cm程度の浅在性の病変に対して用いられる。X線やγ線を用いる場合には標的体積後方のビーム通過方向の正常組織の耐容線量への注意が必要である。皮膚表面に近い腫瘍のほかに脊椎骨への転移への照射でも用いられる。また，電子線照射では1門照射が基本である。
- 対向2門照射は，180°方向に向かい合った照射法で，体軸中心に存在する標的体積に対して用いられる。照射範囲内の線量分布がほぼ均等となる。
- 直交2門照射は90°方向に直交した照射法で，偏在性の病変に用いられる。頭頸部，胸部などで用いられ，体輪郭形状による線量分布の傾きを，くさびフィルタを用いて均等にする場合が多い。
- 接線照射は，腫瘍が浅在性に存在し，その深部に照射を回避したい臓器が存在する場合に用いられる。主に乳癌などの胸壁に存在する腫瘍に用いる。
- 多門照射は，標的体積に線量をできるだけ集中させ，リスク臓器への照射を避ける場合に用いられる。3門照射は，食道癌，膀胱癌，頭頸部などに，4門照射は脊髄を避けた食道癌や子宮癌に用いられる。
- 運動照射は，放射線ビームを照射中に移動させる照射法である。回転照射は体軸中心の標的に対して360°回転する照射法で，振子照射は体軸から外れた偏在性の病変に対するある角度範囲内での運動照射である。振子角度が小さいほど最大線量点は表面方向に偏位する。
- 原体照射は，標的体積に一致した照射領域を実現するための，マルチリーフコリメータ(multileaf collimator：MLC)などを用いた固定多門照射あるいは運動照射法である。
- 定位放射線照射は，小さな病変に対して多方向から細い線束(narrow beam)により放射線を集中させる照射法で，病巣に高線量を投与できる。
- 全身照射は，白血病などの治療法である骨髄移植の前処置として行われ，主にX線を用いる。全身を照射野に含めるため4 m前後の長い線源表面間距離(long SSD)が必要である。投与線量は12 Gy/4～6回が一般的である。間質性肺炎を防ぐため，肺の線量を8 Gy以下に抑え，線量率は10 cGy/min程度で行われる。アクリル板による散乱により表面線量を増加させる。菌状息肉腫などでは電子線による全身照射も行われる。
- 強度変調放射線治療(intensity modulated radiation therapy：IMRT)は，照射野内の線量強度を変化させたビームによる多方向からの照射によって腫瘍体積に線量を集中させる照射法である。病巣への原体性(conformity)を向上させて，リスク臓器の線量を十分に抑制しつつ投与線量の増加(dose escalation)を実現可能とする。
- ノンコプラナー照射(non coplanar irradiation)とは，CT横断面と同一平面上のみでなく，任意の角度から3次元的にビームを入射させる照射法である。

4-3 放射線の特徴と分布

ビルドアップ効果は皮膚障害を低減する

- 高エネルギーX線やγ線では，ビーム強度は透過した深さとともに指数関数的に減少し，ビームは有限の飛程をもたない。エネルギーが高いほどビルドアップ効果が顕著になり深部量も大きくなり，また，側方散乱が減少し前方散乱が増加する。ビルドアップ効果により皮膚障害が低減される。

- 高エネルギー電子線では，エネルギーに依存して一定の深さ以上では急激に線量が減少する。側方散乱は多いが，X線と比較して遮蔽が容易である。水中における実用飛程はほぼ平均入射エネルギー[MeV]の1/2の深さ[cm]であり，80%線量の深さ（治療に有効な深さ）は平均入射エネルギー[MeV]の1/3程度である。このような特性から，浅在性の病変の治療に用いられる。腫瘍の背後にあるリスク臓器の線量は低くなるが，肺や骨などの不均質物質の線量分布への影響が大きい。電子線の平均エネルギーは深さに依存して低下する。表面近傍における電子線の線量勾配はエネルギーが低いほど急峻であり，エネルギーが高いほど表面線量は増加する。電子線の線量最大深は，一般的にエネルギーが高くなるほど深くなる。

等線量曲線により投与された線量の空間的な広がりが把握できる

- 等線量曲線は，線量の等しい点を結んで得られる曲線であり，これらが集合した図を「線量分布図」と呼ぶ（図2）。
- 線量分布は，治療装置，線質（エネルギー），線源の大きさ，照射野，SSDなどに依存して変化し，エネルギー，照射野およびSSDが大きくなると深い方向に移動する。また，線量分布の中心軸上の変化はPDDで表され，ビーム軸と水平方向の変化は軸外線量比（off axis ratio：OAR）で表される。
- 軸外線量比は，任意の位置の線量と同じ深さにおけるビーム中心軸上の点の線量との線量比である。

図1 高エネルギーX線と電子線のPDD（エネルギーによる変化）

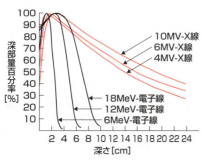

図2 高エネルギーX線・γ線の水中線量分布の比較

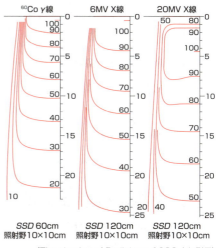

(The physics of Radiology, 1983.より引用)

IMRTの治療計画

- IMRTは，3次元原体照射の進化形であり，逆方向治療計画（インバースプラン）法に基づき，空間的，時間的に不均一な放射線強度をもつ照射ビームを多方向から照射することにより，病巣部に最適な線量分布を得る放射線治療法である。
- IMRTでは照射野内の強度を変調させる必要があるが，その方法には，①SMLC-IMRT（static multileaf collimator-IMRT），②DMLC-IMRT（dynamic multileaf collimator IMRT），③補償フィルタIMRT，④バイナリーコリメータを用いた方法（トモセラピー），⑤ロボット型治療装置（サーバーナイフ）を用いた方法などがある。
- IMRTの治療計画ではインバースプランニング法による強度変調ビーム線束の強度などの最適化が行われる。標的体積に対して投与線量（prescribed dose），リスク臓器に線量制約を与えた後，計画アルゴリズムがこの仮定を実現しうる強度変調ビーム線束の強度などを確率的手法とくり返し計算により最適化する。

4-4 粒子線治療の特徴

粒子線の特徴

- ブラッグピークをもつこと。
- 現在，粒子線のなかで癌の治療に用いられているのは，中性子線，陽子線，および重荷電粒子線である。π⁻中間子線治療は国内では行われていない。
- 陽子線や重荷電粒子線は，体内でエネルギーが低下し静止する寸前で最大の電離を起こしてブラッグピーク（bragg peak）を形成するため，高線量を集中させることができる。π⁻中間子線は，飛程末端においてスターと呼ばれるブラッグピークと同じような電離ピークをつくる。
- 陽子線は水素の原子核であり，重粒子線は原子の核外電子を除いたもので，現在は炭素イオン線が多く用いられている。
- 陽子線は，LET，RBEおよびOERが光子線や電子線とほぼ同じで低LET放射線と呼ばれ，重粒子線，π⁻中間子線，中性子線は高LET放射線と呼ばれる（図1）。
- 粒子線を病巣に一様に照射するために，飛程の異なるブラッグピークを重ね合わせて病巣の厚み方向に一様に広げることが必要になる。この広げられたビーム

図1 粒子線のLETと線量集中性

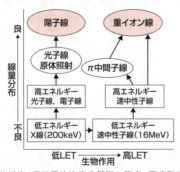

（辻井博彦：重粒子線治療の基礎と臨床，医療科学社，2000．より引用）

図2 放射線治療に用いられる粒子線等の深部線量分布

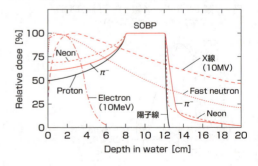

（医生物学用加速器総論，医療科学社，1998．より引用）

の形を拡大ブラッグピーク（spread out bragg peak：SOBP）」と呼ぶ（図2）。

- 小さなビームから広い均一な強度をもつ照射を形成する方法には，ブロードビーム照射（ワブラー法や2重散乱体法），積層原体照射，スポットスキャンニングなどがある。
- 国内での粒子線治療装置ではブロードビーム照射を用いたものが多く，ワブラー法では，①粒子線の最大飛程を調整するのはレンジシフタ，②病巣の厚さに応じた拡大ブラッグピークの幅を決めるのはリッジフィルタ，③照射野を拡大，平坦化するのはワブラー電磁石，④入射面形状および不均質の補正はボーラス，⑤腫瘍形状に合わせた照射野の成形はMLCおよび患者コリメータである。
- 速中性子は，X線とほぼ同じような線量分布を示す。
- 粒子線治療における分割回数は，X線よりも少ない。

知識

広い均一な強度をもつ照射を形成する方法には，電磁石を用いるワブラー法，散乱体を用いる2重散乱体法がある。また，患部の形状に成形した粒子線ビームを深さ方向に分割し層状に重ねて照射を行う積層原体照射や，粒子線ビームをペンシル状に細く絞り患部に走査して照射するスポットスキャンニングが開発された。粒子線治療は先進医療として実施されているが，重粒子線では骨軟部腫瘍，前立腺癌および頭頸部腫瘍，陽子線ではこれに加えて小児腫瘍に診療報酬が認められている。

Point

- 高LET放射線は，単位飛跡長さ当たりの直接的，間接的電離作用が大きいため，RBE（生物学的効果比）が大きい。
- 重粒子線治療では，体内の深さによってRBEが異なり，深くなるにつれて高くなるRBEに対して線量を徐々に低くすることにより調節する。
- 陽子の加速には，サイクロトロン，シンクロサイクロトロン，シンクロトロンが用いられる。また，重荷電粒子の加速には主にシンクロトロンが用いられる。

4-5 密封小線源治療

用語解説

密封小線源治療
線源を直接接触または挿入して治療する。

密封小線源治療

- 密封小線源には現在，^{192}Ir，^{137}Cs，^{60}Co，^{198}Au，^{125}Iなどのγ線源が主に使用されている。その半減期，平均エネルギー，形状などを表1に示す。
- ^{192}Ir，^{137}Cs，^{60}Co，^{198}Auは，β崩壊し，^{125}Iは軌道電子捕獲で崩壊する。
- 線源の使用方法によって，組織内照射，腔内照射，表面（モールド）照射に分類される。
- 組織内照射は，腫瘍内と周囲の組織に密封小線源針（ワイヤ，シード，針，管）を直接挿入する方法で，1次刺入と永久挿入に分類される。①1次刺入は，線源を直接刺入（装着）するものと，アプリケータを介して挿入するものがあり^{192}Ir，^{137}Cs，^{60}Coが用いられる。1次刺入は，主に舌・口腔底，乳腺の治療に用いられる。②永久挿入は線源を挿入し抜去しないもので，短半減期の^{198}Au，^{125}Iが用いられる。^{125}Iシードは前立腺の治療に，^{198}Auグレインは舌および口腔底，頬粘膜などの治療に用いられる。
- 腔内照射は，線源を外部から腔内（子宮，腟腔，鼻腔，食道，気管など）に挿入する照射法である。
- 表面照射は，皮膚や粘膜などの表在性腫瘍に対して，モールド内に線源を配置して照射する方法であり，口腔底，歯肉，歯槽，硬口蓋などに用いられる。
- リモートアフターローディングシステム（remote after loading system：RALS）は，マイクロ線源を遠隔操作によってガイドチューブを経由して組織内または腔内のアプリケータに一定時間挿入し照射を行う装置で，^{192}Irあるいは^{60}Co線源が用いられる。
- ^{192}Ir線源は，白金イリジウム合金線が原料で，ベータ線を減弱させるために白金管で被覆される。
- 密封小線源の線量率と装着期間，使用法を表2に示す。RALSには高線量率（12 Gy/h以上），中線量率（2～12 Gy/h）と低線量率（2 Gy/h以下）方式があり（ICRU38による），高線量率方式の使用施設が多い。
- 小線源治療では，標的の形状に応じて空間的な線源配列と時間的な線量配分を計画する必要がある。

表2　密封小線源の線量率，装着期間，照射方法

線源	線量率	装着期間	照射方法
^{192}Ir	高・低	一時的	組織内・表面・腔内
^{137}Cs	低	一時的	組織内・表面・腔内
^{60}Co	高	一時的	腔内
^{198}Au	低	永久	組織内
^{125}I	低	永久	組織内

（平岡真寛ほか：放射線治療マニュアル，中外医学社，2006．より引用）

表1　密封小線源の特性

線源	半減期	γ線平均エネルギー [MeV]	形状	空気衝突カーマ率定数：Γ [μGy・m^2・MBq^{-1}・h^{-1}]
^{192}Ir	73.83日	0.361	ワイヤ・ピン・シード・ペレット	0.109
^{137}Cs	30.08年	0.662	針・管	0.0771
^{60}Co	5.271年	1.25	針・管	0.306
^{198}Au	2.694日	0.406	グレイン・シード	0.0545
^{125}I	59.40日	0.028	シード	0.0344（10keV以上の光子）

- 子宮頸癌の腔内照射における線源配置法には主にマンチェスター法が用いられ，子宮腔内にタンデム線源を複数の位置に停止させ，同時に1対のオボイド線源を左右の腟内蓋部に挿入する。線量評価に用いるA点，B点を図1に示す。A点は外子宮口を基準として，前額面上の子宮腔長軸に沿って上方2cmの高さを通る垂線上で，側方に左右それぞれ2cmの点であり，B点は骨盤腔内で前額面上の左右A点の中間の高さで正中線より側方5cmの点である。A点線量は，原発巣の線量，膀胱・直腸の障害の指標で，B点線量は，骨盤壁への浸潤，骨盤リンパ節転移に対する線量の指標となる。

図1 マンチェスター法による子宮頸癌腔内照射

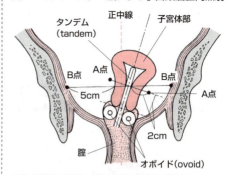

A点：原発巣の線量，膀胱・直腸の障害の指標
B点：骨盤壁への浸潤やリンパ節転移に対する線量の指標

> **Point**
> 子宮頸癌の腔内照射では，正側2方向のX線画像による2次元治療計画が行われてきたが，CTやMRIを用いて3次元的に腫瘍と周囲臓器の位置を同定した治療計画(3D-IGBT：3D-image guided brachytherapy)が行われるようになった。

4-6 核医学治療と退出基準，その他の治療法

用語解説

核医学治療
β線(^{223}Raではα線)による細胞障害作用を利用する，組織特異的治療である。

ホウ素中性子捕捉療法
癌細胞を選択的に治療することができる。

核医学治療

- 核医学治療は，シンチグラフィから組織吸収線量を予測でき，経口または注射による投与が行われ，特異的な集積により全身に分布した腫瘍を一度に治療できる特徴をもつ。
- 放射性ヨウ素^{131}I内服療法は，甲状腺機能亢進症(良性疾患)，甲状腺癌およびその肺転移や骨転移の治療，甲状腺全摘術後アブレーション(残存甲状腺破壊治療)などに用いられる。ヨード制限が必要で，副作用として晩発性甲状腺機能低下症が起こることがある。妊婦には禁忌である。
- ^{89}Srや^{153}Smは，癌の骨転移による疼痛の緩和に用いる。
- ^{131}I-MIBGは，褐色細胞腫，神経芽細胞腫の治療に用いる。
- ^{90}Yは，標識モノクローナル抗体による内服療法(放射免疫療法)で低悪性度B細胞性非ホジキンリンパ腫とマントル細胞リンパ腫の治療に用いられる。
- ^{223}Raはα放出核種であり，骨転移のある

去勢抵抗性前立腺癌の治療に塩化ラジウムとして用いる。放出放射線当たりの平均エネルギーは他のβ放出核種より高い（表1）。

表1　非密封放射性核種の特性

核種	半減期	放出放射線当たりの平均エネルギー [MeV]
^{89}Sr	50.5日	0.58
^{153}Sm	1.9日	0.22
^{131}I	8.02日	0.364
^{90}Y	64.1時間	2.3
^{223}Ra	11.4日	27.4

放射性核種を投与された，あるいは放射線照射器具を永久挿入された患者の退出基準

● 放射性医薬品投与患者の退出基準は，公衆に対して1 mSv/年，介護者に対して1行為当たり5 mSvである。

表2　放射性医薬品投与患者の退出基準

治療に用いた核種	投与量または体内残留放射能量 [MBq]	患者の体表面から1mの点における1cm線量当量率 [μSv/h]
^{89}Sr	200	–
^{131}I	500	30
	1,100（アブレーション）	–
^{90}Y	1,184	–
^{223}Ra	12.1（1投与当たり）72.6（1治療当たり）	–

● 放射線照射器具を永久的に挿入された患者の退出基準は，公衆に対して1 mSv/年，介護者に対して1行為当たり5 mSv，患者を訪問する子供に対して1行為当たり1 mSvである。放射能と線量率による基準，線源脱落の対策，患者への注意および指導事項の3項目を遵守する必要がある。

表3　診療用放射線照射器具を永久挿入された患者の退出基準

診療用放射線照射器具	適用量または体内残存放射能 [MBq]	患者の体表面から1m離れた地点における1cm線量当量率 [μSv/h]
^{125}Iシード（前立腺）	1,300	1.8
^{198}Auグレイン	700	40.3

ホウ素中性子捕捉療法

● 癌細胞に特異的に集積するホウ素化合物を投与しておき，同部位に熱中性子線を照射すれば癌細胞のみにエネルギーを集中して選択的に治療することが可能で，これを「ホウ素中性子捕捉療法（boron neutron capture therapy：BNCT）」と呼ぶ。

● 中性子捕獲反応 ^{10}B$(n, \alpha)^{7}$Liによって放出されるα粒子の飛程は細胞の直径と同じくらいで，腫瘍組織選択的な治療である。脳腫瘍，悪性黒色腫，頭頸部腫瘍が治療対象である。

第9章　医用画像情報学

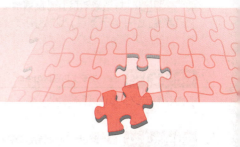

第9章 医用画像情報学
1 X線画像の生成と画質の評価

渡部晴之

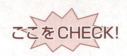

✓ Check 1-1 ☞ アナログ画像の生成（増感紙フィルムシステム）

- アナログ画像システムは増感紙の発光波長により「レギュラーシステム」と「オルソシステム」とに大別される。フィルムの感光主体はハロゲン化銀であり，感光で生成された潜像は現像処理で目に見える画像に変換される。相反則不軌などハロゲン化銀特有の種々の写真現象が現れる。

✓ Check 1-2 ☞ 写真濃度と特性曲線

- 写真濃度には「透過濃度」と「反射濃度」がある。透過濃度は幾何条件の相違により「拡散光濃度」と「平行光濃度」とに区別される。
- 特性曲線の測定により，感度，階調度，寛容度などの写真特性を評価できる。

✓ Check 1-3 ☞ デジタル画像の生成

- 画像のデジタル化は「標本化→量子化」の順に実行される。

✓ Check 1-4 ☞ 鮮鋭度（解像特性）の評価

- 鮮鋭度の物理評価には「MTF」が用いられる。デジタル画像ではエイリアシングの影響のない「プリサンプルドMTF」がよく用いられる。
- 鮮鋭度の視覚評価には並列細線法による解像力測定がよく用いられる。

✓ Check 1-5 ☞ 粒状性（ノイズ特性）の評価

- 粒状性の評価には「RMS粒状度」や「ウィナースペクトル」が用いられる。デジタル画像では「デジタルウィナースペクトル」がよく用いられる。
- アナログシステムでもデジタルシステムでもX線量子モトルが粒状性に大きく寄与する。

✓ Check 1-6 ☞ 視覚的画質評価法

- 医用画像を観察して病変（信号）の有無を判断するのは人間である。人間の視知覚を用いて画像システムの信号検出能を評価する手法には，信号検出理論に基づく「ROC解析」や「C-Dダイヤグラム」がある。

図1 被写体コントラストCx

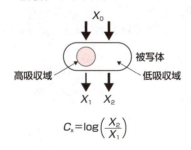

$$C_x = \log\left(\frac{X_2}{X_1}\right)$$

図2 特性曲線と各種コントラストの関係

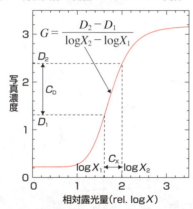

表1 各種コントラストと影響する因子

	被写体コントラスト(C_x) $C_x = \log X_2 - \log X_1$	フィルムコントラスト*(G) $G = \dfrac{D_2 - D_1}{\log X_2 - \log X_1}$	X線写真コントラスト(C_D) $C_D = D_2 - D_1 = G \cdot C_x$
意味	被写体透過後の2点間のX線強度差	特性曲線から得られる2点間の階調度	X線写真上の2点間の写真濃度差
影響する因子	X線光子エネルギー 散乱X線 生体組織の厚さ 生体組織の線減弱係数 疾病による変性 造影剤の有無	フィルムの種類 現像処理条件 （現像時間，現像液温度） フィルム濃度	

＊デジタルシステムの場合，フィルムコントラストに対応する画像システムのコントラストは，階調処理により自由に変えられる。

表2 主要画質因子と評価法

画質因子	物理評価法		視覚評価法
	空間解析	周波数解析	
①コントラスト	特性曲線から階調度を評価	CTF(コントラスト伝達関数)	
②鮮鋭度	Rudinger-Spiegler法 Nitka法 アキュータンス PSF(点広がり関数) LSF(線広がり関数)	レスポンス関数 $\begin{pmatrix}OTF(光学伝達関数)\\ MTF(変調伝達関数)\\ PTF(位相伝達関数)\end{pmatrix}$	並列細線法(解像力) 金網テスト法
③粒状性	RMS粒状度 自己相関関数 セルウィンの粒状度 キャリエ(Q)係数	ウィナースペクトル (ノイズパワースペクトル)	粒状消失拡大率法 粒状消失距離法
画質因子の 組み合わせ	NEQ(雑音等価量子数) DQE(検出量子効率) 情報容量	NEQのスペクトル DQEのスペクトル 情報スペクトル	ROC解析 C-Dダイヤグラム (バーガーファントム法) 強制選択肢法(AFC法) 一対比較法 ハウレットチャート法 エントロピー解析

図3 NEQとDQEの概略
　　（SNRの概念に基づく画質評価法）

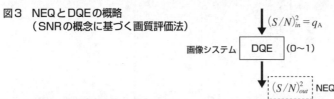

表3 NEQとDQEの意味

NEQ(Noise Equivalent Quanta) (雑音等価量子数)	DQE(Detective Quantum Efficiency) (検出量子効率)
$NEQ = (S/N)_{out}^2 = q_A \cdot DQE$	$DQE = \dfrac{(S/N)_{out}^2}{(S/N)_{in}^2} = \dfrac{NEQ}{q_A}$
$(S/N)_{in}$：入力側のSNR，$(S/N)_{out}$：出力側のSNR，q_A：単位面積当たりのX線光子数	
$NEQ(u) = \dfrac{MTF^2(u)}{WS_E(u)}$	$DQE(u) = \dfrac{MTF^2(u)}{q_A \cdot WS_E(u)}$
$WS_E(u) = \dfrac{WS_D(u)}{G^2 \cdot (\log_{10} e)^2}$	
u：空間周波数，MTF：MTF(変調伝達関数)，WS_E：相対X線量の変動から計算したウィナースペクトル，WS_D：写真濃度などの出力変動から計算したウィナースペクトル，G：入出力特性から求まるグラジエント	
・出力画像のSNR(の2乗) →出力画像の画質を表す評価値 ・撮影X線量に依存(高X線量での撮影ほどNEQは増加) →画像システム固有の性能指標にはならない ・単位：mm^{-2}	・画像システムのSNR(の2乗)伝達効率 ・X線光子の利用効率 ・値は0～1の範囲 ・NEQを入射光子数で正規化(撮影X線量に依存しない) →画像システム固有の性能指標 ・最終出力画像の評価値にはならない
主要な画質因子(コントラスト，鮮鋭度，粒状性)を含み総合的画質特性を表す一面もあるが，画質因子の統合により各因子のバランスの情報が欠落することに注意(例：「鮮鋭度がよくて粒状性が悪いシステム」と「鮮鋭度が悪くて粒状性がよいシステム」との違いが適切に反映されるとはいえない)	

1-1 アナログ画像の生成（増感紙フィルムシステム）

用語解説

レギュラーシステム
青色発光増感紙とレギュラーフィルムとを組み合わせたシステムのこと。
- 増感紙蛍光体：$CaWO_4$（タングステン酸カルシウム）

オルソシステム
緑色発光増感紙とオルソフィルムとを組み合わせたシステムのこと。
- 増感紙蛍光体：$Gd_2O_2S:Tb$

ハロゲン化銀
ハロゲン（Cl, Br, I など）と銀との化合物のこと。

相反則不軌
露光量が同じでも照度が異なれば写真濃度が異なる現象のこと。
- 相反則：写真濃度が露光量の関数で決まること。

表1　フィルムの感色性と医療用途

名称	感色性	医療用途
レギュラー	紫外, 青	直接撮影用X線フィルム
オルソ	紫外, 青〜緑	直接撮影用X線フィルム 間接撮影用X線フィルム
パンクロ	紫外, 青〜赤	レーザーイメージャ用フィルム
インフラレッド	紫外, 青, 赤, 外	レーザーイメージャ用フィルム

表2　主な写真現象

分類	写真現象
露光に関する現象	間欠効果 ソラリゼーション
潜像に関する現象	潜像退行 ハーシェル効果
露光以外の理由による潜像形成に関する現象	圧力効果 スタチック
現像に関する現象	隣接効果（エッジ効果（ボーダー効果，フリンジ効果），コスチンスキー効果，エバハード効果，方向効果）

ハロゲン化銀
- 感度比：$AgBr·I > AgBr > AgBr·Cl > AgCl$
- 医療用には高感度のヨウ臭化銀（$AgBr·I$）を用いる。
- AgIは粒子が微細で感度が低いため単独では用いない。
- AgFは潮解性のため用いない。

表3　現像液・定着液の組成

種類	組成	薬品
現像液	現像主薬	ハイドロキノン（緩性） メトール（急性） フェニドン（急性） PQ現像液（フェニドン＋ハイドロキノン）｝超加成性 MQ現像液（メトール＋ハイドロキノン）
	保恒剤	Na_2SO_3（亜硫酸ナトリウム）など亜硫酸塩
	促進剤（アルカリ剤）	Na_2CO_3（炭酸ナトリウム）など
	抑制剤	KBr（臭化カリウム）
	その他	硬膜剤（グルタルアルデヒド） 水質調整剤（EDTA，DTPAなど）
定着液	定着主薬	$Na_2S_2O_3$（チオ硫酸ナトリウム） $(NH_4)_2S_2O_3$（チオ硫酸アンモニウム）
	保恒剤	Na_2SO_3（亜硫酸ナトリウム）など亜硫酸塩
	酸性剤	CH_3COOH（酢酸）
	緩衝剤	H_3BO_3（ホウ酸），$NaBO_2·2H_2O$（メタホウ酸ナトリウム）
	硬膜剤	カリウムミョウバン
	その他	水質調整剤（EDTA，DTPAなど）

表4 ドライイメージャ（ドライプリンタ）の記録方式

名称	記録	画像記録材料など
熱転写方式 （溶融型，昇華型）	熱	フィルム（または紙）にインクを転写
直接感熱発色方式	熱	熱応答性マイクロカプセル・有機銀塩含有フィルム
熱剥離方式	光	カーボン含有フィルム
レーザー露光 銀塩熱現像方式	光	ハロゲン化銀・有機銀塩含有フィルム

Point

イラジエーション，ハレーション，クロスオーバ効果

鮮鋭度を低下させる現象

① **イラジエーション**（光滲）：光がハロゲン化銀粒子表面で乱反射。隣接のハロゲン化銀を感光させる現象。

② **ハレーション**：乳剤層を透過した光がフィルムベース内を通過し，その境界面で反射して再び乳剤層に入射しハロゲン化銀を感光させる現象。

③ **クロスオーバ効果**：両面乳剤で起こる現象。乳剤層を透過した光が反対側の乳剤層に入射しハロゲン化銀を感光させる現象。

1-2 写真濃度と特性曲線

用語解説

写真濃度
画像の濃淡を定量的に表す値のこと。

特性曲線
写真感光材料の入出力特性を表す曲線のこと。

感度
ある一定の写真濃度を得るに要する露光量の逆数のこと。

階調度
特性曲線上の任意の点の傾斜度のこと。

寛容度
写真濃度の濃淡を正しく表すことができる露光域のこと。

写真濃度

- 写真濃度 $= \log_{10}(I_0/I)$
  I_0：入射光束の強度
  I：透過または反射光束の強度
  ① 拡散光濃度 D_d：フィルムでの光の散乱も含めて測定した濃度（通常の濃度計）。
  ② 平行光濃度 D_p：フィルムでの光の散乱を含めないで測定した濃度（マイクロデンシトメータ）。
- キャリエ係数 Q：（$= D_p/D_d$）
  一般に $D_p > D_d$ のため1より大きな値。

特性曲線

- 横軸：露光量の常用対数、縦軸：写真濃度。
- センシトメトリ：特性曲線を作成し写真特性値（感度、階調度、寛容度、カブリ、最大濃度）を測定すること。

感度

- X線用フィルムでは露光量の絶対値がとりにくいため、相対露光量の逆数から相対感度（比感度）を得る。

階調度

- システムのコントラスト特性を表す。
- 平均階調度 $\bar{G}$：特性曲線上の実用的な2点間（低濃度部・高濃度部）の傾斜度。
- ガンマ（γ）：特性曲線の直線部の傾斜度。
- 階調度曲線：特性曲線を露光量に対して微分して描く。

寛容度

- ラチチュード、ダイナミックレンジ。
- 寛容度 ⟷ 階調度。

表1 特性曲線作成法

	強度スケール法(撮影時間一定)		タイムスケール法 (X線強度一定)
	距離法	ブーツストラップ法	
露光量の決定方法	距離の変化 距離の逆2乗則を利用	アルミ階段厚の変化 2回露光後に作図	撮影時間の変化
利点	X線質の変化がないため高精度	2回の露光ですむので簡便	撮影時間を変化させるだけなので簡便
欠点	広い照射室が必要	X線質の変化、アルミ階段からの散乱線の影響のため精度が低い	相反則不軌の影響により誤差を生じる（ハロゲン化銀を使用するアナログシステムの場合）

図1　特性曲線

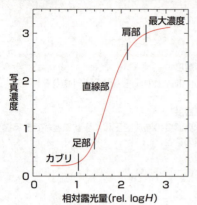

Point

デジタル特性曲線
デジタルシステムにおけるX線量とピクセル値との関係を表す曲線。デジタルシステムの重要なコンポーネント「X線検出器」および「A／D変換器」の入出力特性を示す。相反則不軌の影響がないためタイムスケール法で簡便かつ精度よく測定できる。

1-3 デジタル画像の生成

用語解説

標本化
空間的に連続な画像を離散的な画素の集合に分割すること。

量子化
連続的に変化する画像の濃淡を離散的な画素値に変換すること。

標本化

- 画素〔ピクセル（picture element：pixel）〕
- マトリックスサイズ：デジタル画像の大きさ。M×N（横の画素数×縦の画素数）で表現。
- デジタルX線画像の画素サイズは最小で25μm程度（マンモグラフィ）。
- 標本化定理：アナログ画像に含まれる最高空間周波数が U〔cycles/mm〕であるとき標本化間隔 Δx〔mm〕を，「$\Delta x \leqq 1/(2U)$」にすれば元の信号が完全に定まる。
- ナイキスト周波数：$U_N = 1/(2\Delta x)$ 標本化されたデジタル画像がもつ最高空間周波数。
- サンプリング周波数：$U_S = 1/\Delta x (= 2U_N)$ 標本化間隔の逆数。
- エイリアシング：標本化定理を満たさない標本化により偽信号（alias）が現れる現象。
- サンプリングアパーチャ：標本化は実際には点ではなくある面積のアナログデータを読み取る。
- 同じ画素サイズでもサンプリングアパーチャの大きさが異なれば画像のボケ方は異なる。

量子化

- 画素値（ピクセル値）
- 量子化レベル数（階調数）：濃度分解能を決定。通常 2^n で量子化。nを「量子化ビット数」という。
- 通常，デジタルX線画像は10ビット（1,024階調）以上で量子化。
- 量子化誤差：量子化前後の値の差。量子化により必ず発生する。量子化レベル数が大きいほど誤差は小さい。

図1 標本化

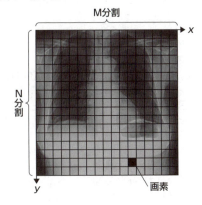

図2 デジタル化パラメータ

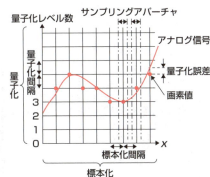

Point

デジタル画像のデータ量

（横の画素数）×（縦の画素数）×（量子化ビット数）　　…ビット数による表現

8bit = 1Byte（コンピュータで扱う最小単位）。

8bitまでは1Byte，9〜16bitは2Byte。マトリックスサイズが 1,024×1,024，量子化ビット数10bitの画像データ量をバイトで表現すると，
1,024×1,024×2Byte=2MByte。
（1,024Byte = 1kByte，1,024kByte = 1MByteで換算）

1-4 鮮鋭度(解像特性)の評価

用語解説

鮮鋭度
画像の微細部分の明瞭さやボケの程度を表す尺度のこと。

MTF
画像システムの鮮鋭度を表す関数のこと。
- modulation transfer function：変調伝達関数

プリサンプルドMTF
デジタル画像システムにおける標本化される直前のMTFのこと。

並列細線法
解像力チャートを用いて解像力を求めること。
- 解像力：識別可能な微細像の限界

鮮鋭度
- 鮮鋭度(解像特性)が優れているということは，ボケが少なく画像が鮮鋭であることを意味する。
- 画像のボケの原因としては，X線管の焦点寸法，被写体の動き，X線検出器のボケ，信号伝達・画像処理の効果・画像表示系のボケなど，多くの因子が関係する。

MTF
- 画像信号を伝達するシステム(受光系など)の能力を表す。
- 高周波情報が失われることは，画像の細かい部分がぼやけることに対応する。

MTF測定法
① **矩形波チャート法**：矩形波チャート撮影→濃度測定→各空間周波数の最大値・最小値測定→線形化→各空間周波数のコントラスト計算→矩形波MTF→<u>コルトマンの換算式</u>→正弦波MTF
② **スリット法**：スリット(幅10μm程度)撮影→濃度測定→線形化→<u>LSF</u>(<u>線広がり関数</u>)→フーリエ変換→MTF
③ **エッジ法**：エッジ撮影→濃度測定→線形化→ESF(エッジ広がり関数)→微分→LSF→フーリエ変換→MTF

図1 並列細線法

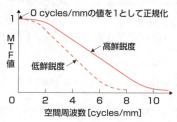

図2 デジタル系のMTF

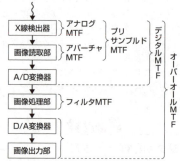

図3 並列細線法

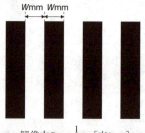

$$解像力 R = \frac{1}{2W} \quad [本/mm]$$

Point

OTF，MTF，PTF
レスポンス関数：さまざまな空間周波数の入力に対する応答特性(波の振幅と位相の応答)
① OTF(光学伝達特性)：振幅と位相の応答特性
② MTF(変調伝達関数)：振幅の応答特性
③ PTF(位相伝達関数)：位相の応答特性
通常の医用画像システムにおいて位相ずれは無視できる。

1-5 粒状性（ノイズ特性）の評価

用語解説

粒状性
画像の粒状構造の状態，性質のこと。

RMS粒状度
濃度変動の標準偏差のこと。
・root mean square granularity

ウィナースペクトル（ノイズパワースペクトル）
濃度変動を空間周波数解析したもの。

デジタルウィナースペクトル
A/D変換後のピクセル値から求めたウィナースペクトルのこと。

X線量子モトル
X線光子の空間分布が統計的にゆらぐことにより生じる微細な濃度変動のこと。

ウィナースペクトル（ノイズパワースペクトル）

- Wiener spectra（WS）
- noise power spectra（NPS）
- WS（NPS）の値が大きいということは，ノイズのレベルが高い（粒状性が悪い）ことを意味する。
- ウィナースペクトル測定法
  ① 直接フーリエ変換法：均一試料撮影→濃度測定→濃度変動成分のみを抽出→フーリエ変換→パワーを計算→ウィナースペクトル
  ② Blackman-Tukey法：均一試料撮影→濃度測定→濃度変動成分のみを抽出→自己相関関数→フーリエ変換→ウィナースペクトル

X線量子モトル

- ポアソン分布に従う。
- X線画像において最も大きく寄与する粒状性因子（60%以上）。
- 白色雑音だが受光系のMTF特性により低空間周波数領域のノイズとして現れる。

図1 ウィナースペクトル

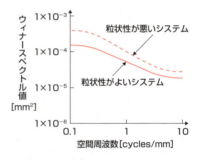

図2 増感紙フィルムシステムのノイズ要因

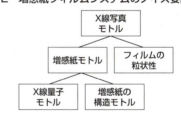

図3 デジタルX線画像システムのノイズ要因

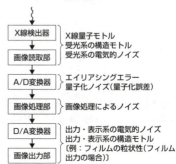

1-6 視覚的画質評価法

用語解説

信号検出理論
雑音の中から信号の有無を決定する理論のこと。

ROC解析
信号を含む画像と含まない画像を観察したときの人の応答特性を解析したもの。

C-Dダイアグラム
バーガーファントム画像などを観察して信号の大きさと識別コントラストの関係を図にしたもの。

ROC解析

- receiver operating characteristic analysis
- ROC曲線
  - 縦軸：TPF（真陽性率，的中確率）
  - 横軸：FPF（偽陽性率，誤報確率）

ROC実験手順

①観察試料の作成：信号を「含む画像」と「含まない画像」の両方用意。それぞれ数十〜百枚程度。ファントム画像でも臨床画像でもよい。同一患者を別モダリティで撮影した画像を使えばモダリティ間の比較も可能。

②評定実験：観察者の応答を測定。
- 評定確信度法：観察者の判定結果を5段階程度で分類
- 連続確信度法：長さ50mm程度のスケール上（左端：信号は絶対ない，右端：信号は絶対ある）に判定結果を自由にチェック。観察者の実験経験に対する依存が少なく観察者間の変動が小さい。

③ROC曲線の作成：TPF，FPFの算出。
- 曲線から単一指標〔ROC曲線下の面積（Az）など〕を求めてシステム間の統計的有意差検定。
- 左上角に近づくほど信号検出能が高い。正の対角線上では信号の有無の区別がついていない。
- 正の対角線以下にならない。
- Azの範囲：1.0（左上角の点を通る）〜0.5（正の対角線上）
- 感度：信号が存在する画像を観察して正しく信号があると判定した割合。
- 特異度：信号が存在しない画像を観察して正しく信号がないと判定した割合。

図1 刺激—反応行列

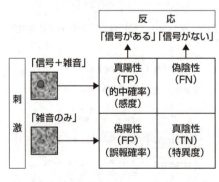

図2 ROC曲線

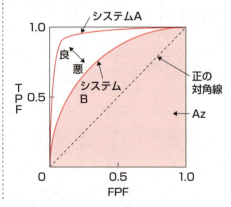

C-Dダイヤグラム
- contrast-detail diagram
- 縦軸：識別コントラスト（contrast）
  横軸：信号の大きさ（detail）
- ROC解析と比較して簡便だがTPFのみの評価（FPFは評価できない）。

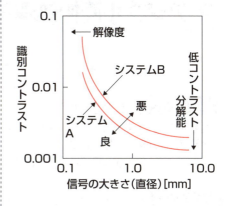

図3　C（contrast）-D（detail）ダイヤグラム

第9章　医用画像情報学
2 デジタル画像処理と医療情報

渡部晴之

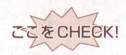
ここをCHECK!

✓ Check2-1　画像の明るさやコントラストを変える処理（階調処理）

- 階調処理の基本は階調変換関数を用いる処理で，ウィンドウ処理のような線形変換と非線形変換とがある。ほかにヒストグラム平坦化処理もよく用いられる。また，ダイナミックレンジ圧縮処理も階調処理の一種といえる。

✓ Check2-2　空間領域におけるフィルタ処理（空間フィルタリング）

- 空間フィルタリングは画像と同じ空間上で処理するため利用しやすく，構造が簡単なため頻繁に利用される画像処理技術である。基本的なフィルタとして，平滑化フィルタ，エッジ検出フィルタ，鮮鋭化フィルタがある。

✓ Check2-3　周波数領域におけるフィルタ処理（空間周波数フィルタリング）

- 画像はフーリエ変換により空間周波数の関数として表現される。これをフィルタ処理するのが「空間周波数フィルタリング」である。

✓ Check2-4　デジタルX線画像でよく利用される画像処理法

- 画像の鮮鋭化によく用いられる処理はボケマスク処理である。また，サブトラクション処理などの画像間演算処理もよく利用される。

✓ Check2-5　診断支援のための画像データの高次利用

- 近年，マルチスライスCTや超高速MRIの普及によって人体の3次元データが容易に得られるようになり，診断・治療の支援に有効活用されている。3次元データの表示法には多断面再構成法（MPR），最大値投影法（MIP），レンダリング処理がある。
- コンピュータ支援診断（CAD）は，医用画像の定量的解析結果を画像診断に利用する。

✓ Check2-6　放射線部門に関連する医療情報システム

- 医用画像はDICOM規格のデータ形式で出力後，PACSで利用される。
- RISや医事会計システムなどを統合したシステムを「HIS」という。

図1 空間フィルタリングと空間周波数フィルタリングの概略

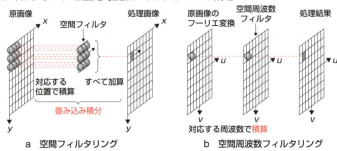

a 空間フィルタリング
b 空間周波数フィルタリング

図2 ボケマスク処理におけるマスクサイズと重み係数の効果

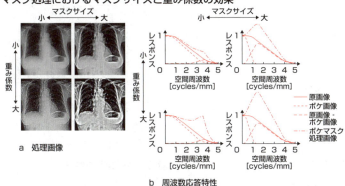

a 処理画像
b 周波数応答特性

図3 PACS，RIS，HISの概略

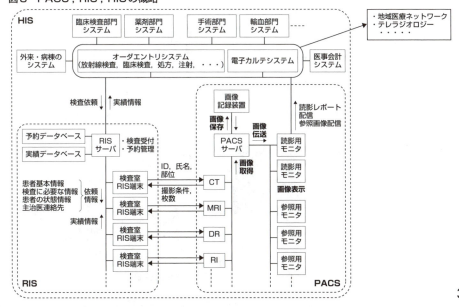

2-1 画像の明るさやコントラストを変える処理（階調処理）

用語解説

階調変換関数
入力画像の各画素値と出力画像の画素値との対応付けを指定する関数のこと。

ウィンドウ処理
ウィンドウ幅とウィンドウレベルで設定した線形な階調変換関数を用いた処理のこと。

ヒストグラム平坦化処理
画素値のヒストグラムを平坦化する処理のこと。

ダイナミックレンジ圧縮処理
診断に必要な微細部のコントラストを保持したまま全体の濃度域を圧縮する処理のこと。

ウィンドウ処理
- <u>ウィンドウ幅</u>：表示する画素値の範囲
- <u>ウィンドウレベル</u>：ウィンドウ幅の中心画素値
- 簡単で効果が大きいためCTやMRIで頻繁に使用。

ヒストグラム平坦化処理
- 画素数が集中する画素値付近のコントラストを強調。

ダイナミックレンジ圧縮処理

$$g(x,y) = f(x,y) + h(f_u(x,y))$$
$g(x,y)$：処理画像
$f(x,y)$：原画像
$f_u(x,y)$：原画像をぼかした画像
$h(f_u(x,y))$：ボケ画像の画素値に依存する補正値

- 写真濃度が黒すぎる部分や白すぎる部分を適正な写真濃度に変換→診断可検域が広がる。

図1　階調変換関数の例

図2　ウィンドウ処理

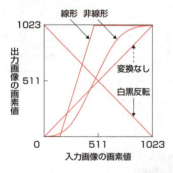

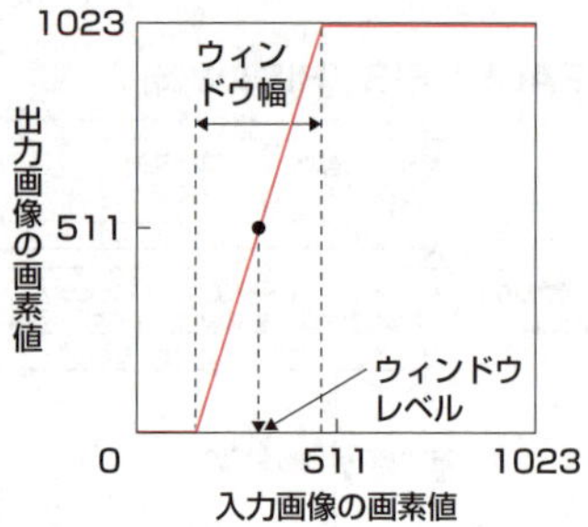

図3　ヒストグラム平坦化処理

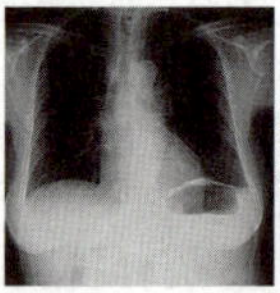

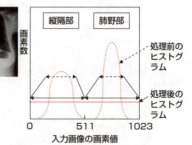

図4 ダイナミックレンジ圧縮処理の原理

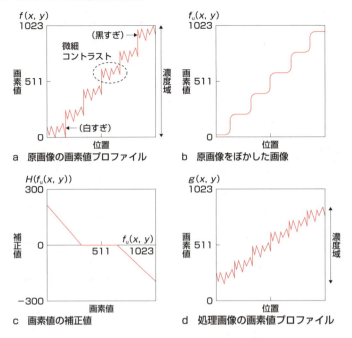

a 原画像の画素値プロファイル
b 原画像をぼかした画像
c 画素値の補正値
d 処理画像の画素値プロファイル

 ## 2-2 空間領域におけるフィルタ処理(空間フィルタリング)

用語解説

空間フィルタリング
注目画素とその近傍の画素の画素値を操作・演算する処理のこと。

平滑化フィルタ
画像をぼかすフィルタのこと。

エッジ検出フィルタ
濃度が大きく変化している部分(エッジ部)を検出するフィルタのこと。

鮮鋭化フィルタ
画像のエッジ部を強調するフィルタのこと。

空間フィルタリング

- 原画像と空間フィルタ(演算子,オペレータともいう)との畳み込み演算。
- 空間フィルタの重み係数を変えることでさまざまな処理効果が得られる。

平滑化フィルタ

- ノイズを減弱。
- 低周波成分を抽出。
- フィルタサイズが大きいほどボケも大きい。

代表的な平滑化フィルタ
①平均値フィルタ(図1a):画素値の平均値を出力。

②**加重平均値フィルタ**(図1b):注目画素に重みをつけることでボケが緩和。
③**ガウシアンフィルタ**:正規分布を重み係数とする。
④**メディアンフィルタ**:画素値のメディアン(中央値)を出力。エッジを保存しながらノイズ低減。

図1 平滑化フィルタ(3×3のフィルタサイズ)

1/9	1/9	1/9
1/9	1/9	1/9
1/9	1/9	1/9

a 平均値フィルタ

1/10	1/10	1/10
1/10	2/10	1/10
1/10	1/10	1/10

b 加重平均値フィルタ

エッジ検出フィルタ

- 領域抽出や特徴抽出のための有用な情報を取得。
- 画像の微分処理。

代表的なエッジ検出フィルタ

①**プリューウィットフィルタ**(図2a):数点間の差分の和をとることでノイズの影響を抑える。
②**ソーベルフィルタ**(図2b):注目画素に近い部分に重みをつけて微分に寄与する割合を大きくする。よく利用される。
③**ラプラシアンフィルタ**(図2c):2次微分フィルタ。方向に依存しないエッジが得られる。ノイズは大きい。

- 1次微分フィルタ(プリューウィットフィルタ,ソーベルフィルタ)は2方向のエッジ成分を合成してエッジの強さを求める。エッジの方向がわかる。

鮮鋭化フィルタ

- 高周波成分を強調。
- ボケマスク処理(p.371)がよく用いられる。
- ラプラシアンフィルタを用いた処理(図3) (原画像)−(2次微分画像)=(鮮鋭化画像)

図2 エッジ検出フィルタ

・横方向

−1	0	1
−1	0	1
−1	0	1

・縦方向

−1	−1	−1
0	0	0
1	1	1

a プリューウィットフィルタ

・横方向

−1	0	1
−2	0	2
−1	0	1

・縦方向

−1	−2	−1
0	0	0
1	2	1

b ソーベルフィルタ

・4近傍

0	1	0
1	−4	1
0	1	0

・8近傍

1	1	1
1	−8	1
1	1	1

c ラプラシアンフィルタ

図3 ラプラシアン鮮鋭化フィルタ

・4近傍

0	−1	0
−1	5	−1
0	−1	0

・8近傍

−1	−1	−1
−1	9	−1
−1	−1	−1

2-3 周波数領域におけるフィルタ処理(空間周波数フィルタリング)

用語解説

フーリエ変換
空間変数で表される画像を周波数変数の関数へ変換すること。
画像に含まれるパターンの細かさ・粗さが定量的にわかる。

空間周波数フィルタリング
空間周波数領域におけるフィルタ処理のこと。

フーリエ変換(図1)

- フーリエ変換対:($f(x,y)$:画像,u,v:空間周波数)

①フーリエ変換

$$F(u, v) = \int_{-\infty}^{+\infty}\int_{-\infty}^{+\infty} f(x, y)\exp[-i2\pi(ux \times vy)]dxdy$$

②フーリエ逆変換

$$f(u, v) = \int_{-\infty}^{+\infty}\int_{-\infty}^{+\infty} F(u, v)\exp[+i2\pi(ux \times vy)]dudv$$

- フーリエ変換の結果は<u>複素数</u>。

$$f(u, v) = F_{real}(u, v) - iF_{imaginary}(u, v)$$
$$= |F(u, v)|\exp[-i\theta(u, v)]$$

$|F(u, v)|$:振幅,$\theta(u, v)$:位相

表1 画像分野に関連する各種関数のフーリエ変換

空間領域	周波数領域
方形パルス(アパーチャなど) ⇔	シンク関数(=sinx/x)
デルタ関数 ⇔	定数(白色スペクトル)
デルタ関数列(標本化関数) ⇔	デルタ関数列

空間周波数フィルタリング

- 各周波数成分に対して直接処理を行い画像の性質を変える。
- 処理手順:①画像をフーリエ変換
  →②空間周波数フィルタとの積をとる
  →③フーリエ逆変換
- 空間フィルタリング・<u>畳み込み演算</u> ⇔ 空間周波数フィルタリング・<u>単純な積</u>(<u>畳み込み積分定理</u>)
- 空間周波数フィルタの例

①**ローパス(低域通過)フィルタ**(図3a):高周波成分を低減あるいは除去。平滑化。

②**ハイパス(高域通過)フィルタ**(図3b):低周波成分を低減あるいは除去。高周波成分抽出。

③**バンドパス(帯域通過)フィルタ**(図3c):ある周波数成分以外を低減あるいは除去。

④**高域強調フィルタ**(図3d):高周波成分強調。鮮鋭化。

図1 画像のフーリエ変換

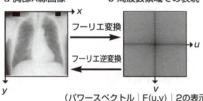

a 胸部X線画像   b 周波数領域での表現

(パワースペクトル|F(u,v)|2の表示)
- 中央部:0cycles/mm
  (直流成分=画像の平均的な明るさ)
- 辺縁部:ナイキスト周波数

図2 空間フィルタリングと空間周波数フィルタリング

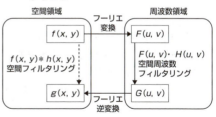

図3 空間周波数フィルタの例

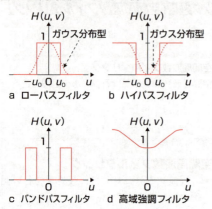

a ローパスフィルタ
b ハイパスフィルタ
c バンドパスフィルタ
d 高域強調フィルタ

2-4 デジタルX線画像でよく利用される画像処理法

用語解説

ボケマスク処理
ぼかした画像と原画像の差を原画像に加算して画像を鮮鋭化させる処理のこと。

画像間演算処理
画像間で四則演算や論理演算を行う処理のこと。

ボケマスク処理

- $g(x, y) = f(x, y) + \omega [f(x, y) - f_u(x, y)]$
  $g(x, y)$：処理画像
  $f(x, y)$：原画像
  $f_u(x, y)$：原画像をぼかした画像
  ω：重み係数

- 平均値フィルタなどを利用して原画像をぼかす。
- 平均値フィルタのマスクサイズ
  ・大→ボケは大きい→低周波側から強調
  ・小→ボケは小さい→高周波側を強調
- 重み係数：強調の度合いを変化。
- <u>非線形ボケマスク処理</u>：原画像の画素値（写真濃度）の違いに応じて重み係数を変化。

画像間演算処理

①加算処理：画像を加算平均するとノイズが低減しSNRが向上。

- <u>リカーシブフィルタ</u>（<u>巡回型フィルタ</u>）：時間フィルタの代表。DSAやDFで時間が異なる画像間での加算処理。

②減算処理（サブトラクション処理）：画像間の差を強調。

- DSA：血管造影前後の差分で血管のみを描出。
- <u>経時</u>（<u>テンポラル</u>）<u>サブトラクション処理</u>：撮影時期が異なる（例えば1年）画像では位置ずれが大きい。幾何学的座標変換後に差分処理を行う。期間内に出現した病変を強調。

- <u>エネルギーサブトラクション処理</u>：低エネルギーX線と高エネルギーX線で撮影された画像に荷重を掛けて差分。骨だけの画像や軟部組織だけの画像を得る。

③乗算処理：テンプレートマッチングでは原画像とテンプレートとの乗算で両画像の類似度を調べる。

④論理演算：2値画像処理で有用。論理和や論理積がある。

図1　ボケマスク処理の概要

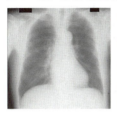 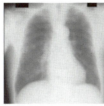 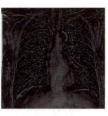 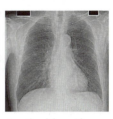

a　$f(x,y)$　　　b　$f_u(x,y)$　　　c　$f(x,y)-f_u(x,y)$　　　d　$g(x,y)(\omega=1)$

Point

マルチ周波数処理

①平滑化の度合いの異なる複数のボケ画像を作成→②各ボケ画像間の差分画像を求める→③非線形処理後に差分画像の和を求める→④原画像と加算。
任意の空間周波数の強調。ダイナミックレンジ圧縮。

2値画像処理

閾値処理により画像を2値化（白と黒の2階調）。領域の検出，領域の幾何学的特徴を解析。領域の連結性を調べるラベリング処理や，領域の膨張・収縮・オープニング（収縮→膨張）・クロージング（膨張→収縮）を行うモルフォロジカルフィルタ処理などがある。

図2　2値画像

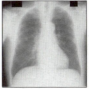

a　濃淡画像　　　b　2値画像

2-5 診断支援のための画像データの高次利用

用語解説

多断面再構成法（MPR）
3次元データから任意方向の断面画像を再構成し表示する手法のこと。
- multi-planar reconstruction

最大値投影法（MIP）
3次元データに対し任意の視線方向に投影を行い投影線上のボクセルの最大値を投影面の値とする手法のこと。
- maximum intensity projection

レンダリング処理
3次元データの射影変換，陰面消去，シェーディングからなる処理のこと。

コンピュータ支援診断（CAD）
医用画像をコンピュータによって定量的に分析し，その結果を「第2の意見」として利用する医師による診断のこと。
- computer-aided diagnosis

最大値投影法（MIP）

- ボクセル（volume：elementvoxel）：3次元データを構成する最小要素。2次元データのピクセルに対応。
- 総和値投影法（SIP）：視線方向のボクセルの総和値を投影面の値とする。MRIにおけるSAS（surface anatomy scanning：脳表撮像法）で利用。

レンダリング処理

- シェーディング：立体感を出すための陰影づけ。

①サーフェイスレンダリング
- あらかじめ臓器などの表面を抽出→ボクセル値の勾配から表面の傾きを決定→シェーディングで立体表示。
- 表面情報のみ（内部情報はない）。
- 組織の境界が必ずしも明確でないため上手く表面を抽出できない場合が多い。

②ボリュームレンダリング
- 各ボクセルに対してボクセル値に依存する不透明度を定義→視線方向に存在するボクセルからの反射光を求める（光が届かなくなるボクセルまで計算）→各ボクセルからの反射光の総和でシェーディングして立体表示。
- 組織の境界抽出は必要ない。
- 表面情報だけでなく内部情報も反映。
- サーフェイスレンダリングより処理時間を要するが，コンピュータの性能向上により3次元表示方法の主流。

コンピュータ支援診断（CAD）

- 目的：画像診断の①正確度向上（見落としの減少），②再現性向上（診断のバラツキを減少），③生産性向上（読影時間の短縮）。
- コンピュータによる解析結果：病変部の強調，検出，数値化，病気の鑑別診断。
- 商用機の現状
  ①マンモグラフィ：微小石灰化，腫瘤の検出。
  ②胸部単純X線写真：結節状陰影の検出，経時変化強調。
  ③胸部CT：結節状陰影の検出。

図1 MIPとSIP

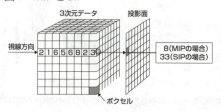

Point

仮想化内視鏡
- X線CTからの3次元データを利用して消化管，気管などの管腔臓器に対して内視鏡画像を作成。診断に利用。
- 利点：①実際の内視鏡では入らない部分も自由に観察できる。②患者の負担がない。
- 欠点：①空間分解能が足りない。②色情報が得られない。

2-6 放射線部門に関連する医療情報システム

用語解説

DICOM規格
医用画像と通信の世界標準規格のこと。
- digital imaging and communications in medicine

PACS
医用画像の一元管理システムのこと。
- picture archiving and communication system：医用画像保管・通信システム

RIS
放射線部門の情報システムのこと。
- radiology information system：放射線情報システム

HIS
診療業務や病院管理業務の効率的な運用を図るための病院全体の情報システムのこと。
- hospital information system：病院情報システム

DICOM規格
- 目的：異なる製造業者の異なるデジタル医用画像機器〔①画像発生装置（CT，MRIなど），②画像保存装置（画像サーバなど），③画像表示・処理・診断装置（液晶ディスプレイ，ワークステーションなど），④画像印刷装置（レーザーイメージャなど）〕を相互に接続。
- 規格の内容：画像検査情報の送受信方法，データの保存方法，画像の表示方法（画像の見え方を統一），画像通信・保存時のセキュリティ，説明情報（撮影方向・検査方法・波形情報の表現方法など）の取り決めなど。
- 広い内容を含むため各機器にはDICOM規格のどの部分に対応するかを示す「適合性の宣言」添付の義務。

PACS
- 機能：画像取得，画像保存，画像伝送，画像表示。
- 画像データ圧縮：画像の保存容量確保・高速伝送が目的。画像のデータ量は膨大（p.359）。
- 伝送速度：LANなどで一定時間に伝送できるデータ量。
  bps（bit per second）：1秒間に伝送できるビット数。
- 画像表示装置の管理：病院内各所に大量のモニタを設置。使用とともに輝度，コントラスト，解像度が劣化。画像診断能に影響するため維持管理が重要。

RIS
- 機能には，患者登録，検査予約，診断結果，薬品，統計など多岐にわたり，放射線部門の業務効率を向上させる。

HIS
- HISを構成するサブシステム：電子カルテシステム，オーダエントリシステム（画像検査，生理検査，検体検査，注射，手術，輸血，給食など），RIS，PACS，看護システム，医事会計システムなど。

表1 画像データ圧縮（画像符号化）の方法

分類	可逆圧縮	非可逆圧縮
復元時の画像	忠実に再現	画質劣化
圧縮率*	～1/3	1/10～1/100
代表的な静止画圧縮方式（符号化モデル）	JPEG-LS（適応予測符号化）	JPEG［ベースラインシステム］（離散コサイン変換） JPEG2000（ウェーブレット変換）

*圧縮率（＝圧縮後データ量／圧縮前データ量）
：同一の圧縮技術を用いても画像の情報量によって圧縮率は変化する。

Point

テレラジオロジー（teleradiology）
遠隔画像診断。難読な医用画像の読影，重症患者搬送必要性有無の判定のため専門医へ読影を依頼するシステム。

HL7（health level 7）
患者情報，検査依頼情報，処方や手技に関する情報などのデータを交換するためのフォーマットとプロトコルの規格。文字情報だけを扱う。

IHE（integrating the healthcare enterprise）
医療情報システムのユーザとベンダとの協調によるシステム統合の取り組み。日本支部はIHE-J。標準化による医療生産性の向上が目的。データ交換規格にはDICOM，HL7を採用。

第10章 放射線安全管理学

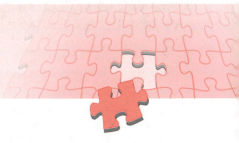

第10章 放射線安全管理学
1 防護の基本概念と諸量

佐藤 斉

ここをCHECK!

✓ **Check 1-1** ☞ 放射線防護に用いる諸量と被ばくの分類

ICRP Publ.103
- 「国際放射線防護委員会(ICRP)の2007年勧告」の主な目的は，被ばくを伴う活動を過度に制限することなく，放射線被ばくの有害な影響に対する人と環境を適切なレベルで防護することである。

放射線防護体系
- ICRPによる放射線防護の体系は，人の健康を防護することを目的として，電離放射線による被ばくを管理し，制御することにより確定的影響を防止し，確率的影響のリスクを合理的に達成できる程度に減少させることである。

被ばくのカテゴリー
- 職業被ばく，公衆被ばく，医療被ばくの3つに区分。

> **Point**
> 医療被ばくは次の3種が対象となる。
> ①診断，IVR，治療の目的のために個人(患者)が受ける被ばく。
> ②診断または治療を受けた患者の支援と介助する家族などの個人が承知のうえで自発的に受ける被ばく。
> ③生物医学研究プログラムの一部として志願者が受ける被ばく。

被ばくの状況
- 放射線防護を被ばくの状況に基づくアプローチとして，被ばく状況のタイプを3つに区分(表1)。
    ①計画被ばく状況：線源の計画的な導入と操業に伴う被ばく状況(通常の放射線利用時の被ばく)。
    ②緊急時被ばく状況：計画被ばく状況における操業中，または悪意ある行為により発生するかもしれない至急の注意を要する予期せぬ被ばく状況(事故時などの被ばく)。
    ③現存被ばく状況：自然バックグラウンド放射線に起因する被ばく状況。管理に関する決定をしなければならない時点ですでに存在する被ばく状況(自然放射線による被ばく)。

> **Point**
> **潜在被ばく**
> 計画被ばく状況において，被ばく状況は計画されているが，計画された操作手順からの逸脱，放射線源の制御不能を含む事故，および悪意ある事象により計画されていないような，さらに高い被ばくが起こること。

放射線防護の諸原則
- 正当化の原則：放射線被ばくの状況を変化させるいかなる決定も，害より便益を大きくするべきである。
- 防護の最適化の原則：被ばくする可能性，被ばくする人の数およびその人たちの個人線量の大きさは，すべて，経済的および社会的な要因を考慮して，合理的に達成できる限りに低く保たれるべきである。
- 線量限度の適用の原則：患者の医療被ばくを除く計画被ばく状況において，規制された線源からのいかなる個人の総線量も委員会が勧告する適切な限度を超えるべきではない。

防護の最適化
- 個人線量やリスクの制限より，すべての被ばく状況に対して同様の方法で適用できる防護の最適化原則を強化。計画被ばく状況における線量拘束値およびリスク拘束値。緊急時被ばく状況および現存被ばく状況における参考レベル(表1)。

環境の防護
- 一般公衆を防護するために必要な環境管理基準は，他の生物種がリスクにさらされないことを保証し，環境防護に対して標準動物および標準植物を使用することを提案。

線量拘束値
- 計画被ばく状況において1つの線源から受ける個人被ばく線量に対する予測的な線量の上限値で，線量限度以下の値(表1)。

参考レベル
- 緊急時被ばく状況および現存被ばく状況の制御可能な被ばく状況に適用。最適化すべき判断されるような線量とリスクレベル(表1)。

放射線防護量
- 放射線防護量には実効線量，等価線量，預託実効線量，預託等価線量などがある。
- これらの放射線防護量は被ばくの評価量であり，実際に測定することが可能な実用量として周辺線量当量，方向性線量当量，個人線量当量などが定められている。
- 日常モニタリングでは，1cm線量当量，70μm線量当量と3mm線量当量が用いられる。

表1　ICRPの防護体系に用いられる被ばくの状況と線量拘束値，参考レベル

被ばく状況のタイプ	職業被ばく	公衆被ばく	医療被ばく
計画被ばく	線量限度	線量拘束値	診断参考レベル
	線量拘束値		（線量拘束値）
緊急時被ばく	参考レベル	参考レベル	-
現存被ばく	-	参考レベル	-

(ICRP Publ.103 より改変引用)

Point
- 線量限度　　：計画被ばく状況にのみ適用し，医療被ばくには適用しない．
- 実効線量限度：<u>外部被ばく</u>線量と<u>内部被ばく</u>線量の預託線量との合計に適用．

- ●放射線防護量は放射線のリスクに基づいて定められている．
- がんのリスク：<u>直線しきい値なし（LNT）モデル</u>を用いる．
- <u>線量－線量率効果係数</u>（DDREF）は2を用いる．
- 第2世代までの遺伝リスクの推定値は1Gy当たり約0.2％．
- 名目リスク係数：個人ではなく集団に適用．
- 全体の致死リスク係数：1Sv当たり約5％．

Point
放射線防護上のリスクと線量限度
- リスクは「健康影響」を「被ばく線量」で除した指標．
- リスクは①「容認することができないレベル」，②「進んで受け入れることはできないが耐えることはできるレベル」，③「容認することができるレベル」に区分される．
- 線量限度は，②「耐えることはできるレベル」の上限値として与えられ，放射線作業従事者の場合は，18歳～65歳までの期間に連続して同じ被ばくを毎年するものと仮定して，65歳までの致死的ながん発生率が10^{-3}以下となるように設定（一般の労働による死亡確率と同等）．
- ICRPは放射線作業従事者の「容認することができないレベル」の下限値として20 mSv/年（生涯線量 1.0 Sv）を設定．一般公衆は，65歳時の致死的がんリスクが$8×10^{-5}$程度となる1 mSv/年で，自然放射線のレベル．

表2　自然放射線による平均的な線量（日本）

被ばくの種類		平均年間実効線量（mSv）
外部被ばく	地殻放射線	0.33
	宇宙線	0.3
内部被ばく	呼吸	0.48
	飲食	0.99
	合計	2.1

〔原子力安全研究協会「新版生活環境放射線（国民線量の算定）」2011．より改変引用〕

放射線影響の区分（図1）
- 確定的影響：組織反応をもたらす放射線影響．しきい線量があり，しきい線量より上で傷害の重篤度は線量の増加とともに増加する．
- 確率的影響：放射線誘発がんと遺伝性疾患障害はある確率で発生し，しきい値がない．

正当化
● 放射線に関係する計画された活動が，総合的に見て有益であるかどうか，活動の結果生じる害よりも大きな便益を個人と社会にもたらすかどうかを判断するプロセス。

> **Point**
> 防護の最適化：被ばくおよび潜在被ばくの確率の大きさを，経済的・社会的要因を考慮のうえ，合理的に達成可能な限り低くできるかを決めるプロセス。

図1 放射線影響の分類

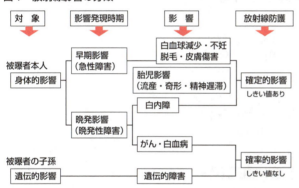

表3 全身ガンマ線被ばく後の成人の臓器および組織に係る罹病の1％発生率と死亡に対する急性吸収線量のしきい値の予測推定値

	影響		臓器／組織	影響発現時間	吸収線量(Gy)
罹病	一時的不妊		睾丸	3～9週間	～0.1
	永久不妊		睾丸	3週間	～6
	永久不妊		卵巣	＜1週間	～3
	造血系機能低下		骨髄	3～7日	～0.5
	皮膚発赤の主要期		広範囲皮膚	1～4週間	＜3～6
	皮膚の火傷		広範囲皮膚	2～3週間	5～10
	一時的脱毛		皮膚	2～3週間	～4
	白内障		眼	数年	～1.5
死亡	骨髄症候群	治療しない場合	骨髄	30～60日	～1
		手厚い治療を行った場合	骨髄	30～60日	2～3
	胃腸管症候群	治療しない場合	小腸	6～9日	～6
		手厚い治療を行った場合	小腸	6～9日	＞6
	間質性肺炎		肺	1～7カ月	6

(ICRP Publ.103 より改変引用)

表4 放射線加重係数 w_R

放射線のタイプ	放射線加重係数, w_R
光子	1
電子，ミュー粒子	1
陽子，荷電パイ粒子	2
アルファ粒子，核分裂片，重イオン	20
中性子	$2.5 + 18.2e^{-[\ln(E_n)]^2/6}$, $E_n < 1$ MeV $5.0 + 17.0e^{-[\ln(2E_n)]^2/6}$, $1\text{MeV} \leq E_n \leq 50$ MeV $2.5 + 3.25e^{-[\ln(0.04E_n)]^2/6}$, $E_n > 50$ MeV

(ICRP Publ.103 より改変引用)

表5 組織加重係数 w_T

組織	w_T	Σw_T
赤色骨髄，結腸，肺，胃，乳房 残りの組織	0.12	0.72
生殖腺	0.08	0.08
膀胱，食道，肝臓，甲状腺	0.04	0.16
骨表面，脳，唾液腺，皮膚	0.01	0.04
合計		1.00

残りの組織：副腎，胸郭外部位，胆嚢，心臓，腎臓，リンパ節，筋肉，口腔粘膜，膵臓，前立腺，小腸，脾臓，胸腺，子宮/子宮頸部

(ICRP Publ.103 より改変引用)

表6 胎児の確定的影響としきい値

妊娠時期		症状	しきい値[Gv]
着床前期	～受精後9日	胚死	0.1
器官形成期	3W～8W	奇形	0.1
中期	8W～15W	精神遅滞	0.2
	16W～25W	発育遅延	0.3

(ICRP Publ.84,90 より改変引用)

表7 がんと遺伝性影響に対する損害で調整された名目リスク係数（10^{-2}Sv^{-1}）

被ばく手段	がん	遺伝性影響	合計
全集団	5.5	0.2	5.7
成人	4.1	0.1	4.2

(ICRP Publ.103 より改変引用)

Point

名目リスク係数

代表的集団における性と被ばく時年齢別の生涯リスク推定値を平均化した致死がん，および非致死がん合計の罹患率で表した確率的影響の発生確率。

1-1 放射線防護に用いる諸量と被ばくの分類

用語解説

放射線防護量
ICRPが放射線防護のために定義した，全身および身体部分の外部照射と放射性核種の摂取による，人体の電離放射線被ばくの程度の定量化を可能とする線量関連量。

実用量
測定器で測定可能な量に基づいて，防護量と比較できるように定義された量。

全身・局所被ばく
全身被ばくは，放射線を全身に均等に照射された場合をいう。
- 局所被ばくは身体の一部分が放射線の照射を受けることである。

職業被ばく
作業者がその作業の過程で受けるすべての被ばく（除外または免除された被ばく，医療被ばく，通常地域の自然バックグラウンド放射線を除く）。

医療被ばく
医療被ばくは医療行為によって放射線の照射を受けることで，ほとんどの場合では局所被ばくである。

公衆被ばく
職業被ばくと医療被ばく，通常地域の自然バックグラウンド放射線のいずれも除いた，公衆構成員の被ばくをいう。

放射線防護量

- 等価線量 H_T [Sv] は，放射線 R から受ける平均吸収線量。放射線加重係数 w_R に臓器・組織 T について平均化された吸収線量 $D_{T,R}$ [Gy] を乗じた値（p.386 **表4** 参照）。

$$H_T = \sum_R w_R D_{T,R}$$

- 実効線量 E [Sv] は，人体のすべての特定された組織および臓器における等価線量の組織加重合計。組織・臓器 T の組織加重係数 w_T に等価線量 H_T を乗じて合計した値（p.386 **表5** 参照）。

$$E = \sum_T w_T H_T$$

- 預託等価線量 $H_T(\tau)$ は，標準人が体内に放射性物質を摂取後，特定の臓器または組織におけるある期間 τ の時間積分。預託期間は，成人の場合50年間，子供の場合では70歳まで。

$$H_T(\tau) = \int_{t_0}^{t_0+\tau} H_T(t) dt$$

- 預託実効線量 $E_T(\tau)$ は，臓器または組織の預託等価線量とそれぞれの組織加重係数 w_T との積の和。

実用量

図1 放射線防護に用いられる防護量と実用量の体系

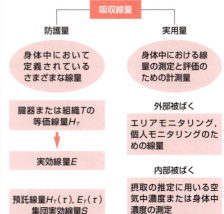

- 防護量相当という意味で，「線量当量」と呼ばれる。

- 周辺線量当量$H^*(d)$は，ある1点にすべての方向から入射する放射線を一方向に整列させた場（拡張整列場）にICRU球を置いたときに深さd mmに生じる線量当量（図2）。強透過性放射線に対して深さ10 mm，弱透過性放射線に対して，皮膚は深さ0.07 mm，眼の水晶体に対して深さ3 mmが用いられる。

図2　周辺線量当量 $H^*(d)$

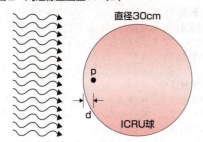

Point

ICRU球
国際放射線単位測定委員会（ICRU）が定めた組織等価物質。直径30 cm，密度1.0 gcm^{-3}の球。元素組成は，酸素（O）：76.2%，炭素（C）：11.1%，水素（H）：10.1%，窒素（N）：2.6%。

- 方向性線量当量$H'(d, \alpha)$は，放射線がICRU球に入射する角度αの方向で半径上の深さd mmに生じる線量当量。放射線測定器の角度依存性を規定するための量（図3）。

図3　方向性線量当量 $H'(d, \alpha)$

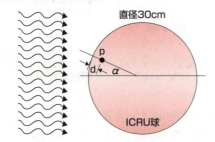

- 個人線量当量$H_P(d)$は，人体上の特定点における軟組織の深さdにおける線量当量。スラブファントムに垂直に入射した平行ビームによる中央面下の深さdにおける線量当量。深部組織に対する線量として$d = 10$ mm，眼の水晶体に$d = 3$ mm，皮膚組織には$d = 70\,\mu$mが使用されている（図4）。

図4　個人線量当量 $H_P(d)$

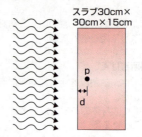

全身・局所被ばく

- 実効線量は全身均等被ばくを仮定した場合の確率的影響の指標である。
- 選択的に照射された臓器の等価線量が主要臓器より高いときには組織加重係数を考慮する。

医療被ばく

- 医療被ばくは次の3種が対象となる
  ① 診断，IVR，治療の目的のために個人（患者）が受ける被ばく。
  ② 診断または治療を受けた患者の支援と介助する家族などの個人が承知のうえで自発的に受ける被ばく。
  ③ 生物医学研究プログラムの一部として志願者が受ける被ばく。
- 放射線診断における良好な技術水準の条件の下で，有益な診断情報を得るための患者線量の上限の目安として「IAEAガイドライン（Safety Series No.115：1996）」などが示されている。
- ICRPは通常の状態で超えることがないような値として，診断参考レベルを提言している。

Point

医学的手法に対する正当化
第1レベル：放射線利用は，患者に害よりも便益を多く与えるものとして受け入れる。
第2レベル：特定目的の特定手法により診断，治療を向上させるかどうか，被ばくした個人に必要な情報を提供するかどうかを判断する。
第3レベル：個々の患者に対して，その被ばくの特定の目的により，害よりも便益を多く与えるかを判断する。

医療被ばく低減の技術的な対策例
必要な画像診断情報を維持し，X線検査を最適化する方法として，付加フィルタの使用，適正な照射野を用いる，再撮影を防止する，X線装置を適正に維持管理するなどがある。

公衆被ばく
- 多数の線源からの可能性，構成年齢が広範囲，多数で不均一かつ長期間の被ばくであるため，厳しく規制する。公衆の被ばく限度は1 mSv/年。
- 公衆の個人に対する被ばく管理は非現実的であるため，公衆の生活環境中の放射線を考慮することになる。生活消費材などに含まれる人工放射線源や自然起源放射性物質含有物などがある。

Point

2011年3月11日に発生した東日本大震災に起因した福島第一原子力発電所事故により，大量の核分裂生成物が環境中に放出された。人体に放射線を照射する立場からは，医用放射線利用の適正化と被ばく低減の努力がよりいっそう重要となる。

- 2015年医療被ばく研究情報ネットワーク(J-RIME)により，診断領域の医療放射線防護における最適化のツールとして，最新の国内実態調査結果に基づく診断参考レベルの値が示された。
- 異常に高い線量を用いている施設を特定する。
- 線量最適化のプロセスを推進するためのツールとして用いる。
- 線量限度ではない。
- 優れた診療と劣った診療の境界ではない。
- 個々の患者の被ばくを制限するものではない（患者の体格や診断の必要性などにより，標準的患者よりも高い線量が必要とされる場合がある）。

表1 放射線検査の診断参考レベル(DRLs2015)の検査種類と評価量

検査の種類	評価量
X線CT	CTDIvol(mGy), DLP(mGy・cm)
一般X線撮影	入射表面線量ESD(mGy)
マンモグラフィ	平均乳腺線量(mGy)
歯科口内法	患者入射線量PED(mGy)
IVR	患者照射(IVR)基準点線量(mGy/min)
核医学	投与量(MBq)

第10章　放射線安全管理学
2 法的規制

佐藤　斉

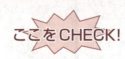

✓ Check2-1　☞　医用放射線関連の法的規制

法体系
- 法体系には，憲法，法律，政令（法律施行令），省令（法律施行規則），告示，通達などがある。
- 放射線に関連する主な法律は，<u>原子力基本法</u>（昭和30年法第186号），<u>放射性同位元素等の規制に関する法律</u>（昭和32年法第167号），同法律施行規則（昭和32年政令第259号），<u>医療法</u>（昭和23年法第205号），同法施行規則（昭和23年厚生省令50号），<u>労働安全衛生法</u>（昭和47年法律57号），<u>電離放射線障害防止規則</u>（昭和47年労働省令41号），国家公務員法，<u>人事院規則</u>（職員の放射線障害の防止：昭和38年人事院規則10-5），<u>診療放射線技師法</u>（昭和26年法律第226号），医薬品，医療機器等の品質，有効性及び安全性の確保等に関する法律（薬機法）（昭和35年法第145号），放射性医薬品製造規則（昭和36年厚生省令第4号）。

法の目的
- <u>放射性同位元素等の規制に関する法律</u>の目的は，放射性同位元素の使用，販売，賃貸，廃棄その他の取り扱い，放射線発生装置の使用および放射性同位元素または放射線発生装置から発生した放射線によって汚染された物（放射性汚染物）の廃棄その他取り扱いを規制することにより，これらによる放射線障害を防止し，及び特定放射性同位元素を防護して，公共の安全を確保すること。
- <u>労働安全衛生法</u>の目的は，①労働災害を防止するための危害防止基準の確立，②責任体制の明確化，③自主活動の促進などにより職場における労働者の安全と健康を確保する。
- <u>医療法</u>の目的は，①病院，診療所および助産所の開設および管理に関して必要な事項，ならびにこれらの施設の整備を推進するために必要な事項を定めることにより，②医療を提供する体制の確保を図り，③国民の健康の保持に寄与する。
- <u>診療放射線技師法</u>の目的は，①診療放射線技師の資格を定め，②その業務が適正に運用されるように規律し，③医療および公衆衛生の普及および向上に寄与する。

法による定義
- 法律により関連用語の定義が異なる場合があるので注意が必要。
- 放射線の線源は，放射性同位元素，加速器，X線装置など。形態や状態，使用目的などにより名称や呼称がさまざまであるため，法令上の線源区分を適確に把握して，必要な法的手続きや安全上の措置など理解して対処する必要がある。
- 放射線関係の国家資格として，<u>診療放射線技師</u>，放射線取扱主任者，X線作業主任者，γ線透過写真撮影作業主任者，作業環境測定士（放射性物質）などがある。

表1　放射線の定義

診療放射線技師法	電離放射線障害防止規則	放射性同位元素等の規制に関する法律
電磁波または粒子線	粒子線または電磁波	電磁波または粒子線
α線，β線 γ線 100万電子ボルト以上のエネルギーを有する電子線 X線，陽子線，重イオン線，中性子線	α線，重陽子線，陽子線 ベータ線，電子線 中性子線 γ線，X線	α線，重陽子線，陽子線，重荷電粒子，β線，中性子線 γ線，軌道電子捕獲に伴って発生する特性X線 1MeV以上のエネルギーを有する電子線，X線

表2　線源の定義

	医療法施行規則	電離放射線障害防止規則	放射性同位元素等の規制に関する法律
X線装置	X線装置 （定格出力10kV以上かつエネルギーが1メガ電子ボルト未満）	X線装置 （管電圧が10 kV以上）	なし
加速器	診療用高エネルギー放射線発生装置 診療の用に供する1メガ電子ボルト以上のエネルギーを有する電子線またはX線 ベータトロン，直線加速器，マイクロトロン 診療用放射線照射装置 陽子線または重イオン線を照射する診療用の装置 サイクロトロン，シンクロトロン	放射線装置 荷電粒子を加速する装置 サイクロトロン，ベータトロン，ファン・デ・グラーフ型加速装置，コッククロフト・ワルトン型加速装置，直線加速器，その他	放射線発生装置 荷電粒子を加速することにより放射線を発生させる装置 サイクロトロン，シンクロトロン，シンクロサイクロトロン，直線加速器，ベータトロン，ファン・デ・グラーフ型加速装置，コッククロフト・ワルトン型加速装置，その他（変圧器型加速装置，マイクロトロン，プラズマ発生装置）
密封RI	放射性同位元素装備診療機器 〔骨塩定量分析装置（0.11TBq以下），ガスクロマトグラフィ用ECD装置（200TBq以下），輸血用血液照射装置（740MBq以下）〕 診療用放射線照射装置 （下限数量の1,000倍を超える放射性同位元素） 診療用放射線照射器具 （下限数量の1,000倍以下の放射性同位元素）	（放射線障害防止法に規定する表示付認証機器，表示付特定認証機器） 放射性物質を装備している機器	放射性同位元素装備機器 （ガスクロマトグラフィ用ECD装置）表示付認証機器，表示付特定認証機器 許可使用線源 （下限数量の1,000倍を超える放射性同位元素） 届出使用線源 （下限数量の1,000倍以下の放射性同位元素）
非密封RI	放射性同位元素 放射線を放出する同位元素もしくはその化合物または含有物で，別表※の数量および濃度を超えるもの 診療用放射性同位元素 （医薬品また治験薬である放射性同位元素で密封されていないもの） 陽電子断層撮影用診療用放射性同位元素 （放射性同位元素で陽電子断層撮影診療に用いるもの）	放射性物質 放射線を放出する同位元素，その化合物および含有物で，別表※の放射性同位元素の種類に応じた数量および濃度を超えるもの 密封されていない放射性物質	放射性同位元素 放射線を放出する同位元素もしくはその化合物または含有物で，別表※の種類ごとの下限数量および濃度を超えるもの （核燃料物質，核原料物質，放射性医薬品，治験薬を除く） 密封されていない放射性同位元素

※別表：各法で示される放射線を放出する同位元素の数量および濃度の表

表3 届出

医療法施行規則	都道府県知事に届け出		
	新規	変更	廃止
X線装置	10日以内	10日以内	10日以内
診療用高エネルギー放射線発生装置	あらかじめ	あらかじめ	10日以内
診療用粒子線照射装置	あらかじめ	あらかじめ	10日以内
診療用放射線照射装置	あらかじめ	あらかじめ	10日以内
診療用放射線照射器具	あらかじめ	あらかじめ	10日以内
放射性同位元素装備診療機器	あらかじめ	あらかじめ	10日以内
診療用放射性同位元素	あらかじめ	あらかじめ	10日以内
陽電子断層撮影診療用放射性同位元素	あらかじめ	あらかじめ	廃止措置の概要を30日以内

診療用放射性同位元素または陽電子断層撮影診療用放射性同位元素について，毎年12月20日までに翌年使用予定届を都道府県知事に提出．

表4 装置の防護（医療法施行規則）

装置		障害防止の方法
X線装置	遮蔽	利用線錐以外のX線量（空気カーマ率） 治療用　　　定格管電圧 50kV以下の装置　　1.0mGy/h at 5cm 　　　　　　定格管電圧 50kVを超える装置　300mGy/h at 5cmかつ10mGy/h at 1m 口内法撮影用　定格管電圧 125 kV以下の装置　0.25mGy/h at 1m それ以外の装置　　　　　　　　　　　　　1.0mGy/h at 1m コンデンサ式の装置　　　　　　　　　　　20μGy/h at 5cm
	濾過	口内法撮影用　定格管電圧 70kV以下の装置　　アルミニウム1.5mm以上 乳房撮影用　　定格管電圧 50kV以下の装置　　アルミニウム0.5mm以上または 　　　　　　　　　　　　　　　　　　　　　　モリブデン0.03mm以上 輸血血液照射用と治療用，上記以外の装置　　アルミニウム2.5mm以上
	透視用	入射線量率50mGy/m以下，高線量率透視（手動，連続警告音）　125 mGy/m以下 透視時間を積算，一定時間経過後に警告音を発するタイマー 焦点皮膚間距離が30cm以上となる装置やインターロック X線照射野が受像面を超えないように照射野を絞る装置 利用線錐中の受像器を透過したX線による空気カーマ率　150μGy/h at 10cm以下
	撮影用	利用線錐が受像面を超えないように照射野を絞る装置 　口内法撮影用　照射筒の端の照射野が直径6.0cm以下 　乳房撮影用　　胸壁側の患者支持器の縁を超える広がり　5mm以下 　　　　　　　　受像面の縁を超える広がり　　　　　　焦点受像器間距離の2％以下 焦点皮膚間距離 　口内法撮影用　定格管電圧 70kV以下の装置　　15cm以上 　　　　　　　　定格管電圧 70kVを超える装置　20cm以上 　歯科用パノラマ断層撮影装置　　　　　　　　15cm以上 　移動型，携帯型装置　　　　　　　　　　　　20cm以上 　X線CT装置　　　　　　　　　　　　　　　　15cm以上 　乳房撮影用（拡大撮影）　　　　　　　　　　20cm以上 　上記以外　　　　　　　　　　　　　　　　　45cm 移動型，携帯型の装置，手術中に使用する装置　焦点から2m以上離れた位置で操作
	胸部間接撮影用	利用線錐が角錐形，受像面を超えない照射野を絞る装置（受像面上で直行する2本の直線の交点からの距離の和がそれぞれ焦点受像器間距離の3％を超えず，交点間距離の総和が焦点受像器間距離の4％を超えない） 受像器の1次遮蔽体が1.0μGy/1回 at 10cm 被写体周囲に設けた箱状の遮蔽により1.0μGy/1回 at 10cm以下
	治療用	濾過板が引き抜かれたときにインターロックによりX線を遮断

（次頁に続く）

(前頁からの続き)

装置	障害防止の方法
診療用高エネルギー放射線発生装置	発生管の容器は，利用線錐以外の放射線量が利用線錐の1/1,000以下に遮蔽 照射終了直後の不要な被ばくを低減するための適切な防護措置 放射線発生時の自動表示装置 出入口が開放されているときに放射線の発生を遮断するインターロック
診療用放射線照射装置	収納容器は照射口が閉鎖されているとき70μGy/h at 1m以下に遮蔽 照射口に適当な2次電子濾過板 自動表示装置（400GBq以上の場合）照射口の開閉は遠隔操作 ドアインターロック（100TBq以上の場合）照射口の開閉は遠隔操作

表5　施設等の構造（医療法施行規則）

施設（標識）	画壁の遮蔽能力	構造
X線装置使用室（X線診療室）	1週間当たりの実効線量が1mSv以下	室内にX線装置を操作する場所を設けない（近接撮影，乳房撮影を行う場合は除外）
診療用高エネルギー放射線発生装置使用室		出入口1箇所 出入口に放射線発生時に自動表示，ドアインターロック
診療用放射線照射装置		主要構造部は耐火構造または不燃材料を用いた構造 出入口1箇所 出入口に放射線発生時に自動表示（400GBq以上），ドアインターロック（100TBq以上）
診療用放射線照射器具		出入口1箇所
放射性同位元素装備機器使用室	—	主要構造部は耐火構造 耐火構造または不燃材料を用いた構造 扉等外部に通じる部分にかぎ等閉鎖のための設備，器具 間仕切りなど適切な放射線障害の防止に関する予防措置
診療用放射性同位元素使用室	1週間当たりの実効線量が1mSv以下	主要構造部は耐火構造または不燃材料を用いた構造 出入口1箇所 準備室と診療を行う部屋に区画する 準備室に洗浄設備 室内の壁，床など汚染するおそれのある部分は突起物，目地など隙間が少ないこと 出入口に汚染検査に必要な放射線測定器，汚染の除去に必要な器材，洗浄設備，汚更衣設備を設ける
陽電子断層撮影診療用放射性同位元素使用室		主要構造部は耐火構造または不燃材料を用いた構造 出入口1箇所 陽電子準備室と診療を行う室と待機する室とに区画 使用室内に撮影装置を操作する場所を設けない 室内の壁，床など汚染するおそれのある部分は突起物，目地など隙間が少ないこと 出入口に汚染検査に必要な放射線測定器，汚染の除去に必要な器材，洗浄設備，汚更衣設備を設ける
放射線治療病室		室内の壁，床など汚染するおそれのある部分は突起物，目地など隙間が少ないこと 出入口に汚染検査に必要な放射線測定器，汚染の除去に必要な器材，洗浄設備，汚更衣設備を設ける（診療用放射線照射装置，照射器具のみの治療は適用しない）

(次頁に続く)

(前頁からの続き)

施設(標識)		画壁の遮蔽能力	構造
貯蔵施設 貯蔵容器には貯蔵する診療用放射性同位元素，陽電子断層撮影診療用放射性同位元素の種類，ベクレル単位の数量を表示		1週間当たりの実効線量が1mSv以下	貯蔵室，貯蔵箱等外部と区画された構造 主要構造部は耐火構造または不燃材料を用いた構造 開口部は特定防火設備に該当する防火戸 貯蔵箱は耐火性構造 出入口1箇所 扉，ふたなど外部に通じる部分にかぎ，その他閉鎖のための設備，器具 貯蔵容器(貯蔵時に100μSv/h以下に遮蔽，空気汚染する場合には気密構造，液体状診療用放射性同位元素の場合は，こぼれにくい構造，液体が浸透しにくい材料) 受皿，吸収材など汚染の広がりを防止するための設備，器具
廃棄施設	排水設備 (配水管，貯留槽)		(排水管，排水処理槽など) 排水口の廃液中の放射性同位元素濃度を法定の濃度限度以下とする能力または排水監視設備を設ける 廃液が浸透しにくく腐食しない 廃液採取可能または放射性同位元素の濃度が測定できる構造 廃液の流出を調整する装置 廃液処理層の上部開口部はふた，さくなどを設ける
	排気設備 (排気浄化装置，排気管，排気口)		(排風器，排気浄化装置，排気管，排気口など) 排気口における排気中の放射性同位元素の濃度を法定の濃度限度以下とする能力または排気監視設備 人が常時立ち入る場所における空気中の放射性同位元素の濃度を法定の濃度限度以下とする能力 気体が漏れにくく腐食しない 故障が生じた場合，汚染の広がりを急速に防止する装置
	保管廃棄設備 (保管廃棄容器)		扉，ふたなど外部に通じる部分にかぎ，閉鎖のための設備，器具 耐火性構造の保管廃棄容器を備える 陽電子断層撮影診療用放射性同位元素または陽電子断層撮影診療用放射性同位元素による汚染物以外のものが混入，付着しないように封及び表示 原子の数が1を下回るまでの期間保管廃棄し，期間経過後は陽電子断層撮影診療用放射性同位元素によって汚染されたものではないものとする (^{11}C，^{13}N，^{15}Oは1TBq，^{18}Fは5TBq以下の1日最大使用数量で7日間)

表6 使用場所の制限(医療法施行規則)

装置(通常の使用施設)	除外される場合(使用可能な場所)
X線装置 (X線診療室)	適切な防護措置を講じ，特別な理由により移動して使用する場合(診療用高エネルギー放射線発生装置使用室，診療用放射線照射装置使用室，診療用放射性同位元素使用室，陽電子断層撮影診療用放射性同位元素使用室)
診療用高エネルギー放射線発生装置 (診療用高エネルギー放射線発生装置使用室)	適切な防護措置を講じ，特別な理由により移動して手術室で使用する場合
診療用放射線照射装置 (診療用放射線照射装置使用室)	適切な防護措置を講じ，特別な理由により使用する場合(診療用放射性同位元素使用室，陽電子断層撮影診療用放射性同位元素使用室)
診療用放射線照射器具 (診療用放射線照射器具使用室)	適切な防護措置を講じ，特別な理由により使用する場合(X線診療室，診療用放射線照射装置使用室，診療用放射性同位元素使用室，陽電子断層撮影診療用放射性同位元素使用室) 手術室で一時的に使用する場合 移動させることが困難な患者に対して放射線治療病室で使用する場合

(次頁に続く)

（前頁からの続き）

装置(通常の使用施設)	除外される場合(使用可能な場所)
放射性同位元素装備機器 (放射性同位元素装備機器使用室)	構造設備が放射性同位元素装備機器使用室に適合する室で使用する場合
診療用放射性同位元素 (診療用放射性同位元素使用室)	適切な防護措置を講じ，手術室で一時的に使用する場合 移動させることが困難な患者に対して放射線治療病室で使用する場合 集中強化治療室，心疾患強化治療室において一時的に使用する場合 特別な理由で陽電子断層撮影診療用放射性同位元素使用室で使用する場合

表7 測定(医療法施行規則)

測定項目	測定の場所
放射線の量	X線診療室，診療用高エネルギー放射線発生装置使用室，診療用放射線照射装置使用室，診療用放射性同位元素使用室，陽電子断層撮影診療用放射性同位元素使用室 貯蔵施設 廃棄施設 放射線治療病室 (防止規則：作業室)，(防止法：放射線施設) 管理区域境界 病院または診療所内の人が居住する区域 病院または診療所の敷地の境界
放射性同位元素による 汚染の状況	診療用放射性同位元素使用室，陽電子断層撮影診療用放射性同位元素使用室 診療用放射性同位元素または陽電子断層撮影診療用放射性同位元素により治療を受けている患者を入院させる放射線治療病室 (防止規則：作業室)，(防止法：放射線施設) 排水設備の排水口 排気設備の排気口 排水監視設備のある場所 排気監視設備のある場所 管理区域の境界

表8 環境管理

限度	医療法施行規則，防止規則，防止法
場所の線量	画壁の外側(人が常時立ち入る場所) 1 mSv/1週間 居住区域 250 μSv/3月間 敷地の境界 250 μSv/3月間 収容されている患者の線量 1.3 mSv/3月間
空気中濃度	1週間の平均濃度が別表第3，第4の第二欄の空気中濃度限度
排気中濃度	3月間の平均濃度が別表第3，第4の第四欄の空気中濃度限度
排水中濃度	3月間の平均濃度が別表第3，第4の第三欄の空気中濃度限度
表面密度	40Bq/cm² (α線を放出する放射性同位元素 4Bq/cm²)

表9 1週間当たりの延べ使用時間の記帳除外(医療法施行規則)

装置	除外される部屋の遮蔽性能
治療用X線装置を使用しないX線診療室	40 μSv/時
治療用X線装置を使用するX線診療室	20 μSv/時
診療用高エネルギー放射線発生装置使用室	20 μSv/時
診療用放射線照射装置使用室	20 μSv/時
診療用放射線照射器具使用室	60 μSv/時

表10　線量限度

実効線量	等価線量
100mSv/5年 50mSv/1年 女子　5mSv/3月間 　妊娠中は出産までに 　内部被ばくで1mSv （緊急作業　100mSv）	眼の水晶体　150mSv/年 皮膚　500mSv/年 妊娠中女子の腹部表面 　　　　　　　　　2mSv （緊急作業　眼の水晶体 300mSv，皮膚1Sv）

表11　X線装置等の測定（医療法施行規則）

項目	対象装置	頻度	保存期間
放射線量	治療用X線装置 診療用高エネルギー放 射線発生装置 診療用放射線照射装置	6カ月 に1回 以上	5年間

表12　放射線検出器の特徴（サーベイメータ）

種類		原理の特徴	測定対象	利用		備考
				空間線量率	汚染の状況	
電離箱		空気電離	X線，γ線，（β線）	○	×	エネルギー特性良好
シンチレータ	NaI(Tl)	励起蛍光	X線，γ線	○	○	高感度
	CsI		X線，γ線	△	○	高感度
	ZnS(Ag)		α線	×	○	
	プラスチック		β線，X線，γ線， 速中性子	○	○	低原子番号， 大型化可能
	液体		α線，β線	×	○	
GM計数管		放電	β線（γ線）	○	○	安価
比例計数管		ガス増幅	α線，β線，中性子線	○	△	

表13　健康診断

	電離放射線障害防止規則	放射性同位元素等の規制に関する法律
対象者	放射線業務に常時従事する労働者で管理区域に立ち入る者	放射線業務従事者
時期	・雇い入れ，配置換えの際 ・6カ月以内ごとに1回（定期）	初めて管理区域に立ち入る前 1年を超えない期間ごと
問診	(1)被ばく歴の有無，自覚症状の有無 　被ばく歴を有する者の調査と評価 　作業の場所，内容，期間 　放射線障害の有無 　前回の健康診断までに受けた累積の線量 　前回から今回の健康診断までに受けた実効線量，眼，皮膚 　の等価線量	(1)放射線の被ばく歴の有無 　被ばく歴を有する者の作業の場所 　内容，期間，線量 　放射線障害の有無 　その他被ばくの状況
検査	(2)白血球数および白血球百分率 (3)赤血球数および血色素量またはヘマトクリット値 (4)眼（白内障に関して） (5)皮膚	(2)末梢血液中の血色素量またはヘマトク 　リット値，赤血球数，白血球数および 　白血球百分率 (3)皮膚 (4)眼
省略	・雇い入れ，配置換えの際は使用する線源の種類に応じて(4) 　の検査を省略できる ・定期の際は医師が必要ないと認めるときは(2)～(5)の検査 　項目を省略できる ・前1年間に受けた実効線量が5 mSvを超えず，当該1年間 　に受ける実効線量が5 mSvを超えるおそれがない者は，医 　師が必要と認めないときは(2)～(5)の検査項目を行うこと 　は要しない	(2)～(4)の検査は医師が必要と認めた場 合に行う
記録	電離健康診断個人票を作成 30年間保存 電離健康診断結果報告書を所轄労働基準監督署長に提出	実施年月日，対象者氏名，医師名，健康診 断の結果，結果に基づいて講じた措置（記 録の写しを本人に交付）保存する（永久）

表14 診療用放射線装置等の区分と主な装置等名称等

診療用X線装置	診療用エネルギー放射線発生装置	診療用粒子線照射装置
直接撮影用X線装置 断層撮影用X線装置 X線CT装置 胸部集検用間接撮影X線装置 口内法撮影用X線装置 歯科用パノラマ断層撮影装置 骨塩定量分析X線装置 透視用X線装置 治療用X線装置 輸血用血液照射X線装置 乳房撮影用X線装置 近接撮影装置 移動型X線装置 携帯型X線装置	リニアック ベータトロン サイクロトロン シンクロトロン シンクロサイクロトロン マイクロトロン サイバーナイフ ビーム衝突型加速器	粒子線照射装置 重粒子線照射装置
診療用放射線照射装置	診療用放射線照射装置	放射性同位元素装備機器
^{60}Co遠隔照射装置 ^{137}Cs遠隔照射装置 リモートアフターローディング装置 セレクトロン マイクロセレクトロン ラルストロン ガンマナイフ 血管内放射線治療	^{192}Irワイヤ ^{125}Iシード ^{198}Auグレイン ^{226}Ra針・管	骨塩定量分析装置(^{125}I, ^{153}Gd) EDCガスクロマトグラフ(^{63}Ni) ^{137}Cs血液照射装置
①診療用放射性同位元素，②陽電断層撮影診療放射性同位元素		
①^{99}Mo-^{99m}Tc, $^{123, 125, 131}$I, ^{67}Ga, ^{198}Au, ^{85}Sr, ^{92}P, ^{201}Tl, ^{133}Xe, ^{111}Inなど ②^{18}F, ^{15}O, ^{13}N, ^{11}C		

表15 それぞれの法令

診療放射線技師法
・診療放射線技師の資格を定めるとともに，その業務が適正に運用されるように規律し，もって医療及び公衆衛生の普及及び向上に寄与することを目的とする ・診療放射線技師とは，厚生労働大臣の免許を受けて，医師又は歯科医師の指示の下に，放射線を人体に対して照射することを業とする者
診療の補助としての行為：平成26年6月25日施行
診療の補助として，磁気共鳴画像診断装置その他の画像による診断を行うための装置を用いた検査を行う以下の行為（医師又は歯科医師の指示の下） 1　磁気共鳴画像診断装置 2　超音波診断装置 3　眼底写真撮影装置（散瞳薬を投与した者の眼底を撮影するためのものを除く） 4　核医学診断装置
文部科学省・厚生労働省省令第1号：平成27年4月1日施行
・静脈路に造影剤注入装置を接続する行為（静脈路確保のためのものを除く），造影剤を投与するために当該造影剤注入装置を操作する行為並びに当該造影剤の投与が終了した後に抜針及び止血を行う行為 ・下部消化管検査のために肛門にカテーテルを挿入する行為並びに当該カテーテルから造影剤及び空気を注入する行為 ・画像誘導放射線治療のために肛門にカテーテルを挿入する行為及び当該カテーテルから空気を吸引する行為
診療放射線技師法施行規則：平成26年6月25日施行
診療放射線技師が，病院又は診療所以外の場所で，多数の者の健康診断を一時に行う場合，胸部エックス線検査（CT撮影装置を用いた検査を除く）のために100万電子ボルト未満のエネルギーを有するエックス線を照射する場合には，医師又は歯科医師の立会いがなくても実施できる ※画像診断における読影の補助，放射線検査等に関する説明・相談する行為は，従来から実施可能

2-1 医用放射線関連の法的規制

用語解説

原子力基本法
原子力の研究，開発，利用の推進に関して平和目的に限る。安全の確保のために，民主的な運営，自主的に行う，成果を公開し，国際協力に資することを目的とした法律。

診療放射線技師法
資格を定め，医療における放射線利用のための業務と責任範囲を示したもの。

放射性同位元素
放射線を放出する同位元素，その化合物，含有物のこと。

放射性同位元素等の規制に関する法律

- 放射性同位元素等の規制に関する法律は，原子力基本法の下に制定された。
  - 放射性同位元素の使用などの取り扱いを規制することにより公共の安全を確保することが目的である。
  - その規制の対象は，①放射性同位元素の使用，販売，排気，保管，運搬，所持など，②放射線発生装置の使用，③放射性同位元素または放射線発生装置からの放射線によって汚染された物の廃棄，詰め替え，保管，運搬，所持などである。
- 労働安全衛生法に基づき，労働者の放射線障害（労働災害）防止の観点から電離放射線障害防止規則が定められている。

医療法

- 医療法は，医療を提供する体制の確保，国民の健康維持，医療施設の計画的整備，医療法人等を定めるもの。
- 医療法施行規則の第4章「診療用放射線の防護」において，放射線装置の届出，放射線防護，線量限度などが規定されている。
- 医療法の目的から，放射線の使用を規制するのではなく，放射線を安全かつ適正に利用することが重要であり，その目的を達成するために医療法施行規則が定められている。

診療放射線技師法

- 診療放射線技師の資格を定めるとともに，その業務が適正に運用されるように規律し，もって医療及び公衆衛生の普及及び向上に寄与することを目的とする。
- 診療放射線技師とは，厚生労働大臣の免許を受けて，医師又は歯科医師の指示の下に，放射線を人体に対して照射することを業とする者。
- 診療放射線技師の免許は診療放射線技師国家試験に合格した者に与えられる。
- 相対的欠格事由には，心身の障害により業務を適正に行うことができない者（視覚，聴覚，音声機能，言語機能，精神の機能障害など個別に判断される），診療放射線技師の業務に関する犯罪，不正行為がある。
- チーム医療の重要性から，他の医療関係者と緊密な連携を図り適正な医療を確保する。
- 業務上知り得た人の秘密を漏らしてはならない。
- 診療放射線技師が取り扱うことができる放射線の種類を p.385 表1 に示した。
- 放射線を人体に照射したときには，照射録を作成する。①照射を受けた者の氏名，性別，年齢，②照射の年月日，③照射の方法（具体的，精細に），④指示を受けた医師，歯科医師の氏名とその指示の内容。

- 放射線を人体に対して照射することのほか，以下の行為を業とすることができる。
  1) 保健師助産師看護師法の規定にかかわらず，診療の補助として，画像による診断を行うための装置（磁気共鳴画像診断装置，超音波診断装置，眼底写真撮影装置，核医学診断装置）を用いた検査をする行為（医師又は歯科医師の指示の下）。
  2) 検査に関連する行為として以下を行うこと（医師又は歯科医師の具体的な指示を受けて行うものに限る）。
  ・静脈路に造影剤注入装置を接続する行為（静脈路確保のためのものを除く），造影剤を投与するために当該造影剤注入装置を操作する行為並びに当該造影剤の投与が終了した後に抜針及び止血を行う行為。
  ・下部消化管検査のために肛門にカテーテルを挿入する行為並びに当該カテーテルから造影剤及び空気を注入する行為。
  ・画像誘導放射線治療のために肛門にカテーテルを挿入する行為及び当該カテーテルから空気を吸引する行為。
- 診療放射線技師が，病院又は診療所以外の場所で，多数の者の健康診断を一時に行う場合，胸部エックス線検査（CT撮影装置を用いた検査を除く）のために100万電子ボルト未満のエネルギーを有するエックス線を照射する場合には，医師又は歯科医師の立会いがなくても実施できる。
※画像診断における読影の補助，放射線検査等に関する説明・相談する行為は，従来から実施可能。

放射性同位元素

- 医療法施行規則別表第2に定める放射線を放出する同位元素の種類ごとの数量および濃度を超えるもの。
- 原子力基本法に規定する核燃料物質は，ウラン235のウラン238に対する比率が天然の混合率であるウランとその化合物，ウラン235のウラン238に対する比率が天然の混合率に達しないウランとその化合物，トリウムとその化合物，プルトニウム，ウラン233。
- 核原料物質は，ウランもしくはトリウムまたはその化合物を含む物質で核燃料物質以外のもの。

Point

- 適用法令で区分した放射線を放出する主な線源の種類
- 医療法施行規則による装置の防護基準，施設の構造設備の基準，装置などの使用場所の制限，環境の管理基準，記帳義務，人の線量限度，装置の測定義務，外部被ばくの算定評価
- 環境の測定に用いる検出器の特徴
- 適用法令別に健康診断の実施について

医療法施行規則の一部を改正する省令（平成31年厚生労働省令第21号）により，エックス線装置等を備えているすべての医療機関に，診療用放射線に係る安全管理体制について次の事項が義務付けられた。
1) 医療放射線安全管理責任者を定める
  ・診療用放射線の安全管理に関する十分な知識を有する常勤職員
  ・原則として医師又は歯科医師
  ・正当化を医師又は歯科医師，最適化を常勤の診療放射線技師が実施する体制を確保している場合に限り診療放射線技師を責任者とすることも差し支えない．
2) 診療用放射線の安全利用のための指針を策定
  ・放射線防護の原則及び被ばくの3区分，医療被ばくに関する放射線防護の原則，医療被曝に関する医学的手法の正当化及び放射線防護の最適化などの診療用放射線の安全利用に関する基本的考え方
  ・診療用放射線の安全利用を目的とした研修，改善のための方策，医療従事者と患者間の情報共有に関する基本方針

（次頁に続く）

Point

放射線管理区域

- 通常の作業条件のあいだ,被ばくを管理し,汚染の広がりを防ぎ,潜在被ばくを防止するかまたはその程度を制限するために,特定の防護対策と安全規定が必要となると定められた区域。
- 外部放射線による実効線量が1.3mSv/3月間を超えるおそれのある場所。表面汚染密度限度(p.389 表8)の1/10を超えるおそれのある区域。空気中放射性物質濃度が空気中濃度限度を超えるおそれのある区域。

放射線取扱事業所境界：250μSv/3月間

居住区域：250μSv/3月間

管理区域：1.3mSv/3月間

作業室
常時立ち入る場所：1mSv/週
3月間の空気中濃度
表面汚染密度限度：40Bq/cm²
（α：4Bq/cm²）

画壁の境界：1mSv/週

一般病室：1.3mSv/3月間

管理区域：3月間の空気中濃度限度の1/10
表面汚染密度限度の1/10
3月間の排気中・排水中濃度限度

(前頁からの続き)

3) 放射線診療に従事する者に対する診療用放射線の安全利用のための研修を実施
   - 患者の医療被曝の基本的考え方・正当化・最適化及び患者への情報提供
   - 研修対象者,研修項目,研修方法,研修頻度,研修の記録を記録
4) 被ばく線量の管理及び記録その他の診療用放射線の安全利用を目的とした改善のための方策を講じる
   - 線量管理及び線量記録の対象機器,線量管理,線量記録の実施方法・記録内容
   - 線量管理は関係学会等のガイドライン等を参考に被ばく線量の評価・最適化を行うこと。
   - 線量記録は放射線診療を受けた者を特定でき,被ばく線量を検証できる様式を用いる。
   - 線量管理・記録対象機器
     移動型デジタル式循環器用X線透視診断装置,移動型アナログ式循環器用X線透視診断装置,据置型デジタル式循環器用X線透視診断装置,据置型アナログ式循環器用X線透視診断装置,X線CT組合せ型循環器X線透視診断装置,全身用X線CT診断装置,X線CT組合せ型ポジトロンCT装置,X線CT組合せ型SPECT CT装置,陽電子撮影診療用放射性同位元素,診療用放射性同位元素

放射性同位元素を使用する新規の医療技術への対応(医療法施行規則第24条第8号の2)
　未承認の放射性医薬品について,次の場合に陽電子断層撮影診療用放射性同位元素又は放射性同位元素として扱う。1)臨床研究法に規定する特定臨床研究に用いる,2)再生医療の安全性の確保等に関する法律に規定する再生医療等に用いる,3)厚生労働大臣の定める先進医療及び患者申出療養に用いる。

第10章 放射線安全管理学
3 作業・施設・環境の管理

佐藤 斉

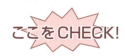
ここを CHECK!

✓ **Check3-1** ☞ 作業管理・廃棄管理

被ばく管理
- 外部被ばくのモニタリングに用いられる個人被ばく線量計には，蛍光ガラス線量計，光刺激ルミネセンス線量計（OSL）などがある。電子式の直読式線量計も用いられる。

表1　外部被ばく線量の評価

被ばく形態	評価項目		個人被ばく線量計の装着部位	
均等被ばく	実効線量		胸部（女子は腹部）	H(10)
	等価線量	皮膚	体幹部	H(0.07)
		眼の水晶体	体幹部	H(10)またはH(3)の大きい値
		妊娠中腹部表面	腹部	H(10)
不均等被ばく	実効線量		a：頭・頸部 b：胸部・上腕部 c：腹部・大腿部 d：最大線量部位	$E = 0.08H_a + 0.44H_b + 0.45H_c * 0.03H_d$
	等価線量	皮膚	体幹部	H(0.07)
		眼の水晶体	頭頸部	H(10)またはH(3)の大きい値
		妊娠中腹部表面	腹部	H(10)
末端部	等価線量	末端部皮膚	末端部	H(0.07)

内部被ばく
- 密封されていない放射性同位元素を取り扱う際には，<u>内部被ばくの評価</u>が必要となる。人体内部に摂取された放射性同位元素は，その実効半減期に従って減衰しつつ，長期にわたって人体に放射線を照射し続ける。
- 体内への取り込み経路は，①肺への経気道摂取，②消化管への経口摂取，③皮膚からの進入，傷口からの血中への進入などがある。
- 放射線作業に伴う放射性同位元素の経気道摂取を防ぐために作業環境中の放射性同位元素濃度を低く抑える。作業者が1年間にわたってその環境のもとで従事したときに体内に摂取された放射性同位元素による<u>預託実効線量</u>が100 mSv/5年を超えないように空気中濃度限度が定められている。
- 被ばくの評価は，外部被ばくと内部被ばくの合計値を用いて算定を行う。

廃棄
- 放射性廃棄物の処理方法は，放射性同位元素の種類，量，物理的・化学的性質などにより区分ごとに処理を行う。①減衰を待つ，②濃縮，減容する，③水，空気で放出する。排出する汚染排水，排気を浄化し，定められた濃度限度以下にして排出する。
- 廃棄に関連した施設として，排気施設や排気設備，排水施設や排水設備，保管廃棄施設などが必要となる。

遮蔽
- 施設の構造設計や運用時の防護基準の維持のために，遮蔽性能の評価が行われる。場所に関する限度が決められているのは，施設内の人が常時立ち入る場所，管理区域の境界，病室，居住区域，敷地境界。
- 遮蔽計算方法は，X線診療室は医政発0331第16号通知，放射性同位元素，加速器関係は放射線施設の遮蔽計算マニュアル(2007)に従う。
- 遮蔽計算の際には，必要な物理データ（放射性同位元素の種類，数量，エネルギー，遮蔽体透過率，密度など），幾何学的データ（距離，厚さなど）を揃え，使用時間や滞在時間など計算条件を明確にする必要がある。

Point

1日最大使用数量が ^{11}C，^{13}N，^{15}O は1TBq，^{18}F は5TBq以下である陽電子断層撮影診療用放射線同位元素とその汚染物は，他の放射線汚染物が混入しないようにして，陽電子断層撮影診療用放射線同位元素の原子の数が1を下回ることが確実な期間（7日間）を超えて，管理区域内で保管廃棄する。

Point

放射性同位元素の汚染除去

汚染検査はサーベイメータによる直接法とスミア法による間接法がある。汚染は，固定性汚染と遊離性汚染に大別され，以下の手順により汚染の状態に応じて除染を実施する。
①汚染の拡大を防止して，速やかに除染することが基本。
②汚染個所の特定と汚染密度の評価を行う。
③汚染物の材質，表面状態，放射性同位元素の化学形などにより除染法を選択する。
④汚染除去
　・減衰待ち（短半減期核種）
　・液体は吸水紙，布などで吸収，粉体は粘着テープで回収。
　・化学的手法：水洗→中性洗剤→キレート剤→酸剤→溶剤
　・物理的手法：ペースト，やすりなどによる剥ぎ取り

3-1 作業管理・廃棄管理

用語解説

内部被ばく
放射性同位元素が体内に取り込まれて被ばくすること。

放射性廃棄物
気体廃棄物，液体廃棄物，固体廃棄物，動物廃棄物，有機廃棄物，スラリー状廃棄物に区分される。

内部被ばく

- <u>摂取経路</u>は呼吸，経口，経皮である。管理区域内での飲食，化粧などは禁じられている。
- 内部被ばく線量は，放射性同位元素の摂取量を求め，1年間の摂取により，50年間(成人，職業被ばく)における総線量を求める。この総線量を「預託線量」という。
- 放射性同位元素の摂取量は，①体外計測法，②尿，糞，血液の放射性同位元素濃度を測定するバイオアッセイ法，③作業環境中の空気中放射能濃度の測定結果から計算により吸入摂取量を求める方法などがある。

- 体外計測法には，<u>全身(ホール)ボディカウンタ</u>，<u>肺モニタ</u>などがある。体外計測法ではβ線，α線のみを放出する放射性同位元素の測定はできない。
- <u>バイオアッセイ法</u>は，尿，糞，汗，唾液，血液，鼻腔スミアなどの生体試料を測定して体内摂取量を決定する方法。排泄物では，放射性同位元素の種類別に排泄関数を用いて体内量を算定する。
- 求めた体内残留量から，物理的半減期と代謝等による生物学的半減期による実効半減期により摂取量を求める。

●吸入による内部被ばくの評価

- 摂取量I[Bq]を，空気中放射性同位元素濃度C[Bq/cm^3]の計算値または測定値から次式により求める。

$$I = C \cdot b \cdot t \cdot \frac{F}{P} \ [\text{Bq}]$$

b：単位時間当たりの呼吸量(放射線作業では1.2×100 cm^3/h)
t：作業時間
F：Cに対する呼吸域の比(不明の場合は10を用いる)
p：防護マスクの防護係数

- 作業室内の空気中濃度の算出(1週間の平均濃度)

$$1週間の平均濃度 = \frac{1日最大使用数量 \times 1週間の使用日数 \times 飛散率 \times 従事係数}{1週間の総排気量}$$

飛散率：気体がストラップ(10^{-1})，気体(1)，液体・固体(10^{-3})

- 内部被ばくによる実効線量

$$E_i[\text{mSv}] = 体内摂取量 I[\text{Bq}] \times 実効線量係数 e[\text{mSv} \cdot \text{Bq}^{-1}]$$

で算出する。

Point

実効線量係数
放射性同位元素の種類，化学形と摂取形態（吸入・経口／急性・慢性）に応じた摂取量当たりの実効線量の係数。単位はSv/Bq。

放射性廃棄物

●**放射性同位元素によって汚染された物の廃棄**

- 気体廃棄物は，排気設備でフィルタにより浄化，排気中濃度をガスモニタなどで連続的に監視しながら排気される（p.389 表8）。
- 排気設備のフィルタは，プレフィルタ（粒径30μmで透過率20%程度），HEPAフィルタ（粒径0.3μmで透過率1%程度），活性炭フィルタ（ヨウ素の透過率20%程度）が用いられる。
- 液体廃棄物は，一定期間貯留して減衰後に，さらに希釈して濃度限度以下（p.389 表8）にして排水することができる。その他，凝集沈殿法，イオン交換法，蒸発法などがある。
- 固体廃棄物は，可燃物，難燃物，不燃物，非圧縮性不燃物，フィルタに分類して，廃棄を委託（日本アイソトープ協会）する。
- 動物廃棄物は乾燥，脱水し廃棄物として廃棄を委託する。
- 陽電子断層撮影診療用放射性同位元素は，法令で定める期間を超えて保管した後に一般医療廃棄物として廃棄する（p.387 表5）。

●**放射線障害防止法関連法令の改正（平成24年施行）**

- 放射性同位元素または放射線発生装置から発生した放射線によって汚染された物を放射性汚染物という。
- 放射性汚染物の確認制度：放射能の影響が無視できるような極低レベルの放射性汚染物について，一定の手続きにより放射線障害防止法の規制対象から外して，産業廃棄物としての処分や再利用が可能となる制度が導入された。
- 放射線発生装置使用室内の空気中の3カ月平均濃度が濃度限度の1/10を超えるおそれがある場合には排気設備を設ける。
- 放射化物であって放射線発生装置を構成する機器または遮蔽体として用いるものを保管する場合には放射化物保管設備を設ける。
- 医療用直線加速装置の場合，X線エネルギー6～10MeVの装置では，ターゲット，プライマリーコリメータ，二次コリメータが対象，15MeVの装置は3次コリメータやヘッド部シールドも対象に追加。
- サイクロトロン本体，周辺機器，事故遮蔽体部分，床材の一部が対象。
- 放射化物を浄化・排水または保管廃棄する場合には，それぞれ排水設備または保管廃棄設備を設ける。

①**排気口における空気中濃度の計算（3月間の平均濃度）**

$$3月間の平均濃度 = \frac{3月間の最大使用数量 \times 飛散率 \times 透過率}{3月間の総排気量}$$

透過率：HEPA 気体(1)，液体・固体(10^{-2})，チャコール(10^{-1})（厚さ5cm）

②**排水口における放射性同位元素濃度の計算（3月間の平均濃度）**

$$3月間の平均濃度 = \frac{1日最大使用数量 \times 混入率 \times [(1-\exp(-\lambda t_1))/\lambda] \times \exp(-\lambda t_2)}{貯留槽1基の貯留量}$$

$$使用日数 t_1 = \frac{3月間の最大使用予定数量/1日の最大使用予定数量}{91(日)/貯留槽1基の満水日数}$$

混入率：10^{-2}，t_2：放置日数，λ：崩壊定数

遮蔽計算方法
●1次X線

$$E_p = \frac{X \times D_1 \times W \times (E/K_a) \times U \times T}{d_1^2}$$

- E_p：1次X線の漏洩実効線量[μSv/3月]
- X：X線管焦点から利用線錐方向の1mにおける空気カーマ[μG/mAs]
- D_t：遮蔽体t[mm]の空気カーマ透過率
- W：3月間のX線装置の実効稼動負荷[mAS/3月間]
- E/K_a：空気カーマから実効線量への換算係数[Sv/Gy]
- U：使用係数＝1
- T：居住係数＝1
- d_1：X線管焦点から遮蔽壁の外側までの距離[m]

図1　遮蔽計算のための幾何学的配置

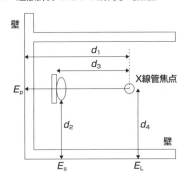

表1　空気カーマから実効線量への換算係数

光子エネルギー [keV]	換算係数[E/Ka]
10	0.00653
15	0.0402
20	0.122
30	0.416
40	0.788
50	1.106
60	1.308
70	1.407
80	1.433
100	1.394
150	1.256
200	1.173

（定格電圧が80kVを超える場合には，換算係数の最大値1.433を用いる）

●散乱X線の遮蔽

$$E_s = \frac{X \times D_t \times W \times (E/K_a) \times U \times T}{d_2^2 \times d_3^2} \times \frac{a \times F}{400}$$

- E_s：漏洩・実効線量[μSv/3月]
- a：照射野400cm^{2}の組織類似ファントムから1mの距離における空気カーマ率のXに対する百分率
- F：受像面における照射野の大きさ[cm^2]
- d_2：撮影天板面での利用線錐中心から遮蔽壁外側までの距離[m]
- d_3：X線管焦点から撮影天板面までの距離[m]

●漏洩X線の遮蔽

$$E_L = \left(\frac{1}{2}\right)^{t/t_{1/2}} \times \frac{X_L \times t_W \times (E/K_a) \times U \times T}{d_4^2}$$

- E_L：漏洩・実効線量[μSv/3月]
- $t_{1/2}$：遮蔽体の大幅に減衰したX線の広いビームに対する半価層[mm]
- d_4：X線管焦点から遮蔽壁外側などの評価点までの距離[m]

放射性同位元素使用室の遮蔽計算
●γ線実効線量透過率のデータと実効線量率定数を用いた計算（一般的なγ線放出放射性同位元素の遮蔽計算）

$$\dot{E}_0 = \frac{\Gamma_E \times S}{r^2} \times F_a \times T$$

- $\dot{E}_0$：評価点の実効線量率（μSv/1週またはμSv/3月）
- Γ_E：実効線量率定数[μSv・m^2・MBq^{-1}・h^{-1}]
- S：放射性同位元素数量[Mq]
- F_a：γ線の実効線量透過率
- r：線源から評価点までの距離[m]
- T：1週間または3月間当たりの使用時間[h]

● β線により発生した制動X線の計算

- β線による制動X線スペクトルの形状はターゲットにほとんど依存しない。原子番号20の物質で発生する制動X線に対する実効線量率定数 Γ_{20} から任意の原子番号Zの物質から放出される制動X線の実効線量率定数 $\Gamma_{20}(Z)$ を制動放射効率比 $K_{20}(Z)$ を用いて求めた値を，上記の実効線量率定数に代入して同様の手順で算出する。

$$\Gamma_{20}(Z) = \Gamma_{20} \times K_{20}(Z)$$

表2 原子番号Z＝20を基準とした制動放射効率比 $K_{20}(Z)$

Z	$K_{20}(Z)$	Z	$K_{20}(Z)$
1	0.036	45	2.504
5	0.213	50	2.824
10	0.460	55	3.149
12	0.564	60	3.478
15	0.724	65	3.812
20	1.000	70	4.151
25	1.286	74	4.425
26	1.344	75	4.493
30	1.580	80	4.840
35	1.882	82	4.979
40	2.190		

（放射線施設のしゃへい計算実務マニュアル 2007. 原子力安全センター，より改変引用）

診療用高エネルギー放射線発生装置使用室の遮蔽計算

● 一次線の遮蔽計算

$$_UE_{(x)} = \frac{I_0 \times 60 \times 10^6}{L^2} \times D_t \times T \times U \times 1.0$$

$_UE_{(x)}$ ：評価点での実効線量（μSv/3月間）
I_0 ：ターゲットから1m離れた点でのX線の線量率（Gy/分）
60 ：分を時間に換算する係数
L ：ターゲットから評価点までの距離 [m]
D_t ：厚さ t cmの遮蔽材の透過率
T ：使用時間（時間/3月間）
U ：方向利用率
1.0 ：GyからSvへの換算係数

● 照射ヘッドからの漏えい線に対する遮蔽計算

$$_LE_{(x)} = \frac{i_0 \times 60 \times 10^6}{L^2} \times D_t \times T \times U \times 1.0$$

$_LE_{(x)}$ ：評価点での実効線量（μSv/3月間）
i_0 ：照射ヘッドからの漏えい線量率
　　$i_0 = I_0 \times 10^{-3}$：利用線錐の1/1000の値（Gy/分）

●迷路散乱X線が鉛扉を通過した後の実効線量

$$_sE_{(x)} = \frac{S \times I_0 + s \times i_0}{a^2 \times b^2} \times 60 \times 10^6 \times 0.01 \times d_t \times T \times 1.1 \times 2$$

- $_sE_{(x)}$：評価点での実効線量（μSv/3月間）
- S, s：利用線錐および照射ヘッドからの漏えい線のコンクリート壁面等への入射面のうち評価点から見込める面積[m^2]
- a：ターゲットから散乱壁面等の中心までの距離[m]
- b：散乱壁等の中心から評価点までの距離[m]
- 10^6：GyからμGyへの換算係数
- 0.01：壁面等の散乱比
- 1.1：GyからSvへの換算係数（ダクト貫通部等遮蔽材がない場合には1.43）
- 2：安全率

●迷路散乱中性子線の遮蔽

$$_NE_{(x)} = \frac{S \times {_nI_0}}{a^2 \times b^2} \times 60 \times P \times 10^6 \times d_n \times T \times 1.43$$

- $_NE_{(x)}$：評価点での実効線量（μSv/3月間）
- $_nI_0$：ターゲットから1m離れた点での漏えい中性子線の線量率（Sv/分）
- P：コンクリート壁面等の散乱比
- d_n：迷路中性子線に対する遮蔽材の透過率

Point

γ線（光子）の実効線量透過率 F_a

- γ線（光子）の実効線量透過率 F_a は，遮蔽体透過後の光子のエネルギースペクトルの変化と散乱によるビルドアップを考慮して実効線量を合理的に評価するために導入された係数。遮蔽体がないときの実効線量 E_0 に対する遮蔽体透過後の E の比で定義される。

$$F_a = \frac{E}{E_0}$$

- 鉛，鉄，コンクリート，水などの遮蔽体の種類別に，放射性同位元素別または入射エネルギー別の遮蔽体厚さに対する値が表で与えられている。

Point

平均自由行程（mean free path：mfp）

- γ線（光子）が物質中を一度も衝突しないで進む平均距離で，線源弱係数の逆数の値。遮蔽計算では，遮蔽体圧を mfp 単位で表すことがある。線吸収係数 μ_l，物質の半価層 t_{HVL} と平均自由行程 mfp[m]は以下で表せる。

$$t_{HVL} = \frac{0.693}{\mu_l}, \quad mfp = \frac{1}{\mu_l} = 1.44\, t_{HVL}$$

付録　基礎医学大要 まとめ

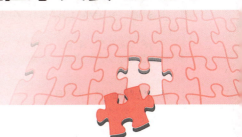

骨格系

- 骨格は，頭蓋，脊柱，胸郭，上肢骨，下肢骨の5部に分けられる。
- 人体には多種多様の200個を超える骨があり，これらが軟骨や靱帯と連結して骨格が形成されている。骨の主成分は骨塩(ハイドロキシアパタイト)であり非常に硬い。

表1 骨の種類

形状	特徴	典型例
長骨(長管骨)	主として四肢を形成する管状の骨 骨端，骨幹，骨幹端に分類される	上腕骨，前腕骨，大腿骨，下腿骨，鎖骨など
短骨	短小な骨	手根骨，足根骨など
扁平骨	扁平な骨	頭蓋骨，腸骨，肩甲骨など
種子骨	球状の小さな骨	膝蓋骨など
含気骨	内部の空洞をもつ骨	上顎骨，蝶形骨，前頭骨，側頭骨など

骨の構造と形状

- 骨膜，骨質(海綿骨，緻密骨)，軟骨，骨髄から構成されている(図1)。
- 骨の表層の硬い部分を緻密骨と呼び，その栄養血管を通すハバース管とフォルクマン管の管系統がある。
- 多くの場合に最内部に骨髄が入る髄腔がある。
- 骨の増長後に残った骨端軟骨の痕跡を骨端線という。
- 骨膜に血管や神経が広く分布している。また，骨芽細胞や破骨細胞があり骨の成長や再生に役立つ。

図1 骨の内部構造(例：大腿骨)

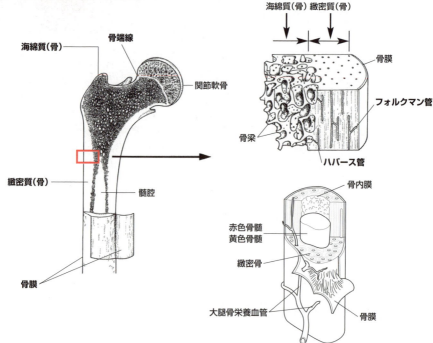

(福士政広 編：診療放射線技師 ブルー・ノート 基礎編 3rd edition, p.8, 9, メジカルビュー社, 2012. より引用)

頭蓋骨

- **頭蓋(15種23個)**：上方で脳を保護するための<u>脳頭蓋</u>と，顔面を形成する<u>顔面頭蓋</u>に区分される。
- **脳頭蓋(6種8個)**：<u>頭蓋冠</u>(前頭骨1個，頭頂骨2個，側頭骨2個，後頭骨1個)と<u>頭蓋底</u>(蝶形骨1個，篩骨1個)から形成される(図2)。<u>頭蓋冠</u>は，<u>冠状縫合</u>，<u>矢状縫合</u>，<u>ラムダ縫合</u>，<u>鱗状縫合</u>により結合する。新生児の場合，頭蓋骨がない菱形の部分が存在する。これらを<u>大泉門</u>(<u>生後1〜2年で閉鎖</u>)および<u>小泉門</u>(<u>生後3〜6カ月で閉鎖</u>)と呼ぶ(図3)。
- **顔面頭蓋(9種15個)**：鼻骨2個，涙骨2個，下鼻甲介2個，上顎骨2個，頬骨2個，口蓋骨2個，下顎骨，鋤骨，舌骨。
- <u>眼窩部</u>は，<u>前頭骨</u>，<u>蝶形骨</u>，<u>上顎骨</u>，<u>頬骨</u>，<u>口蓋骨</u>，<u>涙骨</u>，<u>篩骨</u>の<u>7つの骨</u>で形成される。
- <u>蝶形骨</u>は，<u>大翼</u>，<u>小翼</u>，<u>体</u>，<u>翼状突起</u>により形成され，大翼基部に<u>卵円孔</u>と<u>棘孔</u>があり，それぞれ<u>下顎神経</u>と<u>中硬膜動脈</u>が通る(図4)。

図2 頭蓋骨

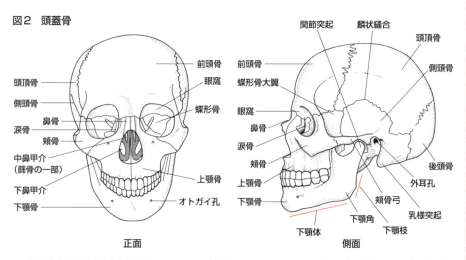

(福士政広 編：診療放射線技師 ブルー・ノート 基礎編 3rd edition, p.15, メジカルビュー社, 2012. より引用)

図3 頭蓋骨の連結

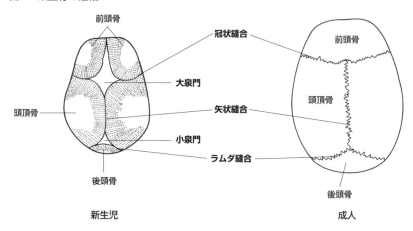

(福士政広 編：診療放射線技師 ブルー・ノート 基礎編 3rd edition, p.19, メジカルビュー社, 2012. より引用)

図4 蝶形骨

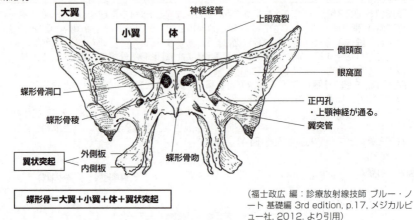

蝶形骨＝大翼＋小翼＋体＋翼状突起

(福士政広 編：診療放射線技師 ブルー・ノート 基礎編 3rd edition, p.17, メジカルビュー社, 2012. より引用)

脊柱

- 体幹の支柱をなす骨格で，32～34個の椎骨(頸椎7個，胸椎12個，腰椎5個，仙椎5個，尾椎3～5個)で形成されている(図5)。
- 脊椎は，安定性を保つために生理的に彎曲している。頸椎は前彎，胸椎は後彎，腰椎は前彎，仙椎は後彎している。

図5 脊柱

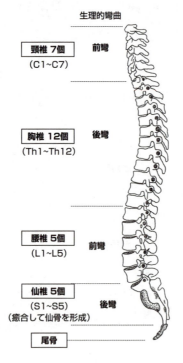

(福士政広 編：診療放射線技師 ブルー・ノート 基礎編 3rd edition, p.25, メジカルビュー社, 2012. より引用)

頸椎

- 第1頸椎，第2頸椎，第7頸椎をそれぞれ環椎，軸椎，隆椎と呼び特殊な形をしている（図6）。第1頸椎（環椎）は，椎体と棘突起がない。
- 横突孔には，椎骨動脈（第1〜6頸椎）と椎骨静脈（第1〜7頸椎）が通る。

図6 頸椎

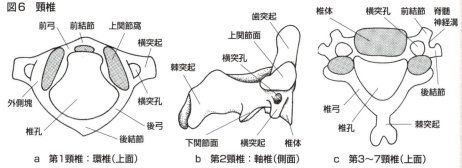

a 第1頸椎：環椎（上面）　　b 第2頸椎：軸椎（側面）　　c 第3〜7頸椎（上面）

（福士政広 編：診療放射線技師 ブルー・ノート 基礎編 3rd edition, p.22, メジカルビュー社, 2012. より引用）

胸椎

- 上・下肋骨窩および横突肋骨窩で左右12対の肋骨と連結する（図7）。
- 尾部へ行くほど椎体が大きくなる。

図7 胸椎

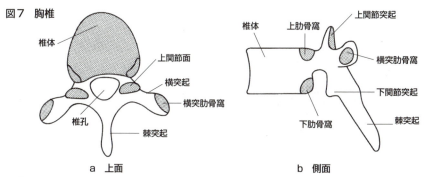

a 上面　　b 側面

（福士政広 編：診療放射線技師 ブルー・ノート 基礎編 3rd edition, p.23, メジカルビュー社, 2012. より引用）

腰椎

- 腰椎の棘突起は，胸椎と比較して短いが，胸椎と比較して厚く頑強である（図8）。

図8 腰椎

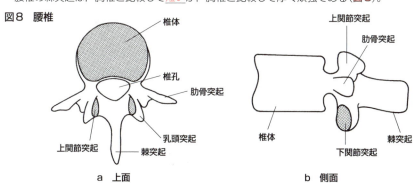

a 上面　　b 側面

（福士政広 編：診療放射線技師 ブルー・ノート 基礎編 3rd edition, p.23, メジカルビュー社, 2012. より引用）

尾骨・仙骨

- 仙骨は，5つの仙椎が癒合して形成される(図9)。仙骨には4対の仙骨孔があり仙骨神経が通る。
- 耳状面で寛骨と連結する。
- 横線は，椎間円板が骨化した痕跡である。

図9　仙骨と尾骨

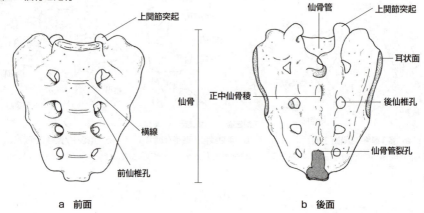

a　前面　　　　　　　　　　b　後面

(福士政広 編：診療放射線技師 ブルー・ノート 基礎編 3rd edition, p.24, メジカルビュー社, 2012. より引用)

胸郭

- 胸骨(胸骨柄，胸骨体，剣状突起)と胸椎12個，肋骨12対(24本)により構成される(図10)。内部を胸腔と呼ぶ。
- 第1～第7肋骨までの肋軟骨は直接に胸骨と連結して胸肋関節を形成する。背面では，胸椎と連結して肋骨頭関節および肋横突関節を形成する。
- 第1～7肋骨を真肋，第8～10肋骨を仮肋，第11，12肋骨を浮動肋骨と呼ぶ。

図10　胸郭

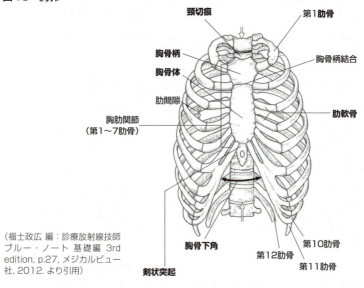

(福士政広 編：診療放射線技師 ブルー・ノート 基礎編 3rd edition, p.27, メジカルビュー社, 2012. より引用)

上肢

- 上肢は64個(左32個, 右32個)の骨で構成される。上肢帯(鎖骨, 肩甲骨)と自由上肢骨(上腕骨, 前腕骨, 手骨)に区分される。

鎖骨

- 内側では, 胸骨柄と胸鎖関節を形成する。外側では, 肩甲骨肩峰と肩鎖関節を形成する(図11)。

図11 鎖骨

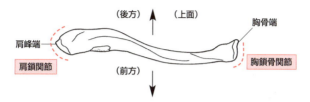

(福士政広 編:診療放射線技師 ブルー・ノート 基礎編 3rd edition, p.30, メジカルビュー社, 2012. より引用)

肩甲骨

- 肩甲骨は, 第2〜8肋骨の高さに位置する。外側縁の関節窩は, 上腕骨頭と肩関節を形成する(図12)。

図12 肩甲骨

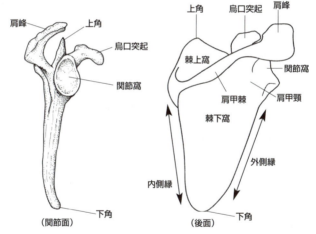

(福士政広 編:診療放射線技師 ブルー・ノート 基礎編 3rd edition, p.30, メジカルビュー社, 2012. より引用)

自由上肢骨

- 上腕骨前面の鉤突窩と後面の肘頭窩で前腕骨の肘関節を形成する(図13)。
- 前腕部は橈骨と尺骨から形成され, 橈骨は親指側に位置する。
- 手根骨は1側8個の骨から構成されて, 近位(舟状骨, 月状骨, 三角骨, 豆状骨)と遠位(大菱形骨, 小菱形骨, 有頭骨, 有鉤骨)に区分される。
- 中手骨は1側5個の骨から構成されて, 近位から手根中手関節(CM関節)と中手指節関節(MP関節)を形成する。
- 指骨は基節, 中節, 末節に区分され, 近位から基節中節関節(PIP関節)と中節末節関節(DIP関節)を形成する。親指の中節骨は欠く。

図13 自由上肢骨

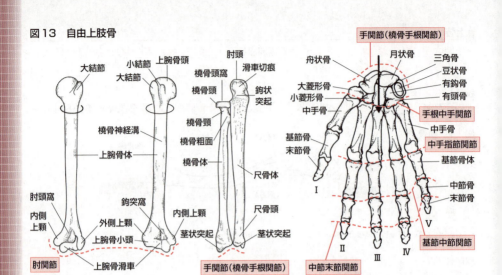

下肢

- 下肢は，62個（左31個，右31個）の骨で形成される。下肢帯骨（寛骨，骨盤）と自由下肢骨に区分される。

下肢帯骨

- 寛骨は，腸骨，恥骨，坐骨の癒合により形成される（図14）。
- 骨盤は，寛骨，仙骨，尾骨により形成。
- 岬角（仙骨前面で第5腰椎との結合部）と恥骨結合上縁を結ぶ線を解剖学的結合線と呼ぶ。
- 岬角と恥骨結合との最短距離を産科学的結合線（真結合線）と呼ぶ。

図14 下肢帯骨

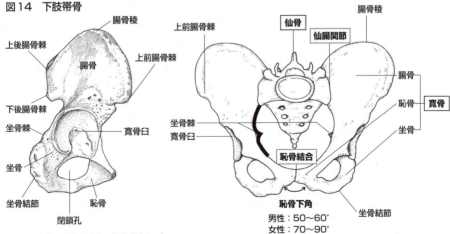

自由下腿骨

- 自由下腿骨は，大腿骨，膝蓋骨，下腿骨，足骨の合計60個の骨からなる（図15）。
- 下腿骨は，脛骨と腓骨から形成され，母趾側に脛骨が位置する。
- 距骨と舟状骨の間，踵骨と立方骨の間にショパール関節を形成する。
- 4つの足根骨と5つの中足骨との間にリスフラン関節を形成する。
- 足骨の指趾は，近位から基節骨，中節骨，末節骨からなるが，母趾の中節骨は欠く。

図15 自由下腿骨

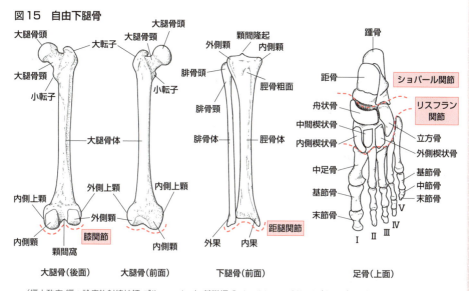

（福士政広 編：診療放射線技師 ブルー・ノート 基礎編 3rd edition, p.35, メジカルビュー社, 2012. より引用）

循環器系

小循環（肺循環）

- 心臓から左右の肺に静脈血を送り，肺でガス交換されて動脈血となる。動脈血は，肺静脈を通り心臓に戻る。
- 経路：右心室 ⇨ 肺動脈弁 ⇨ 肺動脈（静脈血）⇨ 肺（毛細血管）⇨ 肺静脈（動脈血）⇨ 左心房
- ボタロ管：胎生期に特有の脈管であり，肺動脈幹と大動脈を連結する。出生後は動脈管索となる。

大循環（体循環）

- 心臓から全身に血液を送り出し，各臓器や器官を栄養後に静脈血となり再び心臓に戻る系統。
- 経路：左心室 ⇨ 大動脈 ⇨ 末梢動脈 ⇨ 毛細血管 ⇨ 末梢静脈 ⇨ 大静脈 ⇨ 左心房

心臓

- 心臓は正中よりやや左側に位置し，重量（成人）は200〜300gである。
- 心臓上部を心底，心臓下部を心尖と言う。心尖部は第5肋間隙の高さに位置する。
- 成人安静時の拍動数は，平均70回/分である。
- 心臓の栄養血管である左右の冠状動脈は，上行大動脈基部から発生する（図16）。

図16 心臓

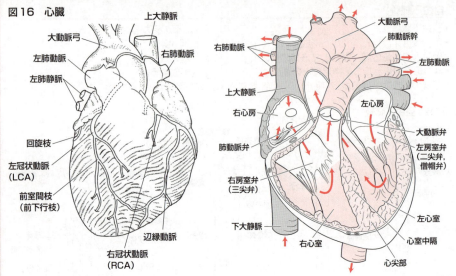

(福士政広 編：診療放射線技師 ブルー・ノート 基礎編 3rd edition, p.105, メジカルビュー社, 2012. より引用)

(柳澤 健 編：理学療法士・作業療法士 ブルー・ノート 基礎編 2nd edition, p.50, メジカルビュー社, 2011. より引用)

動脈系

大動脈弓

- <u>腕頭動脈</u>，<u>左総頸動脈</u>，<u>左鎖骨下動脈</u>は，<u>大動脈弓</u>から直接分岐する（**図17**）。
- 左右の<u>鎖骨下動脈</u>から，<u>椎骨動脈</u>と<u>内胸動脈</u>が分岐する。内胸動脈は，冠動脈バイパス手術の際に動脈グラフトとして用いられる動脈の1つである。
- <u>内頸動脈</u>は，脳および眼に分布する。<u>外頸動脈</u>は，顔面，口腔，鼻腔，咽頭に分布する。
- <u>前交通動脈</u>，<u>前大脳動脈</u>（2本），<u>内頸動脈</u>（2本），<u>後交通動脈</u>（2本），<u>後大脳動脈</u>（2本）から<u>大脳動脈輪</u>（<u>ウイリスの動脈輪</u>）が形成される。

図17 大脳動脈弓・脳内の主要血管

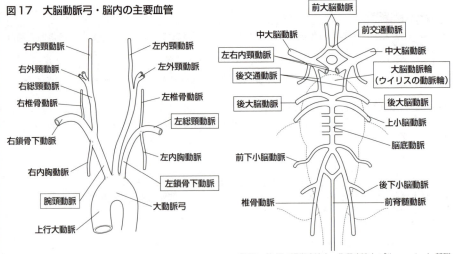

(柳澤 健 編：理学療法士・作業療法士 ブルー・ノート 基礎編 2nd edition, p.84, メジカルビュー社, 2011. より引用)

腹大動脈

- 腹大動脈から第12胸椎〜第1腰椎の高さで腹腔動脈を分岐する(図18)。
- 腹腔動脈は，左胃動脈，総肝動脈，脾動脈を分岐する(図19)。
- 総肝動脈は，胃十二指腸動脈，固有肝動脈，右胃動脈を分岐して，これらが肝臓，胃，胆囊，十二指腸，膵頭部に分布する。
- 左胃動脈は，胃と食道に分布する。
- 脾動脈は，胃，脾臓，膵体尾部に分布する。
- 上腸間膜動脈は，第1〜2腰椎の高さで分岐して，十二指腸，空腸，回腸，大腸上部に分布する。
- 左腎動脈は，右腎動脈と比較してやや高い位置で腹大動脈から分岐する。
- 下腸間膜動脈は，大腸下部に分布する。
- 腹大動脈は，第4腰椎の高さで左右の総腸骨動脈に分かれる。その後，左右の外腸骨動脈(下肢に分布)と左右の内腸骨動脈(骨盤部に分布)に分かれる。

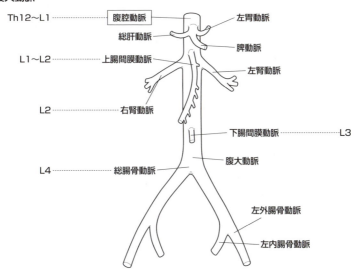

図18　腹大動脈

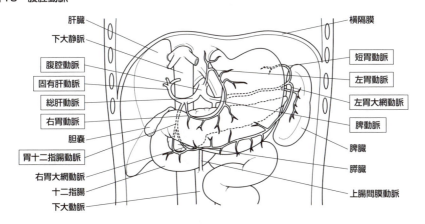

図19　腹腔動脈

四肢

- 鎖骨下動脈は，主に上肢に血液を送り，腋窩動脈および上腕動脈につながる（図20）。その後，橈骨動脈と尺骨動脈に分岐する。
- 外腸骨動脈は，大腿動脈と膝窩動脈につながる。その後，前脛骨動脈と後脛骨動脈に分岐して下腿の前面と後面に分布する。

図20　四肢の主要血管

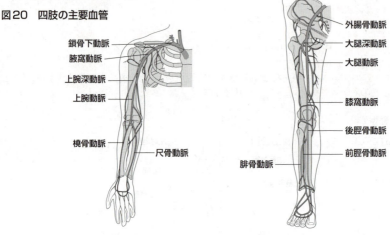

（磯辺智範 編：診療放射線技師 若葉マークの画像解剖学，p.472, メジカルビュー社，2007. より引用）

門脈・奇静脈

- 門脈は，胃，小腸，大腸，膵臓，胆嚢，脾臓から静脈血を集めて肝臓に運ぶ静脈である。
- 門脈は，主として脾静脈，上腸間膜静脈，下腸間膜静脈，胃静脈が合流して形成される（図21）。
- 門脈は，左肝静脈（LHV），中肝静脈（MHV），右肝静脈（RHV）に分岐後，再び合流して下大静脈に続く。
- 右側を上行する奇静脈は，上大静脈に流入する。
- 左側の半奇静脈は，第9胸椎の高さで奇静脈に合流する。

図21　門脈・奇静脈

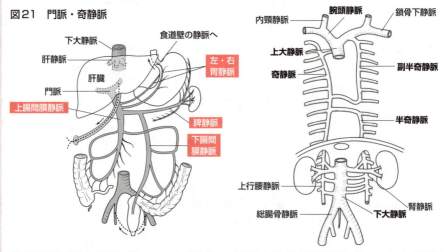

（芝紀代子 編：臨床検査技師 ブルー・ノート 基礎編，p.16, メジカルビュー社，2007. より引用）

（福士政広 編：診療放射線技師 ブルー・ノート 基礎編 3rd edition, p.142, メジカルビュー社，2012. より引用）

呼吸器系

- 前頭洞，蝶形骨洞，篩骨洞，上顎洞の4つの空洞（副鼻腔）がある。
- 気管は食道前面を下行する。第4～6胸椎の高さで左右の気管支に分岐（気管分岐部）する（図22）。
- 左気管支は，右気管支と比較して，細く，長く，緩い傾斜である。
- 肺は，右肺3葉，左肺2葉に区分される。右肺は10区域（S1～10），左肺は8区域（S1＋2～10）に区分される。左肺のS7は心臓が位置するため欠く。そのため，左肺の容積は右肺と比較して小さい。
- 両肺の内側面中央部に肺門があり，気管支，肺動脈，気管支動脈，リンパ管，神経が流入する。

図22 呼吸器系

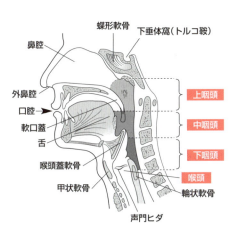

（芝紀代子 編：臨床検査技師 ブルー・ノート 基礎編，p.19, メジカルビュー社, 2007. より引用）

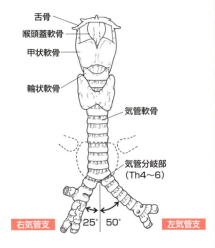

（福士政広 編：診療放射線技師 ブルー・ノート 基礎編 3rd edition, p.58, メジカルビュー社, 2012. より引用）

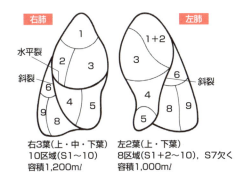

（福士政広 編：診療放射線技師 ブルー・ノート 基礎編 3rd edition, p.62, メジカルビュー社, 2012. より引用）

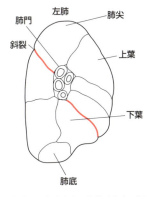

（柳澤 健 編：理学療法士・作業療法士 ブルー・ノート 基礎編 2nd edition, p.91, メジカルビュー社, 2011. より引用）

消化管（腺）

食道・胃

- 食道は，気管後部および椎体前部を下行する。3カ所の生理的狭窄部位がある（図23）。①食道起始部（第6頸椎），②気管分岐部（第4～6胸椎），③食道裂孔横隔膜貫通部（第10胸椎）。
- 食道胃移行部を噴門部，胃十二指腸移行部を幽門部という。胃は，穹窿部，胃体部，胃底部，前庭部に区分される。
- 胃壁は内側から粘膜層，筋層，漿膜の3層構造で胃腺を構成。噴門腺，固有胃腺（胃底腺），幽門腺の腺組織が分布している。
- 噴門腺は，噴門部の狭い範囲に分布する。
- 固有胃腺（胃底腺）は，穹窿部と胃体部に分布する。副細胞（粘液を分泌），傍細胞（塩酸を分泌），主細胞（ペプシノーゲンを分泌）があり，消化に重要な役割を果たす。
- 幽門腺は，幽門前庭部に分布して，アルカリ性の分泌液を分泌する。

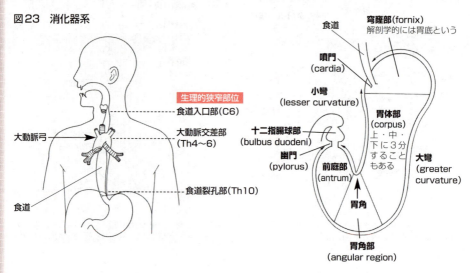

図23　消化器系

（福士政広 編：診療放射線技師 ブルー・ノート 基礎編 3rd edition, p.80, メジカルビュー社, 2012. より引用）

小腸・胆嚢・膵臓

- 小腸は，十二指腸，空腸，回腸で構成され，粘膜，筋膜，漿膜の3層構造。粘膜層に腸絨毛（柔突起），粘膜層基部にリーベルキューン腺（小腸全体），ブルンネル腺（十二指腸上部）があり腸液を分泌する。
- 十二指腸と空腸で，ケルクリングの輪状ヒダが発達している。
- 十二指腸に，主膵管と総胆管に交通するファーター乳頭，副膵管に交通する小十二指腸乳頭がある。
- 大腸へ移行するまでの長さが約6～7 mである。
- 胆嚢は，底部，体部，頸部，漏斗部に区分される。肝臓から分泌された胆汁を濃縮貯蔵する。胆汁は，総胆管およびファーター乳頭を経て十二指腸に放出される。
- 膵臓は，頭部，体部，尾部に区分される。尾部に内分泌細胞の塊であるランゲルハンス島が多く存在する。

図24 十二指腸

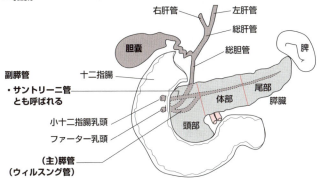

(福士政広 編：診療放射線技師 ブルー・ノート 基礎編 3rd edition, p.99, メジカルビュー社, 2012. より引用)

大腸

- 大腸は，盲腸，結腸（上行結腸，横行結腸，下行結腸，S状結腸），直腸から構成される（図25）。長さは約1.5 mである。
- 大腸では，回腸から送られてきた残りの内容物の水分を吸収して糞便を形成する。
- 大腸壁は3カ所で肥厚しており，3本の結腸ヒモがある。そのため，大腸にくびれが生じて結腸隆起，半月ヒダが形成されている。

図25 大腸

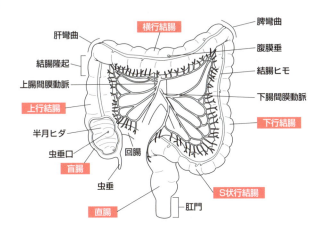

腹膜と腹膜後器官

- 腹膜後器官：十二指腸，膵臓，腎臓，副腎，尿管，腹大動脈，下大動脈，胸管
- 半腹膜後器官：肝臓，上行結腸，下行結腸，直腸，膀胱，子宮
- 腹腔内器官：胃，空腸，回腸，盲腸，虫垂，横行結腸，S状結腸，脾臓，卵巣，卵管

肝臓

- 体内で最も大きい臓器で，重さは1.2〜1.4 kgである．約2,500億個の肝細胞からなる．
- 解剖学的に肝鎌状間膜（肝円索）を境にして左葉と右葉に分かれる（図26）．
- 機能的には，カントリー線（胆嚢底と下大静脈を結ぶ線）によって左葉と右葉に分けられる．さらに，門脈の分岐を基準として，4つの区域（左葉は内側区と外側区，右葉は前区と後区）に分けられる．最終的に，8つの小区域（S1〜S8）に分類される．
- 胆汁生成，貯蔵機能，解毒機能，脂質代謝，血清蛋白質生成，糖質代謝が主な機能である．

図26　肝臓

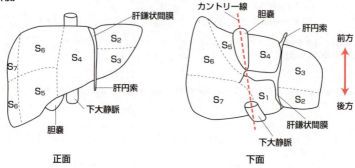

正面　　　下面

腎臓

- 腎臓は，第12胸椎〜第3腰椎の高さに左右1対ある．肝臓の存在により，右腎より左腎のほうがやや低い位置にある．
- 腎内部は，皮質，髄質，腎盤からなる（図27）．皮質は，近位曲尿細管，遠位曲尿細管，腎小体（マルピーギ小体）から形成され，腎小体で尿の生成が行われる．髄質は，近位直尿細管，遠位直尿細管，ヘンレ係蹄，集合管からなる．
- 1日の尿量は約1,200 mL（成人），pH5〜7（弱酸性）である．

図27　腎臓

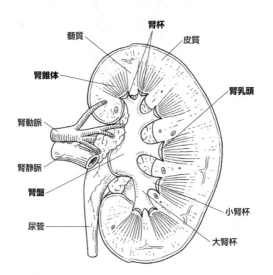

（柳澤　健 編：理学療法士・作業療法士 ブルー・ノート 基礎編 2nd edition, p.98, メジカルビュー社, 2011. より引用）

索引 和文・欧文

あ

アーチファクト ……… 221, 222, 224, 232
アインシュタインの光量子仮説 … 35
アクチバブルトレーサ …… 135, 146
アシアロ糖蛋白(ASGP)受容体 … 280
亜致死損傷(SLD) ………………… 2, 7
──からの回復 ………………… 2, 7
アップルコアサイン ………………… 250
アナフィラキシー様反応 ………… 244
アニーリング ……………… 157, 160
アプリケータ ……………………… 348
アポトーシス ………………………… 6
アルコールショック ……… 262, 269
アルツハイマー型認知症(AD) … 275
アルベド型線量計 ………………… 170
安定型異常 ………………………… 9
アンペアの周回路の法則 ……… 68, 72
アンペアの右ねじの法則 ……… 68, 72
イオン交換クロマトグラフィ …… 137
イオン再結合 ……………………… 150
──補正係数 …………………… 333
移行上皮癌 ………………………… 316
位相 …………………………… 86, 89, 90
位相エンコード …………………… 234
位相差 ………………………… 86, 89, 90
遺伝的影響 ……………………… 17, 19
イメージインテンシファイア(I.I.)
…………………………… 186, 188
──の構造 ……………………… 188
──の特性 ……………………… 188
イメージングプレート(IP) ……… 194
イラジエーション ………………… 356
医療被ばく ………… 376, 381, 382
医療法 …………………………… 392
医療リスクマネジメント ………… 260
医療倫理 ………………………… 319
陰極 ………………………………… 177
インシデントレポート …………… 260
インターベンショナルラジオロジー
……………………………………… 254
インダクタンス …………………… 68
インダクタンスLだけの回路 … 86, 91
インバースプランニング法 …… 346
インバータ ………………… 182, 183
──式X線高電圧装置 ……… 184
ウィナースペクトル ……………… 361
ウィルツバッハ法 ………… 134, 142
ウィンドウ処理 …………………… 366
ウィンドウ幅 ……………… 64, 366
ウィンドウレベル ………… 64, 366
ウォータース法 …………… 203, 205
渦電流 ………………………… 68, 74
運動照射 ………………………… 344
運動負荷 ………………………… 276
永続平衡 ……… 49, 121, 127, 128
エイリアシング …………………… 359

液晶モニタ ……………………… 189
液体クロマトグラフィ …………… 137
液体シンチレータ ……… 159, 169
エッジ検出フィルタ ……… 367, 368
エネルギー吸収係数 ……………… 54
エネルギー測定 ………… 164, 166
エネルギー転移係数 ……………… 54
エネルギー分解能 ……………… 293
エミッションスキャン ………… 299
塩基除去修復 ……………………… 9
円形加速器 ……………………… 325
エンコーダ ………… 102, 116, 117
応答時間特性 …………………… 189
オージェ効果 …………………… 41
オートラジオグラフィ …… 135, 146
オームの法則 ………………… 76, 78
汚染時の処置 …………………… 261
汚染防止対策 …………………… 261
オペアンプ ………………… 101, 111
オボイド線源 …………………… 349
親核種 ……………………… 121, 125
オルソシステム ………………… 355
音響インピーダンス …………… 196
温度気圧補正係数 ……… 152, 333
温度効果 …………………………… 4
温熱処理 …………………………… 7
温熱増感比(TER) ……………… 313
温熱療法 ………… 21, 24, 311, 312

か

ガイガー-ヌッタルの法則 ……… 46
外挿値 ……………………………… 8
階調数 …………………………… 359
階調度 …………………………… 357
階調変換関数 …………………… 366
回転照射 ………………………… 344
回復時間 ………………………… 155
回復性損傷 ………………………… 2
外部被ばく防護の3原則 ……… 261
外部放射線治療装置の品質管理項目
……………………………………… 330
壊変定数 ………………… 125, 126
化学吸着 ………………………… 268
化学線量計 ……………… 157, 163
化学的合成法 …………………… 142
化学放射線療法 ………………… 312
核医学検査での技師の役割 … 259
核医学治療 ……………………… 349
核異性体 ………………… 120, 123
核子 ………………………………… 33
核磁気共鳴の原理 ……………… 65
核スピン ………………………… 234
拡大撮影 ………………… 192, 218
拡大ブラッグピーク(SOBP) … 347
確定的影響 …………………… 17, 18
核の安定性 ……………………… 33

核反応 ……………………… 121, 129
核分裂 ……………………… 39, 47
──電離箱 …………………… 169
──炉 …………………………… 326
確率的影響 …………………… 17, 18
重ねあわせの理 ………… 76, 80, 81
加算回路 …………… 101, 111, 112
下肢のX線撮影 ………………… 215
ガス入り反跳比例計数管 ……… 170
ガスクロマトグラフィ …… 137, 138
ガス増幅 ………………… 148, 154, 155
数の表現 ………………………… 114
仮想化内視鏡 …………………… 372
画像演算処理 …………………… 370
画像再構成 ……………………… 221
仮想接地 ………………………… 113
仮想短絡 ………………………… 111
画像誘導放射線治療(IGRT) … 329
加速器 …………………………… 40
加速多分割照射 ………………… 314
過渡現象 …………………… 77, 84
過渡平衡 …………… 49, 121, 127
可搬型X線装置 ………………… 192
寡分割照射 ……………………… 314
可変容量ダイオード …… 101, 106, 108
ガラス線量計 …………………… 161
カラムクロマトグラフィ … 137, 138
カルノー図 ………………… 114, 115
眼窩耳孔面 ……………………… 225
間期死 ……………………………… 2, 5
環境管理 ………………………… 389
環境の防護 ……………………… 377
還元剤 …………………… 134, 142
干渉性散乱 ……………………… 50, 52
肝シンチグラフィ ……………… 280
関節腔撮影 ……………………… 253
間接撮影用ミラーカメラ … 192, 193
間接作用 ………………………… 2, 4
間接標識法 ……………………… 267
眼底撮影の対象疾患 …………… 193
管電圧 …………………………… 179
管電圧-管電流特性 …………… 179
管電流 …………………………… 179
管電流特性 ……………………… 179
感度 ………………………… 301, 357
冠動脈血管形成術(PCI) ……… 254
ガンマカメラ装置のQA・QC … 293
ガンマカメラ装置の構成 … 286, 288
ガンマナイフ …………………… 327
寛容度 …………………………… 357
管理区域の限度 ………………… 259
緩和 ……………………………… 234
気管支造影 ……………………… 253
希釈効果 …………………………… 4
起電力 …………………………… 76
軌道電子 ………………………… 37
──捕獲(EC) …………… 39, 46

軌道の殻構造 ……………………… 37	経皮経肝胆管ドレナージ(PTCD) … 255	根治的照射 …………………………… 311
機能画像 ……………………………… 237	経皮的経肝の胆道撮影(PTC) …… 255	コンデンサ ……………………………… 68
逆方向治療計画 ……………………… 346	系列壊変 ………………………… 39, 47, 124	――式X線高電圧装置 …………… 183
逆行性腎盂造影 ……………………… 247	ケーブルの漏電効果 ……………… 153	――の接続 …………………………… 70, 71
休止期 …………………………………… 5	血液脳関門(BBB) ………………… 271, 274	コントラスト改善度 ……………… 190
吸収線量の計算 ……………………… 339	血管造影の分類 …………………… 244	コンパートメント解析 …………… 282
吸収線量の測定 ……………… 165, 171	結晶検出器 ………………………… 149	コンピュータ支援診断(CAD) … 372
急性障害 ……………………………… 14	健康診断 …………………………… 390	コンプトン散乱 …………………… 50, 52
急性有害事象 ……………… 306, 310	減算回路 ………………… 101, 111, 112	コンボリューション ……………… 221
境界領域 …………………………… 150	原子 ………………………………… 33	
共振回路 ……………………… 86, 93	原子核 …………………………… 30, 33	
共振周波数 ……………………… 86, 93	減弱曲線 …………………………… 166	## さ
共沈法 ……………………… 133, 136	減弱補正 …………………………… 299	サーフェイスレンダリング ……… 372
強度変調放射線治療(IMRT) … 344, 346	検出量子効率(DQE) ……………… 354	サーミスタ ………………………… 108
胸部X線CT ……………………… 227	原子力基本法 ……………………… 392	サイクロトロン ……………… 44, 325
胸部X線写真 ……………………… 209	原子炉 …………………………… 45, 326	――生成核種 ………… 121, 129, 130
胸部のMRI検査 …………………… 238	――で製造される核分裂生成核種	再結合領域 ………………………… 150
局所被ばく ………………… 381, 382	……………………………………… 129	歳差運動 ……………………… 65, 234
極性効果 …………………………… 153	――の中性子照射による生成核種	再酸素化 …………………………… 26
極性効果補正係数 ………………… 333	………………………………… 121, 129	再生不良性貧血 …………………… 15
許容遷移 …………………………… 38	減衰補正 …………………………… 299	最大値 ……………………………… 86, 89
許容負荷 …………………………… 180	元素 ……………………………… 120, 123	最大値投影法(MIP) ……………… 372
キルヒホッフの第1法則 ……… 76, 80	原体指標(CI) …………………… 343	最大電力 ……………………… 76, 83
キルヒホッフの第2法則 … 76, 80, 81	原体照射 …………………………… 344	サイバーナイフ …………………… 327
緊急照射 …………………………… 311	コイルに蓄えられる電磁エネルギー	再分布 ……………………………… 26
禁制遷移 …………………………… 38	……………………………………… 75	細胞周期 …………………………… 2, 5
金箔検出器 ………………………… 169	高LET放射線 …………………… 2, 22, 27	細胞生存率(SF) …………………… 315
空間周波数フィルタリング ……… 369	高圧変圧器 ………………………… 43	サイリスタ ………… 101, 106, 107, 108
空間の線量分布 …………………… 343	高エネルギーX線の吸収線量測定	雑音等価量子数(NEQ) ………… 354
空間電荷制限電流 ………………… 179	……………………………… 165, 171	撮像管 ……………………………… 189
空間フィルタリング ……………… 367	後期反応型組織 …………………… 21, 25	参考レベル ………………………… 377
空間分解能 ………………… 221, 301	光子 ………………………………… 50	三相交流 ……………………… 87, 88, 96
空洞電離箱 ………………… 148, 153	格子制御形X線管 ……………… 177, 178	三相電力 …………………………… 96
腔内照射 …………………………… 348	公衆被ばく ……………… 376, 381, 383	酸素効果 …………………………… 4
偶発同時計数 ……………………… 297	高純度ゲルマニウム検出器 … 149, 156	酸素増感比(OER) ……… 4, 21, 23
偶発同時計数補正 ………………… 299	甲状腺シンチグラフィ …………… 280	三電子生成 ………………………… 53
クーリッジ管 ………………… 39, 41	甲状腺ブロック …………………… 274	サンプリングアパーチャ ………… 359
クーロンの法則 ……………… 68, 70	甲状腺ヨウ素摂取率測定 … 283, 292	サンプリング角度 ………………… 291
クエンチガス ……………………… 155	校正点吸収線量 …………………… 333	散乱係数(SF) …………………… 336
クエンチング ……………………… 233	高速液体クロマトグラフィ ……… 137	散乱線 ……………………………… 202
クォーク ………………………… 33	高速中性子の測定 ………………… 170	散乱同時計数 ……………………… 297
くさび係数(WF) ………………… 337	高電圧ケーブル …………………… 182	――補正 …………………………… 299
くさびフィルタ …………………… 329	光電効果 …………………………… 50, 52	散乱箔 ……………………………… 323
屈折 ………………………………… 62	光電子増倍管 ……………… 157, 160	散乱フラクション ………………… 301
クライストロン …………………… 323	紅斑 ………………………………… 10, 13	ジェネレータ ……………… 121, 131, 266
クランプ回路 ………… 101, 109, 110	降伏電圧 …………………………… 105	歯科撮影 …………………………… 218
グリッド ………………… 190, 202	交流電力 …………………………… 95	時間的線量配分 …………………… 314
グリッド比 ………………………… 190	黒体輻射 …………………………… 35	時間放射能曲線(TAC) …… 282, 292
クリップ回路 …………… 101, 109	個人線量当量 ……………………… 382	磁気・電波遮蔽 …………………… 233
クルックス管 ………………… 39, 41	個人被ばく線量計 ………………… 163	閾値 ………………………………… 18
グロー曲線 ………………………… 160	――の比較 ………………………… 162	磁気モーメント ………………… 60, 65
クロスオーバ効果 ………………… 356	姑息・対症照射 …………………… 311	子宮頸癌の腔内照射 ……………… 349
クロスキャリブレーション ……… 301	骨・軟部組織の放射線治療 ……… 317	子宮卵管造影(HSG) ………… 241, 247
クロマトグラフィ ………… 133, 137	コッククロフト・ウォルトン加速器 … 43	磁気量子数 ……………………… 30, 37
クロラミンT法 …………… 134, 142	骨シンチグラフィ ………………… 277	軸外線量比(OAR) ……………… 345
計画標的体積(PTV) ………… 341, 343	骨髄死 ……………………………… 14	自己インダクタンス …………… 68, 74
計画リスク臓器体積(PRV) ……… 343	骨盤部のMRI検査 ………………… 238	四肢動脈造影 ……………………… 246
経カテーテル動脈塞栓術(TAE) … 254	骨密度測定装置 …………………… 192	四肢のMRI検査 …………………… 239
蛍光ガラス線量計 ………… 157, 161	固定具の役割 ……………………… 329	四肢のX線CT検査 ……………… 228
傾斜磁場コイル …………………… 233	コバルト遠隔照射装置 ……… 320, 322	施設等の構造 ……………………… 387
経静脈性腎盂造影(IVP) ………… 247	固有感度均一性 …………………… 293	持続放電 …………………………… 155
計数率特性 ………………………… 293	固有分解能 ………………………… 293	――領域 …………………………… 150
経皮経カテーテル食道静脈瘤硬化	コリメータ ………………………… 288	磁束密度の2倍の法則 …………… 325
療法(BRTO) …………… 255	混合負荷 …………………………… 180	子孫核種(娘核種) ………… 121, 125

420

実効焦点 …… 177	食道造影 …… 249	鮮鋭化フィルタ …… 367, 368
実効線量 …… 381	ジラード・チャルマー法 …… 139	鮮鋭度 …… 360
——係数 …… 398	試料測定法 …… 282	腺窩細胞 …… 13
実効値 …… 86, 89	シリンジテスト …… 283, 284	腺癌 …… 316
実焦点 …… 177	心筋血流シンチグラフィ …… 276	線源の定義 …… 385
実用量 …… 381	心筋梗塞シンチグラフィ …… 276	潜在的致死損傷(PLD) …… 2, 7
質量減弱係数 …… 53	シングルフォトン放射性医薬品	——からの回復 …… 2, 7
質量衝突阻止能 …… 56, 57	…… 262, 264	潜在被ばく …… 376
質量数 …… 123	シンクロサイクロトロン …… 45, 325	線質指標 …… 336
時定数 …… 77, 84	シンクロトロン …… 45, 326	線質変換係数 …… 334
至適線量 …… 306	——放射 …… 326	センシトメトリ …… 357
自動合成装置 …… 267	心血管造影 …… 244	染色体型異常 …… 9
自動露出機構 …… 189	腎血漿流量(RPF) …… 281	染色分体型異常 …… 9
シムコイル …… 233	信号加算回数 …… 236	全身(ホール)ボディカウンタ …… 397
写真濃度 …… 357	信号検出理論 …… 362	全身照射(TBI) …… 317, 344
シャドートレイ …… 329	人工放射性核種 …… 120, 124	全身被ばく …… 14, 381, 382
遮蔽計算 …… 399, 400	人工放射性物質 …… 130	選択度 …… 190
遮蔽用鉛ブロック …… 329	腎糸球体ろ過率(GFR) …… 280	センチネルリンパ節 …… 277, 278
重イオン線 …… 50	心筋脂肪酸代謝シンチグラフィ …… 276	——シンチグラフィ …… 278
集学的治療 …… 311, 312	真性半導体 …… 101, 104	前頭側頭型認知症(FTLD) …… 275
重荷電粒子 …… 50	人体の電撃反応 …… 100	線量限度 …… 378, 390
重荷電粒子線 …… 346	シンチレーション検出器 …… 157, 159	線量拘束値 …… 377
——の相互作用 …… 57	腎動態シンチグラフィ …… 280	線量最大深吸収線量 …… 333
周期 …… 86, 89	心プールシンチグラフィ …… 276	線量体積ヒストグラム(DVH) …… 328
自由空気電離箱 …… 148, 151	深部線量分布 …… 27	線量分布図 …… 345
集積機序 …… 268	深部量百分率(PDD) …… 331, 335	造影剤 …… 241, 243
集束距離 …… 190	診療放射線技師の役割 …… 319	相加効果 …… 312
周波数 …… 86, 89	診療放射線技師法 …… 392	増感効果 …… 312
——エンコード …… 234	スカベンジャ …… 133, 136	増感紙フィルムシステム …… 355
周辺線量当量 …… 382	スキャッタリングフォイル …… 323	早期障害 …… 11, 15
充満法 …… 249	スズ還元法 …… 267	早期反応型組織 …… 21, 25
自由誘導減衰信号(FID) …… 234	スター現象 …… 50	造血組織の放射線障害 …… 12
自由誘導信号(FIS) …… 60, 65	ステム効果 …… 153	相互インダクタンス …… 68, 74, 75
シューラー法 …… 203, 205	ステント留置 …… 255	総合画像歪 …… 293
重粒子線 …… 27	ステンバース法 …… 203, 205	総合感度均一性 …… 293
ジュール熱 …… 76	スピン磁気量子数 …… 37	総合分解能 …… 293
ジュールの法則 …… 76, 83	スペクトル測定 …… 164, 167	造骨型 …… 277
術後照射 …… 312	スリップリング機構 …… 223	相乗効果 …… 312
術前照射 …… 312	正弦波交流 …… 86, 89, 91	増殖死 …… 2, 5
術中照射 …… 312	制限比例領域 …… 150	相対測定 …… 169
出力係数(OPF) …… 335	生合成法 …… 134, 142	装置の防護 …… 386
受動輸送 …… 268	静磁場磁石 …… 233	相反則不軌 …… 355
腫瘍の放射線感受性 …… 306, 315	正常組織の耐容線量 …… 307, 310	即発γ線 …… 50, 59
主量子数 …… 30, 37	正焦点 …… 177	組織加重係数 …… 380
循環血液量測定 …… 283	生殖腺の放射線障害 …… 12	組織空中線量比(TAR) …… 335
瞬時値 …… 86, 89	生存率 …… 8	組織最大線量比(TMR) …… 331, 335
瞬時電力 …… 86, 95	静態画像 …… 292	組織内照射 …… 348
昇華・蒸留法 …… 137, 138	静電容量 …… 68, 70, 71	組織ファントム線量比(TPR) …… 335
消化管の放射線障害 …… 13	静電容量Cだけの回路 …… 86, 91	阻止能 …… 50, 56
消化器の放射線治療 …… 316	正当化 …… 379	
上肢のX線撮影 …… 212	生物学的効果線量(BED) …… 315	**た**
照射線量の算出法 …… 152	生物学的効果比(RBE) …… 21, 23, 347	ターゲット …… 177
照射体積(IV) …… 341, 343	生物学的等価線量 …… 315	ダイオード …… 104, 105
照射体積の定義 …… 343	生物学的半減期 …… 120, 125	体外計測法 …… 397
照射野限定器 …… 177, 178	整流回路 …… 87, 98	体外測定法 …… 282
焦点外X線 …… 177, 178	脊髄腔造影 …… 253	体幹部のCT検査 …… 227
衝突損失 …… 56, 57	脊髄腔のX線CT検査 …… 228	体幹部のMRI検査 …… 238
小児腫瘍の陽子線治療 …… 318	脊髄のMRI検査 …… 237	体幹部のX線撮影 …… 209
使用場所の制限 …… 388	脊椎のX線撮影 …… 206	対向2門照射 …… 344
上皮腫 …… 316	積分回路 …… 101, 109, 111, 112	退出基準 …… 350
上部消化管造影 …… 241, 249	赤血球寿命検査 …… 283, 284	対数変換器 …… 101, 111, 113
小分割照射 …… 314	接線照射 …… 344	体積効果 …… 310
擾乱補正係数 …… 334	絶対測定 …… 164, 168	胎内被ばく …… 17, 20
職業被ばく …… 376, 381	セリウム線量計 …… 157, 163	

421

胎内被ばくの閾値	20
ダイナミックCT	230
ダイナミックレンジ圧縮処理	366
耐容線量	307, 310
タウン法	203
唾液腺造影	253
多断面再構成法（MPR）	372
多標的1ヒットモデル	2, 8
多分割照射	314
多門照射	344
胆管結石除去術	255
短時間負荷	180
単純分割照射	314
単色X線の減弱	53
探触子の分類	63
弾性散乱	56, 59
炭素線	22, 27
担体	133, 136
タンデム線源	349
胆道系造影	242, 252
チーム医療	319
チェレンコフ放射	57
致死損傷	2
遅発γ線	50
着色ガラス線量計	157, 161
中間子	33
中枢神経死	14
中性子	45, 50, 59
──の減弱	50
──の測定	164, 169
中性子源	39, 45
中性子線	346
中性子捕獲	50, 59
中性子捕捉療法	27, 326
注腸造影	241, 249
超音波	60, 62, 63
──の減衰	196
──の送受信	63
超音波検査	196, 197
──装置	196
腸管死	10, 14
超高速CT	223
長時間負荷	180, 181
直接作用	2, 4
直接標識法	267
直線加速器	43
──の構成	324
直列回路の合成インピーダンス	86, 92
直列共振	86, 93
直列接続	71, 76, 78, 82
直列臓器	308, 310
直交2門照射	344
治療可能比	21, 25, 306, 310
治療体積（TV）	341, 343
対電離箱	170
通常分割照射	314
ツェナーダイオード	101, 106, 107
ツェナー電圧	105
低LET放射線	2
定位放射線手術（SRS）	327
定位放射線照射	344
定位放射線治療（SRT）	320, 327
定位立体角測定法	164, 168

抵抗Rだけの回路	86, 91
抵抗の温度係数	76, 78
抵抗の直列接続	78
抵抗の並列接続	78
抵抗率	76, 78
低コントラスト分解能	221, 222
低線量率照射	7
低速（熱）中性子の測定	164, 169
定電圧型X線高電圧装置	182, 183
デコーダ	102, 116, 117
デジタルウィナースペクトル	361
デジタル特性曲線	358
鉄代謝測定	283, 284
デブナンの定理	76, 80, 81
デュエン・ハントの式	39, 41
テレラジオロジー	374
電圧ホロワ	101, 111, 112
電位	70, 71
電位計補正係数	334
電界効果トランジスタ（FET）	101, 106
電界の強さ	70
電気泳動法	138
電気化学的分離法	137, 138
電気力線	70
電源の直列接続	76, 82
電源の並列接続	76, 82
電磁エネルギー	68
電磁気現象	87, 100
電子線による全身照射（TSET）	317
電子線の吸収線量測定	165, 171
電子線の相互作用	56, 57
直線加速器	320, 323
電子対生成	50, 53
電子なだれ	148, 155
電磁誘導	68, 74
電束密度	68, 71
点滴注入腎盂造影	247
天然放射性核種	120, 124
電離箱	148, 151
電離箱領域	148, 150
電流-電圧変換器	101, 111, 113
電力	76, 83
電力量	76, 83
ド・ブロイ波	35
同位体	120, 123
同位体希釈分析法	134, 140
同位体効果	137, 138
同位体交換法	134, 142
同位体存在比	120
同位体担体	133, 136
等価照射野	337
等価線量	381
透過率	337
頭頸部の放射線治療	316
同時計数回路	297
同重体	120, 123
等線量曲線	345
動態画像	292
動態機能検査	282
動態分析	292
同中性子体	120, 123
導電率	76, 78
頭部のCT検査	225

頭部のMRI検査	237
頭部のX線撮影	203
特性X線	39, 41
特性曲線	357
ドッグライン	206
突然変異	3, 9
届出	386
ドプラ効果	62
トムソン散乱	52
トランジスタ	103, 106
トランスミッションスキャン	299
トレイ係数（TF）	337
トンネル効果	46

な

ナイキスト周波数	359
内視鏡的逆行性胆管膵管造影（ERCP)	252
内視鏡的食道・胃静脈瘤硬化療法（EIS）	255
内部抵抗	76, 82
内部被ばく	11, 16, 397
内部被ばく防護の3D, 2Cの原則	261
内部標的体積（ITV）	341, 343
内用療法	270
肉眼的腫瘍体積（GTV）	341, 343
二次電子平衡	151, 152
二重造影法	249
二本鎖切断修復	9
乳腺の放射線治療	317
乳房撮影	218
──用X線管	177, 178
乳房のMRI検査	239
認知症	275
ヌクレオチド除去修復	9
熱中性子	27
熱ルミネセンス線量計	157, 160
粘膜法	249
ノイズパワースペクトル	361
脳，脊髄の放射線治療	316
脳血管性認知症	275
脳血管造影	244
脳血流シンチグラフィ	274
脳神経シンチグラフィ	274
能動輸送	268
ノーマライズスキャン	301
ノンコプラナー照射	344

は

肺，縦隔の放射線治療	316
バイオアッセイ法	397
肺換気シンチグラフィ	281
肺血流シンチグラフィ	281
肺線維症	15
ハイゼンベルグの不確定性原理	37
バイポーラトランジスタ	101, 106
ハインリッヒの法則	260
パウリの排他律	37
薄層クロマトグラフィ	144
白内障	13, 15
波形率	86, 89, 90
波高率	86, 89, 90

白血病	317	
発光ダイオード(LED)	101, 106, 107	
発光のビルドアップ	289	
パトラックプロット	282	
パノラマX線撮影装置	192	
パフォーマンス・ステータス(PS)	309, 311	
パルスシーケンス	236	
パルス変調器	324	
ハレーション	356	
ハロゲン化銀	355	
バン・デ・グラーフ加速器	43	
晩期障害	11, 15	
晩期有害事象	306, 310	
半減期	120, 125	
反射	62	
半数致死線量$LD_{50(30)}$	10, 14	
パンチャーの役割	323	
反転増幅器	101, 111	
半導体カメラ	289	
半導体検出器	149, 156	
パントモグラフィ	192	
ヒートユニット	180	
ヒール効果	178	
ビオサバールの法則	68, 72	
光核反応	53	
光刺激ルミネセンス線量計	157, 161	
非血管系IVR	255	
被写体厚特性	189	
非上皮腫	316	
ヒストグラム平坦化処理	366	
皮相電力	86, 95	
非弾性散乱	56, 59	
非同位体担体	133, 136	
ヒドロキシラジカル	2, 4	
泌尿器造影	241, 247	
泌尿器の放射線治療	316	
非反転増幅器	101, 111	
皮膚の放射線障害	13	
皮膚の放射線治療	317	
微分回路	101, 109, 111, 112	
比放射能	133, 136	
非密封放射性同位元素治療	263, 270	
標識化合物の分解	145	
標準偏差	171	
標的理論	2, 8	
標本化	359	
標本化定理	359	
表面照射	348	
表面障壁型検出器	149, 156	
表面密度限度	259	
病理組織学分類(pTNM)	311	
ビルドアップ効果	345	
比例(計数)領域	148, 150	
比例計数管	148, 154	
——の計数特性	154	
ファラデーの電磁誘導側	68, 72	
ファンクショナルMRI	237	
不安定型異常	9	
フィルム線量計	163	
フーリエ変換	235	
フェーディング	160, 163	
フォトダイオード	101, 106, 107	
フォトタイマ	189	
付加フィルタ	202	
不感時間	155	
副甲状腺シンチグラフィ	280	
副作用	269	
副焦点	177	
副腎皮質シンチグラフィ	281	
複素数表示	86, 91	
腹部X線CT	228	
腹部X線写真	209	
腹部血管造影	246	
腹部のMRI検査	238	
不純物半導体	101, 104	
婦人科の放射線治療	316	
物質波	35	
フラグメンテーション	50, 58	
プラスチックシンチレータ	159	
ブラッグ・グレイの空洞理論	165, 171	
ブラッグ反射	52	
ブラッグピーク	27, 50, 57, 345	
フラットニングフィルタ	323	
フラットパネルディテクタ(FPD)	194	
プラトー傾斜	155	
プラトー長	155	
ブランクスキャン	299	
プランクの量子仮説	35	
振分照射	344	
プリサンプルドMTF	360	
フリッケ線量計	157, 163	
ブルーミング現象	179	
ブルーミング値	179	
ブルズアイ	276	
フレミングの左手の法則	68, 72	
フレミングの右手の法則	68, 73, 74	
ブロードビーム照射	347	
プローブ	196	
ブロック検出器	297	
分圧	78, 79	
分解時間	155	
分割照射	7, 21, 25, 314	
分岐壊変	125	
分流	76, 78, 79	
分裂遅延	2, 5	
平滑回路	87, 98, 99	
平滑化フィルタ	367	
平均自由行程	401	
平均値	86, 89	
平均致死線量	8	
ペイシェントケア	259	
平坦化フィルタ	323	
並列共振	86, 93, 94	
並列細線法	360	
並列接続	71, 76, 78, 82	
並列臓器	308, 310	
ベータトロン	44, 325	
——条件	325	
ベーテの式	56, 57	
ペーパークロマトグラフィ	144	
ヘリカルCT	223	
ベルゴニー・トリボンドーの法則	10, 12	
変圧器	87, 98	
扁平上皮癌	316	
ホイートストンブリッジ	76, 80	
方位量子数	30, 37	
方向性線量当量	382	
防護の最適化	377	
放射化	129, 130	
放射化学収率	144	
放射化学的純度	135, 144	
放射化学分析	134, 140	
放射化分析	134, 140	
放射性医薬品の集積機序	268	
放射性医薬品の投与禁忌・副作用	269	
放射性医薬品の物理的性質	265	
放射性核種	120, 124	
放射性核種純度	135, 144	
放射性同位元素	392, 393	
放射性トレーサ	135	
放射性廃棄物	397, 398	
放射性物質の安全取扱	261	
放射性ヨウ素^{131}I内服療法	349	
放射線	30, 32	
——のエネルギー	32	
——の定義	385	
——の量と単位	32	
放射線影響の区分	378	
放射線化学収量	163	
放射線加重係数	380	
放射線感受性	2, 5, 10	
放射線管理区域	393	
放射線自己分解	267	
放射線宿酔	10, 14	
放射線障害防止法	392	
放射線増感剤	23	
放射線治療計画	314	
——システム	327, 328	
放射線治療による有害事象	318	
放射線治療の効果判定	315	
放射線肺炎	15	
放射線発癌のリスク	19	
放射線被ばく防護の3Cの原則	261	
放射線分解	135, 144	
放射線防護上のリスク	378	
放射線防護の諸原則	377	
放射線防護量	377, 381	
放射線誘発癌	17, 19	
放射損失	56	
放射能	48, 121, 124	
——濃度	135, 144	
放射分析	134, 140	
放射平衡	48, 121, 127	
放射免疫療法	350	
ホウ素中性子捕捉療法(BNCT)	349, 350	
ホウ素被膜比例計数管	169	
ボーアの水素原子モデル	30, 35	
ボーラス	329	
ボケマスク処理	365, 368, 370	
保護効果	4	
保持担体	133, 136	
ポジトロン核種	124	
ポジトロン放射性薬剤	262, 264	
捕集剤	133, 136	
補償フィルタ	329	
補正係数	333	
ホットアトム法	134, 139, 142	
ホニャックボタン	170	

ボリュームレンダリング	372
ボルトン-ハンター法	134, 142

ま

マイクロトロン	44, 326
マイクロ波発振管	323
巻数比	182
マグネトロン	323
マクロショック	87, 100
マルチ周波数処理	371
マルチスライスCT	223
マルチチャンネル波高分析器	288
マルチパイプレータ	101, 109, 110
マンチェスター法	349
マンモグラフィ	192
ミエロCT	228
ミエログラフィ	253
ミクロショック	87, 100
水吸収線量校正定数	334
ミスマッチ修復	9
密封小線源治療	339, 348
ミルキング	121, 131, 132, 266
無機シンチレータ	157, 159
無効電力	86, 95
無散瞳眼底カメラ	192
無担体	133, 136
名目標準線量(NSD)	315
メタボリックトラッピング	278
眼の放射線障害	13
面積線量計	153
モールド照射	348
モニターユニット(MU)	337

や

薬剤負荷	276
有機シンチレータ	157, 159, 170
有効視野	293
有効電力	86, 95
有効半減期	11, 16, 120, 125, 126
誘電加熱	87, 100
誘導加熱	87, 100
油性ヨード造影剤	243
陽極	177
溶骨型	277
陽子線	22, 27, 346
ヨウ素過敏症	262, 269
溶媒抽出法	133, 137
ヨード系造影剤	243
ヨード制限	280
預託実効線量	381
預託等価線量	381
予防照射	312

ら・わ

ラーモア周波数	60, 65
ラクトパーオキシダーゼ法	142
ラジオコロイド法	137, 138
ラジオフォトルミネセンス	157, 161
らせんCT	223
リアルタイムCT	230
力率	86, 95

リスク	260
リスク臓器(OAR)	342, 343
リスボン宣言	260
理想増幅器の条件	101, 111
リチウムドリフト型検出器	149, 156
立体撮影	218
リニアックグラフィ	329
リニアックサージャリ	327
リファレンス線量計	330
リプル百分率	180
リミッタ回路	101, 109, 110
リモートアフターローディングシステム(RALS)	348
硫酸バリウム	243, 249
粒子線治療	27, 346
粒状性	361
量子化	359
量子化レベル数	359
良性腫瘍の放射線治療	318
臨床標的体積(CTV)	341, 343
臨床分類(cTNM)	311
リンパ管造影	253
リンパ系組織の放射線治療	317
リンパ球の放射線感受性	12
類縁線量	8
励起	234
レイリー散乱	52
レーザポインタ	330
レーゼ法	203, 205
レギュラーシステム	355
レセプター結合	268
レノグラム	292
レビー小体型認知症(DLB)	275
レプトン	33
連続X線エネルギーの表示方法	164, 166
連続X線の減弱と線質	54
連続放電領域	150
レンダリング処理	372
レンツの法則	68, 74
ローレンツ力	68, 72, 73
ろ紙電気泳動法	137
露出倍数	190
ロングカウンタ	170
論理(ブール)代数	102, 114
論理回路	102, 114, 115
論理素子	102, 114
ワイゼッカ-ベーテの質量公式	34
ワブラー法	347

A

AD変換	102, 116
ASGP受容体	280
Auger効果	41
AVFサイクロトロン	45, 325

B

beautiful bone scan	277
BED(biological effective dose)	315

Betheの式	56, 57
BF_3比例計数管	169
BNCT(boron neutron capture therapy)	350
Butterworthフィルタ	291

C

C-Dダイヤグラム	362, 363
CAD	372
CCDカメラ	189
Cherenkov放射	57
CI(conformity index)	343
Cockcroft-Walton加速器	43
Coolidge管	39, 41
CPBA	285
Crookes管	39, 41
CR装置	194
CTV(clinical target volume)	341, 343
CTシミュレータ	327, 328
CT線量指数	221
CT値	64, 221
CT透視	230

D

DAS(Data Acquisition System)	224
DA変換	102, 116
de Broglie波	35
Diamox負荷試験	274
DICOM規格	373
DMU(dose monitor unit)	333
DNA損傷	3, 9
Doppler効果	62
DQE(detective quantum efficiency)	354
DSA	285
DSA装置	194, 195
Duane-Huntの式	39, 41
DVH(dose volume histograms)	328

E・F・G

EF	276
FMサイクロトロン	45
FOV(Field of View)	236
G_2ブロック	5
Geiger-Nuttallの法則	46
GM(計数)領域	148, 150
GM計数管	148, 155
GM計数管の数え落とし補正	169
GTV(gross tumor volume)	341, 343
G値	163

H・I

Heisenbergの不確定性原理	37
HIS	365, 373
HL7(health level 7)	374
HSP(heat shock protein)	24
ICRU基準点	343
IRT(intensity modulated radiation therapy)	344, 346

in vitro検査 ……………………… 285
IRMA ……………………………… 285
ITV（internal target volume）
　　　　　　　　　　　　…… 341, 343
IV（irradeated volume）…… 341, 343
IVR（interventional radiology）
　　　　　　　　　　　　…… 242, 254

L・M

$LD_{50(30)}$ ……………………… 10, 14
Li（Eu）シンチレータ ……………… 169
LNT仮説 …………………………… 18
LQモデル ………………………… 2, 8, 315
MIP ……………………………… 372
MLC（multileaf collimator）…… 329
MPR ……………………………… 372
MRI造影剤 ……………………… 243
MRIの撮像原理 ………………… 234
MRIの撮像法 …………………… 236
MRアンギオグラフィ …………… 240
MTF（modulation transfer function）
　　　　　　　　　　　　　……… 360
MU（monitor unit）……………… 337
　——値を計算で求める問題 …… 338

N・O

NECR …………………………… 301
NEMA …………………………… 302
NEQ（noise equivalent quante）… 354
non coplanar irradiation ……… 344
NSD（nominal standard dose）… 315
OAR（off axis ratio）…………… 345
OAR（organ at risk）………… 342, 343
OER（oxygen enhancement ratio）
　　　　　　　　　　　　　…… 4, 21, 23
OMライン ……………………… 225
OPF（output factor）…………… 335
OTF（光学伝達特性）…………… 360

P

p-n接合型半導体検出器 …… 149, 156
PACS ………………………… 365, 373
Patlak法 ………………………… 274
PDD（percent depth dose）… 331, 335
PET ……………………………… 297
PET-CT装置 …………………… 303
PET装置と概要 …………… 295, 297
PET装置のQA・QC …………… 301
PETとSPECTの比較 …………… 303
PETの特徴 ……………………… 303
PET薬剤の合成 ………………… 142
PIXE（ピクシー）法 ………… 134, 140
Planckの量子仮説 ……………… 35
PLD回復 ………………………… 2, 7, 24
PRV（planning organ at risk volume）
　　　　　　　　　　　　　……… 343
PTF（位相伝達関数）…………… 360
PTV（planning target volume）
　　　　　　　　　　　　…… 341, 343

Q・R

QA（quality assurance）…… 293, 301
QC（quality control）……… 293, 301
R-C直列回路 …………………… 91
R-L直列回路 …………………… 92
RALS（remote after loading system）
　　　　　　　　　　　　　……… 348
Rayleigh散乱 …………………… 52
RBE（relative biological effectiveness）
　　　　　　　　　　　　… 21, 23, 347
RC直列回路 ………………… 77, 84
RFコイル ………………………… 233
RIA ……………………………… 285
RIS ………………………… 365, 373
RLC直列回路 …………………… 88
RLC並列回路 …………………… 88
RL直列回路 ………………… 77, 85
RMS粒状度 …………………… 361
ROC解析 ……………………… 362
RRA ……………………………… 285

S

S/N比 …………………………… 236
SAD（source axis distance）…… 333
SAD一定法 ………………… 340, 344
SAR（比吸収率）…………… 87, 100
SF（scatter factor）…………… 336
SF（surviving factor）………… 315
SLD回復 ………………………… 2, 7, 24
SOBP（spread out Bragg peak）… 347
split course法 ………………… 314
SRS（stereotactic radiosurgery）… 327
SRT（stereotactic radiotherapy）… 327
SSD（source surface distance）… 333
SSD一定法 ………………… 340, 344
Stewart-Hamilton法 …………… 292
super scan …………………… 277
SUV ………………………… 299, 300

T

T1緩和 ………………………… 234
T2緩和 ………………………… 234
TAC（time activity curve）… 282, 292
TAR（tissue air ratio）………… 335
TBI（total body irradiation）…… 317
TDF（time dose fractionation factor）
　　　　　　　　　　　　　……… 315
teleradiology ………………… 374
TER（thermal enhancement ratio）
　　　　　　　　　　　　　……… 313
TEW法 ………………………… 291
TF（tray factor）……………… 337
Thomson散乱 ………………… 52
TLD（tumor lethal dose）……… 25
TMR（tissue maximum ratio）
　　　　　　　　　　　　…… 331, 335
TNM分類 …………………… 310, 311
TPR（tissue phantom ratio）…… 335
triple energy window法 ……… 291
TSET（total skin electron therapy）
　　　　　　　　　　　　　……… 317

TTD（tissue tolerance dose）…… 25
TV（treated volume）……… 341, 343

V・W

V・Qミスマッチ ………………… 281
Van de Graaff加速器 …………… 43
Weizsäcker-Betheの質量公式 …… 34
WF（wedge factor）…………… 337

X・Y

X線CTの原理 …………………… 64
X線可動絞り ……………… 177, 178
X線管 ……………………… 177, 179
X線空間強度分布 ……………… 178
X線撮影 ………………………… 202
　——による被ばく …………… 202
X線シミュレータ ………… 327, 328
X線出力 ………………………… 333
X線のエネルギー分布 ………… 41
X線の発生 ……………………… 41
X線発生装置 ……………… 174, 175
X線量子モトル ………………… 361
Y-Δ変換 ……………………… 87, 97
Y結線 ………………………… 87, 96

数字，その他

12ピーク型X線高電圧装置 …… 182
^{18}F-FDG-PET ………………… 279
1回大線量照射法 ……………… 314
1標的1ヒットモデル …………… 2, 8
1門照射 ………………………… 344
$2\pi \cdot 4\pi$ガスフロー型比例計数管
　　　　　　　　　　…… 154, 164, 168
2値画像処理 …………………… 371
2ピーク型X線高電圧装置 …… 182
3D-CTA ………………………… 228
3D-IGBT ……………………… 349
3D-image guided brachytherapy … 349
^{3}He比例計数管 ……………… 169
3次元CT血管造影 …………… 228
3次元画像表示 ………………… 223
4つのR ………………… 21, 25, 314
^{67}Ga-citrateシンチグラフィ … 278
6ピーク型X線高電圧装置 …… 182
$\alpha \cdot \beta$線のエネルギー測定 … 164, 167
α壊変 …………………… 39, 46
α線 ………………………… 16
$\beta-\gamma (\gamma-\gamma)$同時計数法 … 164, 168
β壊変 …………………… 39, 46
β線 ………………………… 16
γ線（光子）の実効線量透過率 …… 401
γ線スペクトルの測定 …… 164, 167
γ放射 …………………… 39, 47
Δ-Y変換 ……………………… 87, 97
Δ結線 ………………………… 87, 96

診療放射線技師
ポケット・レビュー帳　3rd edition

2008年11月10日　第1版第1刷発行
2012年12月 1 日　第2版第1刷発行
2017年 3 月31日　第3版第1刷発行
2023年 6 月30日　　　　第3刷発行

- ■ 編　集　福士政広　ふくし　まさひろ
- ■ 発行者　吉田富生
- ■ 発行所　株式会社メジカルビュー社
  〒162-0845 東京都新宿区市谷本村町2-30
  電話　03(5228)2050(代表)
  ホームページ　https://www.medicalview.co.jp

  営業部　FAX 03(5228)2059
  　　　　E-mail　eigyo@medicalview.co.jp

  編集部　FAX 03(5228)2062
  　　　　E-mail　ed@medicalview.co.jp

- ■ 印刷所　三美印刷株式会社

ISBN 978-4-7583-1726-9　C3047

©MEDICAL VIEW, 2017.　Printed in Japan

- ・本書に掲載された著作物の複写・複製・転載・翻訳・データベースへの取り込みおよび送信（送信可能化権を含む）・上映・譲渡に関する許諾権は，（株）メジカルビュー社が保有しています．
  - JCOPY 〈出版者著作権管理機構 委託出版物〉
  本書の無断複製は著作権法上での例外を除き禁じられています．複製される場合は，そのつど事前に，出版者著作権管理機構（電話 03-5244-5088，FAX 03-5244-5089，e-mail：info@jcopy.or.jp）の許諾を得てください．

- ・本書をコピー，スキャン，デジタルデータ化するなどの複製を無許諾で行う行為は，著作権法上での限られた例外（「私的使用のための複製」など）を除き禁じられています．大学，病院，企業などにおいて，研究活動，診察を含み業務上使用する目的で上記の行為を行うことは私的使用には該当せず違法です．また私的使用のためであっても，代行業者等の第三者に依頼して上記の行為を行うことは違法となります．

実験の仕方がわかる！ レポートが書ける！
その技術でどんな画像ができるかがわかる！
実感できるから講義内容が身につく!!

実践！医用画像情報学
基礎から実験・演習まで

監修 福士政広　東京都立大学 健康福祉学部 放射線学科 教授
編集 橋本雄幸　杏林大学 保健学部 診療放射線技術学科 教授

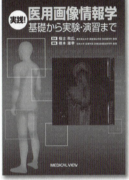

B5判・404頁・2色（一部4色）
定価5,940円（本体5,400円＋税10％）

目次

第1章　医用画像情報の基礎
情報の表現／論理回路／医用画像の基礎／コンピュータの基礎

第2章　医用画像
アナログ画像／ディジタル画像／画像処理／画像評価

第3章　医療情報
基本事項／システム／品質管理

第4章　コンピュータシミュレーション

第5章　実習の手引き＆レポートの取り方
実験レポートのポイント／ImageJとExcel，実験に関するツール解説／階調処理・空間周波数処理／サブトラクション処理／シミュレーションによるディジタル画像処理および特性の理解／シミュレーションによるX線CTの画像再構成／コンピュータシミュレーション（モンテカルロ法）／センシトメトリ・特性曲線の作成　など

本書の特徴

- 『医用画像情報学』の講義用テキストとして，また実験レポートの作成，国試対策にも使えるお役立ちの一冊！
- データの変換法や処理法の原理を単に記述するだけでなく，用語アラカルトや「プラスアルファ」などの囲み記事も盛り込みながら難しい工学的な部分をわかりやすく解説！
- 臨床画像も例示し，臨床に出たときにその技術や知識がどう役に立つのかをイメージできる！
- 各章末の演習問題で理解度を確認できる！
- 実験・演習対策もできる実践的教科書！
  (1) 実験レポートを作成する際に着眼すべきポイント，典型的な実験の手順，押さえておきたい知識なども記載されているので，実体験とともに理解できる！
  (2) 講義内容と実験をリンクさせて学べる！
  (3) 実験に活用できる資料をメジカルビュー社web siteからダウンロードしていただけます。

書籍連動ダウンロードサービスのページ
https://www.medicalview.co.jp/download/ISBN978-4-7583-2021-4/
メジカルビュー社で検索し，本書紹介ページからのアクセスもOK！

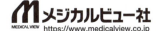
https://www.medicalview.co.jp

※ご注文，お問い合わせは最寄りの医書取扱店または直接弊社営業部まで。
〒162-0845　東京都新宿区市谷本村町2番30号
TEL.03(5228)2050　FAX.03(5228)2059
E-mail（営業部）eigyo@medicalview.co.jp

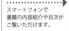
スマートフォンで書籍の内容紹介や目次がご覧いただけます。

国試突破の最強ノート，4th edition!!
「平成32年版国試出題基準」に準拠して改訂!!

2020年以降はもちろん，
2018，2019年実施の国試受験者にも対応！

編集　**福士政広**　東京都立大学 健康福祉学部 放射線学科 教授

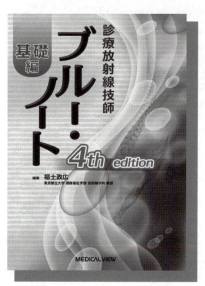

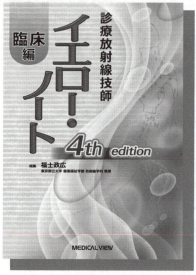

■B5判・592頁・定価7,480円(本体6,800円+税10％)　　■B5判・632頁・定価7,480円(本体6,800円+税10％)

☆2020年春の国家試験から適用される新ガイドライン「平成32年版　診療放射線技師 国家試験出題基準」に合わせた内容とし，今後の国家試験にも対応できる内容としました。
☆各項目ごとに平易にかつポイントのみを記述し，図表を多用しました。
☆用語解説や補足説明も拡充することで，よりわかりやすく学習しやすい内容となっています。

◎「学生さんが各自の学習に合わせて「＋α」の知識を書き込み，独自の講義ノートを作成できる」という基本コンセプトを初版から受け継いでおり，日々の学習を積み重ねながら自ずと国家試験に十分対応できる知識が身に付く書籍となっています。
◎講義用のサブテキストから，学内試験，国試まで対応する診療放射線技師養成校学生必携の一冊として，ぜひご活用ください!!

メジカルビュー社

〒162-0845　東京都新宿区市谷本村町2-30
TEL 03-5228-2050(代)
URL：www.medicalview.co.jp/

表1　元素の周期表

族\周期	1	2	3	4	5	6	7	8	9
1	1　1.008 **H** 水素								
2	3　6.941※ **Li** リチウム	4　9.012 **Be** ベリリウム							
3	11　22.99 **Na** ナトリウム	12　24.31※ **Mg** マグネシウム							
4	19　39.10 **K** カリウム	20　40.08 **Ca** カルシウム	21　44.96 **Sc** スカンジウム	22　47.87 **Ti** チタン	23　50.94 **V** バナジウム	24　52.00 **Cr** クロム	25　54.94 **Mn** マンガン	26　55.85 **Fe** 鉄	27　58.93 **Co** コバルト
5	37　85.47 **Rb** ルビジウム	38　87.62 **Sr** ストロンチウム	39　88.91 **Y** イットリウム	40　91.22 **Zr** ジルコニウム	41　92.91 **Nb** ニオブ	42　95.95 **Mo** モリブデン	43　[99] **Tc** テクネチウム	44　101.1 **Ru** ルテニウム	45　102.9 **Rh** ロジウム
6	55　132.9 **Cs** セシウム	56　137.3 **Ba** バリウム	57–71 **Ln** ランタノイド	72　178.5 **Hf** ハフニウム	73　181.0 **Ta** タンタル	74　183.8 **W** タングステン	75　186.2 **Re** レニウム	76　190.2 **Os** オスミウム	77　192.2 **Ir** イリジウム
7	87　[223] **Fr** フランシウム	88　[226] **Ra** ラジウム	89–103 **An** アクチノイド	104　[267] **Rf** ラザホージウム	105　[268] **Db** ドブニウム	106　[271] **Sg** シーボーギウム	107　[272] **Bh** ボーリウム	108　[277] **Hs** ハッシウム	109　[276] **Mt** マイトネリウム

ランタノイド元素	57　138.9 **La** ランタン	58　140.1 **Ce** セリウム	59　140.9 **Pr** プラセオジム	60　144.2 **Nd** ネオジム	61　[145] **Pm** プロメチウム	62　150.4 **Sm** サマリウム	63　152.0 **Eu** ユウロピウム
アクチノイド元素	89　[227] **Ac** アクチニウム	90　232.0 **Th** トリウム	91　231.0 **Pa** プロトアクチニウム	92　238.0 **U** ウラン	93　[237] **Np** ネプツニウム	94　[239] **Pu** プルトニウム	95　[243] **Am** アメリシウム

備考：元素記号の上の数字のうち左は原子番号，右は原子量（2016年）をそれぞれ示す。
　　　本表の原子量は，地球起源で天然に存在する物質中の元素に適用される。
　　※：原子量の幅をもつ。